妇科方药临证心得十五讲

主　编　夏桂成

副主编　谈　勇
　　　　赵可宁

编　委　夏桂成
　　　　谈　勇
　　　　赵可宁
　　　　钱　菁
　　　　殷燕云

人民卫生出版社

图书在版编目(CIP)数据

妇科方药临证心得十五讲/夏桂成主编. —北京：
人民卫生出版社,2006.4
ISBN 978-7-117-07484-1

Ⅰ. 妇…　Ⅱ. 夏…　Ⅲ. ①妇科病－方剂－研究
②妇科病－中草药－用药法　Ⅳ. ①R289.5②R287.4

中国版本图书馆 CIP 数据核字(2006)第 018097 号

人卫智网	www.ipmph.com	医学教育、学术、考试、健康，
		购书智慧智能综合服务平台
人卫官网	www.pmph.com	人卫官方资讯发布平台

妇科方药临证心得十五讲

主　　编：夏桂成
出版发行：人民卫生出版社（中继线 010-59780011）
地　　址：北京市朝阳区潘家园南里 19 号
邮　　编：100021
E - mail：pmph @ pmph.com
购书热线：010-59787592　010-59787584　010-65264830
印　　刷：北京市艺辉印刷有限公司
经　　销：新华书店
开　　本：850×1168　1/32　印张：14.125
字　　数：352 千字
版　　次：2006 年 4 月第 1 版　2025 年 1 月第 1 版第16次印刷
标准书号：ISBN 978-7-117-07484-1
定　　价：26.00 元
打击盗版举报电话：010-59787491　E-mailWQ @ pmph.com
质量问题联系电话：010-59787234　E-mailzhiliang @ pmph.com

前　言

　　方以药成，药以方用，方药之间，密切相关。处方用药，在辨证辨病的前提下，是一个极为重要的手段，也是取得疗效的重要措施。我曾于 1997 年撰写一本《实用妇科方剂学》，同年 10 月由人民卫生出版社出版。书中以方为主，按方剂的作用分类，药随方用，重在论方。此次承人民卫生出版社编辑室之邀，继著一部《妇科用药十五讲》，以药为主，按病证分类，集药为方，通过方剂的形式，反映我多年来用药的经验，用药的方法等等。故本书所收载的大部分是我们的临床有效方药，即使是前人的方剂，经我们临床使用后有所加减，并非原方。在具体用药中，既讲究用方的原则性、规律性、时间性，又讲究用药的灵活性、技巧性、独特性。既要大胆地使用单方独药，或少数药物，奇兵突出，急则治标；又要层层分析，剥茧抽丝，或整体考虑，全局运筹，主次相顾，新旧同治，复方多药进治，缓则治本；同时还要根据病情，分阶段分时辰处理之。多年来，我们深切体会，用药之难易。与辨证辨病相同，易则对证对病处理，孰证孰病，即用孰药；难则治标治本，无所适从，或者虚实寒热交错，难以用药，或则症状不多，久治而无效。有的病在气分要从血治，有的病在血分要从气治；阴虚者，扶阳以滋之，阳虚者，滋阴以助之；有的病，"知肝传脾，当先实脾"，体现治未病。如我们治功能性痛经，强调经间期用药，使转阳顺利，阳长有力，则子宫内的瘀浊溶解，经行通利，通利自然不痛，较之行经期用化瘀止痛药为佳。遣药有效，才能解除患者诸疾，这也是我们论述用药的目的之所在。

本书计十五讲。第一～四讲，相当于总论，第一讲主要是谈用药的原则性。强调辨证辨病是前提，药物性能功用是基础，配伍加减按规定，现代药理及体质、年龄是重要参考，并注意灵活性。第二讲，主要讲时辰服药。阴时服阴药，阳时服阳药。第三讲，调周法。调周法的再分类，是本书的重点，也是我们治病用药的精髓，月经周期由5期再划分为7期，主要是在较长时间的经后期中划分为初、中、末三个时期，初期以滋阴养血，中期稍佐助阳，末期则阴阳并补，由于用药有所不同，故有划分的必要，加上经前期、经前后半期、行经期、经间排卵期为7期，反映了我们周期治疗的特色；第四讲，主要讲述用药的技巧性及变化性。第五讲～第十四讲，是按经、带、胎、产、杂病五个方面介绍处方用药。月经病是主要的内容，故我们又列为疼痛性、出血性、闭止性月经病，经行前后诸证，亦即是经前期综合征，围绝经期综合征，共计五讲，主要讲述我们对这些病证用药的体会。同时附有实践验证的医案和科研观察的资料。带下病证，我们以盆腔炎为代表，例述此类炎症治疗的有效方药。胎产病虽然介绍的是常见病证，常用方药，但均来源于临床实际，均是有效的方药。不孕不育病证，是我们在诊治方面具有优势的病证，因而所讲述的方药，不仅具有特色，而且有较佳的效果。杂病，主要有肿瘤、乳房、外阴等病证，所讲述的常用验方及药物加减，来源于实践，疗效亦是有的，但尚欠稳定。最后一讲，即第十五讲，是介绍妇科常用中药与现代药理研究的关系，着重介绍了植物性雌激素样中药的研究与调节生殖、抗生育的影响和少数毒性损害脏腑及致癌等药物成分，这些对临床用药有着重要的参考价值，也是今后中药研究发展值得重视的趋向。至于胎禁产忌的药物，可参考有关专著。

　　总之，我们已将用药经验较为全面地介绍于本书，但水平有限，难免有不妥之处，敬望海内外同道指正，则幸甚！

夏桂成写于石头城江苏省中医院

2006 年 2 月

目 录

第一讲 妇科用药的原则性和灵活性

中医妇科学是从中医内科学的基础上发展起来的一门学科，因而在治疗上仍然保持以口服药物为主的方法，处方用药仍然是治疗妇女疾病的主要手段。所以用药水平的高低，将直接影响治疗的效果。在临床上具体使用药物时，既要有原则性，又要有灵活性。原则性，是使用药物所必须遵循的规则法度，如热药治寒病，寒药治热病，气药治气病，血药治血病等；灵活性，又称变通性，或可称之为技巧性，是为了适应病情的复杂多变，天时地理之各不相同，个体的差异性而用。原则性是前提，灵活性亦不可缺少，在原则性指导下，必须具有灵活性，才能应付各种疾病的变化和异常情况的出现。无怪前人曾有"用药如用兵"之说。用当则胜，不当则败。用药亦如此，合乎法度，又因病情而变通之，则疗效卓著；反之，用药不当，缺乏法度，又欠变通，不仅不能治好病，甚则反而加重病变，致使后果堪虑。每览前辈治病，颇似大将用兵，进退裕如，指挥若定，条分缕析，因情而变，既重法度，又讲变通，或者从急则治标，集中主要药物，优势以攻之；或单药独进，猛药以救之。或者从缓剂治本，集合补药，重点调补，巩固根本。对一些疑难杂证，剥茧抽丝，层层调治，或者注重时相规律用药，朝则阳出于阴，少阳辰时当令，扶助阳气，暮则阴出于阳，少阴戌时当令，滋阴降火，分时论治，亦合法度，且多变通；对一些危重病人，更注意主次用药，时辰用药，配伍得当，寒热适度，该重用者重之，该轻用者轻之，得能起沉疴，愈危证，给后世留下了极为宝贵的经验和用药的法度及技巧，也体现了中医用药的特点和优势。

妇科用药，在于治疗妇专科的病证，亦不例外地讲究法度和技巧，更重视时相规律的用药。血分的用药，气分的用药，由于女性的生理、病理特点，以及未病论治的要求，因而更加重视原则性、灵活性。随着妇科学的发展，我们总结近年来用药情况，提出几项要求，几点注意，几个特点，以阐明妇科用药的原则性和灵活性。

一、几 项 要 求

妇科的用药原则，首先要求是掌握药物的基本规律（知识），严格按照药物性能、归经、配伍等用药。其次是必须在辨证辨病指导下调遣药物。药为证而用，证为药而设，辨证较辨病尤为重要，辨病是近年来所发展起来的一种中西医结合方法。再次是老弱残者用药，也有一定的要求，故分别阐明之。

1. 掌握药物的基本规律（知识），**严格按照性能、归经、配伍要求用药**　药物性能，这是需要首先了解的，如不了解药物性能，就谈不上用药。所谓药物的性能，根据传统的观念，是指四气五味而言，四气者，寒热温凉也。五味者，酸甜苦辛咸也。至于寒热温凉之中，还有大热大寒，微温微凉之剂，前人亦有提出平性之说，即不寒不热，不温不凉，中正和平，实际上仍有着极为轻微的偏温偏凉的区别。五味者，《内经》中有"辛散，酸收，甘缓，苦坚，咸软"的作用论述。后人进而补充说：辛能散能行，甘能补能和，苦能燥能泻，酸能收能清，咸能软能下。也就是说，凡辛味药，多有发散和行气的作用，如生姜、苏叶、荆芥等品；甘味药有补养和缓和的作用，如人参、黄芪、熟地、甘草等；苦味药有燥湿和泻下的作用，如黄连、黄柏、大黄等；酸味药有收敛固涩的作用，如五味子、五倍子、乌梅、山萸肉等；咸味药有软坚泻下的作用，如海藻、昆布、牡蛎等。五味配五行，五行配五脏，酸入肝为木，甘入脾为土，苦入心为火，辛入肺为金，咸入肾为水，妇科病多发生在腰带以下，所以临床上以苦酸咸为多用。此外，还有一种淡味，虽淡而无味，但有渗湿利窍的作用，但一般仍以五味名之。

在临床上运用时，寒药治热病，热药治寒病，温药治凉病，凉药治温病，这就是治疗的原则；五味入五脏，肝病用酸味药，脾病用甘味药，心病用苦味药，肺病用辛味药，肾病用咸味药，这也是治病用药的原则，但病情是复杂的，不仅有阴阳气血的失调，而且亦涉及多脏腑功能的失常，特别是升降失衡，甚或升降倒置，所以要结合药性中的升降浮沉。升逆明显者，要降之泄之，必须使用沉降的药物，如牡蛎、龟甲等品，沉陷明显者，要补之举之，必须使用升浮的药物，如升麻、柴胡等品，或者既有升逆，又见陷降者，则升降并用，沉浮合参，这也是治疗的原则。

关于归经与配伍的问题，亦很重要。归经者，是指药物能入何经何脏，归入哪一经哪一部分，一般来说，前人认为药物所以能与脏腑经络紧密相结合，主要是通过药物五色五味及其五行属性来联系五脏六腑十二经络的，如青色味酸属木，入足厥阴肝、足少阳胆；色赤味苦属火，入手少阴心、手太阳小肠；色黄味甘属土，入足太阴脾、足阳明胃；色白味辛属金，入手太阴肺，手阳明大肠；色黑味咸属水，入足少阴肾，足太阳膀胱，当然还要结合药物的性能作用，则更为客观。根据归经体系来运用药物，在临床上有着很大的优越性，亦是治疗的原则，但病情多复杂，有时不止一脏一腑，一经一络发病，而是多脏腑多经络发病，需要多方多药治疗，即使有时是一脏一腑发病，单味药不能解除病痛时，亦要组成数味药合治，而且也的确需要组合数味药，才能更好地解除病痛，这就是配伍。前人对于配伍，又两种说法，一是七情合和，二是君臣佐使，前者具有广泛的意义，后者是组成方剂的原则。所谓七情合和，是指药物之间的配伍情况，有七种，单行——单独发挥作用；相须——功用相同者，配合后加强疗效；相使——功用不相同者，配合后相互促进，提高疗效；相畏——一种药物能抑制另一种药物的毒性或烈性，以保证平和的发挥其功效；相恶——一种药物牵制另一种药物的性能，防其性能过甚；相杀——一种药物能消除另一种药物的中毒反应；相反——合用后能发生不良反应。这是指药物性能上的组合要求。所谓君臣佐使，是组成方剂的方法，君——治疗主病之主药；臣——主药之辅助；佐——对主药有监制作用，或用以照顾兼证；使——次要的辅助药。这是指药物的组合，是由于病证的需要，是在病证需要的前提下所组成，或者是在某一脏腑生理病理特点需要下所组成。随着病情的变化，或者病变的复杂性，根据药物的性能、归经进行加减，以获取临床上的最佳效果。

　　服用的剂量，亦有一定的原则，用量的多寡，应根据药物的性能、毒性、剂型，以及病情轻重，配伍的需要，还有病人体质强弱等情况而决定。具体来说，药物的用量与以下几个方面有关，首先是药物的性能与毒性，凡是有毒的药物，一般用量宜小，从小剂量开始，逐渐增加，以免中毒耗伤正气，或者药性峻猛剧烈，也应从小剂量开始，逐渐增加，以适应病情之需要；剂型不同，用量亦有差异，单方剂量宜重，散剂用量宜小；体质与用量亦有关，体质强弱的不同，对药物的耐受程度也有差异，故用量亦当随之而变，老年与儿童的用药量，当少于壮年，女子用量轻于男子；配伍与用量亦有关，方剂组合，药有主次，主药用量当重，次药用量宜轻，在《傅青主女科》

一书中，主药与次药的用量相差在几十倍，主药可用到 50 ~ 60g，次药仅用到 3 ~ 15g，剂量的差距在 20 ~ 30 倍。

2. 在辨证辨病的前提下，使用方药 洞悉药物的基础规律，临床上具体地使用药物，必须要在整体观指导下，在辨证或辨病的前提下，正确使用之。

辨证，是治病用药的前提，没有正确的辨证，不可能有正确的用药，药不对证，证不符药，何来效果可言。妇科辨证，重在妇人专科的特征，以及有关的检查检验，所谓深层次的微观辨证。但就其大要而言，仍不外乎虚实寒热四者而已。虚证：当以补养之法，用补养之药，阴虚者，就妇科而言，主要是癸水之阴，亦属肾的范畴，滋阴养水之法，可选用两地汤、归芍地黄汤，具体药有生熟地、怀山药、山萸肉、元参等品；阳虚者，亦主要是癸水之阳，亦属于肾的范畴，补肾助阳之法，可选用右归饮、金匮肾气丸等，药物有巴戟天、鹿角、紫石英等；血虚者，要用养血的方法，可选用四物汤、八珍汤，药物有当归、白芍、熟地等；气虚者，要用补气的方法，可选用四君子汤、补中益气汤，药物有黄芪、党参、白术、甘草等。实者，有瘀、滞、痰、湿、火之分。血瘀者，当用活血化瘀之法，可选用血府逐瘀汤、通瘀煎等，药如桃仁、红花、丹参、赤芍等；气滞者，当用理气行滞之法，可选用枳实导滞丸、加味乌药汤等，药如枳壳、青皮、木香、乌药等；痰阻者，当用化痰导滞之法，可选用苍附导痰汤、芎归平胃丸等，药如苍术、制南星、莱菔子、白芥子等；湿甚者，当用利湿化湿之法，可选用四苓散、四妙丸，药如茯苓、薏米仁、泽泻、藿香、佩兰等品；火甚者，当用清热泻火之法，药如黄连、黄柏、大黄、龙胆草等。热者，亦有虚实寒热之异。虚热者，当用补虚清热之法，可选用知柏地黄汤、清骨滋肾汤，药如炙知母、炒黄柏、地骨皮等；实热者，要用清热泻实的方法，可选用三承气汤、三黄解毒汤等，药如大黄、枳实、黄连等；瘀热者，亦属于实热范围，当用逐瘀清热法，可选用桃核承气汤、玉烛散等，药如桃仁、大黄、丹皮等；真热者，大多血热也，当用凉血清热之法，可选用凉血地黄汤、清热地黄汤（原犀角牛黄汤）等，药如水牛角、生地、丹皮等品；假热者，即真寒假热，虚阳上升或外越所致，要用甘温除大热的方法，可选用四逆汤、四物汤加炮姜，药如制附片、炮姜、党参、炙甘草、肉桂等品。寒者，亦有虚实真假之差。虚寒者，要用补虚温阳的方法，可选用艾附暖宫丸、附子理中汤，药如艾叶、肉桂、干姜等品；实寒者，要用温经散寒的方法，可选用吴茱萸汤、良方温经汤，药用吴茱萸、川桂枝、艾叶等品；真寒者，即实寒证，要用温经泻实的方法，可选用天台乌药散、桂枝茯苓丸等，药用乌药、官桂、桃仁等；假寒者，即真热也，火热内郁，反见假寒，当用清热解郁之法，可选用丹栀逍遥散、牛黄清心丸等，药用牛黄、金银花、炒柴胡、炒山栀等品。随着辨证深入，还要从脏腑、经络辨证，然后据证用药，在此不多赘述。

辨病，即辨确病证，按其主因，对病论治，亦是用药的主要方面和主要要求，就妇科病证而言，有炎症性的生殖道疾病，当以清利湿热为主法，可选用红藤败酱散、四妙丸等，药如红藤、败酱草、黄柏、苡仁、马鞭草等品；盆腔生殖器官的肿瘤，早期一般无明显症状，可按癥瘕论治，用活血消癥法，可选用桂枝茯苓丸、大黄䗪虫丸、消癥散，药用三棱、莪术、石打穿、水蛭、虻虫等；黄体功能不健性不孕不育证，当用补肾助阳之法，可选用右归饮、毓麟珠等，药如杜仲、鹿角、巴戟等品；阻塞性不孕症，并发现输卵管积水，或输卵管增粗者，当用活血通络之法，可选用少腹逐瘀汤、茴香橘核丸、通管散等，药如天仙藤、山甲片、丝瓜络、桃仁等品。类似尚多，这里仅举其例以说明之。

3. 老、弱、残之用药，宜轻宜小 老者，指年龄大也，就女性而言，围绝经期中、晚期，亦应包括在内，还应包括卵巢早衰的部分人；弱者，体质虚弱，还应包括一部分大小产后以及刮宫手术后未得到恢复的人；残者，这里指因肿瘤切除部分生殖器官，或者全切者。由于这一类人，体质差，身体虚弱，药物用量应低于常人，当然这里主要是指驱邪的药物，亦包括一部分滋腻性的扶正药。对于峻烈的有毒性的药物，必须慎用或禁用，谨防引起不良后果。

4. 对有毒性的药物，必须慎用　在服用一些有毒性的药物，必须慎重，应密切观察病人服药后的情况，若病人有所不适，或出现一些反应，甚或如出血、疼痛、麻木、烦躁等，立即停药。并立即检查，分析其原因，切忌主观、麻痹，或抱无所谓的态度。对一些没有把握，或自己从未使用过的有毒药物，必须使用时，亦应了解病人体质、脏腑功能情况，抗病力量，过去有无药敏或毒敏史，必须慎用或忌用，孕妇更有所忌，免致贻害。

二、几 点 注 意

在具体使用药物时，除上述的几项要求外，还必须注意以下几点，不仅对拓宽用药领域，而且发挥药物间的潜在作用，避免相互间的对抗，以及对身体的不良刺激等。随着临床实践的深入，我们原认为中药除有毒性者外，一般无不良后果及副作用者得到更正，因为药物与人体之间，特别女性的内部，常有一些特殊情况出现，为此不得不提出几点注意。

1. 结合现代药理研究的成果　在临床上具体使用药物，亦当结合现代药理研究成果而应用之，这也是中西医药各取所长进行辨病论治的重要方面。例如现代药理研究，发现当归、川芎、益母草、马齿苋等，具有较好的收缩子宫的作用，故产后子宫复旧不佳，即收缩不良者，用此为佳；葛根原为气分的解肌药物，但现代药理研究，发现它具有扩张血管的作用，是属于血分药，可作为活血化瘀，缓解疼痛的药物。又如莪术，现代药理研究，莪术醇抗肿瘤，有较好的疗效，对肉瘤，所谓恶性肿瘤抑制率达50%以上。还有一些清热解毒药，如金银花、蒲公英等，有抑制葡萄球菌的作用，清热利湿药，如黄连等，有抑制大肠杆菌的作用。因此，针对病因用药，可以提高疗效。又如现代药理学研究发现，有些以往未发现毒性，但现在确发现明显的毒性，或者有致癌，致胆道、肾脏、泌尿道结石者，用时务必谨慎，或不用。

2. 药物之间的协调性和对抗性 药物之间，既存在协调性，即互相协调，互相促进，又存在对抗性。我们在临床上使用时，务必要注意到它们之间的协调性，尽可能避免它们之间的对抗性。协调性，亦即是配伍之间的相须相使，以及组方的臣佐之药。如麻黄配桂枝，荆芥合防风，配合后大大加强了解表发汗的作用，这是功能相同之间的配合。在临床上为了提高疗效，集中优势兵力，尽快解除病痛，如荆芥配防风后，又可加入桑叶、羌活、苏叶等品，在妇女出血病中，阿胶配艾叶，常又加入陈棕炭、血余炭、莲房炭等，以加强止血，实亦是协同作用。药物性能不同，但在配合后，能加强治愈某些病证的作用，如桂枝配白芍，一温一凉，一阴一阳，一动一静，一走一守，有机结合，发挥出祛邪解肌的作用，祛邪而不伤正，扶正而不敛邪，有汗能止，无汗能发，为调和营卫的要药。妇科临床上常用的当归配白芍，亦如桂枝配白芍一样，一则重在解肌和营卫，一则重在养血调经，一为桂枝汤的主药，一为四物汤，或当归芍药散的主药，其协同作用远较单味药扩大得多。我们认为：善于用药者，讲究配伍，利用药物间的协调性，达到较好较快的治愈疾病。但是在讲究药物配伍的同时，还必须注意到药物间的对抗性，虽然在七情合和中有相畏、相恶、相杀，以及药物间的十八反、十九畏等的对抗性。如人参包括党参是补气药，莱菔子、枳壳是破气药，两药合用，必然产生对抗性，因而将丧失补气药的性能；乌头包括附片，是温热药，有温阳祛寒的作用，绿豆是清凉药，两药合用，亦有一定的对抗性，将会影响乌头附片的温阳祛寒作用。十八反中的甘草与甘遂相反，两药合用，服用确有明显的不适，甚至有的发生眩晕麻木。虽然在张仲景的《伤寒论》有甘草与甘遂同用，前人曾有相反相成之说，但我们临床观察到，确有上述明显反应者，故用之宜慎。

3. 耐药性与过敏性的问题　我们通过临床上的观察，长期服用中药，也的确存在着一定的耐药性，主要是长期服用同一种或同一类型药物的患者。例如长期服用补肾阴药，或补肾阳药，或者健脾和胃的药物，在我们调治功能性不孕不育病证，特别是一种肾阳虚，BBT 高温相（即基础体温）失常，西医学称之为黄体功能不全的不孕不育症，刚开始时服用温补肾阳的助孕汤，效果明显，但久服之后，效果波动，所以要考虑耐药性问题，故需加重主药的剂量，或者再加入一些协助主药，促进疗效提高的温补药物。经后期服用滋阴养血药，有些人初期服用后，出现腹胀泄泻，但很快就消失，带下增多，有明显效果，但久服之后，即服用 3~6 个月后，效果又欠佳，说明初期不适应，长期服后，又出现一定的耐药性，因而需要更动主药，或加重剂量，以提高疗效。不仅扶正药如此，即使是祛邪药，如清热利湿、活血化瘀药物，在久服之后，疗效不明显者，有可能与耐药性有关。所以一旦出现了耐药性，就应适应地加重主药的剂量，或再加入一些协助主药的新药，这样可以巩固已取得的疗效。关于过敏性的问题，中药似乎除含有毒性及大辛大苦、大寒大热的药物，有所谓的过敏性外，平和的药物，一般应无副作用，无过敏反应。然而在长期的实践中，我们发现服用当归、白术、党参所谓普通药，亦有极少数人出现明显的不适，甚则头昏皮肤干燥，出现痒疹者，所以在临床上必须了解药物过敏史，体质过敏史，以及有否特异性者，我们曾发现一例服黄芩不适，服后烦热口渴，大便溏泄，每服均如此，故此人为黄芩过敏者；又有一人服用白术而反腹胀泄泻，以后多次均如是，此为白术过敏者。我们还发现，有些药物在长期服用后，出现明显不适，虽非过敏，但亦应注意之，如蒲公英、紫石英、马兜铃等，虽然亦为少数，必须注意之，以防发生不良后果。还有些药物，在配伍后服用引起不良反应者，如人参与五灵脂配合，在出血病中，常有用此者，虽然在十九畏中有人参最怕五灵脂之记载，但临床上用此较多，未见不良反应，但亦确有个别人服后不适，出现恶心泛吐，头晕等不良反应，用时慎之。

4. 注意肝、肾、脾胃情况　在服药过程中，特别是长期服药，必须注意到肝、肾、脾胃的情况。肝者，为藏血之脏，具有解毒的作用，亦有一定的调节激素功能，肾者，肾脏也，为泌尿排泄系统的主要脏器，故凡具有毒性的药物，需要通过肝脏以解之，肾脏以排泄之，女性激素的分解和消除，亦常需通过肝肾特别肝脏才有可能，如肝、肾脏有器质病变，且功能甚差，务必注意毒性药物的使用，或者禁用之，即使仙灵脾、菟丝子、仙茅等品亦应慎用。脾胃失和者，均应慎用滋阴药、养血药、清热药等。有的脾胃失和，在服用滋阴或清热药后才体现出来，可以出现腹胀矢气，或大便偏溏等现象。所以在服用药物时，一定要注意到脾胃的运化，以免影响药物的效果。

5. 时令气候与地土水湿之不同，治疗亦应有所顾及　在一年四季的气候变化中，春夏秋冬的气候有很大的不同，人体内部包括女性生殖节律亦有一定的变化，因而在服用药物时，亦应有所顾及。春季多风，气候由寒转暖，故有时在服药时，特别是调治慢性妇女病，要稍稍加入荆芥、桑叶、防风之类；夏季多热，暑湿当令，故在此时服药，亦应适当地加入广陈皮、六一散、炒扁豆、薏米仁等品；秋季多燥，气候由热转凉，故在此时服药，应适当地加入沙参、麦冬、玉竹、杏仁、甘草等品；冬季多寒，寒水当令，气主沉降，此时服药，应适当地加入牛膝、巴戟、杜仲等品。地理不同，水土的干湿度不同，北方偏寒干燥，皮肤腠理紧密，服用药物可疏散之，剂量亦应较大较重些，南方偏热，湿度大，皮肤腠理疏松，易出汗，服用药物，不宜发散过大，用药剂量应轻宜小些。所以临床用药，务必注意及此。

三、几 个 特 点

妇科用药，最大的特点，就前人所云者，"经、带、胎、产"四者，但我们认为：在用药方面的特点，还在月经期、妊娠期、围生期、产后期。兹则从四期方面的特点而论之。

1. 月经期　是指整个月经而言。女子以血为主，调治妇女病，应着重阴血，所以有人认为：四物汤加减，可以统治一切月经病，虽然言之过偏，但确也反应月经病的特点。根据我们的临床体会，调治月经病，应主要按周期中四个阶段用药，行经期的治疗，在于排除应泄之经血，意在除旧，故在经期用药，除必须使用清热凉血者外，一般均有所忌，以免影响除旧排经；经后期在于滋阴养血，扶助天癸之水；经间排卵期，在于促发排卵，因此，经间排卵期，在使用活血药物的同时，还应着重应用补肾调阴阳的药物，此亦是肾藏精，精卵来源于肾的关系，总之经间排卵期的活血通络，意在促新；经前期在于补肾助阳，到经前后半期应助阳理气，具体药物加减，可见七期分类谈调周用法的临床应用。

2. 妊娠期用药，应处处保护胎儿　安胎、养胎、固胎，是妊娠期的主要治法，但胎前一盆火，所以在安胎、养胎的同时，务必注意清热和胃，故凡一切有毒，以及大辛大热、大苦大寒、活血化瘀、利窍渗湿之品，均应忌用。

3. 围生期用药，可分为产前和产后　临产前，亦即妊娠晚期，胎火更旺，清肝平肝，养血活血，也是这一时期的主要治疗方药；新产后，多虚多瘀，虚者多为亡血伤津，故用药不应温补，而以濡养、化瘀以除恶露，实际上帮助子宫收缩，使膨大的子宫恢复正常，故又称子宫复旧，故生化汤为新产后常用的主方，有些医院已将它列为新产常规方，但生化汤偏温，加入钩藤、丹皮，甚则黄连、紫贝齿等品，药因证用，药因体质变化而用之，才能不致误事。

4. 产后期用药 产后大多呈现虚、瘀、寒三种情况。虚则补之，补气养血，黄芪、党参、当归、白芍，或则用杜仲、寄生、熟地、牛膝以补肾；瘀者化之，化瘀生新，生化汤最为常用，民间有用益母草、赤砂糖常服者，亦在于化瘀缩宫也。寒者，虚寒也，前人有"产后一块冰"之说，故生化汤中用炮姜、炙甘草者，即此意也。民间有产后常服艾叶汤者，亦在于祛除虚寒也。同时产后护乳也很重要，凡影响产后乳汁分泌者，尽可能不用或少用，如炒麦芽、山楂、牛膝、枳壳等品。

此外，在女性生殖发展过程中，亦有重要的用药特点。早在《素问·上古天真论》中提出女性生殖发育过程的七个阶段的生理特点，实际上亦意味着用药治疗特点。一七而肾气盛，意味着从肾而助长发育，用补肾的药物；二七而天癸至，当从肾阴癸水论治，用滋养肾阴癸水类药物；三七肾气平均，女性生殖发展趋向成熟，可用补肾调气血的药物；四七女性生殖发育已达壮盛时期，可用调理气血之品；五七女性生殖开始由盛转衰，也是防治围绝经期综合征的重要时期，以心肾肝经的药物调治之；六七到七七之时，是女性生殖衰退时期，平补肾阴阳，兼调肝脾，用药宜平和，更照顾全面。但在刘河间的《素问病机气宜保命集》提出了生殖发育过程中三个阶段的治疗特点，女子天癸将行未行时，治在少阴，用补肾药；天癸既行，治在厥阴，用调肝药；天癸既绝，全赖后天水谷滋养，治在太阴，用健脾药。女性生殖中的七个时期，三个阶段，均反应了女性生殖发育过程中的特点，也是用药的特点。

第二讲　用子午流注学说指导服用药的时间

子午流注，是中医针灸学科中注重时间条件取穴的古典针法。它是基于《内经》"人与天地相应"的内外统一的整体观，以及阴阳相合、刚柔相济、五行相生的理论，用天干地支的变异规律来推算，人体气血在经脉中昼夜循行流注盛衰开合的时间，从而选取有五行属性的五腧穴，施以针刺补泻，以求获得最佳疗效的针法。我们今天运用其原理，贯注于阴阳为主的学说，即癸水阴阳在经脉血液中的消长转化与时相规律。因为子午流注者，就是指时相中日相为主而言，以十二地支代表时辰，子是第一个时辰，即夜半 11～1 时，午是第七个时辰，即日中 11～1 时。正如《华佗中藏经》所说："阳始于子前，末于午后，阴始于午后，末于子前，阴阳盛衰，各在其时，更始更末，无有休息。"《针灸大全》亦指出："子时一刻，乃一阳之生，午时一刻，乃一阴之生，故以子午分之而得乎中也"。日中为午时，阳最盛，以后转阴，故午时一刻，为阴之始；夜半子时，阴至极，以后转阳，故子时一刻，为阳之始。从子时到午时，这六个时辰内，由暗转明，从冷转热，表示阳生阴衰的过程；由日中午时到夜半子时则相反，由热转冷，从明到暗，表示了阳衰阴长的过程。所以子午含有"阴极生阳""阳极生阴"，即阴阳转换的日相时间规律。而中医妇科学，主要是研究月经、生殖内容的，从生理、病理到诊治，无不贯穿着周期阴阳钟的内容。而子午流注，实际上是缩小了的周期调治法的日钟治法，我们之所以提出这一观点，目的就在于摸索服用药物的最佳时间，从而提高临床效果。

一、子午流注学说的内涵

我们认为子午流注的学说，由来已久，所以是一种古老的学说与治疗方法。一直隶属于针灸学的范围。由于我们提出：月经周期与调周法，着眼于周期治疗及未病论治，不得不对具有周期性太极阴阳钟的学说内容，包括治法，加以关注。在认真学习子午流注之后，我们认为子午流注学说的内涵，就有两种概念和内含。一是十二经脉的气血流注说，也即是传统的针灸学内容中的学说；其二是三阴三阳转换说，也就是太极阴阳消长转化的日钟，我们妇科学重视所要探讨是后一种内含。兹先从气血流注说论之。从黎明开始，肺主呼吸，一天的新陈代谢也就开始，肺者，手太阴经脉也，气血自肺经脉流注，肺与大肠相表里，灌输于大肠经，大肠属于手阳明经，联络足阳明胃经，胃与脾相连，气血入足太阴脾经，然后流注于手少阴心经，由少阴至太阳经脉，心与小肠相表里，故气血流注又入小肠经，小肠经又谓手太阳经，手太阳与足太阳膀胱经相连，膀胱与肾相表里，由腑及脏，故又流注于肾经，再至厥阴经，由手至足，故先入手厥阴心包经，再入相为表里的手少阳三焦经，然后至足厥阴肝经，肝与胆相为表里，由脏及腑，至足少阳胆经止。这就是十二经脉的气血流注循行圈。至明日黎明又自手太阴肺经开始，肺朝百脉，除旧迎新，开始又一天新的气血流注循行，针灸学正是按经值时选穴，并结合五腧穴而治病。兹将气血流注合时辰、时间的流注循行图1如下：

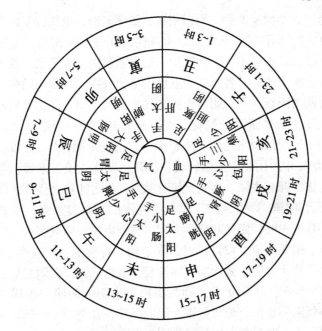

图1　气血流注循行图

从上图可以看出，十二地支配合脏腑经脉，对应时间，按各经脉气血流注的顺序，并根据一天分为十二个时辰，一个时辰流注一经。十二经脉气血的流注过程是从上焦开始，上注于肺经，再转注大肠经而胃经，脾经……，终于肝经，再返回肺经，周而复始的自然运行着。这个流注顺序以一天来说，是从寅时起流注肺经，卯时流注大肠经，辰时流注胃经……，丑时流注肝经，如此周而复始的循环流注，天天如是，固定不变。对此《针灸大全》，编有十二经纳地支歌，即：肺寅大卯胃辰宫，脾巳心午小未中，申膀酉肾心包戌，亥焦子胆丑肝通。

其二是阴阳转换说，即阴阳消长转化的日钟。在子午流注学说中阴阳转换为主者，首先见于《灵枢·营卫生会第十八》所云："其清者为营，浊者为卫，营在脉中，卫在脉外，营周不休，五十而复大会，阴阳相贯，如环无端，卫气行于阴二十五度，行于阳二十五度，分为昼夜，故气至阳而起，至阴而止，故曰日中而阳陇，为重阳，夜半而阴陇，为重阴，故太阴主内，太阳主外，各行二十五度，分为昼夜，夜半为阴陇，夜半后而为阴衰，平旦阴尽而阳受气矣，日中而阳陇，日西而阳衰，日入阳尽而阴受气矣。夜半而大会，万民皆卧，命曰合阴，平旦阴尽而阳受气，如是无已，与天地同纪"。方以智在《通雅》中对阴陇阳陇解释说："阳陇，阴陇，子午之桥，起点也，犹言拥起为陇。而过此渐平迤"。由此可知，昼夜之间的阴阳运动是非常明显的，亦是有规律的，早晨辰时，少阳开始，日中午时，阳气旺盛，太阳当值，申时，阳气稍衰，但仍较旺，阳明当值，黄昏戌时，入于阴，首为少阴，夜半子时，阴盛，故为太阴，黎明前，阴渐衰，故为厥阴，厥阴之后，天明又入少阳。阴阳更替，即为少阳→太阳→阳明→少阴→太阴→厥阴→少阳，形成昼夜之间的循环，并与十二经脉、十二地支、十二时辰相对应，可见图2以明之。

图2所示太极阴阳钟，以子午为经，子者，足太阴脾经也，午者，手太阳小肠经也；卯酉为纬，卯者，足少阳胆经也，酉者，手少阴心经也。阴阳转换与气血流注的脏腑经络、十二地支、十二时辰（间）相应者不相同。而我们妇科既重视气血流注，更应重视阴阳转换。但我们认为：不论是气血流注，还是阴阳转换，其与妇科有关联者，必然与子宫，特别是任督冲带有联系。冲、任、督三脉内起于子宫，外始于会阴，一源而三歧，任脉行于身前，冲脉行于身中，督脉行于身后。任脉行身前，循腹上行，在脐下曲骨、中极、气海三穴，与诸阴经脉交会，故能主一身之阴；督脉循背上行，在颈项部大椎穴，与诸阳经脉交会，故能主一身之阳，然后循背后向上至脑部，达巅顶，复下行，至额部，沿鼻至口唇，绕口唇，终于上唇内龈交穴；任脉上行，有分支至乳房，其直者，上行与冲脉

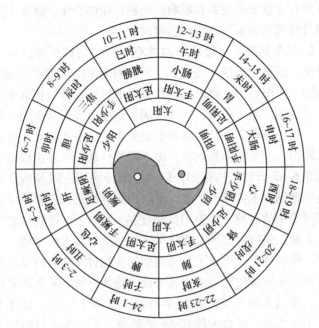

图2　阴阳循环循行图

会于咽喉，上行至口唇，绕口唇，终于下唇内下龈交穴，入晚口闭目合，任督交合，形成任督循环，不仅调节一身阴阳的相对性平衡，而且更为重要的是协助调节癸水中的阴阳消长转化运动，组成女性生殖及月经周期的重要部分。

二、子午流注日相与月经周期月相的关系

子午流注虽然反映昼夜间的日相变化与人体内部气血阴阳流注转变的关系，但重点在于日相变化的规律。月经周期的变化，着重在生殖功能中癸水阴阳包括气血的月节律运动，可以称为月相变化，是身体内部的变化。日相，时间变化，虽为外在条件，但以子午流注说，包括体内的相应。月相，是癸水阴阳作用于生殖功能中节律变化，但与外在条件有关，所以日相

对月相有着重要的关系和影响。观察日相的变化，就在于摸索调理月经周期的服用药物最佳时间。

1. 子午流注与月经周期的关系 月经周期，按以往一般来分类，是由行经期、经后期、经间排卵期、经前期所组成。行经期，重阳必阴，排出经血，结束旧周期，开始新周期的运动；经后期，阴长阳消，主要是阴长运动；经间排卵期，重阴必阳，排出精卵，是月经周期中至关重要的一次转化；经前期阳长阴消，主要是阳长运动，由于阳长运动较快，所以在BBT高温相6～7天时已达重阳，但为了维持阴阳之间各半月的相对性平衡的要求，又为了溶解子宫内膜样组织以及排除或输化重阴所带来的湿浊，故重阳尚需维持6～7天，我们称之为经前后半期，是以提出了5期分类法；尔后又转入行经期，终而复始，循环往复，形成了月经周期的生物钟节律，故又可称之为月钟。子午流注者，亦有其节律，称为日钟，亦以四个阶段为主，如《灵枢·卫气行》中所说"岁有十二月，日有十二辰，子午为经，卯酉为纬。"子午卯酉，是子午流注中的4个重要时期，也是日钟中重要时期。《素问·金匮真言论》进而阐明日钟的节律变化，如说："平旦至日中，天之阳，阳中之阳也；日中至黄昏，天之阳，阳中之阴也；合夜至鸡鸣，天之阴，阴中之阴也；鸡鸣至平旦，天之阴，阴中之阳也，故人亦应之"，其意思是说，早晨至中午，为阳中之阳，意即重阳也，中午至黄昏，为阳中之阴，即由阳入阴也；天将黑至半夜，为阴中之阴，半夜至早晨，为阴中之阳，这是自然界昼夜间阴阳变化的日钟现象。其与人体的关系，有如《素问·生气通天论》所说："故阳气者，一日而主外。平旦人气生，日中而阳气隆，日西而阳气已虚，气门乃闭。"意思是说，人体阳气，在白天运行于外，推动各种功能活动；早晨阳气初生，中午阳气最盛，夜晚则阳气内敛，便于休息。"气门"是指体表汗毛孔，又名"鬼门"，气门乃闭，有收敛之意。这就是说在昼夜阴阳的变化过程中，人体生理上也起着相应的变化。而月经周期，一般亦分为四个时期，其中行经期与经间排卵期，是月经周期中两次明显的转化期，行经期为重阳转阴的时期，相似于子午流注中的午时，亦即是日相中的中午时期；经间排卵期为重阴转阳的时期，相似于子午流注中的子时，亦即是日相中半夜时期，均属于阴阳运动中的盛极时期，有着内在的关联。经后期开始阴长阳消，所以又称为阴长阳消期，相似于日相时间中的酉时，经前期开始阳长阴消，所以又称为阳长阴消期，相似于日相时间中的卯时。二个转化期，相当于子午之时；二个长消期，相当于卯酉之时，无怪前人有"子午为经，卯酉为纬"之说，日相与月经周期中四期相一致，不过是把月经周期的规律，压缩到一日中的昼夜变化。我们曾经在临床上观察过，发现女子排卵，有相当多的人发生在入夜或夜半，符合重阴必阳于子时的要求。女子行经期，是重阳必阴的时间，亦即前人所谓阳陇之时，亦即是日中午时，我们曾经系统统计过，30 例女性生育年龄，生殖功能正常，连续 3 个月经的行经期来潮时间，其中 27 例均在白昼月经来潮，2 例在晚上 18～19 时月经来潮，1 例在卯时月经来潮，可以初步证实行经期与午时相对应的特点，虽然统计例数尚不够多，但已经可以说明其重要性。

2. 子午流注指导周期服用药物时间 顺应子午流注的时相规律，对应月经周期的节律，摸索出调周药物的服用最佳时间。按子午为经，卯酉为纬的观点而言，子者，半夜也，是重阴转阳的时间，相当于经间排卵期，因而，前已论述过排卵以夜间为多，故此，服用补肾促排卵汤药物，亦应选择前半夜间，这样因势利导，顺水推舟，适应生理特点，有利于重阴转阳的转化运动，可以收到事半功倍的功效。午者，日之中午也，是重阳转阴的时间，相当于行经期，前面亦已讲述过，月经来潮，绝大多数在白昼，为此，服用调经药物，应以白昼为当，尤其是选择白昼的上午、中午服药更佳。日落酉时，由阳入阴，开始阴长，相似于经后期，故经后期服用滋阴养血药物，应选择酉时为佳，或黄昏戌时亦佳，日出卯时，由阴出阳，开始阳长，相似于经前期，故经前期服用补肾助阳药物，应选择卯时，或辰时。研究生物钟，应用生物钟，就必须注意到服用药物的时间，同样的医疗措施，包括相同的药物，得到不同的医疗效果，往往与治疗服药时间有一定关系，临床分析得出结果，也常常与时间因素有关联。具体研究如何利用生物学，不断揭示生物学节律，选择恰当的药物治疗时间，借以提高疗效，减少毒性。同时，还需要指出，口服药物，特别是经后期的滋阴养血药物，以及经间期的补肾促排卵汤药物，应在进食后半小时服用，脾胃功能欠佳者，更应注意，不宜空腹服用，免使脾胃受到影响。

在用药方面，既要按周期的不同时期，予以调治，又要照顾时辰值经时服药的特点，予以选用 1～2 味药。如在黄昏入暮戌时服药，斯时为足少阴肾、手少阴心值时，应选加熟地、枣仁，或莲子心以调之；半夜子时服药，是足太阴脾经当值，还包括手太阴肺经，可选加党参、沙参、炒白扁豆等品；黎明前寅卯时服药，是足厥阴肝经当值，亦包括手厥阴心包经，可选加山萸肉、炒柴胡、广郁金等品；黎明后的辰时，是足少阳胆经、手少阳三焦经当值，斯时服药，可选加柴胡、荆芥、山楂等品；日中午时服药，为足太阳膀胱经、手太阳小肠经值时，可选加炙桂枝、炙甘草、茯苓等品；日落申酉之时服药，为足阳明胃经、手阳明大肠经值时，可选加陈皮、枳壳、川朴等品。当然，要在辨证的前提下，作适当的加减。在年相阴阳钟方面，是扩大了的子午卯酉四时，冬季冬至之时，阴中之阴，重阴必阳，开始一阳生，相当于子时，亦相当于经间排卵期，由冬时之藏，斯时服药，可选加熟地、龟甲补藏之品，如能再加一味仙灵脾，以适应一阳生的要求；春季春分之时，开始阳长为主，相当于卯辰之时，亦相当于经前期，春阳升发，斯时服药，可选加荆芥、柴胡，以应春阳抒发的特点，但前提还在于补肾助阳；夏季夏至之时，阳中之阳，重阳必阴，开始一阴生，相当于午时，亦相当于经行之期，夏热蒸发，类多暑湿，斯时服药，可选加生姜、苍术、六一散、薏米仁等1～2味温运清利，或再加山药、生地以应一阴生的要求；秋季秋分之时，开始阴长为主，相当于酉戌之时，亦相当于经后期，秋主肃降，斯时服药，可选加沙参、玉竹、牛膝等品，以应秋令润降之要求，但前提还在于滋阴养血，阴者，在于降也。此即值时值经用药的特点。

三、子午流注日钟与有关疾病的辨治关系

妇科疾病除了月经病证与不孕不育病证，需要应用调周法外，其他有些病证，出现时相规律者，均须应用子午流注日钟进行分析和辨治，即使是属于月经病证中某一症状，具有时相规律特征者，亦应采用子午流注日钟进行分析和处理。有些错杂病证，矛盾性大，不能同时处理者，亦可从日钟的内含，分别处理之。这时举几个常见病证论述之，以示一般。

1. 盗汗病证 盗汗之见于妇科学中，亦属于杂病范围，大多发生于产后，或围绝经期，由于杂病盗汗多属于阴虚火热，所以妇女产后或围绝经期所出现的盗汗，自然也与阴虚火热有关。夏桂成早年在江阴学医时，其业师在诊治盗汗病证时，常引用晚清江阴名医邓养初先生论盗汗的名言"黄昏盗汗，阴虚火旺也，当归六黄汤治之，半夜盗汗，阴分伏热也，青蒿鳖甲汤治之，黎明盗汗，肝火旺也，丹栀逍遥散治之"。语句虽不多，但含有至理，且为临床经验之谈。今以子午流注日钟分析之，黄昏盗汗，就是戌亥之时，系指足少阴肾、手少阴心值时，阴虚火旺就与心肾有关，滋阴降火，滋阴主要滋养肾阴，清火主要清心宁神，所以在使用当归六黄汤，效果欠佳

时，就得使用我们治疗围绝经期综合征的滋肾清心汤，其控制盗汗的效果较佳。半夜盗汗，半夜者，即子时也，太阴当值，阴中之阴，其道深，其气远，所以阴分伏热，才能在这一时期发病。太阴者，主要是足太阴脾，亦包括手太阴肺。在使用青蒿鳖甲汤时，必须了解脾运与湿热的情况。如青蒿鳖甲汤治之而效欠佳者，尚需考虑到脾肺气虚与湿热内阻的问题，加入益气之黄芪、太子参，清热利湿之碧玉散、泽泻等品，始为允当。黎明盗汗，黎明者，寅卯之时也。前人认为肝旺于寅卯，寅卯之时，厥阴当值，厥阴者，主要是足厥阴肝，亦包括手厥阴心包络，斯时盗汗，与肝火有关，在使用丹栀逍遥散，还应考虑手厥阴心包络的问题，加入炒枣仁、五味子、钩藤、莲子心等 1~2 味，将会更好。因为五更泻与肾有关，阳出于阴，如能照顾到肾，再加入生熟地、牡蛎，或龟甲者，就阴虚火旺而言，就肝肾同源而言，更为周到。

2. 阴道出血证　阴道出血证，主要指崩漏、月经过多而言。虽然有相当多的患者无明显的时间性，但也有部分病人，其出血有着明显的时间规律性。如有的患者到入晚或黄昏时出血，或到时出血量必增多，色红有小血块，显然这是戌时，是少阴当值，少阴者，肾与心也，所以病属阴虚火旺，需用滋阴降火法，方取固经丸加减，有的患者，每到早晨辰时，或日中午时出血，或出血量明显增多，且很有规律性，辰时者，少阳当值，午时者，太阳当值，显系阳气不足，气虚失统，需用补气摄血的方法，可用补气固经丸、补中益气汤等治之。当然要在辨证的前提下进行治疗。就年钟而论之，春夏发作崩漏者，大多为阴虚火旺，该用二至地黄汤治之，亦可能有肝火旺脾气薄弱者，清肝健脾，加味归脾汤治之；秋冬季发作崩漏者，大多与肾虚气弱有关，补肾健脾，可用大补元煎加减之。亦可能有肺肾不足，虚火偏旺者，当从补养肺肾，清降虚火，三甲地黄汤治之。同时还要注意到冬病夏防、夏病冬防的防治方法。

3. 错杂病证 病情错杂，矛盾较大，很难在同一时间内处理，不得不按子午流注时相的特点，进行分时处理。所谓错杂病证一般有两种情况：其一是某一病证的错杂性，如围绝经期综合征，常常可能出现上热下寒，或寒热错杂，心肾肝脾均有症状出现者；其二是两个以上的病证兼夹，如眩晕、月经过多、泄泻三病相兼，无法同时兼顾者，可按日钟处理之。首先从一种病错杂证候的围绝经期综合征分析之。我们曾治一例围绝经期综合征，既有头晕头疼，血压升高，面红升火，烘热出汗等火旺化风的病证，又有腹胀矢气，神疲乏力，大便溏泄，肛门作坠等脾虚气陷证候，病情复杂，不仅寒热并存，而且升降倒置。故初用杞菊地黄汤合越鞠二陈汤，未获效果。继用香砂六君汤合加减滋肾清心汤，亦未应手，不得不按子午流注法分时处理，早晨辰时，少阳阳气升发，故用补中益气汤，稍佐钩藤、炒丹皮等品，以补气升阳为主，入晚黄昏，系戌时，用杞菊地黄汤，稍佐广木香、炒白术、砂仁等品治之，病恙遂减，基本告痊。如两病以上相兼，症状错杂者，亦可按子午流注法分时处理。如王孟英治疗一例体虚痰嗽、失眠、胃胀相兼病证。可见《王氏医案释注·卷十》"屠敬思，素属阴亏，久患痰嗽，动则气逆，夜不能寐，频服滋潜，纳食渐减，稍沾厚味，呕腐吞酸，孟英视之，脉左弦而微数，右则滑兼弦，水常泛溢，土失堤防，肝木过升，肺金少降，良由久摄滋腻，湿浊内泛，无益于下焦，反碍乎中运，左强右弱，升降不调，以苁蓉、黄柏、当归、芍药、熟地、丹皮、茯苓、芡实、砂仁为末，藕丝为丸，早服温肾以清肝，主要在于清肝，以党参、白术、茯苓、枳实、菖蒲、半夏、橘皮、黄连、蒺藜，生晒参研末，竹沥为丸，午服培中土而消痰，暮后威喜丸肃上源以化浊，三焦分治，各恙皆安。虽然没有指出具体的时辰和当值脏腑经络，但分为早中晚三个时期服药，而且着重指出早清肝，午化痰，晚利浊，也符合辰、午、申三个时辰的特点要求，说明兼病兼证按时分治的重要性。

4. 特定时辰的辨治 我们根据前人的文献记载，除子午的特定时辰外，还有日晡与五更两个时间概念。日晡者，下午申时，约下午4时，即16时左右，这一时辰内的发热，而且像潮水般有规律的发热称为潮热。日晡潮热，为阳明腑实证之一。具有特定的意义，此时也正是子午流注阴阳转换说中的阳明胃经当值。斯时发热，而且有规律性者，显然与阳明胃有关，故为阳明胃腑实热性的主证之一。五更泻原属肾虚，为四神丸的主要适应证，但从子午流注阴阳说的观念来看，斯时属于寅卯之时，应属厥阴肝当值，因此，五更泻就必然有两种原因，两种治法，腹不痛而泄泻者用四神丸，腹痛而泄泻者，应选用扶土泄木的痛泻要方。类此情况尚多，就不予一一论述了。

第三讲 从月经周期的七期分类谈调周方药的临床应用

调周法，即调理月经周期的方法，是一种系统而序贯的治疗方法，与中药人工周期相似而有所不同。中药人工周期，是按西医学乙黄周期疗法的模式而来，是一种固定的治疗方法，而调周法既有固定的特点，又必须根据临证病变的差异进行辨证加减，亦即是辨病辨证相结合的治疗方法，主要是根据月经周期中的生理变化特点而制定。所谓七期分类，从原有的四期发展到五期，而今为了治疗的需要，也是根据生理病理特点将月经周期划分成七个时期，提出相关的治法，使调周法深化。本方法既可以按月经周期的全程进行系统调治，亦可根据病情病变进行半程或某一阶段的局部治疗，但必须掌握时间，特别是重要时间才能获取佳效。本法不仅对于功能性失调的月经不调，期、量、色、质的异常变化，以及经行前后出现的诸种症状有效。对不孕不育、功能性月经过多、崩漏等病证尤为重要。而且对某些器质性疾病，也有着相当好的效果。我们就长期的临床实践而言，子宫内膜异位症痛经，在应用本方法时，需要重视经间排卵期及经前期的治疗，恢复与提高阳长运动，维持高温相的形式与时间，就能较好的控制子宫内膜异位症痛经的发作。慢性盆腔炎病证，反复发作，颇为难治，我们对此类病患，亦常采用调周法，结合化瘀通络、清热利湿等法治疗，亦能获得较好的巩固性效果。子宫肌瘤，在尚不需手术治疗时，一面运用消癥散积的方法，一面仍然需用调周法，消癥与控制肌瘤生长相结合，能多少获得一定效果。

调周法不仅具有广泛的适用性，而且此法亦有三个方面的优势。其一，是基于"月经周期"的生理、病理节律而来，具有整体性和系统性。我们之所以倡导"月经周期与调周法"，就在于调周法是在月经周期演变的基础上所产生，具有因势利导、顺水推舟、增强生理功能的意义。其治病寓于康复功能中，详细的内容可参考夏桂成的著作《中医妇科理论与实践》一书。其二，是强调"论治未病"。就中医学而言，最好的医生，在于能治未病。正如《金匮要略》在其开卷的总纲中说："上工治未病，何也？……夫治未病者，见肝之病，知肝传脾，当先实脾。"此即预为防范之，在时间上必须抢在未病之前的时期进行治疗。或者预知病变即将入侵而预为治疗，以增强抗病能力，防止发病。众所周知，经行前后诸证，甚或痛经、量多等疾病，病发于行经期或行经前后，但其病根大多在于经间排卵期或经前期。以往注意行经期或经行前后期论治，不仅在治疗上被动消极，而且临床上的效果亦不尽满意，因而掌握经间排卵期，或者经前期，甚则经后期，虽无症状，但确是治疗的关键时期，如果能恢复正常的健康的排卵功能，恢复和提高经前期阳长运动的水平，则行经期和经行前后期的诸种症状乃能控制或消失。这种未病论治的方法远较见证辨治主动积极得多。我们今天所提出的功能性痛经，重在经间排卵期论治，就是未病论治的范例。其三，中西医各取所长，推动中医妇科学的发展。调周法是在中西医各取所长的基础上发展起来的，因为调周法在临床上使用时，必须要测量基础体温（BBT），观察 BBT 的温相变化，高低温相的差距，维持时间，高温相所维持的形式。有条件的地方，尚需在低温相时间内检验雌激素水平，观察阴长运动的变化。这样，通过西医检查的优势，有助于了解月经周期中不同时期的变化特点。同时还要注意到体质因素的不同，以及临床上由于生理病理的差异所反映出来的各种症状，应予不同处理。这样，把辨证的普遍性和辨病的特殊性结合起来，既重视辨病的要求，故不仅要测量BBT，而且尚需进行阴道涂片，观察雌激素的变化，B超监测排卵，了解卵泡的发育，以及必要的微量元素等，掌握微观的深层次资料，又要重视全身症状上的反应，以及带下、月经等症状，甚则天时、地理、人际间的不同情况，予以各不相同的处理。只有通过宏观与微观的结合，才能推动中医妇科学的发展，而不断提高调周法的应用，以及临床效果。

调周法是从调经基础上发展起来的，这是基于对月经周期的认识深入。只有对月经周期的深入认识，特别是通过长期的临床实践，才能推动月经周期治法的进一步发展。我们认为：月经周期的演变，是由天癸中的阴阳消长转化的运动而来，是阴阳消长与转化的四个阶段所形成。行经期，重阳必阴，排除经血，排泄重阳，由阳转阴，通过转化活动，让位于阴，开始阴长，旧的月经周期运动结束，而新的月经周期运动开始。因而行经期主张活血调经，祛瘀生新，重在祛瘀，通过祛瘀排经，以排除一切陈旧的包括残余的物质。只有除尽旧瘀，才能达到全方位的生新，这是行经期的特点。经后期阴长阳消，属于消长期，时间较长，亦是月经周期运动的重要时期，也是新周期演变的物质基础时期，在治疗上称为奠基阶段，天癸中的阴长变化，其目的主要有两个方面，其一是癸水之阴长者，在于滋养精卵，精卵之发育成熟，必须要在癸阴滋长达重，所以滋阴的目的在于促卵泡发育成熟；其二是癸水之阴长者，使血海充满，因为月经排泄后，血海空虚，子宫内膜脱落，故必须通过阴长，使血海逐步生新，逐步充满，达到盈满，为孕育排经打下基础。因而经后期滋阴养血，血中养阴，有着重要意义。经间排卵期，重阴必阳，又一次重要转化，而且是月经周期演变中转折时期，排出精卵，由阴转阳，结束转化运动，开始阳长。所以这一时期的治疗方法，至关重要，一般亦要活血化瘀，疏肝通络，重在生新，与行经期排出经血相似而不同，行经期所排之经血，乃旧瘀也，而经间期所排之精卵，乃繁衍后代的种子，是具有生命的新生物，故需加以补肾以维护之。经前期，阳长阴消，以阳长运动为主，时间亦较长。阳长运动的目的，亦有两个方面，其一是癸阳之长，在于温煦子宫，促进子宫内膜松软，以利于胚胎着床和孕育，以及行经期排泄月经；其二是癸阳之长，在于温化重阴所带来的水湿浊液，特别是残留于卵巢输卵管，相当于中医学的冲任厥少（阴）部位，免致积留为癥瘕腹痛之疾。所以经前期的治法，在于补肾助阳，维持阳长，推动阳长运动的发展和高水平。总的归纳起来，行经期活血调经，促进转化，经后期滋阴养血，维持阴长，经间期活血通络，再促转化，经前期补肾助阳，维持阳长，这就是调周法的主要内容。但是随着临床实践的深入，我们认为整个月经周期应以五期分类为合。其依据有三。第一，由女性生理病理特征与治法特点所决定。众所周知，有相当多的女性，在经将来潮前，常有一些明显的反应，如胸闷烦躁，乳房作胀，乳头作痛，小腹胀滞，带下增多，夜寐较差等，一般出现在经前期 5～7 天，也有 3 天。然而我们今天从调周法中所指经前期该有 10～12 天，所以我们认为：经前期应划分为两个时期，即经前期，或称经前前半期，以及经前后半期。两个时期在治法上也有所不同，而其生理、病理与经前前半期也有差异性。第二，奇数律是演示女性生殖发展的规律。女子属阴，阴为偶数，但推动女性生殖发展的内在动力在于阳，阳为奇数，故女性生殖发育过程，亦应包括月经周期，该以奇数为主。如《素问·上古天真论》所提出的女子七岁，二七，直到七七月经断绝。根据我们临床上的长期观察，以及前人有关的理论阐述，"3、5、7"奇数与女性的关系很为密切。尤其是运用"5"数分类法更为重要。与生物钟有关的年相阴阳变化，亦由4划分为5。即将一年四季的春温、夏热、秋凉、冬寒，再划分为春温、夏热、长夏暑、秋凉、冬寒五季。其中把夏热划分为二，即再划出一半时间为长夏暑，亦在夏热的后半期，亦属于阳长至重的时期，相等于经前期的后半期，故月经周期划分为五期者，更符合女阴之体赖阳奇数分期的重要性，且亦符古人的5数分类最为普遍的要求。第三，临床统计数据所决定。我们之所以将月经周期划分为五期者，亦得到临床统计数据的支持。我们随机统计过40例生殖功能正常的育龄妇女，要求统计5个月经周期中的行经期天数。结果：行经期均在3天的占6例，属3数律；行经期均在4天的有4例，但其中1例与3数相更替，1例与5数相交替，实际上4数律仅2例；行经期均在5天的占有15例，属于5数律；6天的只有2例，行经期均在7天的占有11例，属7数律。虽然统计的数量尚不够多，但已经可以看出"3、5、7"奇数律的重要，亦可以看出5数律最多，在女性生殖以及月经周期演变中所占有的重要意义，因而也就决定了我们提出五期分类方法，从而在调周法中增添了新的内容，详细内容可参阅夏桂成主编的《中医妇科理论与实践》一书。但是随着实践的再深入，以及我们长期运用调周法的体会和认识，我们发现：经后期阴长运动，极为缓慢，时间较长，较之阳长运动为迟缓，此与阴静阳动的特性有关，在病理变化时尤为明显。而且在阴长运动过程中，由于阴长水平存在着明显的差异性，即从经后初期阴长的低水平，到经后中期阴长的中水平，再到经后末期阴长的近高水平，亦即是近重阴，不仅如此，而且这三个时期在治疗上亦有一定的差别性，正由于经后期时间较长，在初、中、末三个时期的生理、病理有所不同，以及治疗上的需要，因而我们将经后期又划分为三个时期，计整个月经周期为7个时期，即：行经期、经后初期、经后中期、经后末期、经间排卵期、经前期、经前后半期。行经期与经间排卵期属转化时期，时间短暂，经后期与经前期属消长期，时间较长，在消长时期内，有消长实际上以长为主的程度不同，出现不同的特点，一般来说，阴长缓慢，按初、中、末三个时期演化，故可分为三个时期，符合阴长赖阳奇数的变化，阳长较快，故经前期只能按前后两个时期演化，符合阳长赖阴偶数的变化。因此，我们今天所倡导的调周法，既是根据生理病理上变化的特点，更是为了适应治疗上的需要，分为七个时期，形成新的调周法，新的概念，亦符合《素问·上古天真论》七数分类法要求。我们在统计 40 例生殖功能正常的育龄期妇女的行经期，经连续 5 个月经周期的计算，行经期均在 7 天的有 11 例，仅次于 5 数律，说明七数的重要。其治法特点为：行经期活血调经，重在祛瘀；经后初期养血滋阴，以阴助阴；经后中期养血滋阴，佐以助阳；经后末期滋阴助阳，阴阳并重；经间排卵期活血补肾，重在促新；经前期补肾助阳，维持阳长；经前后半期助阳健脾，疏肝理气。兹则根据夏桂成近年来所使用调周法的一些新内容，新方药，新经验，分别介绍如下。

一、行经期活血调经，重在祛瘀

从经血来潮开始，到整个经期结束，称之为行经期。从临床的诊断角度而言，行经期的到来，必须具备以下一些指标：BBT 高温相下降，其下降达到原有低温相水平；阴道出血，呈规律性周期性，出血时间一般 5 天，最多 7 天，少则 3 天。正由于行经期必须排出经血，所以行经期的治法，就在于活血调经，排除应泄之经血，故前人提出"经期以调经为要"的大法，而且要求"完全干净，彻底全部"，排尽应泄之经血。调经即是活血化瘀，化瘀才能生新。瘀者，旧也，生新除旧，虽然对立，但又互相统一，所以除旧必须彻底，留得一分瘀，就将影响一分新生。因为行经期是整个月经周期的结束阶段，也是新周期的开始阶段，旧周期的结束，就得排除子宫血海内残剩的一切陈旧性物质，让位于新生，让位于新周期的演变。故排除旧瘀，是行经期的主要任务，其目的实际上还在于保护新生。行经期从表面上看起来，似乎是气血活动的结果，但实际上是重阳必阴的生物钟运动规律所支配，因为在月经周期中阴阳消长运动达到一定的极限，也即是阴阳各半月的总体性平衡已到极致的程度，必须通过转化来纠正，来完成，而且在阴阳消长已达重者，说明其不平衡状态十分明显，如不通过转化，让血中的重阳下泄，随经血以排泄，则不平衡状态将打破总体性的平衡，导致病变。因而排泄经血，实际上更为重要的是排泄血中之重阳，重阳下泄，BBT 高温相下降，让位于阴，开始阴长，反过来说，经血下泄，是重阳必阴的必然现象，而重阳必阴的转化，又必得经血排泄才能完成。如经血排泄不顺利，亦将影响重阳必阴的顺利转化，所以加强气血活动，促进排经顺利，这就是行经调经的主要目的所在。当然排除旧瘀，不致残留，免遗后害，也是重要的。调经法在临床上的具体应用，应该根据病情、病变程度、体质因素等的不同而有不同的处理方法，就我们临床上常年观察所及，可以归纳为轻、中、重三种情况，提出一般调经法，活血化瘀法，逐瘀通经法三者。但是我们在广泛的实践过程中，发现有部分女性因月经过多，或经期延长，或鼻衄吐咯血者，或尿血便血者，或者在服用调经方药后，导致以上出血病证者，显然不适合适用本方法，但经临床细心诊察，却又与经血不畅，或内有瘀滞所致者，不得不使用调经法，为此需与固经止血法相合用。这样，就形成化瘀止血法，把调经化瘀与固经止血合二为一，既达到调经的目的，又防止和控制了出血，是调经法中的一种变法，以下将分别论述之。

1. 一般调经法　或称活血调经法，是行经期的主要治疗方法，前人所谓"经期以调经为要"，即指此法而言。调经者，调理经血也，亦可称之为调畅经血，因为调经的药物实际上是指轻量的活血化瘀性质的，由这类药物组成的方剂，称为调经方。诸凡行经期有所不畅，或因感受寒凉，或因情怀不畅，或因劳累，或因活动过少，或因饮食不当，诸般因素影响月经，均可应用这类调经方药。所以一般调经法和药物，具有广泛的实用性，四物汤是《和剂局方》所引载，实际上是来源于《金匮要略》的胶艾汤，具有养血活血之功，是一般调经方药中最具代表性的方剂，至今有人认为四物汤可以统治妇女一切疾病，虽然言之过偏，但的确也反映了此方调经的重要性。在前人的调经方药中，上自汉代的《金匮要略》的温经汤、胶艾汤，宋代《妇人大全良方》的泽兰叶汤、柏子仁丸，明代《妇人规》所载的调经饮、芎归汤，以及后世各家的各类调经方剂，目的相同，均是通过气血活动，通过月经的顺利排泄，排除子宫冲任的有关部位的陈旧性有害物质，或称之为排瘀。排瘀者，虽以血为主，但包括多种物质在内。排瘀为了生新，生新必须排瘀，瘀去则新自然生，留得一分瘀，就将影响一分新生，子宫内膜的新生与恢复，就有待于清除或剥脱陈旧性的内膜。所以调经祛瘀，就在于新生。为此，我们结合多年来的临床实践体会，制定了一张五味调经汤。药用当归、赤芍各10g，五灵脂12g，艾叶6～9g，益母草15～30g。经期服用，经净则停。一般服3～5天，也有的服至7天。由于本方药性平和，使用广泛，但必须注意两种情况，慎用或禁用之。其一，是血热性月经过多，或经期延长者，虽然本方药物性能平和，但毕竟偏于温热，尤其方中的艾叶、当归，均具辛温之性，有助火之能，服后反而加剧火热，而致出血增多，且血热性出血者，热迫血行，血行加快，亦非调经活血药物之所宜；其二，是气虚性月经过多，或经期延长者，由于气虚不能摄血、统血，子宫收缩乏力，血液妄行而致出血者，活血调经，推动血行，必然更使气虚不摄不统加剧，且血液更加妄行，出血益发增多，故亦非本方所宜。本方是我们在临床中极为常用的方药，是临床上摸索出来的验方之一。但是在长期的使用中，我们发现尚存在不足之处，如城市中的女性，有相当部分患者，脾胃较弱，极易腹胀便溏，或肾阳亏虚，癸水之阳亦有所不足，BBT 高温相偏短偏低，经行大便偏溏，或大便溏泄者，服用本方中的当归，并不合适。考当归辛润，虽有养血调经的作用，但有润肠通便之能，是以增加便溏，影响调经疗效，故我们临床上常用丹参代之。"丹参一味，功同四物"，这是前人之说，且丹参活血调经，胜于当归，且不会引起腹泻，故临床上恒多用此。又如体现利湿排浊的重要性不够，因为排经的内含物质，除血之外，湿浊占有重要地位。天癸之水，是经血中最为主要的物质，而且经间排卵期重阴转阳后，虽然藉阳长而输化吸收，但残剩者亦当通过月经来潮而排泄之，是以本方药尚欠缺利湿排浊之品，在临床上使用时，尚需加入泽兰叶、茯苓、苡米仁，必要时加入马鞭草、车前子、蚕沙等品，不仅有助于利湿排浊，而且亦有助于活血调经。再如在调经方药中，不仅要考虑活血调经，子宫行泄的作用，而且还要考虑防止好血下泄，泄中寓藏的意义。经血虽来源于子宫冲任，但与肾有关。所以在调经的方药中，加入川断、杜仲、寄生等补肾之品，既有助于排经，又有助于预防排经过多，好血下泄。因为肾司固藏，有助于子宫之藏，可防止因活血调经带来的经血过多，此乃泄中有藏的意思。因而我们今天临床上所使用的加减五味调经汤的药物是：丹参、赤白芍、茯苓、川断、川牛膝各10g，五灵脂、泽兰叶各12g，艾叶6～9g，益母草15g。经行即服，经净停服。

2. 活血化瘀法 此法较之一般调经法之活血力量更大，通瘀作用亦较强，常用于经行后期，经量少，疼痛不畅等月经病证，其代表方剂有桃红四物汤、血府逐瘀汤、通瘀煎等。临床上多用通瘀煎。考通瘀煎来源于《景岳全书·新方八阵·因阵》，在张景岳的《妇人规》中治疗痛经，指出："若血瘀不行，全滞无虚者，但破其血，宜通瘀煎主之。"而新方八阵在该方下指出，治妇人气滞血积，经脉不利，痛经拒按，及产后瘀血实痛，并男妇血逆血厥等证，药用归尾12g，山楂、香附、红花各9g，乌药6g，青皮5g，木香6g，泽泻9g，水二钟，煎七分，加酒适量，食前服。兼寒滞者，加肉桂5g（后下），吴萸3g；火盛内热，血燥不行者，加栀子一二钱（即6g）；微热血虚者，加乌药10g，血虚涩滞者，加川牛膝10g；血瘀不行者，加桃仁10g（去皮尖用），苏木9g，延胡12g之类；瘀极而大便结燥者，加大黄3~5g。张景岳运用此方，根据不同病证，进行加减，不可不谓周到，的确可适用于妇女血瘀较为明显者，而我们根据临床上的需要，在该方中去青皮、泽泻、乌药，加入赤芍10g，桃仁9g，艾叶6g，茯苓12g，这样，就形成了我们的临床验方加减通瘀煎：药用丹参、赤芍、桃仁、红花各10g，制香附、山楂各12g，艾叶6g，茯苓12g，广木香9g，川牛膝10g。如小腹疼痛剧烈者，加入肉桂3~5g（后下），延胡12g。经行即服，经净即停。务求排尽一切应泄之旧瘀，以利于重阳下泄，由阳转阴，开始阴长的新周期运动，所以加强活血化瘀，并非全是为排除旧瘀而用，而是主要为促进转化，推动阴阳运动的发展，所以促转化，才是活血化瘀调理月经的深层意义。

3. 逐瘀通经法 此法是活血调经法中，其活血通瘀力量最大者，不仅有桃红四物活血化瘀的药物，而且还有三棱、莪术等消癥散积之品，所组成的方剂，均是逐瘀通经法中的峻剂，常用于月经过少、闭经、剧烈性痛经、膜样性痛经、子宫内膜异位性痛经等。其代表方剂有促经汤、逐瘀脱膜汤等，而我们临床上较为常用的是加减促经汤。促经汤来源于《医统》，其具体方药是：香附10g，熟地10g，赤芍、莪术各

12g，木通 5g，苏木 9g，当归 10g，川芎 5g，红花 10g，肉桂 5g 后下，桃仁 9g，甘草 3g。原治妇人月事不行，腰腹作痛。我们在临床上根据病情的不同，以及现在的用药情况，在原方中去木通、甘草，加入泽兰叶 12g，川牛膝、车前子各 10g。之所以去木通者，因木通苦寒，虽能入血分而利湿，但毕竟苦寒不利血行，而且木通品种混杂，关木通有毒，含有马兜铃酸的毒素，损坏肾脏，川木通效果较差，三叶木通才是真正的木通，但常以关木通代用，故去之。泽兰叶、车前子利湿祛浊，并亦有通经利窍的功能，故加入之。方中之川牛膝、莪术、肉桂三味药，是《妇人大全良方》所引载温经汤中的主药，实际上本方包含了温经汤、血府逐瘀汤、脱花煎三方在内，再经我们临床加减，这就形成了逐瘀通经的代表方剂。凡属瘀结较甚，经行很不畅者，均需应用此方。在膜样性痛经、子宫内膜异位性痛经，我们临床上常喜用逐瘀脱膜汤。逐瘀脱膜汤的组成是：丹参、赤白芍、五灵脂各 12g，肉桂 5g（后下），延胡 12g，三棱、莪术各 10g，益母草 15～30g，广木香 9g，川断、杜仲各 10g，五灵脂 12g。本方与新加促经汤不同之处，在于止痛力强，逐瘀脱膜，而且还有补肾助阳之功，因为本方药是为肾虚瘀结，本虚标实的痛经而用，但急则治标，故本方药以逐瘀脱膜为主，佐以少量的补肾助阳药物，此亦标中顾本之意也。但如其他瘀结明显的月经病证，仍以新加促经汤为佳。

4. 化瘀止血法 此法是组合活血化瘀与固经止血两种方法，亦是组合两张方剂，是适应因瘀出血病证的需要。从表面看，月经来潮，经量多或偏多，经期延长，似乎是重阳转阴的转化功能太过、太速所致，即所谓动之太过，应该用固经止血的方药来抑制这种转化功能，即所谓以静制动。固经止血方药属于静的范畴，但是因瘀所致者，或者类瘀所致者，乃假象也，是一种表面现象，实际上还属于转化欠佳，气血活动的强度不够，没有达到真正的转化。因为在重阳转阴的过程中，必须排出应泄之经血及其一切陈旧性物质，应有一定的强力度，如强力度不够，次数增加，速度见频，看起来动之有余，实际上不够，反使好血下泄，是一种矛盾病变。在治疗上既要保证其顺利转化，活血化瘀，增强其动的力度，促进顺利转化，又要控制其出血，固经止血，使其静，防止好血下泄，也就是一种动静相结合，动中寓静，以动为主的治疗方法，是本方法的用意所在，一般的代表方剂有失笑散、逐瘀止血汤等。考失笑散首载于《局方》，《苏沈良方》又名断弓弦散，方用五灵脂（酒研）、炒蒲黄各等份，为细末，每服6g，先用酽醋调敷成膏，再用水煎。食前温服，功能活血化瘀，散结止痛，原治血瘀阻于心包络，神魂失宁，以致嬉笑不休，服此则瘀去笑止，故名之曰失笑，因其服用散剂，是以名其方为失笑散，妇科用来治疗因瘀出血的病证，如月经过多、经期延长、痛经量多等病证。心脏科用此方治疗冠心病、心绞痛等病证。我们根据临床上病证的需要，进行加减，名之曰：加味失笑散，药用生炒五灵脂各12g，生炒蒲黄各6g，炒当归、赤白芍、炒川断各10g，大小蓟各12g，血余炭9g，荆芥6g，益母草15g。此方既能化瘀，又可止血，具有双向调节的作用。活血化瘀者，即动的一方面，有推动气血活动，排除一切陈旧性瘀浊，促进顺利转化；固经止血者，即静的一方面，控制不应该排泄的好血和物质，同时也控制频数的假动，保留力量，增强正常之动，此乃动静间的对立统一也。若因内膜样血瘀内阻，或者严重的顽固的瘀浊内阻，虽伴有出血量多，BBT高温相下降不显著，或降而又升，显然转化不利，动之无力，则当攻逐瘀结，可用逐瘀脱膜汤，如三棱、莪术、大黄等品，排除瘀结，促进转化，全在活动有力。瘀结排除，才能有效的控制出血，也才能促进阴阳的顺利转化，恢复健康的周期运动，但此不能轻用。

二、经后初期滋阴养血，以阴扶阴

经后初期，即经后的初期阶段，也就是月经干净后的开始时期，一般指月经干净后的 3～5 天时间内，但有的可达到 7 天，甚至还要长。其自然的生理标志，一般尚无表现，因为这一时期内尚无白带出现，只是阴长的开始阶段，阴长尚处于低水平，所以在这一时期内带下偏少。不过，我们从长期的临床观察中，发现有三种情况。其一，是一般性的阴长不利，说明阴长的水平偏低，但尚属生理范围内的偏低者，仍能维持一定度的长消运动，但毕竟偏低，介于生理、病理之间，临床上颇为多见；其二，是阴虚而致阴长不利，说明阴虚程度不重，仍能维持很弱的阴长运动，基本上处于一种静止状态，经后初期将要延长，带下很少，基本上缺如；其三，是阴虚的程度较为明显，不仅阴不能长，相反有时还有所倒退，或者始终处于经后初期，呈明显的静止状态，临床表现带下甚少，而且阴道内有干涩之感，如有条件地方，可进行阴道涂片，观察角化细胞指数，以了解雌激素水平，一般雌激素水平呈低落，或有轻度影响。上述三种情况，在经后初期，是常见的，特别是地处亚热带的中国女性，对于上述第一种情况，更为常见，而且三者间的差异性，还是比较明显的，这就决定了治疗上的差异性，因而临床上应用滋阴养血，以阴扶阴，亦有程度上的差别，即一般性的滋阴养血，较重的滋阴养血，重剂量的滋阴养血。因为处于经后初期，主要治疗原则是滋阴养血，这也反映了经后初期的治法特点。

在滋阴养血法中，我们还必须注意到阴虚常伴火旺，而且有的火旺十分明显，治疗上必须予以降火，不降火则无以复阴，所以降火亦有滋阴的一面。此即静能生水之意也。所以在滋阴中贯穿降火法，显得十分重要。降火者，降什么火，用何降火药，得首先分析火的性质、范围、程度，以及与阴虚的关系，特别是与脏腑的关系。简析之，火旺与阴虚，既对立又统一，对立者，火旺则阴虚，阴虚则火旺，火愈旺，阴愈虚；统一者，火与阴（水）互相交济，阴（水）主要来源于肾，火者来源于心肝肾三脏，心者君火也，肝肾者，内寄相火也，根据我们临床上长期的观察，一般滋阴降火，均指肾阴虚，相火旺的虚火。而火旺者，亦有指偏于实者，此与心肝两脏有关，因为心肝两脏，是阴中之阳脏，阳脏者，内有火也，火易动也。且心为君主之官，内藏神，肝为将军之官，内藏魂，神魂者，有关情志因素也。在情志因素的刺激下，心肝之火内动，心火上炎，将影响心肾水火之间的交济，从而导致火更旺，神更失安宁；肝火内动，亦必上扰，亦将影响肾肝水木之间的互根关系，而且还将影响心肾水火之交济，从而肝火亦旺，火旺阳升化风，魂不安藏，以致病变丛生。尽管心肝之火偏实，宜清宜降，但毕竟与阴亦即与肾水有关，心肝均需得肾水之阴以涵养，则火就不易妄动耳。

其次在滋阴养血方法中，还要注意到脾胃虚弱的问题。我们在临床亦常有所见，一面是肾阴不足，阴长不及，一面又见脾胃虚弱，运化失常，常伴腹胀矢气，大便易溏，或在服用滋阴养血药物后，出现明显的脾胃不和症状，从而影响疗效，所以必须重视调理脾胃。有的服用滋阴养血方药后，效果并不理想，转以调理，或结合调理脾胃，疗效有所提高。正如前人所认为的：先天天癸始父母，需得后天水谷之精以养之。生化之源者，亦包括天癸之阴及其精在内。是以我们提出健脾滋阴法，而且在临床上用此颇不乏例。

1. 滋阴养血法 这是经后初期的主要治法。根据阴长不及，阴有所不足的程度、性质、范围的不同，在滋阴养血法中，又可区分为轻、中、稍重的三种，即滋阴养血轻剂、中剂、重剂。

（1）滋阴养血轻剂：滋阴与养血法的结合，就是滋阴养血法，亦可称为血中滋阴，是经后初期最为常用的方法，目的是用阴药扶阴，促进阴长，凡经后期无明显症状者，均可用此。本法的代表方剂有归芍地黄汤、养精种玉汤等，而我们在临床上常用的是加减归芍地黄汤，药用炒当归、赤白芍、怀山药各 10g，山萸肉 6g，熟地 12g，炒丹皮 9g，茯苓、怀牛膝、寄生各 10g。经后初期服，每日 1 剂，水煎 2 次分服。若服药后，小腹作胀，午后明显，矢气频作者，上方去当归，加丹参 10g，砂仁（后下）5g，煨木香 9g；若服药后，出现纳欠脘痞，舌苔腻厚者，上方去当归、熟地，加入广陈皮 6g，制半夏 5g，炒谷麦芽各 12g；若服药后，出现胸闷脘痞，时欲嗳逆者，上方去熟地，加入荆芥 6g，广郁金 9g，娑罗子 10g。

体会：滋阴养血轻剂，一般均用归芍地黄汤加减。归芍地黄汤，实际上是四物汤加六味地黄丸，归芍者，四物之代表药也，当归为动的一面属阳，代表归芍，白芍为静的一面属阴，代表地芍，这是养血的基本药物；六味地黄丸，是滋阴的代表方剂，归芍合六味地黄丸，即为归芍地黄汤，而且内含养精种玉汤。但是当归与熟地相合，虽是归芍地黄汤中最为主要药物，但是两药相和合，易致腹胀便溏，故在具体使用时，常去当归，加入丹参 10g，考虑到天癸阴水，来源于肾，因而加入寄生、怀牛膝，以加强滋阴补肾的功效。正由于本方补肾作用较强，可以广泛地使用于临床。

（2）滋阴养血中剂：即在一般的滋阴养血方药中加重，所谓加重者，指三个方面，其一是指扩充滋阴养血的药物，从滋阴养血药物的数量上增加之；其二是指加重滋阴养血药物的性能，从滋阴养血药物的质量选择之；其三是指加重滋阴养血药物的剂量，从滋阴养血药物的用量上加重之，同时增加服用剂量。之所以要加重滋阴养血法者，因为这类患者不仅临床上有一定的肝肾不足症状出现，而且通过角化细胞指数，了解到雌激素水平偏低的情况，确定应用滋阴养血中剂。以阴扶阴，促进阴长，本法常用的代表方剂有二甲地黄汤、杞菊首乌地黄汤等。但我们临床上多用的是加味二甲地黄汤，药用炙鳖甲先煎 6～9g，左牡蛎先煎 15g，熟地、怀山药各 10g，山萸肉 6～9g，炒丹皮 10g，茯苓、白芍、怀牛膝各 10g。经后初期服用，每日 1 剂或 2 剂，水煎分 2 次服。加减同上。

体会：滋阴养血中剂，我们临床上所用的加味二甲地黄汤，是在六味地黄汤的基础上，加入鳖甲、牡蛎两药，鳖甲、牡蛎是补养肝肾的良药。根据前人所论，此两味药物，不仅有滋阴的作用，而且能入奇经八脉。在明清时代，认为奇经八脉是妇科的特色，诸凡月经胎孕病证，屡治无效，无不考虑从奇经论治，所谓大补奇经，是调治妇女病的一大特色，而鳖甲、牡蛎是属于血肉有情之品。前人所谓"草木无情，难生有情，血肉有情，大补奇经。"所以阴虚有所加深，阴长不良的情况下，需要加入此类药物。而且奇经中的阴，有动的一面，故用鳖甲，就在于此药有动的性能，甚为合适。

（3）滋阴养血重剂：即在滋阴养血中剂的基础上，还要加重加大。所谓加重加大者，亦是指药物的扩充，数量增加，融合较多的滋阴药物；选择滋阴性能强的药物，质量上的提高；药物用量，特别是主药用量的加大，剂量的增加，以适应病情的需要。因为这类病人，不仅肝肾阴虚较为明显，临床症状颇多，而且由于癸水衰少，带下缺如，生殖道内包括阴道内有干涩反应，影响性生活，进行阴道涂片，检验角化细胞指数，示雌激素水平低下，呈衰落现象，因而必须加大滋阴养血的方药。常用的代表方剂有三甲复脉汤、滋阴奠基汤等。我们临床上多用的是滋阴奠基汤，重剂补肾方药，药用龟甲先煎 10～15g，炙鳖甲（先煎）9～15g，左牡蛎（先煎）15～30g，怀山药、熟地各 12g，山萸肉 6～9g，丹皮、茯苓、怀牛膝、制首乌各 10g，乌元参 9g，太子参 12g。经后初期服，每日 1 剂，水煎分 2 次服。加减同上。

体会：阴虚偏重，癸水衰少，经后初期将要大大延后，所以必须应用滋阴养血重剂。即集中较多的滋阴养血药物，而且用量亦加重，所谓重剂治重病，否则杯水车薪，无济于事，而且这些重剂量的滋阴药，有相当多的血肉有情之品，大补奇经，滋养肝肾，目的在于提高癸水之阴长运动的水平。但是必须注意到脾胃之运化，因为在使用大剂量滋阴药物，脾胃运化之好坏，直接有关滋阴药物的临床效果。所以我们认为在重剂量的滋阴养血方药中，适当加入煨木香、山楂、陈皮、谷麦芽之类 1～2 味，以助长脾胃运化，可以提高滋阴药的临床效果。如果临床上出现脾胃不和的症状，或者症状十分明显者，又当先以调理脾胃入手，待脾胃不和症状消失后，再予滋阴方药的服用，否则药后腹胀便溏，反而影响阴虚的恢复。

2. 降火滋阴法 由于阴虚易致火旺，火旺则阴更虚，是以降火亦非常重要，亦可以说是滋阴中的又一法门。如何降火，根据我们临床上长期实践的体会，有降肾火、心火、肝火之不同。兹分别简析如下。

（1）降火滋阴：或称滋阴降火，因为降肾火，是滋降虚火，是针对肾阴虚相火旺的病证而言。肾阴虚相火旺的病证，临床颇为常见，所以前人对此设立的方剂较多，如知柏地黄汤、大补阴丸、清经散、两地汤等，但我们临床上较为多用的是加减知柏地黄汤，药用炙知母 6g，炒黄柏 10g，生熟地各12g，怀山药 9g，山萸肉 6g，炒丹皮、茯苓、泽泻各 9g，怀牛膝、玄参各 10g，寄生 12g，经后期服用，每日 1 剂，水煎分 2次服。若出现烦热口渴，咽喉干燥者，上方加入沙参 10g，麦冬 9g；若出现脘腹作胀，矢气偏多，大便溏者，上方去知母、玄参，加入煨木香 9g，炒白术 12g，砂仁后下 5g；若出现头昏头晕，耳鸣明显者，上方加入钩藤 12g，潼白蒺藜各 10g。

体会：滋阴降火，或称降火滋阴，属于肾的范畴，故加减知柏地黄汤，颇为临床所常用，其中知母、黄柏两味药是降肾火复肾阴的主要药物，因为肾阴虚相火旺，属于肾火范围，故在降火法中，必须结合滋养肾阴，阴分得到恢复，才能使火下降不再上升。如相火过旺，煎熬耗阴，使阴虚者益虚，不得不先降其火，火降则阴得复，所以降火就是滋阴，用知母、黄柏者，尤其是黄柏，乃是苦寒降肾火之要品，知母助黄柏以降火，但知母毕竟偏于治阳明胃家之热，如胃家不足，或有虚寒现象者，不宜用此。有人认为，地骨皮善降肾中之火，但地骨皮清骨髓之热，如肾火过旺，烧灼骨髓者，必加此地骨皮也，还应加入胡黄连、元精石、寒水石、咸秋石等品，则清热降火之力更著，同时加入玄参、龟甲，以巩固降火之效。

（2）清心降火：此法是在阴虚心火偏旺的病证中使用，此类患者，临床上不仅有头昏腰酸，带下甚少等症状，还有烦躁，寐差，甚则失眠等反应，舌质舌尖偏红，脉象细数，寸口尤旺也是特征，常用的方剂有：清心莲子饮、导赤散、清心汤等，我们临床上常用的是加减清心饮，药用钩藤12g，莲子心5g，茯苓12g，黄连3g，合欢皮9g，丹参、赤白芍、生地各10g，麦冬6g，黛灯心1米，经后初期服，日服1剂，水煎分2次。若出现心烦失眠明显者，上方加入炒枣仁9g，青龙齿（先煎）10g；若胸闷气窒，时欲叹气者，上方加入广郁金9g，石菖蒲5g；若出现头昏头疼，口苦口干者，上方加入白蒺藜10g，全蝎5g；若出现脘痞腹胀者，上方加入木香、陈皮各6g，佛手片5g。

体会： 清心降火，目的亦在于复阴，因为心肾相交，才能保持肾阴的充实，推动阴阳运动的发展，维持阴阳的相对性平衡。加减清心汤是从清心莲子饮、清心丸的方剂加减而来。清心莲子饮，又名莲子清心饮，来源于《局方》，药用石莲肉（临床上以莲子心代之）、人参、茯苓、黄芪、柴胡、黄芩、地骨皮、麦门冬、车前子、甘草，水煎服。清心丸或汤者，前人所制较多，如《丹溪心法》的清心丸，药用黄连、茯神、赤茯苓，黄连用量颇重，研细末蜜为丸，每服 6～9g，食前米汤送下，一日 2 次，主要治疗心经蕴热，诸痛痒疮。《景岳全书》的清经汤，药用黄连、黄芩、栀子、连翘、薄荷、甘草、芒硝、大黄各等分，研细末，每用 20g，加竹叶 20 片，水煎去渣服，主要治疗心经实热，狂言叫骂，步履失常，便秘脉数，此乃邪蕴结于心胸者。《医学心悟》清心丸，药用生地、丹参、黄连、牡蛎、山药、炒枣仁、茯苓、茯神、麦冬、五味子、车前子、炙远志，研细末，金樱子熬膏为丸，每服 9g，一日 2 次，开水送下，治心肾阴虚，精关不固，心悸多梦，头昏腰酸等证。可见心火亦有虚实之份，我们所用者，在于虚中之实火者，黄连泻心之要药，同时要求"静能生水"，保持心理平静，注意心理疏导，使心肾交合，才能巩固降火之效。

（3）清肝降火：此法是在阴虚火旺属于肝火旺的病证中使用，凡此类患者，不仅有头痛头昏，腰俞酸甚，带下甚少等症状，而且还有烦躁易怒，两侧头疼，目赤胁胀等反映，常用的方剂有：丹栀逍遥散、清肝凉胆汤、滋水清肝饮、龙胆泻肝丸等。我们在临床上常用的是加减滋水清肝饮，药用丹参、赤白芍各10g，大生地12g，炒丹皮、茯苓、怀山药、泽泻各9g，山萸肉 6g，钩藤 15g，炒山栀 10g，五味子、柴胡、甘草各5g。经后初期服用，日服 1 剂，水煎分 2 次服。若以头痛目赤为主者，上方加入夏枯草10g，菊花6g，苦丁茶12g，必要时加入龙胆草6g；若出现胸闷脘痞，纳食不佳者，上方加入陈皮、佛手片各6g，广木香9g；若兼胁肋胀痛，乳房胀痛明显者，上方加入青皮6g，橘叶5g，金铃子9g。

体会：清肝降火，临床上极为常用。就妇科而言，肝肾病变，乃是主要的病理变化，阴虚者，肾阴不足也，火旺者，肝火之旺也，肾属水，水不足则不能养木，是以肝火偏旺也，故清肝火，亦有滋养肾水之意。肝火属实，但常与阴水不足有关，肝火升逆，故当清降，甚则泻之。我们临床上之所以多用加减滋水清肝饮者，就因为临床上多见虚实夹杂的病证。滋水清肝饮为六味地黄丸合丹栀逍遥散而成，清肝与滋阴同用，若降肝经实火，或必须急则治标者，可先予清肝凉胆汤，或龙胆泻肝丸治之。清肝凉胆汤来源于《杂病源流犀烛》，药用白芍9g，川芎、当归各6g，柴胡5g，栀子、丹皮、龙胆草各8g，水煎服，原为治疗肝胆火盛，肝血不足，两胁胀痛，性情急躁易怒，口苦咽干，目眩，苔黄，脉弦数等证。此外，还有清肝解毒汤等，均可用于肝火实证夹有热象者。

3. 健脾滋阴法 这也是经后初期常用方法之一。由于阴虚与脾弱的对立关系，不仅在病理与症状上存在着矛盾，而且在治疗上的矛盾更为突出，滋阴则有碍脾运，健脾燥湿则有碍复阴，所以在健脾与滋阴两个方面很难协调，虽然张景岳创制五福饮、七福饮，专为脾虚阴伤而设，其中人参、熟地合用，表面看起来滋阴与健脾同用，互相关顾，但实际上在两者的燥湿之间并不协调，临床上的脾运欠佳的反应没有解决。经临床反复实践和试用，我们发现参苓白术散是治疗阴虚脾弱较为理想的方剂。经过实践的考验，形成了健脾滋阴汤，药用党参12g，炒白术、茯苓、怀山药各10g，山萸肉6g，煨木香6g，砂仁（后下）5g，赤白芍各10g，荆芥5g，建莲肉9g，广陈皮6g。经后初期服，每日1剂，水煎分2次。若肠鸣漉漉，大便溏泄，小腹有冷感者，上方可加入炮姜5g，六曲10g；若出现胸闷烦躁，夜寐甚差者，上方加入合欢皮10g，玫瑰花5g，广郁金9g；若出现烦热口渴，舌红少苔者，上方去砂仁，加入白扁豆10g，沙参10g，黄连3g，黄精10g，炙乌梅5g。

体会：健脾滋阴汤，即参苓白术散之加减方，重点还在于健脾，照顾到阴分。这里所指的阴，是天癸之阴水也，属于肾阴的内涵，因为肾阴癸水虽来源于先天，但培养于后天，是依赖于水谷之精以养之，故调理后天脾胃，亦有调复肾阴癸水的作用，故凡临床上出现腹胀矢气，或大便偏软偏溏，午后入夜腹胀尤著者，均需应用健脾滋阴法，且当以健脾为主，选用参苓白术散加减，即我们的验方，健脾滋阴汤，其中参，有白人参、党参、太子参之别，一般神疲乏力明显者，可用白人参，腹胀便溏明显者，可用党参，大便溏泄尚好，舌质偏红者，可用太子参。

三、经后中期滋阴养血，佐以助阳

经后中期，与经后初期相连，一般在月经干净 3～5 天后的一段时间里大约亦有 3～5 天，甚则 7 天，可见少量带下，或一定量的带下。经后中期的主要标志是带下的出现，这种带下，应是色白质稀或稍黏的分泌液体。必须与炎症性带下，即色黄或黄白相兼等，质黏稠，有臭气的带下相区别。根据我们临床之观察，这一段时期内，在女性生殖器官的血液内，有着生理上的两大特点，此是与经后初期比较而言。其一是阴长的水平有所提高，即阴长已达中等度水平。阴长则阳消，阳消才能保证阴长，所以阴长达到中水平时，阳消也几乎达及中水平。阴阳之间的对抗水平较大，差距水平亦大，但经后中期，毕竟是阴长至重的过渡时期，也是阴阳之间差距最大的时期。其二是阴长的形式和特点。经后中期阴长之动，较之经后初期为明显，因为经后初期，阴长处于低水平时，其动态反应是一种缓慢地也可以说是相对静止的状态，但当进入经后中期，不仅阴长的水平有所提高，而其动态反应也就比较明显，虽然这种动态反应呈波浪式的前进运动，但是经后中期才算运动的开始，并逐渐加强。根据我们临床上的深入观察，其运动的形式有三种，第一种呈小波浪式的渐进运动，基本上是正常的生理式的，但动态力度不够，即经后中期，阴长运动缓慢地由低向中水平运动，虽然运动缓慢，但持续向前，呈正常的生理活动，出现白色带下，有时偏少，说明运动的力度不够；第二种呈暂时倒退式活动，此指进入经后中期 1～2 天后，有一定量的带下分泌物，但迅即退回到经后初期，带下分泌又缺少，俟1~2天后又进入了经后中期，一定量的带下再次出现，有的可反复出现2~3次，始完全进入经后中期，向经后末期发展；第三种呈超前倒退的不协调活动，即进入经后中期后，带下稍多，并有少量锦丝状带下，似乎呈超前运动，即经后初期的阴长运动明显，似乎跃进到近重的水平，但忽而带下突少，甚至缺如，似乎阴长运动倒退，返入经后初期，这种带下忽多忽少，忽稍黏忽稀薄，证实阴长运动忽前忽后，忽而跃入经后末期，忽而又返回到经后初期，说明阴长运动的极不稳定，有其复杂的原因，必须通过治疗予以纠正。

经后初期的治疗，仍当以滋阴养血为主，因为整个经后期，均是以阴长运动为主，维持以及扶助阴长，就必须用滋阴养血法，此阴在血中，所以血中养阴，才符合要求。但经后中期，阴长运动已趋中等水平，其阴长的要求已非初期可比，特别是阳消更为明显，阴阳之间的差距扩大，因而滋阴养血的同时，必须佐以助阳，助阳的目的亦在于复阴和促阴长，缩短阴阳之间的差距。我们在论述月经周期演变时，一而再地谈到阴长需赖阳，无阳则阴无以长，阳之所以消，就是为了阴长，阴长到中水平，就需要大量的阳消，而且亦为阴长至重更需要大量的阳作准备，故助阳的意义主要在于此。张景岳有句名言，"善补阴者，必于阳中求阴，则阴得阳生而源泉不竭"，也就是这个意思。其次助阳亦能促进阴长之动，因为经后中期，阴长已达中水平，其阴长的运动，已渐趋明显，阴者静也，阳者动也，如果说，经后初期，阴长运动基本上处于"静"的状态，故单纯滋阴养血药足矣，而经后中期，其动态已渐趋明显，从动静的观念来看，阳药主动，阴药偏静，正由于动的要求，亦必须佐以助阳药物。此亦是月经周期节律运动的生理特点所决定。当然在具体使用助阳方药时，应根据具体病变体质、地区、气候等，以及具体助阳药物的性能而选用之。

1. 阴长运动有所迟缓者的治疗 在经后中期，阴长运动有所迟缓，或在运动中力度有所不足，或基本正常者，均可按经后中期的常规处理，即滋阴养血，佐以助阳，即加一定量的助阳药。阴虚火旺者，在滋阴降火的前提下，亦应适当加入助阳药物，如火旺十分明显者有所例外。脾弱阴虚者，在健脾滋阴的前提下，更应加入一定量的助阳药。具体应用时，仍有所不同。

（1）一般性阴虚者，滋阴养血，佐以助阳：这也是经后中期常规处理的方法。根据我们临床上多年使用的情况，我们认为：加减归芍地黄汤，是常用的验方，药用丹参、赤白芍、怀山药各 10g，山萸肉 6g，熟地 12g，炒丹皮 9g，茯苓 10g，怀牛膝、寄生各 10g，佐以助阳者，即再加入川断、菟丝子各 10g，肉苁蓉 6g。阴虚的程度有所加深者，亦即是阴虚处于中、较重者，不仅要加重滋阴药，而且亦要加重助阳药，或加重其剂量，且阴虚较重者，其经后的初、中期亦将延长，所以服药时间亦有所延长。在佐以助阳的药物上，还可加入杜仲、锁阳、党参、白人参等品，目的不仅在于复阴，更在于促进阴长运动的"动"。

体会： 在阴长运动有所迟缓，或动态的力度不多时，以加味归芍地黄汤，或加味二甲地黄汤，或加减滋阴奠基汤三种滋阴之力较强的方剂，在经后中期时，均须加入助阳药。一般川断、菟丝子即可，稍重则再加入肉苁蓉、锁阳，较重则更须添加紫河车、杜仲、巴戟之属，但是必须注意到助阳药物，只能处于从属地位，用量、数量只能占少数，不能主次不分，助阳药反而超过滋阴药，或者有时病情需要，先服 2～3 剂以助阳药为主的方剂，但继即以滋阴为主的方药服用 4～5 剂，使用不当，反致阴虚阳旺。

（2）阴虚火旺，滋阴降火，佐以助阳：若阴虚火旺者，从经后初期到经后中期，同样要服从月经周期演变的规律，即经后中期滋阴兼助阳的治疗要求。所以，我们一面予以滋阴降火，即加减知柏地黄汤，药用炙知母5g，炒黄柏10g，生熟地各12g，怀山药9g，山萸肉6g，炒丹皮、茯苓、泽泻、怀牛膝、元参各10g，寄生12g，而另一方面应该加入一定量的助阳药，如杜仲、菟丝子各9g，锁阳6g。经后中期服用，每日1剂，水煎2次分服，如服后火旺明显者，应采取间断服用兼助阳药，或间断一日或二日用之，始能获效。

体会：在采用滋阴降火法中，佐以助阳，根据临床病变，应掌握两点情况而加减之。其一是火旺病变的程度、性质、范围的不同，兼用助阳药的方法及药物也就有所不同。如火旺的程度重，肾虚火旺，出现午后低热，盗汗寐差，甚则骨蒸潮热，咯血、吐血者，可暂不用助阳药，待症情减轻后，再加入之；若心肝火旺甚者，头痛失眠，目赤便秘者，亦可暂停兼助阳药，或间断1~2日后，再佐用助阳药。其二是阴虚的病程问题。亦即是阴虚的时间长短，时间长者，即病程长，在滋阴降火法的同时，必须加入助阳之品，此乃阴阳互根之需要，时间短者，一般滋阴降火即可。不必加入助阳之品，或则需要加入者，可选择1~2味性能平和的助阳药物。在滋阴降火法中，选用助阳药，不仅要求性能平和，不致引发火旺，而且还要有一些扶阴的作用，如寄生、菟丝子或锁阳、肉苁蓉等品。锁阳，在阴虚湿热偏胜的痿证中所用虎潜丸，也是主药之一。用时可参考之。

（3）脾弱阴虚，健脾滋阴，必佐助阳：脾弱阴虚者，在一定程度上，更应注重助阳。因为脾弱者，虽有单纯的脾阴虚影响脾运，但脾运欠佳者，大多与脾气脾阳不足有关。因此，健脾滋阴，主要在于健脾益气，滋阴理气，临床上常用健脾滋阴汤，即党参、炒白术各12g，茯苓、怀山药各10g，山萸肉6g，煨木香9g，砂仁（后下）5g，赤白芍各9g，莲子肉12g，陈皮6g，荆芥5g，其中党参、白术、砂仁实际上亦属于阳药，必要时还需加入黄芪 10~15g，炮姜 3~5g。但经后中期，佐以助阳者，需加川断、菟丝子肾阳之品，或者再加入杜仲、覆盆子等，更为合适，因为天癸之阴阳，是以肾为主的。

体会：健脾滋阴汤，乃是从参苓白术散加减而来，是我们临床上颇为常用的方剂之一。考参苓白术散首载于《局方》，原方是人参、甘草、白术、山药、莲子肉、薏米仁、缩砂仁、桔梗、白扁豆、茯苓。原书指出：治脾胃虚弱，饮食不进，多困少力，中满痞噎，心忪气喘，呕吐泄泻，及伤寒咳噫，此药中和不热，久服养气育神，醒脾悦色，顺正辟邪，我们根据此方中的药物性能，如白人参、怀山药、白扁豆、莲子肉等，均为滋养脾阴的药物，所以我们认为本方是滋养脾阴、补益脾气的方剂，是为中焦气阴两虚而设。所以在应用于经后中期，加入山萸肉、怀牛膝、川断、菟丝子等补肾之品，以及广木香等运脾之品，从理论上实践上将更为合适。

2. 间或运动倒退者，相间使用助阳药 在阴长运动进入经后中期时，开始较为明显的活动，因而出现正常的生理性带下，但有少数患者，在进入经后中期 1~2 天后，突又倒退到经后初期，或者在进入经后中期 3~4 天后，突又倒退至经后初期，这种倒退活动有的可达 2~3 次，其外在的表现，即带下出现 1~2 天，突又减少或缺如，或者带下出现 3~4 天后，突又减少或全无，或反复 2~3 次，这种倒退活动在治疗上亦当随之而变，相间使用助阳药。即有带下出现时，用滋阴养血，佐以助阳法的方药，带下全无时，属于经后初期，就以滋阴养血调治，但如倒退活动的时间短暂者，则助阳药中的性能极为平和，如寄生、菟丝子者，可以加入，有时还必须加入之。从理论上讲，经后中期与初期的区别，虽然同为阴长，但动静有别，经后初期，阴长运动几乎处于静的状态，故以阴药扶阴，经后中期，阴长运动已开始动，故必须加助阳药以促其动，但在临床实际中，动静虽有别，动中有静，静中有动，滋阴药并非全静，亦有静中含动者，助阳药并非全动，亦有动中含静者，此中复杂，全在临床处理中调遣。

3. 超前倒退运动不协调，不仅滋阴佐以助阳，并需调理肝脾　在阴长运动进入经后中期时，亦有部分患者，出现超前倒退，运动不协调的大波动。在临床上以观察带下为主，即有时出现带下，或者稍多，质稀色白略黏，忽而带下减少，以致全无，有时又出现带下稍多，并夹有少量锦丝状带下，带下少或无是倒退，忽而带下稍多，并夹有少量锦丝状带下是超前，即过早进入经后末期，但俄而又见带下少量或一般，退回到经后中期，这种交替性、间断性的活动，说明阴长运动极不稳定，忽前忽后很不协调，呈现一种大波浪状的活动，不仅肾阴阳有所失衡，而且心肝脾肾亦失调，正由于阴阳失衡，肝脾失调的复杂状态，故亦出现前后不一的矛盾病证。在治疗中，当以滋肾为主，佐以调肝脾，方取滋肾生肝饮，滋肾生肝饮是六味地黄丸合逍遥散加减，但在经后中期使用，又必加入助阳之品，因而我们组成加减滋肾生肝汤，药用丹参、赤白芍、怀山药、熟地各10g，山萸肉6g，炒丹皮、茯苓、川断、菟丝子各12g，炒柴胡5g，五味子6g，甘草3g，炒白术10g。若肝经郁火明显者，上方去白术，加入炒山栀9g，钩藤12g；若脾虚明显者，上方去熟地，加入煨木香6～9g，党参12g，砂仁（后下）5g；若心烦失眠，口苦，舌尖作痛者，上方应加入莲子心5g，青龙齿（先煎）10g。总之，在这一时期内，既要分析所存在的复杂机制，又要注意到这一时期的特点，更要选择方药的针对性和相互的协调性，才能把握住临床上的治疗效果。

四、经后末期滋阴助阳，阴阳并调

经后末期，是经后期的结束阶段，但与经间排卵期相连接，此前与经后中期相连。经后末期，时间偏短，一般2～3天，偶或有延长至4天的，也有仅1天的。这一时期虽然短暂，但生理特点是非常明显的，其主要的标志，是带下较多，色白质稀略黏，或者夹有少量锦丝状带下，无臭气，色不黄，亦无脓稠状，与炎性带下不同。其生理上的变化，主要有三个方面。其一是阴长水平趋高。阴长运动在进入经后末期时，阴长必须达到近重的水平。因为阴长至重的过程，主要取决于经后中、末期，尤其是末期，阴长近重，才有可能迅快地进入经间排卵期。经后末期，阴长基本上已至近重水平，所以出现较多量的或夹有少量锦丝状带下，如能进行阴道涂片检查，其角化细胞指数可达到40%～50%左右，示雌激素水平中高度影响，正由于此，除白带增多外，尚可出现一些经间排卵期的反映，但很轻微。这是此期的生理特点之一。其二是阳消反长，阳的水平亦必须提高。经后初、中期，阴长阳消，以阴长为主，阴愈长，则阳愈消，阳消为了阴长，阳消保证阴长，阴长水平愈高，则阳消水平愈低，这是消长对抗运动之必然，两者间的距离似乎将愈扩愈大，但人体内的生理机制是复杂的，其调节功能也是复杂的，因为阴长需要阳消，阴愈长，水平愈高，愈需要大量的阳耗来保证，来作基础，如果阳被消耗得太低，阳的水平很低，很难想象保证高水平阴长的需要。所以高水平阴长，必须有大量的阳作基础。因而阳消者，消中反长，高水平之阴长，需要中水平之阳来保证，从而也才能保证进入经间排卵期重阴必阳的顺利转化。这也是经后末期生理特点之一。其三是阴长运动的特点和形式。经后末期是阴长运动近高的时期，也是经后期形将结束的时期，其运动的特点在于波动性大，有时可突然性上升，一般表现在形式上。就我们近年来的临床系统观察，其形式表现亦有三种。①阴长运动稍差，其波动性稍欠力度。因为经后末期，阴长运动的动态反映十分明显，波浪式的起伏较大，正由于这种波浪式起伏大的运动，才能把阴长运动推进到重阴必阳的经间排卵期。但若阴长运动稍差者，其带下虽亦较多，其少量锦丝状带下，或者带下质量亦有所差，在临床上虽无明显症状，但毕竟有所不足，常可反映到经间排卵期的转化欠顺利，亦可归属于女性生殖周期中的亚健康状态。经后末期所制滋阴助阳，阴阳并进的方法，正是为此而设，这类情况居多，故为此期的常规治法。②阴长运动迟缓，或有倒退现象者。说明阴长运动不快，波浪起伏的动态不多，不能及时顺应这一动态的变化，使经后末期有所延长，或又倒退到经后中期，所以反映到带下分泌量较多，忽又转少，此类患者，根据我们的临床的观察，不仅存在阴的不足，而且与阳的不足，或湿浊、湿热内阻有关，而且在一定程度上阳虚脾弱占有重要地位，但亦必须指出：阴长既然能进入经后末期，说明阴虚者程度上并不过重，或者通过治疗已经好转。在这种类型中，滋阴助阳，着重助阳，或祛湿排浊。③阴长运动过快过早，波动大，超前倒退不协调。这是一种活动大，以及或大或小形式矛盾的，实际包含了两种形式。从表面上看，似乎是阴长有余，实际上是阴之不足，心肝气火有余，促之使然。因为火旺者，即动之甚也，所以出现过快过早，波动过大的运动，至于超前倒退不协调之运动者，亦与肾虚阴阳失衡，肝脾失调有关，有虚有实，虚中夹实，本虚标实，所以两种有所不同的运动形式，在本质上有一致之处。但是亦有一种并非虚证，而表现出火旺动之过早过快者，甚至是由癸水过甚，阴长有余而化为火旺者，此即《傅青主女科》在"月经先期量多"中所说"肾中水火俱旺"。此与西医学中的所谓雌激素过多，或称高雌激素病变者相一致。虽属有余，但在治疗上仍然更通过滋阴降火来调节，有时尚需结合调肝脾，才能取得较好的效果。

所以经后末期，总的是滋阴助阳，阴阳并调，但亦要根据阴长的内涵形式不同，而兼用不同的治法，才能符合调周法的要求。

1. 阴长运动稍弱者，滋阴助阳，阴阳并调 这是经后末期最为主要的治法。所谓阴阳并调者，即阴阳并重之意也，因为经后末期，是阴长近重的时期，也即是经间排卵期的准备阶段，不仅阴的水平近高，而阳的水平亦必须达到中等度，如果阳的水平不太高，则阴长近重的水平不能再提高，相反还有低落，所以滋阴要保持阴长，同时助阳亦要维持阳的中等水平，才能促阴长至重，以及重阴必阳的顺利转化。滋阴助阳，阴阳并重的方剂很多，我们认为补天五子种玉丹，最为合适，但需根据临床变化进行加减。所以我们现今所使用的是加减补天五子种玉汤，药用丹参 10g，赤白芍、怀山药、熟地各 12g，炒丹皮、茯苓、杞子各 9g，山萸肉、五味子各 5g，菟丝子、覆盆子、紫河车各 9g，川续断 12g，五灵脂 10g，广木香 9g，经后末期服，每日 1 剂，水煎分 2 次服。

体会：经后末期所用的加减补天五子种玉汤，是由补天五子种玉丹加减而来。此方是五子补肾丸，前人称五子衍宗丸合归芍地黄汤而成，五子补肾丸助阳，归芍地黄汤滋阴养血，两方相合，阴阳并补，原为治疗男子不育症的专方，我们常用于女性不育症的阴阳不足者，具体使用，尚需根据临床情况而进行加减之。若心烦寐差者，可加入炒枣仁 10g，莲子心 5g；若胃脘不舒，腹胀矢气者，可加入广陈皮 6g，砂仁（后下）5g；若湿浊内阻，舌苔黄白腻厚，尿少神疲者，可加入广藿香 9g，荆芥 6g，苍术 9g。

2. 阴长较迟缓，或倒退者，滋阴助阳，着重助阳 此为阴长运动较为缓慢，或动力不强，表现出带下或多或少，但略偏于少，或有头昏腰酸，纳欠腹胀者，主要是肾阴阳不足者，可选用无比山药丸，药用山药 10g，菟丝子 12g，五味子 6g，肉苁蓉、杜仲、牛膝、熟地、泽泻各 10g，巴戟天、赤石脂各 9g。我们在临床上使用时，常去泽泻，加川断、茯苓各 10g。若脾弱湿浊内阻者，出现腹胀矢气，大便偏溏，舌苔厚腻者，应选用健固汤，药用党参、苍白术、茯苓各 12g，薏米仁 20g，巴戟天 9g，临床使用时，尚需加入煨木香 9g，砂仁（后下）5g，佩兰、杜仲各 10g，有时可加入白芍、山萸肉各 9g。必要时加入炮姜 5g。

体会： 阴长运动较缓慢，或动力不强，不能及时地或较快地向"重阴"发展，或者接近重阴水平，甚至有时还出现回落倒退现象，临床上表现带下略偏少，或多少不定，故不得不选用阴阳并补，着重助阳的无比山药丸。此方载于《和剂局方》，原方指出：治诸虚损伤，肌肉消瘦，耳聋目暗，常服壮筋骨益肾水，令人不老。实际上并补阴阳，有抗衰老作用，我们用来治疗经后末期偏于阳虚者甚合。若脾弱阴虚或夹湿浊内阻者，绝非无比山药丸所能治，当予健固汤加减。健固汤系《傅青主女科》方，但应加入燥湿运脾之品，始为允当。

3. 阴长运动或前或后不协调者，补肾调肝脾，或清肝滋阴解郁等法 这里实际上包含了两类内容，两种形式。一种是或前或后，波动甚大，极不协调，临床上表现出带下或多或少，经后末期有所延长，可选用滋肾生肝饮，但须加入助阳之品。临床上使用的是加减滋肾生肝饮，药用丹参、赤白芍、怀山药、熟地各 10g，炒丹皮、茯苓各 9g，钩藤 12g，炒柴胡 5g，川断、菟丝子各 12g，杜仲 9g，山萸肉 6g，白术 12g。若系高雌激素所致，临床出现带下过多，有超前运动现象，同时伴有烦热寐差，口渴口苦，面部痤疮，脉弦，舌红苔黄腻者，予以滋阴降火，清肝宁心，一般常用加味清经散，药用地骨皮 12g，炒丹皮、青蒿、炒黄柏各 9g，白芍、茯苓、熟地各 10g，川断、寄生、菟丝子、青龙齿（先煎）、制苍术各 9g。如体质、症状有所不同，可作适当的加减。

体会： 补肾而结合调肝脾者，常为肾虚肝脾失调，阴长运动或前或后不协调者而用，一般用加味滋肾生肝饮即可，但必须加入助阳药。如有一定的阳虚症状出现，则加用助阳药似乎要占同等地位；如果肾阴虚明显，火旺亦甚者，临床上出现明显的心肝肾火症状者，必须选用加味滋水清肝饮，滋水清肝饮是由六味地黄汤合丹栀逍遥散组合，我们在运用时，亦要加入川断、菟丝子等平和性的助阳药。又如高雌激素所致月经失调者，不仅表现月经先期量多，而且主要表现闭经崩漏病证，阴长处于高水平，但不转化，所以带下一般偏多，临床上表现出阴虚火旺症状者，故选用清经散加减，如表现为肝火湿热症状者，又当选用加减越鞠二陈汤，此与经后末期病理变化有关。

五、经间排卵期补肾活血，重在促新

经间排卵期，古人虽无明确地记载，但是有关的内容，还是有的。经间排卵期，应概括两个意义。其一是经间期，其二是排卵期，经间期者，是指两次月经的中间时间，虽然女性排卵，并非完全在月经周期的中间时间，有的可能提前，或者经净后3～5天就出现排卵者，有的可能落后，甚至2～3月始出现排卵者，但根据我们临床观察，大部分的排卵，均在月经周期中间时间，故仍以经间期名之。简单易行的方法，测量基础体温，简称BBT，亦有助于观察排卵，20世纪60年代我们就开始应用此法，因为调周法必须用此。排卵者，必须具有锦丝状带下及细缊状气血活动，如《女科准绳》引袁了凡所说："天地生物，必须氤氲之时，万物化生，必有乐育之时，……凡妇人一月经行一度，必有一日细缊之候，于一时辰间，气蒸而热，昏而闷，有欲交接不可忍之状，此的候也。……顺而施之则成胎。"其中所指出"细缊"、"的候"，系指排卵而言。而且指出，掌握这一日的细缊之候，或的候，就能受孕。这就是前人有关排卵的清楚记述。我们从事月经周期及调周法运用的临床观察多年，认为经间排卵期的生理特点，有三个方面，而我们在这里主要介绍两个方面。其一是"重阴必阳"的变化，含有整体性的变化，也就是阴向阳转化的时期，是阴阳消长转动的必然，通过经后初、中、末三个时期的阴长，已把阴长推向高水平，也即是重的地位。正由于达重，才能进入经间排卵期。既然达重的高水平，重阴必阳，势所必然的要转化。不转化就不能维持阴阳间相对性平衡，不转化则阴阳运动亦将停止，这是自然界生物钟规律的必然，故形成经间排卵期最大的最主要的特点。其二是细缊状的血气活动，含有局部性意义。因为这种血气活动，虽然触及心脑等脏器，但主要在子宫冲任，亦即是医学中的卵巢、输卵管等部位。因为在整体性血分中的重阴必阳的转化前提下，通过局部的气血活动，排出卵子，亦即是排出一种新的物质，从而才能达到转化，达到这一性质向另一性质转化的要求，从微观的角度而言，卵泡发育成熟后，在高水平的雌激素影响下，从卵巢表层突破，排出卵子。卵巢、输卵管的活动，是以出现细缊状的血气活动。两者既相互有关，又有所区别。而经间排卵期的病理特点，也必然反映在这两个方面，或含有局部性质的冲任、子宫的气血活动欠佳，细缊状之不足，或含有整体性的阴阳失衡，重阴或阳有所不足，转化欠利。

冲任、子宫处的血气活动欠佳，根据我的临床上多年的观察，大约有以下三种情况，或是先天性生殖生理上发育较差所致，如子宫或卵巢的发育基本上尚可，但稍差，或卵巢表层卵泡膜较厚，卵泡排出有困难者；或是后天性病理影响，肾阴癸水略有不足，阴长活动可达近重，或能达重但不能稳定，从而亦将影响冲任、子宫的血气活动；或是由各种病理物质，阻滞血气活动，如血瘀、湿热、痰浊蕴阻在卵巢、输卵管等处，从而影响血气的活动。故在治疗上不仅要活血通络，加强血气活动，促使排卵顺利。而且还要根据不同的病理物质，予以逐瘀、化痰、清利等法，排除障碍物，才能保证细缊状的活动正常。

阴阳失衡，含有整体性病变的意义。经间排卵期，本就处于阴长至重的生理不平衡的极限处，所以要通过转化来纠正，这一时期的不平衡，是月经周期中整体阴阳平衡的需要，是相对性平衡中的过渡期，故仍属生理范围。而此处所指阴阳失衡者，是一种有异于生理状态的病理性。阴阳失衡的病理变化，不外阴稍虚，肝肾有所不足，或心肾失于交合，这是最为主要的一面，也是临床上颇为常见的。亦有少数属于重阴有余，太过太盛之阴，同样影响转化，西医学中的高雌激素者属此。阳虚亦有之，阳虚者有水中之阳不足，即阳水之不足，亦有气中之阳虚，即脾肾亏虚，因为肾阳之火，有暖土运脾的作用，火土相合，推动阴长或阳长有力，反之则推动阴阳长消运动力有所不足，亦将影响此期转化。阴阳均有所不足者，亦为临床所常见。因为阴长赖阳，阳长赖阴，阴愈长，阳愈消，但阴长耗阳，阴长至重，必须要大量的阳才有可能，因而阳消中见长，亦必达到中水平阳，或者还要高一些，以保证重阴。因而阴阳均有所不足者，则转化自然欠利，甚则出现2次、3次的经间排卵期现象。正由于阴阳失衡的性质、类型不同，在治疗上亦是有明显的不同，阴虚者，重在滋阴，阴盛者，亦在调节阴分，阳虚者，助阳健脾，阴阳有所不足者，重在阴阳并补，同时均须佐以活血调气，以促转化顺利。

1. 气血活动欠佳，絪缊状不足者，重在活血通络，以促转化顺利，排出精卵　根据我们临床上的多年观察，经间排卵期所出现的絪缊状气血活动，是排卵的一种生理现象。因为不仅卵子从卵巢表层突破时需要气血活动，而在卵子排出之后，仍然要依赖气血活动，以备孕卵种植子宫等活动，故冲任、子宫的气血活动有着重要意义。因而这一时期的治疗，首先在于活血通络，增强气血的活动，使排卵及排卵后活动顺利，与行经期气血活动相一致，所不同者，行经期排出经血，在于除旧祛瘀，而经间排卵期排出精卵，在于通络促新，为受孕服务。两者性质不同，但活血则一致也。由于经间排卵期血气活动的部位和方向与行经期不同，卵巢与输卵管位于少腹部，少腹部属于足厥阴肝经，所以选择入肝经血分的药物较为合适，经间排卵期血气活动呈上行性或横向性，因而选择方药亦必然要考虑及此。此外，阻碍经间排卵期血气活动的还有血瘀、湿热、痰浊等，在治疗上尚需结合活血逐瘀，清热利湿，燥湿化痰。这样就形成了一般常用的方法为活血通络以促排卵，血瘀的活血逐瘀，湿热的清利活血，痰湿的燥化活血，兹分别介绍之。

（1）一般的活血通络，促发排卵：凡是局部血气活动欠佳，絪缊状有所不足，而又具备锦丝状带下者均可应用此法。常用的方剂是加减排卵汤。药用丹参、赤白芍各 10g，川芎6g，五灵脂、泽兰叶、山楂、川断、制香附各 6g，红花、荆芥各 6g，经间排卵期服，日服 1 剂，水煎分 2 次服。若出现心烦寐差者，加入合欢皮 10g，勾藤 12g；若两少腹疼痛明显者，可加入延胡索 10g，全蝎 6g；若腹胀矢气，大便偏溏者，加入煨木香 9g，六曲、制苍术各 10g。

体会： 加减排卵汤，是我们临床常用的验方之一。来源于中药人工周期方的排卵汤。排卵汤，药用当归、赤芍、泽兰、茺蔚子各 10g，红花、香附各 6g。原方指出：于排卵前连服 4剂。Ⅰ型有阳虚者，加入鸡血藤、桃仁、川断、菟丝子各10g；Ⅱ型有阴虚者，加入熟地、枸杞子各 10g。我们认为，凡在经间排卵期，没有过多的出血，没有便溏等症状者，均可应用此方。使用时，必须掌握两个方面，其一是必须具有锦丝状带下的物质基础，其二是服药时间，3 数律者，服药 3 剂，即 3 天，5 数律者，服药 5 剂，即 5 天，7 数律者，服药 7 剂，即 7 天。

复方当归注射液，亦属于一般活血通络，促发排卵的方法。凡是适用排卵汤者，均可应用此法。组成：由当归、川芎、红花三味药用量等同。

用法：一般于月经干净后 7～12 天时，出现较多的锦丝状带下，或夹少量赤带，BBT 迟迟不能上升者，用复方当归注射针一般2支，每支2ml，即4ml。肌内注射，每日1次，连用3或5或7天，有的一次需用5支，即10ml肌内注射。注射完后，可用热毛巾熨之，促其尽快吸收。

体会：复方当归注射液，又称红当川注射液。相似于排卵汤。我们在同针灸科协作时，应用水针疗法而发现。因经间排卵期时间短暂，真正的排卵仅一天，因而时间要求快，鉴于排卵汤中芳香性药物较多，常可因煎煮时间长，蒸发多以及肠胃吸收功能欠佳等影响疗效。所以我们赞成用此针剂，疗效较好。临床上曾使用一例顽固性崩漏，通过调周法反复使用后出现明显的锦丝状带下，但BBT不能上升。后通过腹腔镜检查，发现卵巢表层泡膜较厚，因而我们在出现锦丝状带下时，一次用15支复方当归注射液，连用5日，BBT上升成双温相，恢复正常月经周期，经量亦基本正常。

（2）血瘀：即少腹冲任处有血瘀内阻，或者卵巢、输卵管处有癥痕，影响局部血气活动，影响转化，从而亦影响排卵者，不仅要逐瘀消癥，更为重要的在于加强血气活动，促进排卵顺利。故我们在长期实践中，组成促排卵汤。药用丹参、赤芍、五灵脂、川断、香附、山楂各10g，川芎、红花、荆芥各6g，地鳖虫8g，山甲片6g。若癥痕者，尚可加入炙水蛭5g，虻虫6g；若少腹疼痛明显者，加入延胡10g，全蝎6g。

体会：本方系从加减排卵汤的基础上，加入山甲片、地鳖虫而成。不仅活血通络之力量加强，而且还具有逐瘀消癥之力，必要时还可加入五灵脂、赤芍的用量。若锦丝状带下特多，BBT迟迟不能上升，西医学中的所谓高雌激素血证，或者西医学所谓卵泡膜厚者，均可应用此方药以促排卵。

（3）湿热：大多指急慢性盆腔炎，或较重的宫颈、阴道的炎症。特别是少腹部卵巢、输卵管炎症。临床表现少腹作痛，带下量多，色黄白，质黏腻，或夹有赤带。说明湿热蕴阻，气血运行不利，从而影响排卵者，必须予以清热利湿，活血通络，我们使用加味红藤败酱散。药用红藤、败酱草各15~30g，丹参、赤白芍各10g，薏米仁30g，土茯苓15g，广木香9g，马鞭草、萹蓄各12g，佩兰、苍术、川断、五灵脂各10g。经间排卵期服，日服1~2剂，水煎分2次服。若少腹疼痛剧烈者，加入延胡10g，制乳没各6g。若心烦失眠者，加入莲子心5g，合欢皮10g；若腹胀矢气，大便偏溏者，加入砂仁（后下）5g，六曲10g。

体会：因湿热蕴结，阻碍气血活动，影响排卵者，大多与盆腔炎有关。我们临床上常用红藤败酱散治疗此类疾患。颇为有效，故再加入活血通络的药物，加强气血活动，以有利于排卵，故谓之加味红藤败酱散。且红藤、马鞭草等品，不仅有清利作用，而且还有活血通络的功能，就清利而言，如萹蓄、泽泻、车前子等，甚则瞿麦、滑石类，清利作用较强，客观上亦有一定的活血通络作用，故《刘奉五妇科经验》、《哈荔田妇科医案医话选》在经间期出血病证中崇尚清利，把止血与促排卵结合在一处，获得较好的疗效。

（4）痰湿：痰湿蕴阻，临床上常表现为多脂多毛，形体肥胖为特征，一般与西医学中所指多囊卵巢综合征有关。由于瘀脂内阻，影响气血活动，影响排卵者，必须予以燥湿化痰，温阳理气，活血通络，促发排卵。方用温阳化痰促排卵汤。药用炒当归、赤白芍、怀山药、制南星各10g，川桂枝5g，川断、紫石英各12g，红花6g，川芎5g，茯苓12g，香附9g，苍术10g。经间排卵期服。日服1剂，水煎2次分服。若出现烦热口渴，面红痤疮者，上方可去川桂枝，加入炒山栀、炒丹皮各10g，六一散包煎12g；若腹胀矢气，大便偏软或溏者，上方去炒当归，加入煨木香9g，六曲10g，砂仁（后下）5g。

体会：本方所治系多囊卵巢综合征。但必须具有锦丝状带下者，始为合适。一般多囊卵巢综合征，不仅肥胖多毛，而且带下偏少，月经后期，量少，甚则闭经。故需要通过补肾调周法，培植真阴癸水之后，有了物质基础，能够出现经间期反应者，用此始为允当。否则耗损阴精，反为不美。

2. 阴阳失衡，重阴或阳有所不足者，重在调复阴阳，或扶阴或扶阳，稍佐活血，以促转化而排卵 鉴于经间排卵期是一个重要的转化时期，即是重阴必阳，由阴转阳，开始阳的萌芽活动。根据我们的长期临床观察，经间排卵期之所以出现转化不利，排卵障碍者，绝大多数与阴阳失衡，重阴或阳有所不足有关。阴有所不足，固然与先后天有关，但主要是后天的病理因素，生活因素，心理因素是重要的，阴虚的重在扶阴，但需交合心肾，佐以活血；阳之不足，常与脾肾亏虚有关，所以重在健脾补肾，稍佐活血。但临床上常多阴虚阳弱者，所以治疗上滋阴助阳，稍佐活血，极为常用。

（1）阴虚阳弱，阴阳失衡者：一般表现为锦丝状带下略少，头昏腰酸等，治当滋阴助阳，稍佐活血。方用补肾促排卵汤。药用炒当归、赤白芍、怀山药、熟地、丹皮、茯苓、川断、菟丝子、鹿角片（先煎）各10g，山萸肉6g，五灵脂12g，红花5g。经间排卵期服，日服一剂，水煎2次分服。若腹胀矢气，大便偏软者，上方去当归、熟地，加广木香9g，砂仁（后下）5g；若胸闷心烦，乳房作胀者，加入炒柴胡5g，青皮6g，绿萼梅5g。

体会：补肾促排卵汤，是我们临床上最为常用的经间期促排卵方剂。补肾促排卵汤，阴阳并补，主要在于调节阴阳，促进重阴转阳的转化，而且亦有助于阳气的升发，使排卵后BBT上升较快较稳定，其次本方剂中还有少量的活血通络药物，如五灵脂、红花，促进冲任气血活动加强，有利于排卵顺利。但是在具体使用中，我们发现此类病人，除肾虚阴阳有所不足外，常多兼夹心肝郁火，或兼脾胃不和。因而我们在方中常去当归、鹿角片，加入丹参、紫石英先煎各12g以代之。如是则疗效颇佳，所以亦为临床所常用。

（2）肾阴亏虚者：一般亦表现月经后期，量少，甚或闭经，但经治疗后，已出现锦丝状带下，并伴头昏腰酸，烦热口渴等。治当滋阴养血，交济心肾，稍佐活血通经，方用益肾通经汤，药用柏子仁、丹参、熟地、川断、泽兰叶、川牛膝、炒当归、赤白芍各 10g，茺蔚子、生茜草各 15g，炙鳖甲（先煎）9g，山楂 10g。经间排卵期服，每日 1 剂，水煎 2 次分服。若夹有湿浊者，上方去柏子仁、当归，加入煨木香 9g，炒白术 10g，六曲 10g。

体会： 益肾通经汤，系由张景岳的柏子仁丸和陈自明的泽兰叶汤所组成。但鉴于两方滋阴补肾之力不足，故我们又加入炙鳖甲、白芍，增强滋养阴血的作用，又加入生茜草、茺蔚子以通经，增强活血通络的作用，同时又能下降心火。考柏子仁丸，原为治疗室女积想在心，所致心火偏旺，肝肾阴耗伤的闭经。实际上此方心肾子宫合治，我们组成此方的原意，亦为调治闭经而用，但在治疗继发性紧张性闭经中，发现本方不仅有通达月经的作用，而且还有促发排卵的作用。因为有些患者在测量 BBT 中，服药 5～7 剂后，BBT 上升呈高温相，但必须具有较多白带而夹有少量锦丝状带下者，始能达此。

（3）肾虚偏阳，脾肾不足者：一般表现脾肾不足的症状，如头昏腰酸，纳欠神疲，腹胀矢气，大便溏泄，或午后入晚腹胀，大便先硬后溏，同时又必须具有一定量的锦丝状带下者，治当健脾补肾，活血通络，以促排卵，方用健脾补肾促排卵汤。药用党参 15g，制苍白术、怀山药、丹皮、茯苓、川断、菟丝子、紫石英（先煎）各 10g，煨木香 9g，佩兰 8g，五灵脂 12g。经间排卵期服，每日 1 剂，水煎分 2 次，若腹胀腹痛，痛则欲便，大便溏泄者，上方去怀山药，加入炒防风 6g，赤白芍各 12g；若肠鸣漉漉，小腹有冷感者，上方去丹皮，加入炮姜 5g，补骨脂 10g；若出现胸闷烦躁，乳房作胀，夜寐甚差者，上方去佩兰，加入钩藤 12g，广郁金 9g，绿萼梅 5g。

体会：健脾补肾促排卵汤，亦系我们临床上常用的验方之一。虽不如补肾促排卵汤那么常用，但亦用之。凡是在经间排卵期出现腹胀、便溏等脾虚症状者，均可考虑用此。方中之所以用佩兰者，不仅因为脾虚者常多兼夹湿浊，湿浊为患，非芳香之药，不足以除之，而且我们通过临床观察，有一定的促排卵作用，因佩兰芳香化浊，调气活血，是以用之。但前提亦必须具有锦丝状带下者，应用此方，不仅有促排卵的作用，而且对阳长有帮助，BBT 上升较为明显。故经前期有时亦可用此。

六、经前期补肾助阳，扶助阳长

经前期，是指经间排卵期后，到行经期的这一段时间内，称为经前期。整个经前期，均属于阳长阴消的时期，阳长是主要的，阴消是次要的，但阴消为了阳长，阳长必须阴消，阴阳之间的消长统一，就不能轻视阴消。月经阴阳消长转化运动出现在女性生殖周期中，与大自然界的生物钟节律，有着重要的关联。而经前期的阳长，其目的不仅在于温暖子宫，疏利子宫内膜，使坚实板硬的子宫内膜变为松软，为受孕或行经服务。而且由于阴长至重所带来的阴液水湿等过多物质，也必须得到重阳的输化和有力的排除，而且也有利于残余的瘀浊吸收。月经阴阳消长转化的运动，是在太极阴阳钟的规律支配下进行，众所周知，阴静阳动，故经后期阴长运动是极其缓慢的，的确是"静"的状态，而经前期阳长则不同，阳主动，故阳长极为迅速，较经后期阴长要快得多，快得明显，根据我们多年来应用测量基础体温，简称 BBT 的临床观察，一般在 BBT 高温相 6~7 天，阳长到达重的地步，即重阳的水平，重阳必阴，按理来讲，达到重阳后，必须转化，进入行经期，但此缘何不转，仍维持在经前期者，这是受总体阴阳相对性平衡规律，亦即是太极阴阳钟规律所支配，所制约，因为阴长半月，或称阴半月，阳长半月，或称阳半月，阴阳需要对称，如果阴有半月，阳仅 6~7 天，阴阳之间就失去对称，也就失去了相对性的平衡，正常的生理，也就转变为病理。为此，即使在阳长至重后，还必须再维持 6~7 天，以达到阴阳各半月的总体性平衡。正由于客观存在阳长至重，重阳维持的两个阶段。故我们将其划分为两阶段，或称两个时期，即经前前半期，我们简称为经前期，是本节着重讨论的，经前后半期，是下文所要讨论的内容。在临床观察中，应用 BBT，观察 BBT 的高温相的变化，发现阳长的形式、规律与偶数律有着重要的关系。阳为奇数，阴为偶数。但阳长赖阴，故以阴偶数为主，偶数的基本数，或称起步数为 2，2 是偶数的基数，故经前阳长分为 2 个时期，符合偶数的要求，虽是我们提出的，实际上也是由于生理上的特点所决定的。其次是关于各个具体的阳长形式也不尽相同，有一般的，也有偏长的，总的归纳起来分析之，又有"2、4、6"。主要是此三者的不同，2 数律者，最为普通，最为多见，是阳长中最为主要的形式。其阳长形式，即高温相维持在 12 天，亦有 14 天，偶有 16 天，但以 12 天为主；4 数律者，其阳长形式，即高温相也在 12 天，偶有 16 天，或者 12 天与 16 天相交替；6 数律者，其阳长形式，也即是高温相有 12 天者，而且以 12 天为主，偶有达到 18 天，或者 12 天与 18 天相交替，但以 12 天为主，偶或出现高温相 16 天或 17 天者。至于尚有 8 数律者，临床上极为少见，故不予讨论。

在经前期的病理变化中，主要是阳长不利，属阳水、阳气的有所不足，不利者，是阳长过程中的欠佳。阳还是在长的。其次阳长过盛，阳气、阳水的有余，临床上颇为少见，再次是阳长有余与不足的交替，属于不协调的病变，临床上更为少见。在阳长不利的病变中，又有因阳或因阴的两种情况。首先是因为阳本身之不足，以致阳长缓慢，或阳长之后力不继。在分析阳的本身原因中，主要从天癸中的阳水来认识，癸水之阳，是女性生殖中阴阳消长转化运动之阳，所以阳水有所不足，致阳长不利，反映在 BBT 高温相的上升缓慢，或高温相偏低、偏短，高温相欠稳定的变化上，如属阳气有所不足，反应到 BBT 高温相变化上，几乎与阳水有所不足者相一致，但较多的是高温相偏短、偏低，或高温相呈马鞍状；在临床的观察中，我们发现阳之不足，除了阳水亦包括阳气的本身原因外，大多数是与"阴"的不足有关，即所谓阴虚及阳，阴虚及阳者，不仅是指阴不化阳，即阳赖阴生的互根统一关系欠佳，而且也是主要的阴虚则精卵发育成熟有所欠佳，从而排出之卵子亦有所欠佳，阴与精均欠佳，伴随精卵所分泌癸阳之水，自然也有所不足，换句话说，重阴转阳，重阴有所不足，转化为阳，阳的基础自然亦欠佳，所以亦反映出阳长之欠利也。在临床观察中，我们还发现一种为数较少的阳盛病变，也即阳长有余，阳盛者，也将促使阳长运动的失常，造成月经失调，或不孕不育病证。阳盛者，亦有两种情况，其一是阳水过盛，以致阳长运动失常，反应在 BBT 高温相的过高过长，西医学中的黄素化病变，以及黄体萎缩不全者，均与此有一定关系；其二是阳气，包括心肝气火偏旺，同样亦可出现 BBT 高温相偏高、过高，而且还可伴见犬齿状，不规则的波浪状，起伏不定。而在阳气与心肝气火偏旺的病患中，常有伴肾虚者，出现本虚标实，或假性阳盛者。此外，还有一种阳盛与阳不足相交替，很不协调的病变。阳长忽而有余，忽而又现不足，忽而快，忽而慢，这种不协调矛盾的病变，出现在一个月经周期的经前期中者，为之少见，亦或偶见。一般在经前前半期出现阳长过盛，BBT 高温相上升快，高温相偏高，到了经前后半期，阳长不足，BBT 高温相下降，或呈缓慢下降，亦可能经前前半期阳长不及，BBT 缓慢上升，高温相偏低，至经前后半期又出现阳长过盛。BBT 高温相偏高者，但不协调的矛盾病变，大多出现在几个月经周期中的经前期病变，即一个月经周期中的经前期阳长有余，阳盛而 BBT 高温相偏高，而在下 1 个月经周期中的经前期又出现阳长不足，阳偏虚的情况，BBT 表现出高温相偏短、偏低，或者连续 2 个月经周期中的经前期表现阳长不及，即阳虚的病变，但第 3 个月，或者第 4 个月第 5 个月经周期中的经前期又出现阳长有余，阳盛的状态。凡是出现这种矛盾不协调的病变，必然与肾虚阴阳失衡，肝脾失和，气血失调有关，病情复杂，不可不知。

在经前期的治法中，最为主要的，亦最为常用的是补肾助阳，目的是维持阳长的顺利。补肾助阳，根据我们的临床的观察，以及应用的体会，又有三种方法，即是在补肾助阳法中衍化出来的三法，以更适应临床上的需要。其一是阴中求阳，或称水中补火，即是在滋养阴水的基础上温养阳火。水火阴阳，原本就属于肾的范畴，而经前期之阳，更就是癸水中之阳水，是以阴中求阳者，在经前期尤为常用；其二是血中补阳，在补血的基础上补阳，血者阴也，所以本方法亦近似阴中求阳，水中补火的方法，且血者藏之于肝，故本法亦含有肝肾同补之意；其三是气中补阳，在补气的基础上补阳，气者，本身亦有阳的含义，且气者来源于脾胃，与脾更为密切，所以气中补阳，一般又称之为脾肾双补。此外，还有阴虚及阳，而更主要在于阴虚，亦即经前期阳长阴消，而病在于阴消，这就是滋阴以助阳，或滋阴降火以助阳，目的恢复和提高"阴"的水平，才能阴消化阳，临床上亦常用此种情况，用滋阴法，或滋阴降火法，反而达到助阳，提高或稳定 BBT 高温相的变化。若阳长过盛，火热有余者，必须通过清热泄阳，或降火平阳，结合活血通经的方法来处理。若阳长有余与阳长不及相交替，即处于矛盾状不协调的状态者，病变极为复杂，治疗常须燮理阴阳，调和气血，兼而用之，在调治脏腑上，亦以调理肝肾，调理心肾为主，有时亦要结合脾肾的调治，有时可按"急则治标，缓则治本"的原则处理之。我们认为在整个经前期的治疗过程中，还必须注意到"2、4、6"偶数律的特点，加以调治。2 数者与 3 相近，与 3 相连，3 为太阳数，而太阳与少阴相为表里，因而 2 数应为少阴，属于肾的范围，肾为女性生殖之本，亦说明 2 数的重要，治当重视肾；4 数与 5 相近，与 5 相连，5 为阳明中土数，而阳明与太阴相表里，因而 4 数应为太阴，属于脾的范围，治当重视脾；6 数与 7 相近，与 7 相连，7 为少阳数，而少阳与厥阴相表里，因而 6 数应为厥阴，属于肝的范围，治当重视肝。以下将介绍经前期的具体治法方药。

1. 阳有所不足，以致阳长不及者，补肾助阳，维持阳长，这是经前期的主要治疗方法 而助阳，维持阳长至重者，又可区分为三法，即水中补火，阴中求阳，滋阴的基础上补阳；血中补阳，补血的基础上补阳，是妇科特有的方法，临床上亦较为常用；气中补阳，即脾肾双补的方法，此外，还有从阴消欠佳方面，予以滋阴以扶阳，或滋阴降火以扶阳者，将逐一介绍之。

（1）阴中阳虚者，当予阴中求阳，水中补火之法：此法在经前期较为常用。凡在经前期虽无明显的症状，但 BBT 高温相呈缓慢上升，高温相欠稳定，高温相偏低者，或有明显的肾虚症状者，均可使用此法。其代表方剂，主要有右归饮，而我们临床上所使用的加减右归饮，药用丹参、赤白芍、怀山药、干地黄、炒丹皮、茯苓各 10g，山萸肉 6g，川断、菟丝子、紫石英各 12g，五灵脂 10g，绿萼梅 5g，经前期服，每日 1 剂，水煎分 2 次服，若伴有胸闷心烦，夜寐甚差者，可加入钩藤 12g，莲子心 5g，若伴有头痛急躁，乳房胀痛者，可加入白蒺藜 10g，炒柴胡 5g；若伴有胃脘痞胀，腹胀矢气，可加入广木香 9g，青陈皮各 6g，香橼皮 6g。

体会：阴中阳虚者，即阴阳两虚而偏于阳虚，故 BBT 高温相表现为缓慢上升，或上升偏低，高温相不稳定等。在使用中必须注意到脾胃，一般脾胃功能较佳，大便正常者用此为合，如能了解经间排卵期锦丝状带下略偏少，B 超监测卵泡发育有所不足者，均表示肾虚偏阳的可能，均可应用此方。即加减右归饮。本方表面上看起来阴阳两补，但着重在补阳，目的亦在补阳，因为阴阳水火，均属于肾的范畴，故我们又称之为补肾助阳，的确是经前期最为常用的方法和方剂。

（2）血中阳虚者，予以血中补阳：此法在妇科临床上主要是经前期较为常用。凡经前期出现头昏腰酸，胸闷烦躁，神疲乏力，或有腹胀，BBT 高温相上升缓慢，或高温相偏低，或高温相欠稳定。总之，伴有轻度的脾胃失和现象者，可用此法。代表方剂为毓麟珠，药用丹参、赤白芍、怀山药、炒丹皮、茯苓各 10g，太子参、炒白术、杜仲、菟丝子各 9g，紫石英（先煎）12g，经前期服，每日 1 剂，水煎分 2 次服。若心烦失眠者，可加入黄连 3g，炒枣仁 9g；若胸闷烦躁，乳房胀痛者，可加入炒柴胡 5g，青皮 6g，绿萼梅 3g；若胸脘痞胀，腹胀矢气者，可加入广木香 9g，广陈皮 6g，佛手片 5g。

体会：毓麟珠系张景岳所制，方用四物四君为基础，然后加入补肾助阳的杜仲、菟丝子、鹿角片等品，我们临床上稍为加减，该方去当归、川芎、熟地、党参、甘草、鹿角等品，加入怀山药、丹参、紫石英、太子参、炒丹皮各 10g。由于方中以四物四君为基础，补气养血，主在养血，故用血中补阳，是妇科特有的方剂。故为临床所常用，鉴于阳虚者，火不足也，程度不同地将影响脾胃的运化，如出现一些腹胀矢气，行经时便溏等，故不得不去当归、熟地等药，如脾胃运化功能较好者，仍可用之，以符合血中求阳的要求。达到维持经前期阳长至重的生理变化，由于血中补阳，其补阳的药物直达子宫冲任，促进孕育，是以张景岳称为毓麟珠也。

（3）脾肾不足，气中阳虚者，当予气中补阳，脾肾双补：此法在经前期亦较为常用。如在经前期出现程度不同的脾肾不足症状，头昏腰酸，腹胀矢气，大便偏溏，或午后入晚腹胀，经行便溏，BBT高温相偏低偏短，或者高温相欠稳定等。一般应使用健脾温肾法，常用的方剂有健固汤、温土毓麟汤、温胞饮等，我们临床上使用的健脾温肾汤。药用党参15g，炒白术12g，怀山药、炒丹皮、茯苓、杜仲、菟丝子、紫石英（先煎）各10g，煨木香9g，五灵脂10g，广陈皮6g，经前期服，每日1剂，水煎分2次服。若伴有胸闷烦躁，乳房作胀者，可加入制香附9g，玫瑰花5g，青皮6g；若头疼头昏，夜寐甚差者，可加入钩藤12g，白蒺藜10g，合欢皮、青龙齿先煎各9g，若肠鸣漉漉，小腹有凉感者，可加入炮姜5g，补骨脂10g。

体会：脾肾不足，气中阳虚者，临床上亦颇为常见。根据我们的临床体会，脾肾不足亦常夹有肝郁，因此，在健脾补肾的同时，亦须加入理气解郁之品，如香附、广郁金、玫瑰花等品。健脾温肾汤，是我们的临床验方之一，由于脾胃失和较为明显，故健脾温肾汤着重在健脾益气，运脾调气的方面。在服用此方时，尚需注意避免受寒饮冷，包括各类水果，以及空调过冷，影响脾胃，影响治疗效果。

（4）阴虚及阳，主在阴虚，治当滋阴养血，扶阴以助阳：此法在经前期虽为少用，但亦用之者，为反治法之一，但目的亦在于补肾扶阳。一般见头昏腰酸，烦热口渴，咽干少津，便艰尿黄，脉细数，舌质偏红，或红绛，苔黄腻，BBT亦呈高温相不稳定，或呈犬齿状，或呈缓慢状上升，予以滋阴养血法，稍佐助阳之品。药用当归、赤白芍、怀山药、干地黄各10g，丹皮、茯苓、泽泻各9g，川断、寄生各8g，钩藤12g，怀牛膝10g。经前期服，每日1剂，水煎分2次服。若午后低热，五心烦热者，可加入炙知母6g，炒黄柏10g；若心烦失眠，口舌溃疡者，可加入莲子心5g，黄连3g，生地10g，青龙齿先煎10g；若胸闷嗳逆，乳房胀痛者，可加广郁金10g，橘叶、青皮各6g。

体会：阴虚则阴消不利，因而阳长亦不利者，其咎在阴。

故临床上出现一系列阴虚火旺症状，不得不从阴虚论治，恢复其阴消功能，故用加味归芍地黄汤治之，虽为反治之一，实亦是正治法中的变治也。曾经有人认为：六味地黄汤治愈黄体不健，而且还取得了较好疗效。亦的确有其一定的道理。我们在临床使用该方时，仍然要考虑经前期的特点，予以川断、菟丝子、杜仲、锁阳等 1~2 味，似为更好。

2. 阳长过盛，或称阳长有余者，予以清热泄阳，或滋肾清火法，此为反治法，亦为反常治疗法 所谓阳盛者，根据我们的临床观察，主要有两种情况，一是阳盛有余，BBT 高温相偏高偏长，热蕴血阻，必将影响月经；二是肾虚心肝气火过旺，BBT 亦出现偏高偏长，看似有余，实为不足，属于本虚标实者，治当补肾清火，分述如下

（1）阳盛有余者，临床较为少见，可予清热泄阳之法：一般来论，阳盛者，可见烦热口渴，乳房胀痛，便艰尿黄，脉象弦数，舌质红苔黄腻，BBT 示高温相偏高偏长，可予清热泄阳，临床上使用加减三和饮治之，药用薄荷（后下）5g，炒山栀9g，黄连5g，连翘9g，大黄6g，广郁金9g，桔梗9g，甘草6g，当归、赤白芍、怀牛膝各10g，生地9g。经前期服，每日 1 剂，水煎分 2 次服。若尿少色黄者，可加入竹叶心5g，泽泻10g，黛灯心1 米；若烦热失眠，口苦咽干者，可加入钩藤12g，莲子心5g；若腹脘痞胀，矢气频作者，可加入广木香9g，广陈皮6g，枳壳9g。

体会：阳长过盛者，除烦热火盛外，BBT 所示高温相偏高偏长，是其主要标志。既然阳长过盛，就当清热泄阳，故运用三和饮，三和饮者，是即凉膈散和四物汤、调胃承气汤所组成，我们又适当地加入益肾之品，以在清泄有余之阳，有余之阳者，邪阳也，西医学中的黄素化，黄体萎缩不全亦可出现阳盛之象，清热泄阳者，泄其过盛之邪阳，但仍当稍稍顾及肾，以护阳长之重，亦即是经前期前半期的特点，泄其有余，稍稍

扶其不足，是即此方之意也。

（2）肾虚火旺者，当予滋肾清火法：所谓肾虚火旺者，火旺者，即心肝之火旺也，实即本虚标实病证。一方面可见烦热口渴，头昏头疼，目赤尿黄，胸闷乳胀，另方面又可见腰俞酸甚，劳则更著，BBT 所示高温相偏高偏长。常用方剂有滋水清肝饮。临床使用时，有所加减。药用山栀、丹皮、炒当归、赤白芍各 10g，山楂、茯苓 9g，钩藤 12g，怀山药、生熟地各 9g，炒柴胡 5g，炒黄芩 9g，甘草 3g，川断、菟丝子各 8g。经前期服，每日 1 剂，水煎分服。若头痛目赤显著，可加入龙胆草 6g，苦丁茶 12g；若失眠口苦，可加入黄连 5g，青龙齿（先煎）10g；脘腹作胀，矢气多者，加入广木香 9g，陈皮 6g，香橼皮 5g。

体会：肾虚火旺者，心肝火旺也，心肝火旺，虽亦属于实火的范围，但毕竟有肾虚的存在，所以在治疗上既要清火平肝，又要滋肾养血，毕竟以阳盛为主，所以清火平阳者，又为主导，经前期遇此，尚在滋肾养血，或滋阴清火方中，加入川断、菟丝子等品，以适应这一时期的生理要求。

3. 阳长不及与阳长过盛交替发作者，这是一种矛盾错杂病变，是一种不协调的病患，治当燮理阴阳与协调肝脾气血相结合 凡是阳长过盛与阳长不及交相发作于一个月经周期中的经前期者，不论是阳长过盛见于经前前半期或经前后半期者，一般寒温并用，补理兼施，可予毓麟珠合丹栀逍遥散合治之。如果是间隔一月，或间隔二月三月阳长过盛者，其他是阳长不及，可见证治证，阳盛者可予清热泄阳，阳不及者，可予补肾助阳，重点放在经后期论治，以滋肾生肝饮加减，如是调治 3～5 个月经周期，才能取得较好疗效。

七、经前后半期助阳理气，补理兼施

经前后半期，是指整个经前期中的后半个时期，一般是指在 BBT 高温相 6～7 天后的 6～7 天时间里，有时可能只有 5 天，但也有少数人可达 8～10 天，由于这一段时间上与经前期紧密相连，下与行经期相接，是行经期的准备阶段。为什么要划出这一时期，究竟有何重要意义，具体内容可参阅夏桂成主编的《中医妇科理论与实践》一书。这里扼要论述之，其理由有三。其一是：生理病理上的特点。生理上的特点是重阳维持期，由阳气代阳水。因为阳长较阴长为快，在 BBT 高温相 6～7 天时已达重阳，重阳必阴，缘何不转化，因为受到总体阴阳相对平衡性规律的制约，及其子宫内膜残剩湿浊的输化要求，阴半月，阳亦半月，是以还要维持一周左右，但阳水下降，不得不由阳气代之，气者亦为阳也，而这一时期冲任血海盈满，子宫内膜较厚，重阴所致的湿浊均需溶解和排除，非阳半月不可。病理上的特点，由于阳气偏盛，心肝气火亦偏旺，故可出现气火偏盛的病变，形成经前期特有的病证，是月经病中重要一环。其二是：证治上的特点。据我们长期的临床观察，经前 5～7 天，亦即是经前后半期，大多出现一些胸闷烦躁，乳房胀痛，夜寐较差等反应。所以古人根据这些反应，确定为经前期。亦为经前期的自然标志，而这些反应比较强烈，超过了生理限度，则将成为病证。一般称为经前期综合征，有的以单一的主证出现，或以某一症状明显，前人称为经前乳房胀痛、经行头痛、经行发热等等。在治疗上前人强调"理气为先"。理气者，固然是经前期的重要方法，但理气的含义亦有三个方面，经前期多气机郁滞症状，理气解郁，缓解经前期所存在的气郁症状，此一也；理气调经，为行经期排泄月经做准备，所谓经血未动，理气为先，此二也；气血活动，排经顺利，尤在于肝脾也，理气不仅有疏肝解郁的作用，而且还有助于脾胃的运化，湿浊的排除，调理肝脾，较之调理气血尤为重要，且调理肝脾，在一定程度上有利于肾阴阳相对性平衡的调节，故含有深意。这也反应了经前后半期的治疗特色，此三也。其三是：女性分类的特点。因为女性属阴。阴者偶数也，但阴赖阳长，阳者奇数也，所以凡是女性的生殖生理，包括月经周期的分类，均应考虑奇数分类法。过去将月经周期分为四期，是按太极阴阳钟的分类而来，此乃偶数也，而今应按女性的生殖生理特点来考虑，尤其是奇数律分类法，原四期者，现应以五期为佳，根据以上生理病理，证治特点，结合奇数律分类法，故将经前期阳长为主的时期，划出一个经前后半期，亦即古人所谓的经前期，很有必要。详情可参考夏桂成主编的《中医妇科理论与实践》。

在病理演变中，主要是重阳维持之不足，但毕竟阳长有基础，能基本达到或接近重阳的水平。而此时的重阳有所不足者，在于阳气，与经前前半期重在阳水不足者有所区别。正由于阳气代阳水而维持阳长半月的要求，故而在这一时期内，极易激动心肝之气火上升，兼以这一时期内血海充盈，冲任气血偏盛，冲脉盛则升逆，亦易动乎心肝经的气火，因而可出现经前期特有的诸种证候，由于病变呈上逆倾向，故所出现的证候，以头胸脘腹为主，而且心肝经的气火偏旺者，常易导致"郁、痰、瘀、湿"等病理产物。反过来更可加剧经前期诸证的发作。从表面看，此乃有余之病证也，其实系本虚标实，本质上还是与肾虚有关也。但临床却也有少数却系阳长过盛，或心肝气火过旺的有余病变，以及忽而表现有余，忽而表现不足，有余不足相互交替的不协调病变，反应出病变的复杂性，多脏腑演变的失调，亦反应出治疗上的复杂性和内容的丰富。

在治疗上，既要注意到助阳以维持重阳的延续，达到经前期应有的时间节律，又要注意到即将行经，为保证行经顺利所要求的理气。理气者，为调经而设也。当然就经前期理气而言，又要根据经前期气之变化及体质类型的不同而用之，有升散以抒发者，有清降而泄之者，有横通旁解者，有温运者，有疏泄合用者，有升降并施者，有温运清泄结合者，但其主要的目的在于调经，以保证月经顺利的排泄，从而也保证顺利地转化，推动阴阳运动的进展，同时亦为缓解经前期所存在的诸种病证。所以我们提出了经前后半期的治法，为助阳与理气并重，以综合这一时期生理特点的要求，但如阳长过盛，重阳有余者，尤当清热泄阳，降火平肝，佐以活血通经。如阳长有余与不足相交替，谓之不协调病变者，不仅要把清热泄阳，助阳理气结合起来，而且更从肝肾心脾多脏腑病变方面去协调，运用复方多药治之。

1. 主要的治疗方法，在于助阳与理气并重 在临床的实际使用中，助阳又有血中补阳与气中补阳两法，而理气大多应用越鞠丸，或四制、七制香附丸等组合之。但由于经前期的病理产物颇为明显，以"2、4、6"偶数律的特点，所以这一时期的加减运用亦颇为重要。

（1）阳有所不足者，常伴有一定的血虚，所以血中补阳，合理气疏肝法治之：在临床观察中，这一时期的重阳有所不足，虽与气中之阳，脾肾不足有关。但亦有脾气虚弱不明显者，且伴有明显的心肝气火偏旺的现象。有的甚则未见明显的肾虚证候，或被心肝气火偏旺的证候所掩盖。因而这一时期观察 BBT 高温相的变化有着重要的意义，凡高温相欠稳定，或者缓慢下降，或者偏低偏短者，均宜补肾助阳，理气疏肝，常用的方剂为毓麟珠和越鞠丸进退。药用丹参、赤白芍、怀山药、熟地、太子参、炒丹皮、茯苓、川断、紫石英（先煎）各10g，制苍白术、制香附、山楂各9g，绿萼梅5g，五灵脂12g，经前后半期服，每日1剂，水煎2次分服。

体会：毓麟珠和越鞠丸，是我们经前后半期常用的方法，也是助阳与理气最好搭配的方药，毓麟珠原方是四君四物，加入川断、菟丝子、鹿角霜片等，四君四物补气养血，重在养血，故谓血中助阳，但在临床使用时，常去当归、鹿角霜片，代之以丹参、紫石英，之所以去当归者，因当归合熟地，极易引起腹泻，去鹿角霜者，因经前后半期多伴见心肝气火偏旺的症状，紫石英具有沉降的功能，助阳暖宫于下，不致引起火旺，故以此药代之。在服药同时，如能配合心理疏导，稳定情绪，以助疏肝理气药力之不足。

（2）脾肾不足，气中阳虚者，助阳补气，健脾补肾，合理气疏肝法用之：脾肾不足，气中阳虚者，临床上亦常有所见。一般均有程度不同的脾胃虚弱症状，如脘腹作胀，矢气频作，大便偏溏，神疲乏力，头昏腰酸。或者症状不明显，但入晚腹胀，行经期便溏，均可作为脾虚肾弱的证候，而且常伴肝郁症状，BBT 高温相一般多见缓慢下降，或欠稳定，或偏低，或偏短等，治当从脾肾肝三脏论治，常用健脾温肾汤，加入理气药。药用党参、炒苍白术、怀山药、炒丹皮、茯苓、川断、紫石英各 10g，煨木香 9g，五灵脂 10g，制香附 9g，泽兰叶 10g，经前后半期服，每日 1 剂，水煎 2 次分服。

体会：脾肾不足，临床上颇为常见。应用健脾温肾汤者，是比较合适的。健脾温肾汤，是我们从温土毓麟汤、健固汤，以及毓麟珠化裁而来，方中健脾补气，温肾助阳，合而用之，但经前后半期，心肝气火偏旺，尤多郁火症状，是以必须加入清肝理气之品，故合用越鞠丸，或钩藤汤一类方剂，目的在于适于经前后半期病理特点的需要，但在使用过程中，必须注意两点。其一是由于阳气不足，BBT 高温相下降缓慢者，冲任子宫固藏有所失职，出现少量漏红者，必须加大补气药剂量和药物的强者，或选加野山白参、别直参，并加大党参用量为30~50g，鹿角胶亦当加入，其二是由于癥瘕腐肉样血瘀所致，BBT 高温相亦可能出现不稳定，瘀阻脉络不通，极则损络，络损血溢，并伴腹痛者，补肾化瘀，稍加止血，可考虑加入炒五灵脂、炒蒲黄、血竭等药，如无出血，应加入石打穿、地鳖虫、生山楂等药治之。

（3）重要加减：在经前后半期的治疗中，助阳与理气，健脾温阳与理气疏肝，同时还要注意到经前期多兼夹病理产物的处理，以及"2、4、6"偶数律不同加减，我们谓之重要加减，这也组成经前期治疗的最大特点。

①经前后半期，即古人所称的经前期，是诸证迭起的时期，因而对其所兼夹的"郁、火、痰（脂）、湿、瘀"病理物质的治疗，有着重要意义。

郁：即气郁不畅，大多与心肝有关，由于肾虚偏阳，心肝气郁，再加上情绪心理因素，故郁者加深也。故在治疗中，需要加入广郁金、合欢皮、婆罗子各10g，炒柴胡5g。

火：气有余便化火，心肝气郁者，极易化火，火性上炎，故可出现上则心肝火旺，下则肾阳不足，所以在补肾助阳，合理气调经之时，加入钩藤12g，炒山栀9g，炒丹皮10g，绿萼梅5g。

痰：即指痰浊、脂肪，在阳虚气滞的情况下，极易导致痰浊、脂肪的产生。而经前后半期更为重要，不仅阻碍气机的运行，而且反过来损害脾肾之阳气。治疗在助阳理气的前提下加入制南星、制半夏各6g，制苍术10g。

湿：即水湿、湿热等，在脾肾不足，肝郁气滞的情况下，易致湿蕴、湿热病患，且湿与肝脾有关，肝脾失调，肝郁化火，火与湿合，即为湿热，湿热下注，易致妇科病患。故应加入制苍术12g，炒黄柏10g，薏米仁30g，荆芥6g。

瘀：即血瘀，大多指膜样血瘀。在阳虚气郁的情况下，极易导致膜样血瘀的产生，膜样血瘀与经前期的阳长有着重要的关联。所以在兼有膜样血瘀中，必须加入肉桂（后下）3g，五灵脂10g，泽兰叶10g。

②在经前后半期使用助阳理气法时，还应注意到：2、4、6偶数律进行加减。

2数律者，与3数相近，是偶数中的起步数，最为重要，一般属于少阴肾，故补肾助阳，须与滋肾养阴相结合，即阴中求阳，水中补火之法，可用右归饮，或者在一般补肾助阳方中加入熟地，或龟甲之属。

4数律者，与5数相近，是偶数中的初中数，一般属于太阴脾，因而在治疗时，要注意到脾肾双补的重要性，临床上所使用的健脾温肾汤，即属于此。必要时尚须加入或加重广木香、陈皮、香橼皮、炒谷麦芽等。

6数律者，与7数相近，是偶数中的中间数，一般属于厥阴肝，因而在治疗时，要注意到肝的重要性。一般所用血中补阳，实际上即是肝肾同治，但应加入适量的柴胡、荆芥、白芍、山萸肉等品。

2. 反常的治疗方法　在临床上虽为少用，但亦有用之者。根据我们的临床观察，又有两种情况，其一是阳长有余，即阳过盛者，治疗上清热泄阳，活血调经，其二是肾虚火旺，表面上阳长有余，火气偏盛，但本质上属于肾虚，谓之本虚标实。在治疗必须清热泄阳与补肾助阳相结合。

（1）阳长有余，阳过盛者，治疗上清热泄阳与调经相结合：这类病人，常可见后期，量少，或经量多，色红或有血块，伴有烦热口渴，胸闷乳房胀痛，脉弦滑，舌苔黄腻，BBT高温相偏长偏高，西医学中有黄素化病变者多属此，治当清热泄阳。与调经相合，可用先期饮或三和饮。我们一般取先期饮加减，药用炙知母6g，炒黄柏9g，黄连5g，黄芩9g，炒当归、赤白芍、桃仁、红花各10g，制香附、泽兰叶各9g，艾叶5g。经前后半期服，每日1剂，水煎2次分服。若心烦失眠者，可加莲子心5g，大黄6g；若经行量多，色红，血块过多者，可加入大小蓟各12g，五灵脂10g，炒蒲黄（包煎）6g，炒荆芥5g。

体会：阳盛有余，乃火热旺也，一般须测量BBT，观察高温相变化，凡高温相偏长，偏高者，临床上又伴有烦热现象者，可作为阳热有余病变。与西医学中黄素化及黄体萎缩不全者有关。但黄素化者，卵泡未破裂未必全属于阳热有余者，故必须与全身症状相对照，治疗除先期饮外，如出现胸闷烦热，口渴便秘者，可予三和饮治之。三和饮为金元四大家张子和的方剂，原为治疗热涸性闭经而用，方药由凉膈散合四物汤、调胃承气汤组成，主药为山栀子、大黄、薄荷、归、芍等，泄热存阴，通经活血，此虽少见，但亦有之。

（2）肾虚火旺，本虚标实者，清热泄阳，补肾助阳相结合：因为这类患者，一面出现头昏头痛，胸闷烦热，口渴便艰，另方面又见腰酸腿软，腹胀矢气，小腹有凉感，BBT 高温相偏高，或呈犬齿状，大多伴有月经过多，常用方剂为右归饮合丹栀逍遥散，药用炒当归、赤白芍、干地黄、丹皮、茯苓、川断、紫石英（先煎）各 10g，炒山栀、黄芩各 9g，钩藤 12g，炒柴胡 5g。经前后半期服，每日 1 剂，水煎分 2 次服。如出血量过多者，加入炒黄柏 9g，大小蓟各 12g；若脘腹作胀明显，矢气频作者，可加入广木香 9g，广陈皮 6g。

体会：肾虚火旺，本虚标实，在近围绝经期的女性患者中，常有所见。由于火旺阳盛，占有主导地位，因而就显得阳盛有余，BBT 高温相亦呈现偏高犬齿状，所以在经前后半期的治疗中，仍当以清热泄阳为主，故以丹栀逍遥散加入黄芩、钩藤、干地黄、赤白芍等品，但又须注意到肾虚的一面，故又有川断、紫石英补肾助阳，标本兼顾，才能获得佳效。

（3）矛盾病变的处理：在阳长至重，重阳维持运动过程中，有重阳过盛及重阳不足相交替，不协调的病变存在。一般来说，一个月经周期内，也就是在整个经前期，包括经前前半期在内有可能出现这种矛盾的不协调病变，即经前前半期表现阳长有余，BBT 高温相偏高呈犬齿状，而经前后半期又表现重阳不足，BBT 高温相偏低欠稳定。或者经前前半期阳长不足，BBT 高温相偏低，而经前后半期阳长有余，重阳偏盛，BBT 高温相偏高。但绝大部分是表现在几个月经周期内，主要指经前后半期的有余与不足相交替，即一个月经周期中经前后半期表现重阳不足，而隔一个月或隔两个月经后的经前后半期又表现有余，阳长过盛，出现 BBT 高温相的过高。处理这种矛盾病变，虽然根据当时的情况，予以清热泄阳，或补肾助阳，但必须从本质上论治。根据我们多年的临床观察，我们认为：主要还在于肾虚肝郁，或是肝郁肾虚，或肾虚心火偏旺，或者脾肾不足，心肝偏旺所导致治疗着重补肾调肝，补肾宁心，滋肾生肝饮，或坎离既济丹服之以固本。然后再予以丹栀逍遥散清热以泄阳，不宜过于苦寒，或毓麟珠补肾以助阳，再佐以制香附、广郁金理气调经之品。或者把滋肾宁心、滋肾调肝放到经后期使用，把经后期作为治疗重点者亦可。

第四讲 试谈妇科用药
之变与巧

妇科用药亦有着深刻和广泛的内容。所谓深刻，是决定于妇科病证的机制深刻，有着发生、发展、转化的复杂内容，因而用药也就显得深刻；所谓广泛，因为妇科的病证也较多，而且随着妇科学的发展，其病证也越来越多，因而用药也就显得广泛。在具体临床上使用药物时，既要针对病情证型的发生、发展、转化等变化，又要注意到体质的差异性，以及气候、环境的不同而调遣用药。同时还要注意到方药组合的原则，及其性能、功用的特点，还有服用药物所产生的效果及其可能出现的副作用等，这就显得用药之多变与灵巧。期望集合多种所谓特效药来治病，取得最佳效果。虽然抑或有"单方一味，气死名医"，那毕竟是少数，毕竟是原始性质的不太正规的用药方法，不能适应今天医学科学发展的需要。我们在本书的第一讲中，已经阐明了妇科用药的原则性与灵活性，但对灵活多变的技巧性方面，论述的还不够，而且灵活多变的技巧性，反映出中医妇科用药的特色，因而也就更有必要进行深入的探讨。但是必须强调，灵活多变的技巧性，要在原则性指导下进行，筛选药物要建立在辨证前提下，药物的配合，君臣佐使药物的运用，要符合方药组织的原则。在具体使用药物时，决不能损害病人的脏器，不能把病人当作试验品。还要考虑到病人的耐受性，特殊性，即使应用一些有毒性药物，也要密切观察病人服药后的反应，及时采取应急措施，这也是用药的原则，根据我们多年来的用药体会，一方面要继承传统，把前人用药的经验，及其灵活多变的技巧性整理出来，另一方面也要汲取现代医学，特别是现代药物学对中药研究的成果，再结合夏桂成四十余年来的用药体会，谈谈妇科用药之变与巧。

一、变与巧的概念

所谓"变"者，主要指病变，同时也包括随之而变的用药在内，药随病变，病有所变，药亦随之而变。急性病证，特别是一些传染性高热病证，其变化快，有着明显的症状，处方用药亦得快，有时当从急则治标考虑，单方独药，凡有利于控制病情的药物，均可考虑使用。如功能性血崩，在其大出血时，凡有利于止血的中西药物，均可用之。如中药之白及粉、三七粉、人参粉或汤剂均可用之。出血稍缓，再详为辨证用药。一个优秀的医生，亦即是前人所谓之"上工"，必须具有预见性，按中医理论进行推导，治疗未病，采取防治措施，遏制其病情发展，把疾病控制在萌芽状态，或者遏制在某一阶段，某一层次，从而再针对病情而消除之。妇科病证，大多是慢性病证，慢性病证的变化慢，有的缺乏明显的症状，故易忽略，但绝对不能说没"变"，用药亦不能一成不变。作为一个病证，不可能没有变化，变是主要的，也是绝对的，变与动有关，有动才有变，变是靠动产生的，动之缓慢，变亦为之缓慢，慢性病证，其变动缓慢，但绝不是没有变动，或者正由于变动看似不存在，始终停留在某一阶段，这亦是一种病变。如闭经病证就是如此，闭经病证，根据我们的观察，就是月经周期中阴阳消长转化运动的停止，主要由于阴长运动始终停留在经后初期阶段，或者偶尔达到经后中期，接着就缺乏变动，完全处于静止状态，不能应时发展，因而在用药方面必须具有"动"、"变"的观念，故一般用白芍、熟地、怀山药、山萸肉等品滋阴补肝肾治疗，同时按个体特异性所显示出来的"7、5、3"奇数律的时间服药，服完后再加入一定量的补阳药物，不仅扶助阴长，而且阳药主动，以促进阴长运动之动。在加入适量阳药之后，出现一些白带者，说明阴长运动已进入经后中期，还应在原有药物基础上再加入一些补阳药，使阴长运动明显起来，带下再增加，进入经后末期，恢复正常的月经周期的生理活动。即使在加入补阳药后，仍不能促进阴长活动，带下仍不能增多，但仍当按其固有数律先服滋阴药，逐步加入补阳药，促进其阴长活动，并反复用药按其内在的特性规律诱导之，务必求其动态变化。由于这类病证如闭经的顽固和复杂，而且抑制和阻碍阴长运动的因素较多，如不祛除这些因素，有可能滋阴药或适时所加的助阳药企图触动阴长活动一次又一次失败，要分析这类抑制或阻碍阴长运动的因素，必须通过有关的检查。根据我们多年来所积累的经验，其抑制阻碍的病理因素，可有气郁、血瘀、瘀癥、脂浊、痰湿等，祛除这些因素，就必须使用理气、化瘀、消癥、祛脂、利湿等药，但这些药物与滋阴药又存在着矛盾对抗的一面，如何处理，孰先孰后，又必与巧安排有关，所以在"巧"意内论述。

所谓"巧"者，一般指治疗上的技巧，亦即是用药的技巧。在病情复杂，矛盾重重，处理困难的情况下；或者病情顽固，久治少效；或者病情危重，用药棘手的时候，医生的技巧水平有着重要的意义。如顽固性的痰湿闭经，绝大多数与多囊卵巢综合征有关，不仅是阴的水平低下，从而阴长极为缓慢，甚或停止，始终停留在经后初期的阶段，但痰湿脂浊蕴阻，从而又阻碍了阴长运动之动态反应。在治疗上的用药，存在着燥湿化痰与滋阴养血的矛盾。如何处理，根据我们多年来的用药经验，有两种处理方法。其一是两法合用，筛选药物，即滋阴养血药与燥湿化痰药合用，但要尽可能避免矛盾冲突性，如熟地配砂仁、苍术、山药，山萸肉配茯苓、陈皮、制半夏，再适时加入川断、菟丝子，可以试服，服药后再酌情调整药物；其二是汤剂吞丸药之法，即用归芍地黄汤吞服苍附导痰丸，或吞服越鞠丸，或者亦可以苍附导痰汤吞服六味地黄丸，均可视病证而定。但在使用两法时的技巧性还指用量上的差异性。在脾能健运的许可下，可根据《傅青主女科》所提供用量差异，熟地、白芍可用至 15 ~ 30g，或者还可加重，而燥湿化痰理气药的用量轻，有时仅用 3 ~ 5g，同时调整服药时间，凡服滋阴药，或以滋阴药为主时，应在午后晚上为宜。汤药吞服丸药，绝大多数是健脾燥湿化痰的汤药吞服滋阴的丸药，但在滋阴与健脾燥湿药应用出现矛盾明显时，应注意服用的方法。我们曾经治疗 1 例痰湿性闭经，开始时以滋阴养血的归芍地黄汤合越鞠二陈汤，服后不适，腹胀便溏，转用健脾燥湿的香砂六君汤吞服六味地黄丸，其结果仍然出现腹胀矢气，神疲乏力等情况。不得不将健脾燥湿的汤剂放在早晨与中午时服，而将滋阴的六味地黄丸放在午后、晚上服，结果服药后较为舒服，并出现白带，渐至带下稍多，说明阴长运动已进入到经后中期，由不变动到变动，应该说是有进步的，这也是用药服法方面的巧安排，不得已而为之。又如处理围绝经期综合征中复杂的升降倒置矛盾，一面出现阴虚火旺，心肝气火升逆，可见头昏头痛，烘热出汗，烦躁失眠等症，而另一方面合并子宫脱垂，中气下陷，可见小腹作坠，腹胀矢气，大便溏泻等症，降火则对脾虚气陷不利，升阳则气火升逆必加剧，如把两者结合起来，将杞菊地黄汤加钩藤、莲子心合补中益气汤用之，则显然不合适，我们曾使用过，效果很不好，不得不亦在服药时间上进行巧安排，早晨上午服补中益气汤，因休息一个夜晚后，其心肝气火较为平降，且早晨是少阳经络值时，故用之升阳，午后入晚服杞菊地黄汤，因是少阴经络值时，降火适时，其次在服用补中益气汤时仍当加入一些钩藤、丹皮、白蒺藜等品以降之，在服用杞菊地黄汤时，亦当加入一些荆芥、广木香等品以升之，这也是技巧性的安排。又如病情急重者，有时治疗用药亦颇为棘手，妇科的血崩病证，当其大出血时，虽然可按急则治标，控制出血为要务，但血瘀性出血者，塞流止血，单纯性止血，未必能达到止血。通因通用，只有活血化瘀，才能真正地达到止血。但是当你应用活血化瘀方药时，如桃红四物汤、血府逐瘀汤时，有时并不能达到止血，相反增加出血。所以这里的技巧是化瘀要与止血结合起来，这不等于活血化瘀药与固经止血药的叠加，而是挑选某一味药，既具有化瘀的作用，又具有止血的功能，如五灵脂、炒蒲黄、三七粉等，同时还要配合滋阴药，增强血管的凝固性，调节女性的雌激素，或者结合补气药，增强子宫的收缩，才能达到止血的目的。这种选药、合药，均有一定的技巧性。而且还要注意到病情的变化，在变中求巧。我们还将在以下的主药、次药、佐使药，以及复方多药的演变中谈巧的运用。

二、主药运用中的变与巧

主药者，是一张方剂中最为主要的药物，也是针对主病、主证而用的药物。就一般意义来说，主药者，亦即方药组织中的君药。是整个方药中的核心药物，也是一张方剂中的统帅，所以主药有的如将军，有驾驭他药的能力；有的虽非将军，但确有良好的治疗作用，主证非用此不可，如炙甘草汤中的炙甘草。所谓将军者，性能功用特强，大刀阔斧，直入病所，如大黄、附子等品。众所周知，八味肾气丸全方八味药，是以六味地黄丸为基础，六味地黄丸是滋阴补肾的祖方，然而有了附子、肉桂两味药，就把滋阴为主的作用，转变为补肾助阳的方剂。曾记得，有一次我在外国留学生班讲课时谈到方药的运用，衡定一张方剂的属性，补阴、补阳、补气、补血，单一补阴，单一补阳的药物组成的容易分别，如是复杂的方剂，可从两个标准来划定，数量与质量，从数量上说，即补阴药多于补阳药，即为滋阴方剂，而另一方面即是性能与功用特强，我们称之为质量。当我讲到数量时，有一位外国留学生提出了八味肾气丸，滋阴药多于补阳药，为什么说它是补阳的方药，我不得不指出，这是性能功用特强的两味药的质量所决定。因为附子、肉桂两味药，有如将军的作用，能够驾驭其他的药物，是以数量虽少，但质量性能很高，故统帅六味地黄丸，变化为温阳补肾的方药。主证突出，病变较重者，一般主药不宜增多，而剂量可以加重，免得制约或影响主药直入病所的作用，如肾阳虚，水湿蕴蓄，小便不利，在妊娠期有所见，八味肾气丸（汤）加重附、桂用量，不宜再加其他温补肾阳的药物。但如慢性复杂病证，如不孕不育证之肾阳虚者，因为逐渐演变而来，其温补肾阳的主药，亦可在治疗的过程中根据病变而扩充之，如张景岳所制的右归饮、右归丸、毓麟珠等方药，其中主药3～4味，甚至有4～5味者，而且随着临床使用疗程的延长，其补阳药的数量或质量亦应有所增加，而且在剂量亦要有所提高，以适应变动性的要求。在一些妇科慢性病证的演变中，运用同一张方剂，有时病情转变，方药中的主药亦可以转换，这也是运用之技巧也。如治疗忧郁症以及慢性盆腔炎、经前期综合征的逍遥散，一般均认为逍遥散中的主药是柴胡，柴胡是疏肝解郁的要药，只有解除肝郁，才能达到逍遥，因而有人认为疏肝解郁非柴胡不可。但是亦有人提出逍遥散中的当归、白芍才是主药，其理由是女子以肝为先天。之所以提出以肝为先天者，肝体阴用阳，体阴者，藏阴血也，阴血者乃是冲任血海之本源也，如体阴不足，自然用阳不及，用阳者，即肝司疏泄也，疏泄不及，气机不畅，必成肝郁，之所以女子多肝郁，就因为女子体内常处于一种"血少气多"的状态。阴血亏少，肝郁易成，虽见肝郁表象，实由体阴不足所致。用归芍以养血涵肝，体阴足则肝郁自解，所以归芍是主药。因此我们认为在临床上应用逍遥散，必须视病情而定。气郁明显而体阴亏虚较轻者，用逍遥散当以柴胡为主药，同时尚需加入广郁金、制香附，在使用时还需加入合欢皮或合欢花，治肝郁结合治心神，有一定的重要性。如肝郁的实证明显，可用柴胡疏肝散，药用柴胡、醋炒陈皮、川芎、香附、麸炒枳壳、白芍、炙甘草，中病即止，不宜多服与长服。如肝郁服柴胡疏肝散不愈，或肝郁体阴不足明显者，当以归芍为主药。不仅要加大归芍的用量，必要时加入熟地、山萸肉。前人有黑逍遥散之说者，就在于重视体阴也。如阴血不足，出现头晕耳鸣者，不仅重用归芍，而且还要舍去柴胡，代之以荆芥、白蒺藜，或者荆芥、广郁金，因"柴胡劫肝阴"，虽有不同的看法，但我们认为代之以荆芥、白蒺藜为佳，这也是我们用药之诀窍也。如肝郁体阴不足日益明显，并涉及心神者，张景岳对此深有研究。他所创制的逍遥饮，药用当归、白芍、熟地、枣仁、茯神、远志、陈皮、炙甘草，正是洞悉体阴不足亦致气郁的病变，故逍遥饮就是在归芍的基础上扩大并加入安定心神的药物，不用解郁药而达到解郁者，乃为治郁的高手。但是在解郁的同时，必须结合心理疏导，所谓"药逍遥，人不逍遥，最终还是不得逍遥"。祛除心理负担，抛弃烦恼，避免一切精神因素的刺激，保持愉快乐观的情绪，戒骄戒躁，才能真正达到逍遥的境界。最后，由于逍遥散方药与四物汤一样，是妇科最为常用的，故在逍遥散的主药运用还要进行分析。方药是由病证的存在而运用。故郁证而偏阴虚者，逍遥散中的归芍为主药，但如脾胃薄弱，大便稀溏者，应去当归，而加丹参，前人曾有"丹参一味功同四物"，而虚者日虚，必加熟地，前人谓之黑逍遥。如运用于不孕不育者，应加入山萸肉，山萸肉不仅滋养肝阴，而且有促进卵泡发育，使血海充满即子宫内膜的充实。如虚者较甚，涉及心肾，以致神不安舍者，予以逍遥饮，逍遥饮全是滋阴养血，宁心安神，未用一味解郁药，得能解郁，全在滋阴安神。但郁证偏实者，逍遥散中的柴胡，以及佐使的薄荷是主药，如郁证的进一步发展，则疏肝解郁的药物，尚需加入广郁金、制香附，并进而运用柴胡疏肝饮。如肝郁化火的，当用丹栀逍遥散清肝解郁。如郁证而克伐脾胃者，克脾则痛泻，可用痛泻要方，克胃则脘胁乳房胀痛，可用厚朴三物汤，即厚朴、枳实、大黄，通泄阳明胃府以解郁，随着病证的演变，药物的转换，亦是运用主药技巧的体现。

三、次药运用中的变与巧

次药者，是一张方剂中的次要药物，也即是方药组织中的臣药，是仅次于主药的药物，也占有重要地位。次药运用的目的，根据我们的体会大约有三，协助主药，更好地解除主证，或者主要证型，此其一也；解除或减轻次要证候、兼证型，或兼夹病证，此其二也；治未病的需要，此其三也。以下将从这三个方面分析之。

协助主药，解决或减轻主证主病，这是治病的首先要求。病情病变在人身上的反应是各不相同的，用药的处理也不一致。就急性病而言，一般较为单纯，但变化较大，发病急骤。如外感风寒，恶寒发热是主证，风寒是主证型，用麻黄汤发汗以退热，麻黄是主药，桂枝是次药，但麻黄得桂枝而发汗，桂枝助麻黄以发汗，汗出则热退。主药麻黄虽能发汗，但需得桂枝，才能真正达到发汗的要求，汗出热解，主证解除。又如妇科急证的血崩病，主证是出血多，主证型血热，一般运用固经汤，固经汤（丸）六味药，龟甲、黄柏、黄芩、椿根白皮、白芍、香附，其中龟甲、黄柏是主药，用以固经清热，黄芩、椿根白皮是次药，黄芩是清热药，但亦有止血作用，故前人早有一味枯芩治疗血崩的记载，故固经丸用黄芩助黄柏以清热止血，椿根白皮是止血药，但亦有清热作用，故固经丸（汤）

用此以助龟甲，固经止血，所以固经丸（汤）为血崩急证的常用方药。在慢性病证中，由于病情复杂，主证型与次证型的兼夹较多，所以在治疗用药方面，主药与次药较多，如闭经、不孕不育病证中常用的归芍地黄汤，该方药是六味地黄汤合四物汤组成，主药是六味地黄汤中的三味补药，即熟地、山萸肉、怀山药，次药是当归、白芍，在临床上具体运用时，还可加入怀牛膝、炙鳖甲等，亦作为次要药，协助主药，滋阴养血，补养肝肾，不仅有助于提高阴（水）的水平，而且还有促动阴长运动，使之进入经后末期，恢复正常的月经周期演变。

解除和减轻次要病证、次要证型，或者其他兼夹的病证。在一般的慢性疾病中，如闭经、崩漏等，不仅有主要症状，主要证型，同时亦常兼夹次要证候，次要证型，或者再次症状，再次证型，以及兼夹的脾胃疾病。在治疗用药中，亦必须要有次要的药物来治疗。如慢性盆腔炎所致崩漏证，一般以漏证为主，治疗上应以血瘀为主证型，湿热为次要证型，肝脾失调，脾肾不足为再次证型，方药以红藤败酱散，红藤、败酱草合以当归、赤芍为主药，而苡仁、茯苓以利湿清热为次药，以解湿热症状与湿热证型，然后加入广木香、荆芥、白术等调和肝脾，以解除肝脾失调的再次症状与再次证型。正由于用药周到，患者服药后，不仅主症、主要证型解除，而且其他次要症状与次要证型亦能解除，所以患者感到舒适。又如肝经郁火型的崩漏病证，应选用丹栀逍遥散来控制出血，其中黑山栀、丹皮炭、柴胡是主药，归芍是次药，养血涵肝，而白术、茯苓亦是次药，因为肝郁克脾，预为防范。我们在临床实践中的确常发现在出血较多的时期，常伴有腹胀矢气，甚则大便易溏，故预先加入健脾之品，不仅解除腹胀矢气等症状，而且亦为清肝解郁药的吸收奠定良好基础，从而亦能间接提高疗效，这也是在变化中运用的技巧。

治未病的要求。即使我们在治疗已病的同时，仍要考虑结合调治未病，阻断病情的发展，有着深刻的内涵。再以逍遥散治疗不孕不育证、围绝经期综合征中的肝郁病证而言，见肝之病，知肝传脾，当先实脾。所以逍遥散除了归芍、柴胡之外，尚有白术、茯苓，白术、茯苓在逍遥散方药中处于相当次要的地位，但确含有调治未病的意义在内。因为这两味药，专为实脾而用，所以逍遥散既有解郁养血以治主症、主证型，实脾又为防范杜绝肝郁传脾之道。我们曾治疗一位产后忧郁症患者，病发时由于产后七日，吞食煮鸡蛋而起，因吞食鸡蛋过急，有小半只鸡蛋未经咀嚼即吞咽下肚，俟后常有如鸡蛋梗阻咽喉，极不舒服，影响睡眠饮食，历经中西药治疗半年未愈，反见纳欠神疲，腹胀矢气，大便稀溏，形体消瘦，咽喉如堵，且有火辣之感，时或烦躁，夜寐不佳，脉象弦细，舌质偏红，苔黄白腻。就诊时适马生在侧，马曰："此逍遥散的对证候，如加钩藤、广郁金、合欢皮为更佳"！余云："逍遥散前医已多次使用，未获寸功，可见逍遥散已非其用，目下见肝传脾，当先实脾，脾者，气阴不足，运化失司，非参苓白术散不可"。又涉及心神不安遂以参苓白术散加入枣仁、合欢皮、制半夏、炒秫米、木蝴蝶等品治之，另给患者心理暗示，并以薄荷水喷喉，半月即瘳。

四、佐使药运用中的变与巧

佐使药，是一张方剂中最为次要的药物，也即是方药组织中的佐使性药物，虽然不占重要地位，但在有些情况下，也有一定的重要性。在一张方剂中，之所以有佐使药者，因为有以下几种情况的需要。主药的峻烈和刚强，必须给予以监制和缓和；调和主次药物间矛盾；调和营卫，更好地解除全身的不适；还可能解除其他的一些症状，包括调和脾胃等。我们仍以妇科常用的逍遥散为例，在逍遥散中，生姜、薄荷是该方中的佐使药，生姜、薄荷一热一凉，均具有疏散的作用，在逍遥散的方中起到调和营卫的作用，而薄荷清凉疏解，有协助柴胡，加强疏肝解郁的作用。肝郁而气不舒畅，在外则必影响营卫不和，在内又必导致阴阳气血的失调，故在肝郁明显的病证中，常可伴有一些寒热的现象，所以逍遥散中加入一些调理营卫的佐使药，使肝郁得解后，营卫不和的现象亦会很快消失。又如王清任的血府逐瘀汤，在活血化瘀的药物中，加入一味甘草，作为佐使药，目的就在于缓解桃仁、红花活血化瘀的力量而用。再从《金匮要略》的小半夏汤来看，半夏是主药，生姜是次药，也可作为佐使药，生姜是协助半夏止吐，这是次药的作用，但生姜还有解半夏毒性的作用，所以说它是佐使药。我院有一位内科医师，擅用干姜、良姜等品，也是他治病用药的特点，他治疗脾胃病时，均以姜为基础，当然有阳明火旺者不用，而且用量大，有的甚至超过正常量的 3~5 倍，极个别的达到 10 倍。我们的学生，包括进修生，在跟他学习后，亦将干姜或高良姜的用量扩大，结果致使一部分病人很不舒服，甚至出现吐血、咯血等明显副作用，不得不请教该医师，用此药究有何诀窍。他道主要掌握两点：精确辨证，详细了解病史，特别有关出血的病史者不用；重视佐使药的结合运用，特别指出配合甘草，生甘草有缓解姜性的刺激，故姜用量大则甘草用量亦应有所增加，如不掌握此点，故易见其副作用也。我们的学生不知其故，不了解药物间的配合佐使，故出事也。由此可知，在药物运用变化中，佐使药亦有相当重要性。

五、复方多药运用中的变与巧

复方多药者，为了适应慢性复杂病证的需要。根据我们的临床观察，有些慢性复杂病证，常可兼夹 2~3 个次要证型，甚至可兼夹 4~5 个证型。有的还可能兼夹其他病证，或者宿病又发，新病、旧病、主证型、次证型等，错综复杂，矛盾重重，在处理用药方面，更需要有技巧性。如慢性盆腔炎所致不孕不育病证，常可有肝郁、血瘀、湿热、肾虚四个证型，一般来说虚实兼顾，选用滋肾生肝饮，此方是由六味地黄丸（汤）合逍遥散组成，同时还要结合红藤败酱散，还必须加广木香、广陈皮等进行治疗。所要指出的是为什么要把肾虚肝郁作为主证型，因为决定于临床辨证。我们认为一般慢性盆腔炎病程长，病情复杂，由实转虚，故肾虚肝郁已占主要地位。但如临床上少腹疼痛明显，舌苔黄腻厚者，则血瘀湿热占有重要地位，应把红藤败酱散推为主方。有的病人疼痛忽轻忽重，轻时以虚为主，滋肾生肝饮为主方，重时以实为主，红藤败酱散为主方，其次必须加入广木香、广陈皮等，来调和滋肾生肝饮合红藤败酱散之间的矛盾，使滋阴与清化药协调一致，不会引起脏腑间的不和。如肝肾阴虚明显者，临床上出现头晕耳鸣者，一般应以荆芥、白蒺藜易柴胡，或者以荆芥、广郁金易柴胡，如阴虚所致头晕耳鸣明显者，考虑到荆芥、广郁金仍有一定的耗伤阴血的作用，则可用白蒺藜、合欢皮以代之，取代之间，亦体现用药之技巧耳。如围绝经期综合征、膜样性痛经病证，可以出现上热下寒，上升下陷等复杂矛盾的病变。在用药治疗上，可有三种方法供选择。一是升降合用，寒热同调，把清上温下，升下降上的方药合起来用，加入一些协调的药物；二是遵照前人所说的"上下俱病，治其中"。因为中焦脾胃，是升降之枢纽，又合心肾相交，故调理中焦脾胃，兼顾上升之热，下降之寒；三是按照子午流注时辰，脏腑经络值时用药，前已论述，不再赘述。在慢性的妇科疾病中，特别是崩漏日久、闭经、围绝经期综合征，颇多阴虚脾弱的病变，处理上也常需复方多药治疗，一般以六味地黄汤合香砂六君汤治之。从表面上看，似乎合情合理，然而在实践过程中，既不能达到健脾运中的要求，更不能达到滋阴补肾的目的，为此处方用药颇为棘手。或者先健脾后滋阴，我们在早期亦赞同此说，先予香砂六君汤健运脾胃，再予六味地黄汤滋阴，殊不知阴虚与脾弱并不是两个无关病变，恰恰相反，两者还有着内部的关联。脾弱者，亦偏脾阴之虚弱也，阴虚者，肝肾之阴虚也，故而健脾运中，非香砂六君之所宜也。但脾虚偏阴，夹有湿浊者例外，考补脾健脾的阴药，亦有怀山药、扁豆、莲肉、茯苓等品，前人所有的健脾补脾方药中，惟参苓白术散含有此作用。为此我们以参苓白术散为主，进行加减，组成了健脾滋阴汤，药用太子参、党参、白术、茯苓、怀山药、建莲肉、广木香、陈皮、白芍、山萸肉等品。为什么不用熟地，熟地是滋阴的主药，张景岳对此深有研究，他所制的五福饮、七福饮、五阴煎、滋阴益气煎，基本上都以熟地、人参为主药，所治亦为阴虚脾弱者。但我们在临床上运用时，发现熟地配砂仁、白术等，仍不能监制熟地滋腻之性，故需去之。在脾运好转，可逐渐加用之。在我们临床上看到脾虚得复，饮食增加，大便不再溏稀，而肾阴亦恢复者，是为多数。

第五讲　疼痛性月经病方药心得

所谓疼痛性月经病，是指与月经有关的疼痛病证，即行经期，或行经前后期，或经间期所发生的周期性疼痛病证，均称为疼痛性月经病证。不论其疼痛发生在腹部、胸乳、头、身等部位，但必与月经周期有关者，方属于此类疾病。一般有原发性痛经、膜样性痛经、子宫内膜异位性痛经、吊阴痛痛经、经间期腹痛、经行头痛、经行身痛、经前乳房胀痛。但最为常见的有原发性痛经、膜样性痛经、子宫内膜异位性痛经、经前乳房胀痛、经行头痛。因此，我们通过多年来的摸索，制成了逐瘀脱膜汤、痛经汤、内异止痛汤、安神镇痛汤，加味疏肝汤、止痉散。将逐一分析如下。

1. 逐瘀脱膜汤

【方名】　逐瘀者，攻逐血瘀，脱膜者，有助于剥脱子宫内膜，使残存于子宫内的瘀膜较快脱落，且能脱尽，故名之曰逐瘀脱膜汤。

【组成】　肉桂（后下）3～5g，五灵脂、三棱、莪术、炒当归、赤白芍各10g，益母草15～30g，广木香6～10g，延胡索12g，川续断15g，或加蒲黄6g，三七粉6g，炒枳壳6～9g。

【服法】　行经期，每日1剂，水煎分2次服。

【功用】 温经助阳，逐瘀脱膜。

【适应证】 膜样性血瘀痛经，膜样性血瘀出血（月经过多）。

【方解】 方中肉桂温经助阳，通过温补扶正，有助于化瘀脱膜。脱膜者，亦即使子宫内瘀结而不能脱落或者脱落不利的陈旧性内膜能够顺利脱落。五灵脂化瘀，且有止痛止血的作用，三棱、莪术攻削逐瘀，为化瘀的峻药，原为消癥散瘕的主药，膜样性血瘀道深途远，蕴结较甚，非峻药不能逐之；并加入当归、赤芍化瘀调经，广木香、延胡索以止痛，复加炒枳壳、益母草以收缩子宫，排出瘀膜。故服此方之后，能使膜样性血块变小，且易排出，疼痛减轻，痛时缩短，谓之验方者，即此也。

【临床应用】 本方虽为膜样血瘀痛经的专方。但对膜样性血瘀所致月经过多，亦为实用方，一般应结合失笑散用之为好，其他尚可适用于如下一些病证。

（1）原发性痛经：室女行经第一天，小腹疼痛剧烈，经行不畅，色紫红，有血块，并伴胸闷烦躁，腹胀，脉象弦细，舌质黯红。如痛甚者可加炙乳没各5g。

（2）子宫内膜异位症痛经：经行第一日，小腹疼痛剧烈，经行量少，或量多，色紫红，有血块，并有小腹及肛门坠痛，进行性加剧。在服用本方时一般要加入琥珀粉（另吞）3g，全蝎5g。

（3）胎盘胎膜残留：产后阴道出血量多，色红有小血块，小腹作胀或痛，阵发性出血过多，脉细，舌质淡红。在运用本方时，可加入马齿苋15～30g，马鞭草15～30g，如头昏晕、体弱汗多者，可加入党参30g，黄芪15g。

（4）不全流产：如孕期出血偏多，呈阵发性，小腹作胀，腰酸，脉象弦细，舌质淡红者，可用本方。但如出血过多，小腹胀痛不明显，体质虚弱者，非本方所宜，用时慎之。曾有人介绍，用本方加黄芪、党参、川牛膝，治一例过期流产，即胎死不下，服药 5 剂而得效。

【加减】 所谓加减者，既指药物增加或减少，又指每味药的用量增减，如药物加减者，若腰酸明显者，应加入杜仲、寄生、制狗脊各 10g，甚则可加骨碎补、补骨脂各 6～10g；小腹冷痛明显者，可加入紫石英（先煎）10g，制附片 6～9g，艾叶 6～9g，炙桂枝 9g，温阳祛寒，促进血行而使子宫内膜化解和脱落；如出现神疲乏力，小腹作坠，大便或溏者，可加入炒白术 10g，黄芪 12g，党参 15g，煨木香 9g，以健脾益气、温运中阳，亦有助于子宫收缩，特别是收缩时的力度、强度的增加，收缩时间延长。但亦可调节子宫的下坠性收缩，更有利于膜样血瘀的排除；若脾虚湿浊甚者，尚需加入苍白术各 10g，广藿香 6～9g，佩兰 9g；若腹痛剧烈，甚则昏厥、四肢冰冷，可加入琥珀粉 3～5g，制乳没各 5g，景天三七 10g，控制疼痛，其中景天三七、制乳没还有一定的止血作用；若月经过多者，可加入炒蒲黄（包煎）6～9g，血竭粉、三七粉各 3～6g（分吞）；若烦热口渴，大便干结者，可以枳实易枳壳 10g，大黄（后下）6g 以清泻之，同时增加逐瘀脱膜的效果。如药物用量加减者，在主药上，若瘀结较轻者，应减三棱、莪术量，减为 6g；腰酸明显者，川断、杜仲各改为 12～15g；疼痛颇剧者，延胡、五灵脂改为 12～15g。

【临床体会】 关于逐瘀脱膜汤的临床意义，可以分为三点论述。其一是逐瘀脱膜，其二是温阳化膜，其三是临床实践。实践可印证理论、纠正错误、丰富认识。

（1）逐瘀脱膜，控制疼痛：本方是专为膜样性痛经而设，是以在行经期能有效地逐瘀脱膜，不仅可以减少或控制疼痛，而且亦可控制出血量，缩短行经期的时间。本方原是从脱膜散加味而来。脱膜散是我们早期所使用的验方。该方是以《医宗金鉴·妇科心法要诀》中的琥珀散加减而成。琥珀散原是我们用于治疗严重性的血瘀痛经。严重性的血瘀痛经，常见于子宫内膜异位症，或膜样性痛经等病证中，而此类病证，特别是膜样性痛经，均与黄体功能不健有关。因黄体功能不健、子宫内膜分泌欠佳，内膜不得溶解，不易从子宫内壁剥脱，必然加剧子宫肌肉的收缩力量。子宫的强烈收缩导致子宫呈痉挛状态，是以发生剧烈性疼痛和出血量增多，剥脱时间延长，收缩性疼痛亦将延长，出血时间亦随着延长。因此，溶解子宫内膜和加速子宫内膜的脱落，缓解子宫的痉挛，顺利地排出阴道，是这类病证在行经期的主要治法和要求。因为只有这样，才能减轻疼痛的发作，减少其出血量和时间。为了寻求这一治疗思路下的理想方药。我们曾经走过一段弯路，因为痛经者，不通则痛，通则不痛，运用通则不痛的道理，选用王清任三张著名的逐瘀汤进行论治。其中桃仁、红花、牛膝、当归、川芎、赤芍等均为要药，用后虽有一定效果，但并不理想，相反有些患者行经期出血量有所增加，如使用虫类药，又恐虫类药攻窜消癥，使出血增多，未敢轻试。我们在一次偶然的机会中，发现一例膜样性痛经在服用三棱、莪术、肉桂粉剂后，不仅疼痛有所减轻，膜样血块变小，而且出血量亦有所减少，经期明显缩短，考有关中药书籍，均谓棱莪乃逐瘀峻品，有消癥散结、攻坚逐瘀之能。膜样血瘀，道深途远，由脂膜、痰湿、瘀血凝结而成，非峻品逐瘀不足以直捣窠臼，攻泻而祛除之，五灵脂化瘀止血，乃失笑散之主药，并有一定的止痛作用，故用之以助棱、莪逐瘀，且能防其出血增多也。炒枳壳、益母草，均有收缩子宫之作用，且有排经血下行之能，佐以棱、莪以脱膜，并排出阴道。

（2）补肾温阳，含有深意：膜样血瘀，涉及痰湿脂膜，痰湿凝结不化，必与阳有关。详情可参考夏桂成主编的《月经病中医诊治》"膜样性痛经"。所以本病的根本原因还在于肾虚阳弱，亦即天癸中阳水之不足，阳不足即元气亦弱，阳虚气弱，则气化不利，气化不利既不能运化水湿，溶解痰浊脂膜，又不能助冲任，调肝气，温子宫，煦血海，正如《景岳全书·命门余义》中所说："五脏之阳气，非此（指肾命门）不能发。"如肾阳不足，心肝之气亦不得抒发，则气机郁滞，肝郁则易凝痰，脾胃之气不得升发，则津液水湿亦凝聚成痰湿，子宫冲任得不到肾阳之温化，自然使痰湿脂浊蕴阻，且阳虚气弱，血行不畅，又易致瘀，痰湿脂膜与血瘀相合，就将形成膜样血瘀。所以在行经期治疗，虽然以逐瘀脱膜为主，乃急则治标，对症处理之意，然而明了它的成因，亦必须考虑到补肾助阳的一面，故方中又用肉桂、川断之品。肉桂辛甘大热，不仅有温阳运血，有助于逐瘀脱膜的作用，而且还有补肾助阳的功能，前人王好古认为，补命门不足，益火消阴，是助阳药中的峻品，具有祛邪扶正的双向调节作用，温阳化瘀，利水溶脂，标中顾本，助棱、莪逐瘀以脱膜，川断亦是补肾助阳之品，但亦有一定的活血化瘀作用，得棱、莪以逐瘀，合肉桂以补肾助阳，亦有其双向调节作用。因此，亦有标中顾本的意思，故含有深意。肉桂、川断不仅具有补肾助阳的作用，而且在一定程度上合枳壳、益母草、当归、赤芍调节子宫的收缩作用。既要加强子宫之收缩，以达到逐瘀脱膜的作用，但又必须缓解子宫过分强力收缩所致的痉挛状态。由于阳虚火不旺，火不暖土，故行经期常出现腹泻症状，枳壳偏凉，通泄阳明，有增加泄泻的副作用，故经期使用必须慎重。所以方中又常加入木香，且木香还有较好的止痛作用。木香是理气药，逐瘀脱膜控制疼痛，应得理气之助。

（3）临床实践，加深认识：通则不痛，这是多年来治疗痛经的思路，无可厚非，但是我们试用王氏三张逐瘀汤治疗此种痛经病证，虽有效而不理想。而且在使用血府逐瘀汤之后，出血量反有所增多，由此看来，"通则不痛，痛则不通"虽有一定道理，然而在具体实践中还存在温通、清通、一般性通、攻逐之通等分别。且活血化瘀的药物也有很大的区别性，内容繁多。通过摸索，我们发现三棱、莪术在攻逐血瘀方面较之桃仁、红花为佳，且桃仁、红花包括川芎在内会引起一定程度的出血增多，此其一，且本病原属本虚标实，行经期急则治标，以攻通为主，但标中顾本，必须结合补肾助阳，而在补肾助阳亦应选择温通之品，故用川断、肉桂、紫石英加入之，疗效较好。在实践中，我们还发现剧烈性疼痛又必与心肝有关，心理紧张者，其痛尤剧，所以有时尚须加入钩藤、琥珀以镇之，同时还发现阵发性剧痛又与子宫强烈收缩所呈痉挛状态有关，故用当归、赤芍、益母草，有时尚须加入全蝎以止痉挛，才能达到缓解子宫强烈性收缩、控制疼痛的目的。这样本方就具有温阳攻通，宁心镇痉几个方面的作用，从实践中丰富了我们对此病的思路。如鲁某某，女，26岁，原籍山东济南人，现常居南京，工人，患膜样痛经已10年，近年来有所加剧。初经14岁5～7/25～35天，量较多，色紫红，有较大血块，有痛经史。24岁结婚，婚后至今未孕。平时带下量多，色黄白。妇科检查：子宫略小，宫颈轻度炎症。B超探查未见异常。BBT呈双温相，但高温相示缓慢上升，且高温相偏短，或高温相欠稳定。血查内分泌激素，示雌激素偏低。脉象弦细，舌质淡红，苔根部较腻。初步分析为肾虚血瘀。初诊时适值月经来潮，不得不用痛经汤，即我们的临床验方，药后腹痛虽有所减轻，但并不理想。因而要求我们进行深入分析，发现患者于行经期第2天腹痛剧烈，而且伴出血量多，掉下腐肉状血块，此属膜样性痛经，或称脱膜性痛经，下月行经时改服逐瘀脱膜汤，痛经大大减轻，膜样性血块减少、减小，经期由7～8天减少至5天净。连用2个月经周期的行经期，患者返山东故里度假，又值经期，至该地中医院要求抄服原方，该地医生认为出血多，不应服三棱、莪术等药，故去之，加陈棕炭、血余炭以止血，结果服药后疼痛虽未加重，但经期延长至9日始净。

回宁后再以原方治之，经行 5 天净，并嘱系统治疗，用补肾调周法，得以年底受孕。足月分娩一女婴，俟后痛经始消失。

2. 痛经汤

【方名】　痛经汤者，以其适用于一般性的，亦即是功能性痛经而用，意在止痛调经，是我们的临床验方之一。

【组成】　钩藤 15g，丹皮、丹参、赤芍、五灵脂各 10g，肉桂后下 5g，广木香 6～9g，延胡索 12～15g，川断、杜仲各 10g，益母草 15g，茯苓 10g。

【服法】　行经期，每日 1 剂，水煎分服。

【功用】　活血化瘀，温经止痛。

【适应证】　本方药主要适用于一般原发性，也即是功能性痛经的病证。

【方解】　方中钩藤、丹皮清心肝而宁神魂，因为疼痛者，必与心肝神魂有关，镇静安神，才能有效的控制疼痛，故为止痛的前提；丹参、赤芍、五灵脂、益母草，活血化瘀，调经止痛，此乃通则不痛之意义也；肉桂、川断、杜仲，补肾暖宫，温阳活血，不仅有助于活血化瘀，推动气血畅行的作用，而且阳气温煦，暖宫溶瘀，是消除子宫瘀凝的深层含义；延胡索、五灵脂不仅化瘀调经，又为止痛之良药。茯苓宁心利湿，有助于排浊化湿的作用。诸药组合，故治疗痛经有效。

【临床应用】　本方药虽为一般功能性痛经的专方，但对膜样痛经、子宫内膜异位症痛经之较轻者，治之均有效。此外，对慢性盆腔炎、子宫肌瘤者，亦可用之。

（1）慢性盆腔炎腹痛较为明显者：可见经行量少不畅，色紫黑，有血块，平时两少腹刺痛，腰酸，带下不多，头昏头疼，烦躁寐差，舌质边有瘀紫者，可用本方去益母草、肉桂，经行期可不去，加入红藤、败酱草即可。

（2）子宫肌瘤，或子宫腺肌病：行经时小腹疼痛，经量或多，或者少，色紫黑，有血块，脉象弦，舌质边紫，可用本方药加入石打穿 15g，生山楂 10g，不在行经期时，尚可加入炙地鳖虫、炒莪术等品，但要去肉桂、益母草。

【加减】 此处的加减，主要是根据痛经的性质、程度、范围予以加减之。如疼痛剧烈者，可加入琥珀 3g，炙乳没各 6g；如小腹寒冷明显者，可加入炙桂枝 9g，制附片 6～9g；恶心呕吐明显，以致不能进食者，可加入广陈皮 6g，佛手片 6g；经量过多者，可加入炒蒲黄（包煎）6～9g，三七粉 3～5g（吞）；经量过少者，尚可加入川牛膝 10g，桃仁、红花各 9g。

【临床体会】 痛经汤之使用于临床，主要有三个方面的体会。其一是根据西医学研究的前列腺素与血流的程度变异而用药，其二是根据痛经的几大特点而用药，其三是临床实践的体验。

（1）根据前列腺素与血流量的程度变异而用药：痛经的用药在于控制疼痛，而疼痛的发生，根据现代医药的研究，是与血中的前列腺素的增高有关。由于内含前列腺素的水平增高，刺激子宫肌肉产生痉挛性收缩有关，与子宫的血流不畅亦有关。我们曾经进行过对前列腺素水平影响的观察，服药后血中前列腺素 $PGF_{2\alpha}$ 含量进行测定，发现治疗前与常人比较有显著差异，治疗后则无显著差异，说明治疗后能降低月经血和子宫内膜中 $PGF_{2\alpha}$ 含量，使之近似正常水平，解除和减弱 PG 对子宫肌肉产生的痉挛，改善了子宫血流量，因而疼痛消失和减轻。其次是甲皱微循环的影响。《南京中医学院学报》1988，（4）：36 报道，对 23 例痛经病人观察服用本方治疗前后的甲皱微循环的变化，表明痛经病人月经期甲皱微循环的微血管形态和血流状态方面均有不同程度的变异，经过痛经汤治疗后，各项指标逐月均有好转。药后第二个月管袢轮廓排列、口径比例、袢顶瘀血、管袢渗出和出血的好转例数，均超过了药前原异常例数的 50% 以上，管袢数目增多，长度增加，微血流速度加快，在治疗后 1 个月或 2 个月时，均差别非常显著（P ＜

0.01）。在动物实验中，亦观察到本方可使家兔子宫阔韧带微血管扩张，毛细血管网交点增加，微血流速度加快，子宫的病理性痉挛得以缓解，痛经的临床症状得到减轻和消除，因而运用丹参、赤芍、五灵脂、延胡等品，不仅对降低和调节血液中及子宫内膜中的前列腺素有一定作用，而且对盆腔、子宫的微血管血流有所影响和改善。

（2）根据本病的特点而用药：痛经者，以疼痛为主也，我们在探索治疗痛经过程中，经历过效仿血府逐瘀汤、膈下逐瘀汤、少腹逐瘀汤、琥珀散几个时期。在开始的时期，我们治疗痛经，遵循一般"通则不痛"，"痛则不通"的原则，选用血府逐瘀汤，以桃仁、红花四物汤为主，加入柴胡、桔梗之升，牛膝、枳壳之降，通过实践，虽有一定效果，但并不理想，继之又考虑到痛经者，必须止痛，故在活血化瘀、通达经血的基础上，加入止痛性的药物，如五灵脂、延胡等品，故选用了膈下逐瘀汤，膈下逐瘀汤亦的确为妇科治疗痛经的常用验方，但在实践中发现有较重型的痛经，还是不太理想，又深入思考。痛经者，必与血瘀有关，又当温阳活血，并非因寒所致，凡血瘀而心肝气火未过旺，化瘀通络，必佐温阳之品，此乃"血得热则行"之理，故肉桂、艾叶等品，亦应加入，此即少腹逐瘀汤之意也。且阳热能温运子宫血脉者，又当加入杜仲、川断之补肾助阳之品，在一定意义上来说，有着"治本"的意义，在实践中果然有效，但是对一些顽固性剧烈性痛经，控制疼痛，仍不太理想，不得不反思到疼痛的主要所在，在于心肝。心肝不仅是血脉运行之主宰，而且亦为疼痛感觉的所在地，所以安定心神、柔和肝经之法，加入到活血通络、止痛温阳的方法药物中，如琥珀散，似乎效果较为满意，从而组成了我们临床所用的验方痛经汤。

【实践验证】 功能性痛经，大多见于未婚室女，少数亦可见于已婚的女子。我们曾经治疗一钱姓女，30 岁，患痛经

10 年，结婚 2 年未孕，每次经行第 1 天或 2 天疼痛剧烈，经行量一般，色红，有血块，经行之前，胸闷烦躁，乳房作胀，腰酸，形寒，舌质淡红，脉象细弦，测量 BBT，显示双温相，但高温相不稳定，呈不规则波浪状，且整个高温相偏低。由于本病不仅属于功能性痛经，而且又可属于不孕症，所以在治疗上抓住两个关键时期，行经期服痛经汤，经间排卵期服补肾促排卵汤，如是治疗三个月经周期，基本上控制了疼痛，继则再治 3 个月经周期而受孕。

3. 内异止痛汤

【方名】 内异止痛汤，以其适用于子宫内膜异位症疼痛剧烈的止痛验方。确切地说，内膜异位症疼痛剧烈者，应为子宫腺肌病，或属于子宫腺肌瘤的病证。此方意在控制子宫腺肌病的疼痛，故名内异止痛汤。

【组成】 钩藤 15g，紫贝齿先煎 10g，丹参、赤芍、五灵脂、莪术各 10g，延胡 12g，肉桂后下 3～5g，广木香 6～9g，川续断 12g，茯苓 12g，全蝎粉 1.5g（吞）。

【服法】 行经期，每日 1 剂，痛剧可服 2 剂，水煎分服。

【功用】 活血化瘀，温阳镇痛。

【适应证】 本方药主要适用于子宫内膜异位症痛经，或子宫腺肌病所致的痛经。

【方解】 本方为专治子宫内膜异位症、子宫腺肌病所致痛经。方中用丹参，或可改用当归，加赤芍、五灵脂、莪术等活血化瘀性的药物为主要。化瘀者，不仅通畅血脉，排出应泄之经血，而且还有化瘀消癥，溶解瘀凝之血，达到"通则不痛"。并用肉桂、川断温肾助阳，一面有助于通畅血脉，而另一方面阳胜则可溶解膜样血瘀，促进吸收；再用木香、延胡者，有助于镇痛也。故加全蝎止痉止痛，加强镇痛之作用，复佐钩藤、紫贝齿宁心安神，镇静息风，亦为镇痛而用。全方所用之药，虽在于镇痛调经，重在治标，但温阳补肾，平肝宁心，亦有治本之意，标中顾本，亦此方之特色也。

【临床应用】　本方药主要用于子宫内膜异位症、子宫腺肌病，在行经期的剧痛者，一般可见经行量少不畅，或则量多阵发性，色紫红，有大小不等之血块，或伴有烂肉样血片，经行第一天小腹疼痛剧烈，呈进行性加剧，常伴有小腹肛门作坠，经前常有胸闷烦躁，乳房胀痛，夜寐较差。亦有少数疼痛发作于经行中末期，坠痛剧烈，原方可去莪术，加入黄芪、柴胡等品。

此外，本方药尚运用于膜样痛经、功能性痛经，以及慢性盆腔炎兼有炎性包块者，常需加入红藤、败酱草、苡仁、石打穿等品。

【临床体会】　本方药在用于子宫内膜异位症、子宫腺肌病的痛经者，其方药的功用有四个方面。其一是活血化瘀消癥，其二是解痉止痛，其三是宁心安神，其四是补肾助阳。

（1）活血化瘀消癥：子宫内膜异位症，属于中医血瘕（癥）的范围，血瘕之名，见于《内经》，详于《诸病源候论》，是妇科常见的疑杂顽固的病证之一，一般均从活血化瘀入手，所谓活血消癥。子宫腺肌病，本就是名副其实的癥瘕病证，故消癥散积之莪术，加入到丹参、赤芍、五灵脂等活血药物中，不仅具有较好的消癥作用，而且还有通畅血脉，控制疼痛的意义，是本方的主要药物。

（2）解痉止痛：子宫内膜异位症、子宫腺肌病，其行经时疼痛，颇为剧烈，有的甚至因疼痛而致昏厥，因而在止痛的药物中，还需控制痉挛，因为子宫的肌肉组织痉挛，才有可能导致剧烈性的疼痛。在《素问·举痛论》中谈到疼痛的产生，在于脉络缩蜷，而脉络缩蜷正是一种痉挛性状态，故缓解痉挛，也才能缓解疼痛。全蝎是止痉散中的主要药物，有缓解痉挛的作用，故本方用之为主要的辅助药物。延胡是止痛的主药，根据有关报道，延胡的镇静止痛作用十分明显，凡疼痛病证恒多用之。五灵脂是肝经的药物，也有一定的止痛作用，而且化瘀止血，在子宫内膜异位症、子宫腺肌病中出血偏多或过多者，应重用此药。

（3）宁心安神：在剧烈性的痛经病证中，无不涉及心肝，尤其是心。由于子宫内膜异位症、子宫腺肌病所致痛经的剧烈，在患者的心理状态中必然形成一种紧张恐惧的痛感潜伏，无形中加剧了痛经的发作。因此安定心神，稳定情绪，才能有效的控制疼痛，所以本方中以钩藤、紫贝齿、茯苓等药，就在于宁心安神，钩藤者，息风静阳之品，主要入肝息风，但属于镇静之品，根据我们临床上的观察，凡子宫腺肌病者，除了肾阳偏虚，黄体功能不健之外，大多数均伴有心肝郁火症状，因而用钩藤者，还有平息肝经风火的作用。紫贝齿是宁心安神的主药，佐以茯苓宁心利湿，以达到较好的安定心肝神魂，加强镇痛的作用，同时结合心理疏导，则为更好。

（4）补肾助阳：子宫腺肌病的形成，与肾阳偏虚有关，测量基础体温，观察 BBT 的高温相失常的变化，是肾阳偏虚的有力佐证，因此要消癥散积，或者溶解膜样血瘀，杜绝癥瘕的形成，就必须加入补肾助阳的药物，如川断、杜仲、肉桂，不仅有助活血化瘀，控制疼痛，更重要的是标中顾本，含有深层治疗的意义。我们在有关的著作中，曾多次阐明子宫内膜异位症的机制及其标本论治的处理方法，可参考之。

【实践验证】　子宫内膜异位症中以痛经为主者，大多数是与子宫腺肌病有关，用一般的痛经汤，以及逐瘀脱膜汤，效果虽有，但极不理想，因而我们不得不在此基础上加入一些方药，虽然取得了较好的效果，但是对一些顽固性的肌腺病证，其止痛作用仍感不太理想。尽管如此，我们要求在调周治本的前提下，运用本方药，效果较好，由于本病多数发生于育龄期的女性，有的甚至年龄偏大，用本方药治疗尚应有所加减。兹举一陈姓女，36 岁，职员，患经行腹痛 14 年，呈进行性加剧。初经 13 岁，5~7 天/25~30 天，量一般，色红，有血块，腹痛在经前期一天就开始，以胀痛为主。至近三年来，疼痛加剧，越来越痛，26 岁结婚，1-0-1-1，上节育环，后又取出，3 年前人工流产后引发痛经加剧，妇科检查：子宫增大，质地稍硬，B 超探查示子宫腺肌瘤，伴有头昏腰酸，胸闷烦躁，经前乳房胀痛，小腹胀疼，夜寐欠佳，经期提前，行经第 1~2 天疼痛剧烈，呈下坠性或有冷感，脉细弦，舌质偏红边紫，行经期予以内异止痛汤，药用钩藤 15g，紫贝齿（先煎）12g，炒当归、赤芍、五灵脂、莪术各 10g，延胡 15g，肉桂（后下）3g，（分吞）全蝎粉 1.5g，（分吞）琥珀粉 3g，服药后疼痛减轻，血经净之后，测量 BBT，发现 BBT 高温相偏短，欠稳定，故抓住经前期论治，用助阳消癥汤，至行经期再服前内异止痛汤，如此调治 5 个月经周期，基本上控制经期的疼痛。患者极为感谢，据述此前曾服西药激素不详 3 个月经周期，因肝功能异常而停药，停药后一月痛经即复发。

4. 安神定痛汤

【方名】 本方药适用于痛经、失眠、经行头痛等病证，因其具有安神定痛的作用，故名其方，也是我们的临床验方。

【组成】 钩藤 15g，青龙齿（先煎）10g，合欢皮 12g，丹参、赤芍、五灵脂、景天三七各 10g，广木香 9g，肉桂（后下）5g，川断 10g，益母草 15g，琥珀粉（吞服）1.5g。

【服法】 行经时，水煎 1 剂，每日 2 次分服，剧痛时可每 3~4 小时服 1 次，日服 2 剂。

【功用】 宁心安神，活血止痛。

【适应证】 本方主要治疗功能性痛经，轻型子宫内膜异位性痛经、经行头痛、产后腹痛。

【方解】 本方意在安神定痛，着眼点尤在安神宁心，故以钩藤、龙齿、合欢皮、琥珀为君药。钩藤为肝经主药，主要有清热平肝，息风镇静的作用，因为在心神不宁的情况下，容易引起肝经风火的升扰，故用此以平之，而且钩藤合龙齿、琥珀、合欢皮等宁心安神药，可以加强其安神宁心的作用。景天三七虽为化瘀止血止痛的药物，但景天三七与一般三七不同之处就在于该药亦有宁心安神的功能。辅以丹参、赤芍、灵脂、延胡、木香，活血止痛，肉桂、川断温阳补肾，益母草化瘀调经，全方凑合成宁心安神、活血定痛之剂。安神者一般要清，定痛者一般要温，故本方上清心肝以安神，下温肾阳以化瘀，乃是此方之特点也。

【临床应用】 本方药亦主要适用于痛经、功能性痛经、膜样痛经、子宫内膜异位性痛经，凡伴有烦躁不安，夜寐欠佳者尤为合适。此外，尚可用于经行头痛、经行失眠等病证。

（1）经行头痛：月经失调，经期或经前期头痛明显，胸闷烦躁，乳房作胀，夜寐较差，腰酸，足冷，经行经量不畅，量多少不一，色紫红有血块，小腹作痛者，上方可加入白蒺藜10g，全蝎5g。

（2）经行失眠：月经大多先期，经量偏少，色紫红有血块，小腹冷痛，胸闷烦躁，失眠心悸，头昏腰酸等症，本方药可加入莲子心5g，柏子仁10g以调治之。

【临床体会】 本方药的特点，主要在安神宁心，适当加入化瘀止痛的药物，其意图是通过宁心安神达到安定疼痛。因为在《内经》中曾经提到"诸痛……，皆属于心"。而我们在临床上亦的确发现一些患者神情紧张，疼痛加剧的例子，在她放松和愉快乐观的情况下，疼痛即有所减轻，可见疼痛的轻重及其感觉与心神心血有关，是以本方中集合了较多的宁心安神药物。青龙齿、合欢皮、琥珀，是众所周知的宁心安神药物，而丹参、景天三七、五灵脂亦有安定心血的作用，我们正是通过安心神、和心血来达到有效地控制疼痛。而且在心神心血失于安和的状态下，亦必定引起肝血肝气的失常，肝气郁阻，血液流动失常，特别子宫内的胞脉胞络，亦包括冲脉在内，更易导致血滞血郁，不通则痛，另方面心火不降，则肝经气火必旺，故凡心神失宁者，大多伴肝火血旺也，是以清心安神，常需佐以平肝降火，息风静阳之品，所以本方中的钩藤、赤芍均为此而用。当然痛经者亦必须加入温阳活血止痛的药物，才能收较好的效果。

【实践验证】 本方药在临床上使用亦较广，诸凡经行腹痛，经行头痛，经行身痛，经行胸胁痛等，均可使用。对经行失眠，经行情志异常者亦可使用。由于本方有较多的调经药物，是以使用时必须要在行经期服用始为确当。我们曾治疗一例吴姓女，26 岁，患经行头痛 2 年，痛经 7 年，伴有胸闷烦躁，乳房胀疼，有时寐差，经行量偏少，色紫红，有血块，经行第一天小腹疼痛，腰酸，待经行第 2～3 天后，经量稍多，则腹痛即愈，每次经行前 2～3 天则头痛颇剧，故在经前 3～5 天即服安神定痛汤加入制香附 9g，白蒺藜 10g，全蝎 5g，服至经行 3 天后即停，前后治疗 4 次月经前及经期，经行头痛及痛经基本痊愈。

5. 疏肝理气汤

【方名】 疏肝理气者，主要是疏泄肝气，调畅气机，控制疼痛的方药，该方是从加味乌药汤合金铃子散衍化而来，也是我们的临床验方。

【组成】 台乌药 6～9g，制香附 10g，广木香 6～9g，延胡 10～15g，青陈皮各 6g，金铃子 10g，炒当归、赤白芍各 10g，橘核 10g，炙甘草 5g。

【服法】 经前经期，每日 1 剂，水煎分服。

【功用】 疏肝理气，和络止痛。

【适应证】 本方药适应于痛经证中的气滞证型，以及慢性盆腔炎之少腹胀痛证型。

【方解】 本方药实际上是由加味乌沉汤合金铃子散、橘核丸三方所组成，而以加味乌沉汤、金铃子散两方为主，一般气滞脉络不畅者，均由肝失调达，气滞而不能行血，冲任不通者，则经水不得畅行，方用乌药下通少阴肾经而温运之，上理脾胃之气，顺气解郁。黄宫绣说："一切病之属于气逆，而见胸腹痞块者，皆以用此。"故方中以乌药为主要药物。又重用香附以辅助，香附疏肝解郁，调达气机，而且擅长理气调经，是调经的圣药，木香、陈皮理气和中，是脾胃中焦之理气药，肝郁气滞，无不克伐脾胃，脾胃受戕，其气滞有余者，更不易解，故《金匮》有"见肝之病，当先实脾"之说。凡肝气致病者，一方面气机郁滞，影响血行，导致血郁血瘀，另方面气郁化火，火旺则肝经气逆，故在疏肝解郁法中，常需佐入泄肝清肝，故又加入金铃子、青皮等泻肝之品，疏中有泄，和络止痛，乃本方之特点也。

【临床应用】 本方药不仅适用于气滞型之痛经病证，而且也可用于慢性盆腔炎、经行胸腹胀痛证。

(1) 慢性盆腔炎：两少腹胀痛，腰俞酸楚，胸闷烦躁，经期尤著，经行偏少，色紫红，有血块，脉象弦细，舌苔黄腻，可以本方加入红藤、败酱草、苡仁，行经期加入泽兰叶、益母草等品。

(2) 经行胸胁痛：每逢经行之前，辄有胸胁乳房胀痛，经行量少，色紫红，有血块，脉弦，舌苔黄白腻者，可加入泽兰叶、益母草。如经量过多者，加入炒五灵脂、炒蒲黄等品。

【加减】 本方应用于慢性盆腔炎所致不孕不育者，尚需加入丝瓜络6g，炙山甲6~9g，路路通5g；经行之时经量少者，加入川牛膝10g，泽兰叶10g，益母草15g；经量过多者，加入炒山栀10g，炒蒲黄（包煎）6~9g，大小蓟各12g。

【临床体会】 本方药主治痛经，立足气分，缘由气滞所致血滞不畅，从而形成痛经，且气滞与肝肾有关，肝与心有关，故致痛经。本方药着重在理气止痛，故以乌药、香附为主，乌药入肾，为肾经理气药，肾居下焦，与子宫相近，故以此理气暖宫，香附为肝经药，是理气的调经主要药物。肝气偏旺者，尚需加入金铃子、青皮以泄肝，疏中兼泄，是调理肝气的主要方法，故为气滞痛经的常用有效方药。

【实践验证】 疏肝理气汤，的确是治疗痛经属于气滞证型者有效，在治慢性盆腔炎所致不孕不育者，亦有较好的效果。我们曾治疗一袁姓女学生，19 岁，患者经前经期疼痛已 6 年，初潮 12 岁，3～5 天/30±天，量一般，色质正常，平时带下或多质稀无臭气，初潮后年余即患痛经，月经周期正常，或有时落后，痛经特点，是经前期小腹胀痛，胀甚于痛，行经第 1 天疼痛有所加剧，第 2 日即消失，经量中等偏少，色紫红或淡红，有小血块，疼痛时轻时重，每遇劳累或受凉后疼痛加重，并伴有胸闷烦躁、恶心呕吐，有时鼻衄，平时常感头昏心悸，形体消瘦，脉象细弦，舌质淡红，苔色薄黄腻，此乃血虚气滞型之原发性痛经也。经前经期服疏肝理气汤去金铃子、青皮，加入参芪、益母草，平时服八珍汤，经 3 个月经周期的治疗，痛经控制，后又观察了 3 个月经周期，偶有经行隐痛，病遂告痊。

6. 加味止痉散

【方名】 止痉散者，即缓解痉挛之方也，原为治疗头痛血管肌肉痉挛之疾患。我们鉴于有些顽固的痛经，亦系子宫的肌肉痉挛及血管收缩所致，故加入治下焦之品，名曰加味止痉汤，亦系我们的临床验方。

【组成】 当归、赤白芍各 12g，甘草 5g，全蝎、蜈蚣各 6g，干地龙 10～12g，青风藤 10g，葛根 9～12g，钩藤 12g。

【服法】 经前经期，日服 1 剂，水煎分 2 次服。

【功用】 养血疏风，止痉止痛。

【适应证】 主要适用于剧烈性痛经，与经行头痛等病证，患者在剧痛时，有收缩状，呈阵发性疼痛，常伴恶心呕吐。

【方解】 本方药既然以养血息风、止痉止痛为主，故方中用归、芍、草为主，其中芍药、甘草两药本就有缓解挛急性的作用，并加入大量的全蝎、蜈蚣、地龙等虫类药搜风止痉，原有止痉散，本就有全蝎、蜈蚣、地龙、甘草诸药。痉者，与肝有关，肝主筋，"诸风掉眩，皆属于肝"，故虫类药入血搜风，得甘草缓解筋脉之挛急，加入钩藤者，亦在于息风止痉也，青风藤亦在于搜风止痉，活络止痛。葛根一药，原为阳明胃经的解肌药，而我们认为此药有扩张血管，缓解肌肉痉挛的作用，前人曾有葛根汤治项背强几几的记载，故我们选用此药加入止痉汤中，用来加强缓解子宫肌肉组织的痉挛性收缩，是以组成本方较强的止痉止痛作用。

【临床应用】 本方不仅能治疗子宫痉挛性收缩性痛经，而且对经行头痛，产后痉病等亦有较好的效果。

（1）经行头痛：月经大多后期，经行头痛较剧，或伴有恶心呕吐，小腹阵痛，经行量少，色紫红，有血块，脉弦，舌质偏红，治疗可以本方加入延胡 10g，益母草 15～30g。

（2）产后痉病：产后头昏头晕，心慌出汗，或时头痛恶心，阵发性，呈收缩状，颈项强直，转动欠利，周身关节亦有酸痛之感，脉细弦，舌质淡红，质地花裂，可用本方加入黄芪、太子参各 15g 为合适。

【临床体会】 本方药是从止痉散的基础上加入钩藤、青风藤、葛根、当归、白芍、甘草而成。我们体会，所谓止痉散中，主要是缓解痉挛，从妇科痛经而言，子宫肌肉痉挛性收缩所致顽固性痛经，因而我针对这一主要病变，用芍药、甘草合止痉散，就是针对这一病理变化而用药，而且还加入了青风藤、葛根等止痉止痛药物，或单以本方进治，亦可兼用于内异止痛汤、痛经汤等有关方药中，疗效似乎更好。

7. 加减趁痛散

【方名】 趁痛散，是治疗产后身痛的名方，载于《经效产宝》，今天我们借来治疗月经来潮时的身痛，故名之曰加减趁痛散。

【组成】 炒当归 10g，黄芪 20g，白术 10g，炙甘草 5g，独活 9g，生姜 5g，桂心 5～9g，薤白 5g，牛膝 10g，鸡血藤 12g。

【服法】 经前经期服，每日 1 剂，水煎 2 次分服。

【功效】 益气养血，祛寒活络。

【适应证】 营血不足，血脉不和之经行身痛，肢体关节作痛，或有麻木，或有酸楚不适，得热则减，得寒则重，伴有头昏心悸等证候。

【方解】 本方药主要在益气养血，只有血充，才能舒筋和络，所以方中以当归、黄芪为主药，当归合黄芪，本就是当归养血汤，加入白术、甘草以扶脾，以气血来源于后天脾胃，故脾胃为后天生化之源，复加独活以祛风湿，生姜、桂心以祛寒定痛，薤白辛温通阳，牛膝补肝通筋络。所以全方凑合成益气养血，祛寒通阳，舒筋活络之效的方剂。我们鉴于周身疼痛，特别是周身关节疼痛，更与筋骨脉络有关，因此加入鸡血藤者，就在于活血和络，达到止痛的目的。

【临床应用】 本方在临床上的应用，主要用于经行身痛、产后腹痛，以及血痹等证候。

（1）经行身痛：经前经期，周身疼痛，或有麻木，或有酸楚，头昏心慌，面乏华色，月经量少，色淡红，一般无血块，脉象细弦，舌质淡红，可以本方药加入丹参、泽兰叶；如月经过多者，应去牛膝、鸡血藤，加入蒲黄炭、阿胶珠、血余炭等。

（2）产后身痛：据《中医大辞典》记述，产后遍身疼痛，筋脉拘急，四肢屈伸不利，喜按喜揉，面色萎黄，心悸少寐，苔薄，脉濡细，本方药治之。

（3）血痹：周身麻痹，或是酸楚，头昏神疲，面白少华，心慌怔忡，形体畏寒，或有外感，脉象细弱，舌质淡红苔白，予以本方药加入防风、党参等品。

(4) 虚寒性痛经：经行末期，小腹隐痛不舒，按之则适，并喜热按，一般月经偏多，色淡红，无血块，头昏心慌，面乏华色，形寒作冷，周身骨节酸楚，脉细，舌质淡红，本方药去牛膝、薤白，加入煨木香、党参等品。

【加减】 本方药在临床上具体使用时，应随证加减。若周身及四肢骨节酸痛明显者，尚需加入秦艽、威灵仙、全蝎、蜈蚣等；若行经量少者，需加入桃仁、红花、泽兰叶等品；若月经量过多者，需加入血余炭、党参、三七粉等品。

【临床体会】 本方药所治痛经乃周身四肢酸痛者，均属血虚所致，而且血虚又必夹有一定量寒湿始为此方证。根据我们多年来对《经效产宝》的"趁痛散"的应用体会，该方实际上从《金匮》血痹虚劳病中的血痹治法方药而来。因为《金匮》的血痹，是用黄芪桂枝五物汤，药用黄芪、芍药、桂枝、生姜、大枣五味，是治疗血痹的要药。血痹者，血液有所痹阻也，或麻痹也，即以肌肤顽麻不仁为主证，与风寒湿所致之痹，有虚实之别，故《金匮》将血痹与虚劳合载一篇，有其内在的关联，所以张仲景指出血痹的病因时，认为平素养尊处优，好逸恶劳之人，因动时恒少，缺乏锻炼而肌肤疏松，房劳伤肾，精髓空虚而筋骨脆弱，故不足于内，又因恣食肥甘厚味，肌肤丰满充盛，而有余于外，此种人多属外强中虚，上阳不足之人，如因疲劳汗出，则阳气被伤，卧不时动摇，阳气两伤，于是风气虽微，亦可直入血中，致血行有所凝滞，痹阻于肌肤而成血痹，此即《素问·五脏生成篇》所说："卧出而风吹之，血凝于肌肤者，为痹。"这就是说，内在气血不足，卫阳薄弱，风寒外袭，虽邪很轻微，亦致血行凝滞的病变。产后内在气血不足，好食膏粱厚味，体脂丰盈，但卫阳不足，肌肤空疏，风寒之邪袭之，血液凝滞不畅，故致周身或骨节酸痛，俗称为"产后风"，机制与血痹相同，故"趁痛散"也与黄芪桂枝五味汤相似，因而认识趁痛散，势所必然的要认识黄芪桂枝五味汤，药为病设，病为前提，趁痛散之所以要加入独活、薤白者，正是在于外祛风湿，内通阳气之用。我们之所以又加入牛膝、鸡血藤者，亦在于活血通络，调理月经，为经行身痛之用也。

趁痛散一方在历代各家著述中，有所不同，《证治准绳》所记载的趁痛散，药用乳香、没药、桃仁、红花、当归、羌活、地龙、牛膝、五灵脂、甘草、香附等药，黄酒调服，功能活血祛瘀，搜风通络，所治经行身痛，或"产后风"者，应为邪瘀实证，非虚证也，名虽相同，治有虚实之别。《杨氏家藏方》之趁痛散，药用没药、杜仲、延胡索、当归、肉桂、萆薢，用黄酒吞服，功能温阳除湿，行瘀止痛，亦为寒湿血瘀的实证使用，与本方药亦存在虚实燥湿之差异。但是在临床上虚实兼夹者多，纯虚纯实者少，所以本方药中既有当归补血汤之补气养血，又有黄芪桂枝五物汤之温阳，扶正为主，但又加入独活祛风湿，薤白通胸阳，宣化心肺之气机而祛实邪，虚中兼实，实为临床之需。

【实践验证】　趁痛散用之产后，这是众所周知的，但用此治经行腹痛身痛者颇为少见，但常亦有之。我们曾治一例痛经，在行经末期或经后2~3天，小腹坠痛，喜按喜热，并伴周身不舒，腰脊酸痛，据述经行量多，色红有小血块，自感神疲乏力，大便在行经时，有所溏薄，且经期落后，从辨证上看，似乎是虚寒状态，有人提出，可用《金匮》的当归生姜羊肉汤，亦有人认为需用补中益气汤，从中焦气虚下陷论。我认为，此乃气血两虚为主，兼有阳虚寒胜，非单纯的虚寒，亦非单纯的气虚下陷，故应以补气养血，温经和络，稍祛风湿，用趁痛合宜，方药从加减趁痛汤原方去薤白、牛膝，加入党参15g，炒白芍12g，调治3个月经的行经期，症状基本控制，效果明显。

第六讲　出血性月经病方药心得

所谓出血性月经病，是指与月经有关的出血病证。可分为行经期出血，有月经过多、经期延长、月经先期；经后期出血，有经后期漏红；经间排卵期出血，有经间期漏红；经前期出血，有黄体期出血，或经前期漏红；还有无月经周期的出血，中医称之崩漏。这一类出血性病证，在处方用药上均有所不同，有的要止，有的要通，有的宜清，有的宜补，亦有的宜温、宜利、宜升、宜降，不能予以单纯性的止血。相反，大多数需要化瘀止血，这是治疗与月经病有关的出血性病证的最大特点。根据我们的体会，经过多年来的摸索，制成加味四草汤、加味失笑散、逐瘀排浊汤、新加固经汤、加减二至地黄丸、加减补气固经丸、加减震灵丹、加减胶艾汤。将予逐一介绍之。

1. 加味四草汤

【方名】　运用四种草药来控制出血，称之为四草汤。四草汤系我们 20 世纪 60 ~ 70 年代以来所制定的临床验方，在实践中发现，还需加入一些有助于清化止血的药物，以提高临床的治疗效果，故谓之加味四草汤。

【组成】　马鞭草 15 ~ 30g，鹿含草 30g，茜草、益母草各

15g，大小蓟各 12g，炒五灵脂 10g，炒蒲黄 6～9g，炒川断 10g。

【服法】 出血期间，每日 1 剂，水煎分 2 次服。

【功用】 清热利湿，化瘀止血。

【适应证】 本方药适用于血热夹瘀性的月经过多、经期延长、崩漏等病证。

【方解】 马鞭草有清热利湿，化瘀止血的作用，且作用尚较明显；鹿含草经我们反复使用，我们认为此药具有清热止血，祛风化湿的作用；茜草生用则具有化瘀通经的作用，炒则化瘀止血；益母草化瘀生新，有收缩子宫的明显作用，四药相合清热利湿，化瘀止血，治疗血热夹瘀的出血病证有效。但为了增强止血效能，故又加入大小蓟，并用五灵脂、蒲黄类似失笑散以加强化瘀，达到更好的控制出血，用炒川断，不仅有增强化瘀止血的作用，而且还有补肾的一面。月经期的出血，本质上与肾有关，故加入补肾之品，亦为标中顾本之深层意义。

【临床应用】 本方药除应用于血热夹瘀的经期出血、崩中漏下病证外，尚可应用于产后恶露不绝、盆腔炎之出血病证。

（1）产后恶露不绝：产后月余，恶露淋沥不绝，色紫红，有血块，小腹隐痛，腰酸，胸闷烦躁，内热口渴，便艰尿黄，脉数，舌红苔黄腻。应用本方时，还可加入女贞子、墨旱莲各 10g，生地 10g。

（2）盆腔炎：可见赤带，或经漏，色紫红，腰酸，少腹作痛，头昏烦热，或有低热，尿黄偏少，脉弦舌红。应用本方药时，尚需加入炒当归、赤白芍各 10g，败酱草 15～30g，延胡 12g，薏米仁 30g。

【加减】 如出血过多者，可加入三七粉 1.5g 吞服，血竭粉 1.5g 吞服；如出血量少，淋沥不畅者，可加入当归、赤芍各 10g，泽兰叶 12g。

【临床体会】 根据我们的临床体会，诸凡出血病者，首在血热，其次是血瘀，但瘀热交阻者尤为多见。

（1）血热：这是从古到今，最为常见的一种理论观点，早在《素问·阴阳别论》中说："阴虚阳搏，谓之崩。"后世张子和、张洁古、李东垣、虞天民等前辈均认为崩漏之属火热为病也。所谓血得热则行，热迫血行，之所以形成出血。在治崩的三大法中，有"塞流、澄源、复旧。"凉血清热以澄源，说明出血病的主要原因就在于血热，所以应用凉血清热就是针对原因治疗的澄源之法。

四草汤中的主要药物马鞭草、鹿含草就具较为明显的凉血清热的作用，马鞭草的清热作用是众所周知的，但对鹿含草的清热止血作用，具有很大的争议。考一般中药书籍所载，均认为本药味苦微辛，性温，归肝、肾经，功能祛风除湿，补肾健骨，止血解毒，《陕西中草药》认为：此药补肾壮阳，调经活血。故前人有二鹿汤，即鹿含草与鹿茸为温经补肾阳的主方。但我们在临床上反复使用于胸闷烦躁，头疼，月经过多，色鲜红，有小血块的肝经郁火性的出血病证，而且是单味鹿含草30g到100g用之有效，故我们认为本药有清肝止血的作用，曾经作为避孕药使用于临床，虽未达到理想的避孕作用。另查《云南中草药》认为：此药润肺止咳，消炎止痛，……大叶肺炎，热咳，腰痛，感冒喉痛，疔毒等。与马鞭草相合，其清热化瘀止血的功用将更为明显。茜草、益母草化瘀以止血。但本方药是以马鞭草、鹿含草为主要药物，所以凉血清热是主要的，符合前人凉血清热澄源的要求。而且马鞭草、鹿含草清热除湿，消除炎性疾患，在出血病证中，特别是长时期出血病证的治疗上多用此两味药，含有深层意义。

（2）血瘀：血瘀致出血虽然在前人的文献论述中不占重要地位，但是根据我们临床上的长期观察，特别是通过现代医学的有关检查，已经证实血瘀在出血病中占重要地位。实际上在《金匮要略·妇人杂病脉证并治》篇中，有两处提到因瘀出血的月经病。其一是围绝经期出血病者，与血瘀有关，如说：妇人年五十所病下利（血）数十日不止，暮即发热，少腹里急，腹满，手掌烦热，唇口干燥，何也……曾经半产，瘀血在少腹不去，……当以温经汤主之。清《金匮要略直解》中说："妇人有瘀血，当用下瘀血汤。今妇人年五十，当天癸竭之时，又非下药所宜。故以温药治之，以血得温即行也。"实际上温热药化瘀，还有助阳溶解瘀浊的深层意义；其二是带下经水不利，少腹满痛，经一月再见者，土瓜根散主之。月经先期，一月两次，亦属出血病证，土瓜根散在于化瘀浊，且其力量较重，在《金匮要略》妇人杂病的短短的条文中，竟然有两条在明显的地方指出了因瘀出血，不可谓不重视。所以化瘀而控制出血应该予以重视，是以本方中选择了较多的化瘀止血性的药物，意义亦在于此。

（3）瘀热交阻：在女性出血病中，单纯血热者有之，但不多，单纯血瘀者亦有之，但亦不多，而是瘀热相兼，瘀热交阻，或者瘀中兼热，或者热中有瘀，而出血时间稍长者，又常常兼夹湿浊。子宫内的血瘀，其本身就含有湿浊，所以我们常常称其为瘀浊。热者，常与心肝气火有关，而肝经火热者，又多郁火，郁则气滞也，气滞则易致水湿停阻，湿浊内留，与火热相兼，自然就将形成湿热，且瘀浊内阻，亦容易致热，所谓湿蕴生热，热、瘀、浊三者相兼多，是以加味四草汤不仅在清热化瘀，而且还具有利湿化浊的作用，使黏腻之瘀浊祛除务尽，防止后遗。

【实践验证】 张姓女，年龄46岁，患崩漏已年余，均以漏证为主。初经14岁，5/30日，量中色红，有小血块，有痛经史，婚后愈。平时白带较多，26岁结婚，1-0-2-1，上节育环5年后取出。妇检有宫颈炎病史，近2年来月经紊乱，前后不一，量或多或少，渐致经漏，甚则月余始净，妇科检查，B

超探查均未见异常。此次月经来潮后，已20余日未净，量少淋沥，色紫红，有小血块，偶或增多，头昏腰酸，小腹有时作胀，两便正常，时感烦热头痛，夜寐欠佳，脉弦，舌质淡红边紫，先后服用各种止血药未见效，予以加味四草汤加入钩藤12g，炒当归、赤白芍各10g，服药5剂即经净，经净之后予杞菊地黄汤合越鞠丸，经行仍服加味四草汤，经后因脾胃失和改用归芍六君汤合越鞠丸，经行之时再予加味四草汤，7天经即净，病情基本痊愈。此方在我科室对40岁以上的女性出血病患大多用此，得能获得较好疗效，基本上已作为出血病的常规处方。

2. 加味失笑散

【方名】 失笑散者，乃前人之方也，首载于《和剂局方》，《苏沈良方》称之为断弓弦散，兹则为了出血病证的需要，加入一些增强化瘀止血的药物，故名加味失笑散。

【组成】 炒当归、赤白芍、制香附、五灵脂各10g，炒蒲黄包煎6~10g，茜草15~30g，大、小蓟各12g，炒川断10g，益母草15~30g。

【服法】 出血时服，每日1剂，水煎2次分服。

【功效】 化瘀止血，排经固冲，散结止痛。

【适应证】 月经过多，经期延长，崩漏等属于血瘀者，根据《局方》所载失笑散方下，治瘀血内阻，月经不调，少腹急痛，产后腹痛，恶露不行等。

【方解】 本方药以失笑散为基本，失笑散者，原为治疗胸腹诸痛证而用，痛者，瘀阻不通，血行不畅，不通则痛。失笑散者，是化瘀止痛的方剂，今借用治疗出血病证，亦在于五灵脂、蒲黄两味主药，化中能止，止中寓化，重在化瘀，由于与月经有关，经血应泄者，必须排清排尽，所以方中加入炒当归、赤白芍、茜草、益母草调经排瘀之品，大、小蓟虽亦有化瘀之用，但重在止血。诸药平和，寒温适宜，合用则可祛瘀结之污血，固离经之好血，用之有效，故为临床常用的验方。

【临床应用】 本方药不仅使用于月经过多、崩漏、经期延长等属于血瘀证型者，亦可用于产后恶露不绝，胸腹疼痛等病证。

（1）产后恶露不绝：产后恶露淋漓不绝，色紫红，有血块，小腹胀痛，腰酸，胸脘痞闷，烦躁口渴，不能饮水，脉弦细，舌质边紫，苔黄白根部腻厚，治当以本方加入广木香10g，山楂10g。

（2）胸脘胀痛：胸闷痞窒，心悸气短，头昏头疼，烦躁口渴，检查：有冠心病、心绞痛，脉象细弦，舌质暗紫，苔黄白腻，治当以本方去大小蓟、益母草，加入广郁金10g，合欢皮9g，太子参10g。

【加减】 加味失笑散，本方已经根据临床使用情况进行了加味，但从广泛使用的情况来看，仍然不够，如夹有湿热者，尚需加入红藤15g，败酱草20g，制苍术10g，苡仁30g；腰酸明显，小腹有冷感者，可加入杜仲10g，补骨脂10g，寄生12g；大便溏泄者，可去炒当归，加入炒白术12g，砂仁后下5g；如出血量过多，又伴有小腹作痛者，可加入生炒蒲黄、生炒五灵脂各15～30g，花蕊石15g。总之，因证而施，务求有效。

【临床体会】 我们认为加味失笑散，药物平和，寒温适宜，能化能止，化中寓止，止中有化，止血而不留瘀，化瘀又不影响止血，故临床上用之较多，为我们常用的临床验方，因而我们体会，有三个方面情况，需要加以分析。

（1）关于失笑散的渊源：失笑散，首载于《和剂局方》《苏沈良方》名断弓弦散，原是治疗诸种疼痛的验方。吴子宣在《古今名医方论》中说："经云：心主血，脾统血，肝藏血，故产后瘀血停滞，三经皆受其病，以致心腹疼痛，……不觉诸证悉除，直可以一笑而置之矣。"其命名，是由服本药后，诸证，特别是疼痛消失，一笑置之。但亦有另一说法者，瘀阻心包络，喜笑不已，服此方药后，喜笑立失，病告痊愈，故名失笑散。在宋代，陈自明所著的《妇人良方》一书中，曾有两处提到失笑散治疗心痛之患，如在《校注妇人良方·调经门·妇人杀血心痛方论第十四》中说："妇人血崩而心痛甚，名曰：杀血心痛，由心脾血虚也，若小产去血过多，而心痛甚者，亦然，用乌贼鱼骨炒为末，醋汤调下失笑散亦效。"在此条论后，薛己按语中指出：前证指杀血心痛，若阴血耗散，用乌贼丸收敛之，若瘀血不散，用失笑散行散之。又在《校注妇人良方·产后门·产后恶露上攻心痛方论第五》中说："产后心痛，为阴血亏损，随火上冲心络，名曰心胞络痛。"在论后，薛己指出："若阳气虚寒，用大岩蜜汤温之，瘀血上冲，用失笑散主之。"同时在失笑散适应证下指出：治产后恶血上攻，心腹作痛，或牙关紧急，一服可愈。本方在前人的论述中又名"断弓弦散"，为祛瘀止痛的代表方。实际上在《太平惠民和剂局方》中认为："产后心腹痛欲死，百药不效，服此顿愈。"鉴于此方药止痛化瘀的效果显著，我们用来治疗血瘀性的月经病出血证亦颇为有效，故已列为常规处方。

（2）血瘀性出血的重要性：过去我们亦认为，凡是出血病因不外乎火热迫血妄行，以及气虚不能摄血，就月经病而言，亦不例外。把血热作为出血的最主要的因素，所以治疗上也以凉血清热为最主要的治法。对血瘀虽然有所认识，但仅仅作为最次要的方面。随着专科实践的深入，以及西医学的微观检查，发现崩漏、月经过多、经期延长等出血病证，就其局部的子宫（血海）因素而言，子宫内的膜样血瘀，是导致出血的重要因素，不仅与血热相等，甚至更为重要，正如《简明中医妇科学》引《备急千金要方》中所说："瘀结占据血室，而致血不归经"，说明了血瘀内结，占据子宫内在的胞脉胞络部位，导致出血，血不归经，这是月经病出血的主要原因。内结之血瘀，又非一般血瘀，它是由子宫内膜，包括应泄之经血，还包括一些浊液的内阻。所谓瘀结者，说明这些膜瘀，凝结于子宫之内，不易脱化。西医学采取刮宫排瘀的方法，清除子宫内的瘀结，很快就能达到止血的目的，可以有力的证明子宫内的瘀结。作为崩漏或者少数月经过多、经期延长的病证，由于血瘀内结，不易排出，因此采取化瘀止血的方法，而且化中寓止，在一定程度上以止为主，所选用的药物，也是偏于止血，是完全适用的。而且根据我们临床上深入的观察，子宫肌瘤、子宫腺肌病、子宫内膜息肉所形成的月经过多、经期延长，也势所必然地要运用化瘀止血，而且要以止为主，因为出血期间，化瘀药在一定程度上也有影响出血的控制，甚则增剧出血，所以应用加味失笑散是最好的选择。因而加味失笑散不仅可治疗功能性月经病出血病证，也可治疗器质性出血病证。关于血瘀的病因的形成和发展，及其在出血病中所占的重要性，可参考夏桂成主编的《中医妇科理论与实践》。

（3）关于失笑散的药理分析：失笑散实际上有三味药，五灵脂、蒲黄、醋，在出血病中所使用的失笑散，应该有五味药，即生、炒五灵脂，生、炒蒲黄，醋。

五灵脂，系鼯鼠科寒号虫或称大鼯排出的干燥粪便，具有甘温性能，入肝经，有通利血脉，行瘀的作用，是妇科常用的良药。朱丹溪认为：凡血崩过多者，半炒半生，酒服能止血行血，治血气刺痛；李时珍认为，此药止妇人经水过多，赤带不绝，胎前产后，血气诸痛，并有杀虫解药毒，及蛇蝎、蜈蚣咬伤。

蒲黄，甘平，亦入肝经，生用性滑，行瘀利尿，炒炭收涩止血，可治血滞经闭，儿枕作痛，心腹痛，崩漏吐衄等病证。李时珍认为凉血活血，止心腹诸痛。蒲黄与五灵脂两药，功用虽相同，但蒲黄又有利尿的作用，古方中都用以治膀胱有热，小便淋痛之证，五灵脂则止痛作用很强，但不能利尿。又蒲黄既能行血，又能止血，本经上说"止血，消瘀血"，似为矛盾，但实际运用，确是如此，其用法当有不同。凡行血需生用，生用性质滑利，若止血则须炒熟，炒熟后可去其滑利之性，使其变为收涩止血，生熟不同，性质便相反，可见炮制后药性的变化，实为研究中药的重要问题，不可不加注意。吴子宣在《古今名医方论》中论述此二药的具体作用时说："故产后瘀血停滞，心、肝、脾三经皆受其病，以致心腹疼痛，恶寒发热，神迷眩晕，胸膈满闷，凡兹者，由寒凝不消散，气滞不流行，恶露停留，小腹结痛，迷闷欲绝，非纯用甘温破血行血之剂，不能攻逐荡平也，是方用灵脂之甘温走肝，生用则行血，蒲黄甘平入肝，生用则破血，佐酒煎，以行其药力，庶可直扶厥阴之滞，而有其推陈致新之功，甘不伤脾，辛能通瘀，不觉诸证悉除。"

五灵脂一药，近来有服之而不适应者，特别是配合人参用之，须谨慎之。

【实践验证】 失笑散在前人临床应用中，亦颇为常用，且效果较佳。《校注妇人良方·产后门·恶露上攻心痛方论第五》中所附验案。一妇患产后心痛，手不敢近腹，脘腹亦胀痛，用失笑散一服，下瘀血而愈，次日复痛，亦用前药而愈。我们在治疗血瘀性崩漏时，亦常用此。张姓女，年龄 42 岁，患崩漏 6 年余，闭经半年行经后淋漓不净，头昏腰酸，经行量少，色紫红，有小血块，脉象细弦，以加味失笑散入党参12g，炒白术 10g，砂仁（后下）5g，荆芥 6g，茯苓 12g，炮姜 3g，服药 5 剂，经漏即止，患者十分感激。

3. 逐瘀排浊汤

【方名】 逐瘀者，排除血瘀的功能较一般化瘀药物力量为大；排浊者，排除痰脂与湿浊样物质。血瘀与痰脂湿浊蕴阻于子宫内者，必须予以彻底排除，才能达到固冲闭藏的目的，否则稽留于内，遗害无穷。为此我们将本方命名为逐瘀排浊汤。

【组成】 炒当归、赤芍、制苍术、制香附、五灵脂各10g，茯苓12g，马鞭草、马齿苋各15~30g，晚蚕沙（包煎）12g，蒲黄（包煎）9g，川断12g，泽兰叶12g。

【服法】 出血期间，每日1剂，水煎2次分服。

【功用】 逐瘀调经，利湿排浊。

【适应证】 血瘀夹湿浊的出血病证，亦包括少数闭经病证，一般可见小腹胀滞，或崩中量多，呈阵发性，或淋漓量少，长期不愈，色紫红，有黏腻样血块，小便黄少，腰酸腿重，舌质偏红，苔质白根部腻厚，脉象细濡者。

【方解】 本方药是在加味失笑散的基础上，清利湿浊，逐瘀调经的方药。方中所用马鞭草、马齿苋、晚蚕沙、泽兰叶，是逐瘀排浊的要药，以此来排除子宫或血海中的瘀浊；复用当归、赤芍、五灵脂、蒲黄化瘀止血，调达月经。因为该泄之月经，必须彻底排除，而不该泄之经血，应予以固藏。佐入苍术、茯苓以健脾利湿，川断补肾，强脾肾以除湿之本。考湿浊来源于脾肾，是在逐瘀排湿的同时，加入健脾温肾之品，不仅更有利于湿浊瘀之排出，而且标中顾本，治有深意。加香附者，利气疏肝，有利于逐瘀调经也。药为方所组合，方为病证所需，且用之于临床而应有验也。

【加减】 本方药随病证之所需，如瘀结明显者，可加入大黄3~9g，益母草15~30g；如腰酸明显者，可加入杜仲9g，寄生12g；如大便偏溏泄者，去当归，可加入煨木香9g，砂仁（后下）5g。

【临床应用】 本方药不仅适用于瘀浊性的崩漏、闭经病证，而且可以适用于瘀浊性带下、产后恶露不绝等病证。

（1）瘀浊性带下病证：即带下较多，色黄白，或赤白杂下，质黏稠，或有臭气，腰酸腿软，身困乏力，尿少混浊，脉象细濡带数，舌质偏红，苔黄白腻，中根部腻厚，治疗可予本方药加入黄柏 10g，苡仁 30g。

（2）瘀浊性恶露不绝：产后恶露不绝，或量多淋漓不止，或量少淋漓不净，或赤白杂下，质黏稠，有小血块，小便隐隐作痛，腰俞酸重，尿少便艰，脉象细弦带数，舌质偏红，苔黄白腻厚，治当予以本方药加入黄柏 9g，苡仁 30g，败酱草 15～30g。

【临床体会】 本方药实际上是从四草汤、加味失笑散、逐瘀止血汤的基础上加减而来。四草汤与加味失笑散者，是我们的临床验方，四草汤偏于清热，加味失笑散偏于化瘀，但化瘀的力量较为平和，而侧重于止血，此方着重在"逐瘀"方面，所以方意应以《傅青主女科》逐瘀止血汤为近。考《傅青主女科》的逐瘀止血汤，药用大黄、生地、当归尾、赤芍、丹皮、枳壳、龟甲、桃仁。其中大黄、归尾、赤芍、枳壳、桃仁，是逐瘀性的药物，仅仅是生地、龟甲有养心血的作用。因为原书指出，妇人有升高坠落，或闪挫受伤，以致恶血下流，如有血崩之状者，若以崩治，非徒无益而又害之也，说明逐瘀止血汤意在逐瘀，非为止血，因为伤瘀所致也。在陈士铎的《辨证录》称本方为逐瘀止崩汤，而我们所组成逐瘀排浊汤，同样亦在于逐瘀血，清湿浊，从而达到固冲止血的目的。

关于瘀浊内阻的问题。瘀者，似乎指血瘀也，但从字义理解，凡有物阻塞不通，均可谓瘀，而有关月经病的瘀阻，自然与血分不开；浊者，指湿浊也，但实际上主要是指脂膜，亦即子宫内膜样物质，还应包括湿浊。血瘀与痰湿相阻，且互相凝合，形成既复杂又较为顽固的病变。夏桂成在《中医妇科理论与实践》一书中，阐述其经后期的生理、病理特点时，较为详细，可参考之。日本学者汤本求真在其所著的《皇汉医学》中说："瘀即秽浊之谓，血是血液。则所谓瘀血者，即污秽之血液，而非正常之血液也。以现代的新学说解释之，所谓瘀血者，即变化而非生理之血液，则不惟已失去血液之作用，反为有害人体之毒物。既为毒物，即须排除体外，虽片刻亦不能容留之。"我们认为，湿浊为害者，不仅黏滞子宫，而且据我们临床长期观察，随着阴阳消长运动的发展变化，当重阴时，湿浊包括津液亦形高涨，高涨的水湿津液，润泽生殖道，以利排出精卵，亦利于精卵的游移活动。如排出的精卵未能受孕，则败精化浊，形成有害的湿浊，较多的湿浊，固然也仰赖体内阳气的吸收和排出，但残剩于卵巢、子宫内的湿浊，必须通过血液的流动以吸收和排出，所以在经期逐瘀排浊有着重要的意义。如果子宫特别是卵巢区的浊瘀残留日久，将导致卵巢或子宫内的囊性和实质性的癥瘕，因此不能轻视排浊的重要作用。

关于主药的分析：本方药中的逐瘀排浊者，我们认为是马鞭草、马齿苋、晚蚕沙、泽兰叶，其中尤以前三味为主，均以逐瘀排浊为其长。

马鞭草，味苦，性凉，入肝、脾两经，具有清热解毒，活血散瘀，利水消肿的作用，可治外感发热，湿热黄疸，水肿，痢疾，……淋病，经闭，癥瘕，痈肿疮毒等疾。《本草经疏》："马鞭草，本是凉血破血之药，下部匿蜃蟗疮者，血热之极，兼之湿热，故血污浊而成疮，且有虫也。血凉热解，污浊者破而行之，靡不瘳矣。陈藏器谓其破血杀虫，亦此意耳。"《滇南本草》云其"气味苦寒，无毒，主治妇人经水不通成劳，速煎此草服之愈。亦治痀痈毒冲心，服此神效。"可见马鞭草的清热、化瘀、利水三大功用是十分明显的。

马齿苋，味酸，性寒，入大肠、肝、脾经，具有清热解毒，散血消肿的作用，治热痢脓血，热淋，血淋，带下，痈肿恶疮等疾。《本草正义》云："马齿苋，最善解痈肿热毒，……《蜀本草》称其酸寒，寇宗奭谓其寒，陈藏器谓治诸肿，破痃癖，寒滑以利导之，而湿热可泄，又兼能入血破瘀，故亦治赤白带，《频湖》谓散血消肿，利肠滑胎，解毒通淋，又无一非寒滑二字之成绩也。"此药排瘀止血，性能寒凉，用时注意，大便不实者，慎用之。

蚕沙，味辛，性甘温，入肝、脾、胃三经，具有祛风燥湿、利浊的作用，可以治疗风湿为病，肢节不遂，皮肤顽痒，腰脚冷痛，瘾疹等疾。李时珍的《本草纲目》认为："治消渴癥结，即妇人血崩，头风赤眼，去风燥湿。"陈藏器云："去风，缓诸节不随，皮肤顽痹，腹内宿冷，冷血瘀血，腰脚冷痛，……。"我们认为蚕沙祛风除湿，并有利浊作用，故能治赤白带下、崩漏等疾。上两药偏寒凉，而蚕沙有温暖的作用。

【实践验证】 逐瘀排浊汤，总的说是清化之方。马鞭草是四草汤中的主药，马齿苋据《中药大辞典》引述，有收缩子宫的作用，"经50余例临床观察，马齿苋注射液可以代替麦角新碱，使子宫平滑肌收缩，其作用甚至较麦角新碱为强，对产后流血，功能性子宫出血有效。"晚蚕沙一味，可治闭经与崩漏。我们曾治一例王姓女，年龄42岁，患者崩漏20余日未绝，且有增多倾向，初经13岁，3~5/30~60~90天，量一般，色红，有小血块，有痛经史，近二年来月经失调，经行后期，有时2~3月一次，经行量少，色紫红，小血块淋沥10天左右始净，测量BBT呈单温相，但近一年来由漏致崩，曾行诊刮病检："子宫内膜呈增生过长，并伴腺囊型增生。"头昏腰酸，烦热口渴，尿黄便艰，纳欠神疲，脉细濡数，舌苔黄白腻厚，根部尤厚，治疗予以清化为主，佐以止血，方取逐瘀排浊汤，加寄生12g，大小蓟各12g，三七粉（另吞）5g，日服3次，服药5剂，即有效地控制了出血，再按月经周期阶段特点进行调治，调治3个月经周期，基本痊愈。

4. 新加固经汤

【方名】 固经丸者，是妇科常用的滋阴清热，固经摄血的方剂。固摄月经，不使排泄过多的经血，而临床上根据病证需要，加入一些更好的滋阴清热止血药，故名曰新加。

【组成】 炙龟甲（先煎）9～15g，炒黄柏 6～10g，椿根白皮 12g，炒川断 10g，炒五灵脂 10g，炒蒲黄（包煎）6～9g，炒黄芩 6g，墨旱莲 12g，血余炭 12g。

【服法】 出血期，每日 1 剂，水煎分服。

【功用】 凉血清热，化瘀止血。

【适应证】 崩漏出血，或月经过多，色红，有血块，伴有头昏头疼，胸闷烦热，口渴口苦，便秘尿黄等证。

【方解】 本方药是在固经丸的基础上加减而来的，方中重用龟甲、黄柏两药，龟甲滋阴清降，守而不走，故有滋阴之功，是控制出血的最主要药物；黄柏苦寒，清下焦肾家之火，肾与子宫冲任相近，清肾火，即是清子宫血海之火，两药相合，故能控制下焦子宫血海之出血，再加入黄芩之清热，椿根白皮、血余炭、炒蒲黄，以加强固经止血；墨旱莲既能滋阴，又有凉血清热，固经止血等作用，加入五灵脂者，化瘀止血也，凡出血病与月经有关者，大多有程度不同的血瘀存在，因此滋阴清热方药中，更需加入化瘀止血之品，止中寓化，以防后害，此乃临床治疗所必需也。

【临床应用】 本方药除了治疗血热性崩漏，以及月经过多等病证，亦可治疗顽固性经间期出血，及恶露不绝。

（1）经间排卵期出血：在两次月经的中间时期，絪缊乐育之时，出现反复顽固性出血，血量稍多，色红，无血块，腰酸头昏，烦热口渴，便坚尿黄，或赤白杂下，舌质偏红，苔黄腻，脉象细弦带数，治疗当予滋阴清热，固经止血，新加固经汤加入淮山药、山萸肉、寄生、杜仲等品。

（2）产后恶露不绝：产后恶露不绝，或时出血量多，色红，质黏稠，头昏腰酸，烦热口渴，入夜盗汗，大便秘结，小便黄少，脉象弦细带数，舌质偏红，苔黄腻，治当滋阴清热，止血，新加固经汤加入钩藤 10g，败酱草 15g，生地黄 10g。

【加减】 本药在出血时应用，常有所加减，如偏于阴虚的，需加入女贞子12g，干地黄10g；如肝火偏旺，出血增多，需加入黑山栀10g，夏枯草9g；如血瘀明显的，出血阵下，血块较大较多的，加入花蕊石（先煎）10g，大小蓟各12g，三七粉另吞5g；若脾胃失和，腹胀矢气，大便偏软者，加入煨木香6～9g，炒白术12g，砂仁（后下）5g；若腰脊酸甚并有冷感者，加入杜仲10g，制狗脊10g等。

【临床体会】 本方药实际上是固经丸合失笑散的组合。鉴于女科出血病，就功能性疾病而言，主要是两大原因，其一是"阴虚阳搏"，其二是"瘀结占据血室"。瘀者，前已申述，阴虚阳搏者，即阴虚火旺，具有整体性病变的意义。众所周知，阴虚者，主要指肾阴之虚也，而妇科学中的阴虚，还应包括癸水之阴在内，在一定程度上，癸水之阴占有主要的地位，癸阴不仅推动阴阳消长转化运动形成生殖节律的物质基础，而且有滋养子宫，保持子宫肌肉的收缩性，促进血海，亦即子宫内膜的充盈增长，最为重要的是涵养精卵，促进卵泡的发育成熟，同时亦有滋养心（脑）、肾、子宫血脉管壁的作用，使心脑、子宫血脉保持正常的功能。阴虚之后，其子宫的血脉必然有所失养，血脉管壁脆性增加，兼以阳火扰之，所以极易出血，故前人曾有"阴虚失守，则易出血"，由整体影响到血海局部，阴虚血脉失养，脆性增强，这是出血的重要前提，然后阳火逼迫之，故致出血妄行也。如果没有癸阴虚，子宫血海脉络脆性增强，则阳火虽旺，亦不宜致出血也。当然火旺过甚亦有可致迫血妄行者。是以本方以滋阴为基础，既是治本，亦是治标，就出血期论之，滋阴偏于治标，目的在于控制出血，但阴虚者，恒多火旺，阳火旺必然搏击子宫血海，所以滋阴常须合以清火、降火。实际上阴虚火旺者，清火降火亦有助于滋阴，故滋阴降火派的朱丹溪，其著名的方剂大补阴丸，亦重用黄柏、知母清火降火之药也，是以本方药以龟甲、黄柏两味为主。龟甲滋阴补肾，本就有固摄之用，黄柏清下焦肾阴之火，加砂仁为封髓丹，说明通过清也有"封"的作用。两药相合，对下焦肾与子宫有重要的"滋、清、固、封"的作用。所以我们认为固经丸，或我们现在所制的新加固经汤均以此两药为主，是基于理论与临床而来的。

在出血病变中，就妇科的出血而言，不能忽视"血瘀内阻"，在前加减失笑散中，我们已进行了论述，实际上根据我们多年来的临床观察和治疗体会，在整体病变上与"阴虚阳搏"，肾阴癸水的不足，或者少数的有余过剩有关，而在局部病变上，又与程度不同的"瘀结占据血室致血不归经"有关，所以阴虚夹血瘀，或阴过盛夹瘀有关，因而在滋阴清火（热）方法中加入一定量的化瘀止血药物，是需要的。而且在滋阴清热法治疗与月经有关的出血病证，还要注意到"留瘀"的后害问题。因而月经的应泄经血，必须"完全干净，彻底全部"排清，不能有丝毫的剩留，从理论上讲，亦将加入少量化瘀的药物，是以本方药中加失笑散，即五灵脂、蒲黄，因五灵脂、蒲黄能化能止，化中寓止，绝不影响固经汤的"滋、清、封、固"作用，也是我们多年来临床上的重要体会。

兹则再从本方药中的龟甲、黄柏深入析之。

龟甲，味咸性平，入肝、肾经，具有滋阴潜阳、补肾健骨的作用，治疗肾阴不足，骨蒸劳热，吐血，衄血，久咳遗精，崩漏，带下。《药品化义》中说："龟底甲纯阴，气味厚浊，为浊中浊品，专入肾脏，主治咽痛口燥，气喘咳嗽，或劳热骨蒸，四肢发热，产妇阴脱发躁，病系肾水虚，致相火无依，此非气柔贞静者，不能息其炎上之火。又取其汁润滋阴，味咸养脉，主治朝凉夜热，盗汗遗精，神疲乏力，腰痛腿酸，瘫痪拘挛，手足虚弱，久疟血枯，小儿囟颅不合，病由真脏脏衰，致元阴不生，非此味浊纯阴者，不能补其不足之阴。古云：寒养肾精，积此义耳。"《本草经疏》将龟甲、鳖甲并论："龟鳖之甲，《本经》所主，大略相似，今人喜用鳖甲恶用龟甲者，有喜用龟甲恶用鳖甲者，皆偏之见也。二者咸，皆至阴之物，鳖甲走肝益肾以除热，龟甲通心入肾以滋阴，用者不可不详解也。"我们认为龟甲镇静固涩，其滋阴之功较著，崩漏出血者用之甚合。

黄柏味苦，入肾、膀胱经，具有清热燥湿、泻火解毒的作用，朱震亨曰："黄柏走至阴，有泻火补阴之功，非阴中之火不可用也。""得知母滋阴降火，得苍术除湿热"。《药品化义》中说："黄柏味苦入骨，足以降火，能自顶至踵，沦肤彻髓，无不周到，专泻肾与膀胱之火，盖肾属寒水，水多则渐消，涸竭则变热，……《内经》曰：肾欲坚，以苦坚之，坚即补，丹溪以此一味，名大补丸，用盐水制，使盐以入肾，主降阴火，以救肾水。"

【实践验证】　固经丸，原为我们临床常用的有效方剂，对血崩、月经过多，有较好的效果，今则加入旱莲草、五灵脂、蒲黄等药运用于出血病中，更为合适，在出血崩漏病中，除脾虚气弱者外，均为首选，基本上亦为我们治崩的常规处方。我们曾治一朱姓女，22岁，患崩漏已年余，用乙黄周疗法，第一个月尚正常，而第二个周期，因闭止三月余，行经又见血崩，量多色红，有大血块，头昏腰酸，心烦口渴，但大便溏泄，日行两次，脉细弦，舌质红，苔黄白，我们予以新加固经汤，去墨旱莲，加炒白术12g，砂仁（后下）5g，太子参20g，药服5剂，即有效地控制了出血，俟后采取补肾调周法治之，年内未见血崩。

5. 加减二至地黄汤

【方名】　加减二至地黄汤，是由二至丸、六味地黄丸合失笑散三方而成，故名加减二至地黄汤。二至丸，又名女贞丹，载于《医便》卷一，由女贞子、墨旱莲而组成。六味地黄丸最为临床所常用，补益肾阴的最早方剂。

【组成】　女贞子、墨旱莲各10～15g，大生地12g，淮山药、山萸肉各 9g，丹皮炭、茯苓各 10g，炒五灵脂、炒川断各 10g，炒蒲黄 6g。

【服法】 出血期及经后早期服，每日 1 剂，水煎分 2 次服。

【功用】 滋阴止血，补益肝肾。

【适应证】 阴虚火旺之月经先期，月经量多，经期延长，吐血、衄血等。《中华人民共和国药典》记载它治"肝肾阴虚，眩晕耳鸣，咽干鼻燥，腰膝酸痛，月经过多。"

【方解】《医方集解》之分析二至丸时说：此足少阴之药也。女贞子，甘平，少阴之精，隆冬不凋，其色青黑，益肝补肾；旱莲草，甘寒汁黑，入肾补精，故能益下而荣上，强阴而黑发也。六味地黄丸为肾、肝、脾三阴并补之剂，而以补肾阴为主，方用生熟地滋肾填精，凉血清热为主，辅以山萸肉养肝肾而涩精，山药补益脾阴而固经，三药合用，以达到三阴并补之功，这是补的一面。又配茯苓淡渗脾湿，以助山药益脾，泽泻清泄肾火以利尿，并监制熟地之滋腻，丹皮清泄肝火，有抑山萸肉之温敛，三补三泻，共为佐药，各药合用，则滋补而不留邪，降泄而不伤正，补中有泻，泻中有补，相辅相成，通补开合，又加失笑散化残剩之瘀，使不留邪，洵为调补月经的良方也。

【临床应用】 本方药除了适用于阴虚血热夹瘀的月经先期、量多、崩漏、经期延长、产后恶露等病证外，尚可适用于经间排卵期出血、男女早衰证、小儿发育迟缓证等。

（1）经间排卵期出血证：经间排卵期，漏红稍多，色红或有小血块，或赤白带下，伴有头昏腰酸，神疲乏力，胸闷心烦，夜寐较差，大便艰，小便黄，脉弦细带数，舌质偏红，苔黄腻等症，治当以本方加杜仲、菟丝子、荆芥等品。

（2）男女早衰证：男女早衰，大多见于更年期年龄，可见头晕目眩，耳鸣耳聋，腰膝酸软，消渴烦躁，发白齿摇，形体清瘦，皮肤干燥，女子则带下偏少，月经后期，甚则停闭，脉细弦，舌质红燥，苔少等症，本方药去五灵脂、蒲黄，加入莲子心、夜交藤、制首乌、太子参等品，调治需久。

（3）小儿发育迟缓：所谓小儿"五迟"、"五软"，均可以本药去五灵脂、蒲黄、加陈皮、白术、山楂、谷芽等开胃健脾，促进发育。

【加减】 本方药在临床上运用时，如见腰酸明显者，要加入炒川断、寄生各10g；如见心烦失眠者，需加入莲子心3g，炒枣仁10g，紫贝齿先煎12g；脾胃失和，腹胀，大便易溏者，可去旱莲草，加入炒白术12g，砂仁（后下）5g，煨木香6~9g，必要时尚可加入炮姜3~6g。

【临床体会】 本方药是二至丸、六味地黄丸、失笑散所组成，以适应临床上病情变化之需要。二至丸者，在《扶寿精方》及《摄生众妙方》中命名为"女贞丹"，之所以称其为二至丸者，因女贞子须采自冬至之日，旱莲草须采自夏至之时，故名二至。两药既能滋补肝肾之阴，又能止血，是治疗肝肾阴虚出血的著名方剂。六味地黄丸为宋代钱乙所创制，原为治疗小儿肾虚，俟后在六味地黄丸基础上演化很多的著名方剂，现已广泛地运用于肾阴虚的各科病证，如神经衰弱、慢性胃炎、高血压、糖尿病、血精证、尿毒证、肿瘤证、遗尿、头痛眩晕证、疳积、红斑狼疮、低热证、咽喉、五官、眼科等各方面的阴虚病证。

此方药之所以加入失笑散者，原是为了临床上病情的需要，因为我们在长期的实践中发现妇科的出血病证，本质上虽然偏于阴虚，由阴虚而导致阴阳失衡，由阴虚而导致子宫血海脉络的脆性增强，以致凝血减退，但是不可忽视的是程度不同的血瘀内阻，是以化瘀以排除应泄之血，及残剩的血瘀，是十分必要的。而且滋阴药物，一般都较滋腻，在一定程度上不利于应泄之血，或者残剩之瘀血的排除，所以有一定的留瘀后害，尤其是清热的药物，如生地、墨旱莲，有着明显的止血作用，但亦有"留瘀"的后害。为此，加入失笑散能化能止，亦可以有助于化除血瘀的副作用。本方药滋阴的作用较为明显，但在清热止血固经的作用方面就低于固经汤，是以临床上使用时，只能应用于出血量不太多者。我们常用此治疗经行末期及经后早期，特别有一些患者，在经行末期时常有似血非血的咖啡色者，用此较好，对于经间排卵期用之，亦为合适，故多选用此方药。

本方药中除生熟地之外，主要是二至，故对二至分析之。

女贞子，又名冬青子，甘苦平，入肝、肾二经，有补肝肾，强腰膝，乌须明目的作用，主治肝肾阴亏证，头晕目眩，腰膝酸，发早白。李时珍认为：强阴健腰膝，变白发，明目。《本草纲目》云："女贞实，近人多用之，然其力甚微，可入丸以补虚，不便入汤以滋益。与熟地、枸杞、南烛、麦冬、首乌、旱莲草、乌芝麻、山药、桑椹、茄花、杜仲、白术同用，真变白之神丹也，然亦为丸则验，不可责其近功。"我们体会，女贞子为丸，需要长服，始能建功，而且还要脾胃健运较佳者，才能达此。

旱莲草又名墨旱莲，或称鳢肠草，甘酸凉，入肝、肾二经，有补肾阴，止血痢的作用，主治肝肾阴亏，血痢便血等证。《本草经疏》云："鳢肠善凉血，须发白者，血热也，齿不固，肾虚有热也，凉血益血，则须发变黑而齿亦固之矣，故古今变白之草，当以兹为胜。"但两药纯阴，性偏寒滑，虽有血热，一见脾胃虚败，饮食难消，大便溏薄者，慎务轻服也。

【实践验证】 加减二至地黄丸，我们在运用调周法中，对于行经末期，及经后早期，常用加减二至地黄丸，几乎已作为常规方使用，在我们治疗青春期崩漏中的漏证，亦常用此加减二至地黄汤而获效。据《中医方剂药理与应用》中报道："对于用性激素治疗失败占大多数的 67 例崩漏患者，改用本方加减治疗，经基础体温，阴道脱落细胞涂片，性激素测定而确定，排卵者大于 43%，同上著作里报道李氏观察 100 例崩漏，其中 13 例以六味地黄汤加减治疗，除 1 例 53 岁者外，均出现排卵现象。由此可知，二至地黄汤不仅可以治疗月经过多、崩漏等出血病证，而且在调周法经后期服用，有恢复排卵的功能。

6. 加减补气固经汤

【方名】 补气固经丸者来源于《妇科玉尺》，是补气摄血的方剂，我们根据临床需要进行加减，形成加减补气固经汤。

【组成】 党参 15～30g、黄芪 10～15g、炒白术 12g、茯苓 10g、砂仁（后下）5g、炒川断、杜仲各 10g，炒五灵脂、蒲黄各 9g，血余炭 10g，炙甘草 5g。

【服法】 出血时期服，每日 1 剂，水煎 2 次分服。

【功用】 补气健脾，摄血固经。

【适应证】 治疗脾气虚的出血病证，月经量多、崩漏、月经先期，伴见神疲乏力，腹胀矢气，大便偏溏，短气懒言，经行色淡，无血块，脉象细弱，舌质淡红，苔白腻。

【方解】 本方药以沈金鳌所著的《妇科玉尺》中的补气固经丸为主。补气固经丸，又是四君子汤基础上发展而来。四君子汤由参、术、苓、草四味药所组成，是补气方药中的基本方。具有益气健脾，调养脾胃的作用。在《和剂局方》中认为：此方药气味平和，备中和之德，故名君子，方中以人参，一般以党参代之益气补血为主，配以白术健脾除湿，且白术亦有固经的作用，并佐以茯苓、甘草，茯苓利湿，甘草和中，又加入黄芪，助人参以益气，且黄芪又有养血的作用，砂仁健脾固肠，有助参、苓以固经。所以在补气固经丸中参、术、砂仁是重要药物，必须予以重用。今又加入炒川断、杜仲以补肾助阳，实质上亦为增强脾土而用，再入五灵脂、蒲黄以化瘀止血，此乃适合临床上的错杂情况而用。故为临床验方。

【临床应用】 本方药不仅可使用于月经病中的各类出血病证，如月经量多、崩漏、月经先期、经前期漏红等气虚病证，而且适用于产后出血，其他各科的出血病证，而且对各类气血不足所致病证亦可用之。

（1）产后血崩、恶露不绝：出血量较多，色淡红，无血块，伴头晕腰酸，神疲乏力，心慌易汗，气短懒言，脉象细弱者，本方药加大参、芪用量，必要时另服独参汤、独参粉，并加入陈棕炭，云南白药服之，务必控制出血，以防虚脱。

（2）各类虚弱证：大病初愈之后，或慢性衰弱病人，或手术之后，或肿瘤放疗、化疗之后，体质虚弱，不思饮食，食量减少，面乏华色，身体消瘦，语声低微，四肢乏力，舌质淡白，脉象虚弱，本方药需加陈皮、焦山楂、炒谷芽等开胃之品。

【加减】 若腹胀脘痞，纳食欠佳者，加入煨木香6～9g，广陈皮6g，炒谷芽9～15g；若腹胀有冷感，大便偏于溏泻者，加入煨木香6～9g，炮姜5g，六曲10g；若腹胀腹痛，痛则泄，泄则痛已者，加入炒防风6g，白芍12g，煨木香6g，山楂10g。

【临床体会】 本方药是补气摄血的著名方剂。是四君子汤的基础上发展而来。四君子汤、六君子汤均载于宋代《和剂局方》，是着重在中焦脾胃。脾胃者，不仅是气血生化之源，而且脾又有统血的功能。统血者，统摄血液，循其常道运行。气与血的关系，前人曾有气血除了互有生长外，认为气为血之帅，所谓"帅"者，凡血之运行、统摄、调节均赖于气，气又来源于脾胃，是以补气必须健脾，健脾即能生化气血，因而健脾补气，才能有效的控制出血，脾虽为中焦气血生化之源，但其生化运动必须依赖于气，特别是肾阳之气。今脾肾气虚，而致子宫收缩乏力，血海不能固纳，故而月经过多，或致血崩，所以用四君子汤加入黄芪、砂仁补而固之，又考虑到肾与脾相关，肾与子宫相近，所以补气健脾，加入温补肾阳，则对与生殖有关的气虚将更为有力，是以补气固经之方药中，有必要加入一定量的补肾之品，既有助于固经摄血，亦有助于脾胃生化功能的增强，尽快恢复气血不足之体质。所以李东垣曾经说过："下血证须用四君子补气药收功。"我们多年来从事"调周法"的临床观察，发现经后期滋阴养血，有时不能达到滋阴提高癸水阴长的目的，而其原因亦有因脾胃失调或脾胃不足者，忽略了脾胃的重要性，使滋阴养血药物，不能得到脾胃的运化吸收，自然就不能获得效果。因为先天肾阴包括癸水及其精卵，均需在后天脾胃运化下，使水谷之精充养先天肾阴癸水及精卵，以及整体的功能。前人曾有"有胃气者生"。以及"治肾不如治脾"等说法，虽有失之于偏，但亦的确反应出脾胃之气的重要性。虽然在妇科出血病证中，单纯性脾虚气弱并不占多数，但是由于病程较长，营血耗损过多，体质虚弱，血虚必及于气，导致脾胃气虚，气虚体弱，反过来促使子宫血海统摄乏力，即倒果为因，兼夹于阴虚血热或血瘀中者较为多见，治疗上又不得不顾及之。

本方药中参、术、草是方中的主要药物，在使用于出血病证中补气摄血，必须以此三药为主，并加大其用量，尤其是人参，今可用党参代之，党参用量一般可在 30~60g，有的还必须加入白人参粉或白人参汤另服之，以加强补气的功能，根据现代药理研究报道其补气养血的扶正机理认为：①增强机体免疫功能，据《中西医结合杂志》1984(6)：63 报道：四君子汤中党参（代人参）、白术、甘草三味药配合。（二二相配，或三味配伍）都能提高小白鼠腹腔巨噬细胞的吞噬功能，单味党参作用最显著，炙甘草为方中拮抗剂，其拮抗作用与用量有关（含1/3时拮抗作用明显，含1/5或1/7时作用不明显）由此可知，参术为主，炙甘草用量宜小。《新医药学杂志》1979，(6)：60 及《江苏中医杂志》1980，(2)：32 报道，本方在体外能够较明显地促进淋巴细胞转化及活性花瓣形成。去甘草后煎汤内服，可使人体血清 IgG 含量较显著地上升，使自然玫瑰花瓣形成率及淋巴细胞转化率显著上升。《中西医结合杂志》1984，（6）：366：对营养不良所致小鼠胸腺萎缩和功能降低者，可促使其恢复。②促进骨髓造血功能，加速红细胞的生成。《中医研究通讯》1963，（8）：3 报道：本方药能使失血动物血象中的网织细胞明显增多，并可促进网织红细胞转化为红细胞。可以证实补气生血的机制。③对肝脏的影响及其他整体的影响。《教学动态》1979，（1）：23 报道，本方药的主药能使服药小鼠肝细胞内的肝糖原含量显著增加，因而有利于肝组织的修复。《中医研究通讯》1963，（8）：3 报道：本方药中主药通过调整人体神经、心脏、内分泌腺功能，从而使血压上升，改善休克。

【实践验证】 加减补气固经丸，我们在临床上亦较为常用，效果还是比较好。有一例张姓女，年龄 48 岁，患崩漏已 2 年，时崩时漏，偶或间断 3～5 天，继而又发作，经量较多，色淡红或有小血块，小腹胀坠，头晕腰酸，神疲乏力，短气懒言，面无华色，有时浮肿，脘痞腹胀，矢气频作，大便稀溏，据述每次出血呈崩时，则大便溏泄增多，出血量少，持续不断时，大便或软或正常，结婚 24 年，大生一胎，流产 5 次，上节育环后 2 年，因出血过多而取环，历经中西医治疗，西药用激素时得能控制出血，停药后崩漏又作，稍劳累则出血增多，中药已用过九炭十灰，归脾补中益气等，效果不多以满意。同时心烦寐差，烘热出汗，脉细弦，舌质淡红，苔腻，我们予以加减补气调经汤，再入炮姜5g，鹿含草30g，莲子心5g，煨木香9g，前后服药 15 剂出血净后再予本方药加减一月得愈。同时我们在治疗一例子宫肌瘤全切手术后，阴道分泌物少量咖啡色，历 20 余日不已，腹胀矢气，神疲乏力，腰酸腿软，纳欠腹胀，时有便溏，汗出较多，脉细舌淡，用加减补气调经丸，加入陈皮、木香、浮小麦、炮姜，服药 7 剂即愈。我们体会手术后体虚者用此较好。据《中西医结合汇编》1971 年 12 月广东梅景地区报道：用四君子汤加味，水煎服，一般手术后（主要指胃手术）16 ~ 24 小时开始服 1 剂，以后于手术后 48 小时、72 小时各服 1 剂，全程共服 3 剂，治疗 154 例胃手术后以代替或减少补液等术后处理，效果满意，服后胃肠功能恢复快，可以早期进食，可减少和免除静脉补液。特别是手术后少量出血，如妇科子宫肌瘤，卵巢囊肿，剖宫产后体质虚弱，出血少量不净者，本方药应为首选。

7. 加减震灵丹

【方名】 震灵丹者，又名紫金丹，原为治疗崩漏带下的名方，但我们根据临床上病证病情的需要，进行一些加减谓之加减震灵丹。

【组成】 禹余粮、赤石脂各 10g（先煎），紫石英 9g（先煎），代赭石 9g，五灵脂 10g，炒蒲黄 9g（包煎），炙乳没各 6g，炒川断 12g，血余炭 10g。

【服法】 出血时服，日服 1 剂，水煎分 2 次服。

【功用】 温阳固涩，祛瘀生新。

【适应证】 崩漏带下迁延不已，日久必损伤奇经，可出现头晕眼花，精神恍惚，腰脊酸楚，小腹有冷感，原书指征：治妇人血不足，或崩漏虚损，或带下虚冷，胎脏无子。

【方解】 紫石英为手少阴、足厥阴血分之药，能温宫寒以止崩止带，暖子宫促进生育，与赤石脂、禹余粮相配，则固涩止带止血益著，但赤石脂以收敛止涩见长，禹余粮以补血止血为胜，代赭石镇逆降气，善治崩中带下便血吐衄，以上是取"涩可固脱"之意的配合，且石类药物，主沉降，治在下焦，温涩固护奇经，宜于久崩久漏，带下迁延，奇经亏损之证。复入五灵脂、蒲黄、乳、没等药者，不仅在于活血化瘀，祛瘀生新，防止固涩药物留瘀，而且化瘀止血，化中寓止，通涩并用，乃适合奇经子宫之特性也。再加入川断之补肾，又加入血余炭止血，目的在于控制出血，温暖子宫，不留瘀患，是一张温涩性的止血方剂。之所以去朱砂者，恐水银中毒也。

【临床应用】 本方药不仅使用于阳虚性崩漏，而且还可以广泛使用于其他的有关病证，如带下过多、不孕不育、久泻久痢、虚寒性恍惚证等。

（1）阳虚带下过多证：带下日久，量多色白质稀，腰膝酸软，形体畏寒，小腹冷痛，脉象细濡，舌质淡红，苔白边有紫气等等，可用本方药去乳没，加入党参、白术、炒芡实等品。

（2）阳虚不孕不育证：婚久未孕，或者婚后多次流产，月经后期，量少，或经行淋漓不易净，色淡红，或有小血块，腰酸，小腹冷痛，脉细，舌苔白腻，可以本方药加入制香附、炒当归、白芍等品。

（3）阳虚泄利：久泻久痢，滑脱不禁，腹痛隐隐，小腹冷痛，舌淡苔薄，脉象细弱，无湿热积滞者，本方可去代赭石，加入炮姜、补骨脂、炒白术等品。

（4）虚寒性恍惚证：精神恍惚，神不安宁，或则心前区隐痛，形体畏寒，舌质淡红，苔薄白，脉象缓弱，本方药可加入龙齿、太子参、合欢皮、广郁金等品。

【加减】 本方药在临床上使用时，一般均去朱砂，因朱砂者，为水银汞之剂，对肝肾不利，以防肝肾两脏的蓄积中毒。在治疗久崩、久泻、久利、下元滑脱者，均应加入龙齿、紫贝齿等以安神魂；腹胀便溏者，需要加入砂仁、煨木香、炒白术、党参等品，若兼有心肝郁火，出现烦躁口渴，头疼寐差者，尚须加入钩藤、莲子心、丹皮等品。

【临床体会】 本方药又名紫金丹，原是治疗崩漏带下病证，具有温阳固涩，化瘀止痛之功，是一张通涩并用偏于固涩的方剂，对久崩久漏者，甚为合适，我院已故的名老中医邹云翔院长，在治疗崩漏、痛经等病证时，力主运用震灵丹，他认为女性在经、产期，极易感受寒冷，非此不能治也。震灵丹命名为紫金丹者，原由金丹者，大多数是治疗妇女病所专用。如古人的益母胜金丹、人参玉液金丹、胎产金丹等均是治疗妇科的要药。另外命名金丹者，还有着对本药的重视，金银铜铁锡而金为首也，说明金丹者，是一种宝贵或者贵重的药品，但毕竟本方药偏于温涩，适用阳虚性崩漏为佳，而阴虚甚则火旺者不宜。

关于阳虚崩漏，而且有一定滑脱性者，在整个崩漏中极为少见，但亦有之。形成阳虚崩漏者，有两种情况，其一是久崩久漏，亦即崩漏日久不愈有阴虚渐致阳虚，阴者物质基础也。崩漏日久阴血固然大耗，但阴虚日久，必及其阳，血去过多，必致气虚，由阴血而致阳气虚者，临床时有所见。此亦阴阳消长转化之必然。阳气虚则功能减退，功能减退，则子宫、冲任失于固藏，因而呈现一种滑脱现象，此外，阴虚及阳的缓慢发展过程中，因治疗欠当，滋阴清热之方药久服之后，必损脾肾之阳，是以加速导致阳虚，还有调养失当，因崩漏发作后，阴血不足，阴血既然不足，阳火自然就旺，特别是心肝之火旺，烦热口渴，饮冷贪凉，也就必然损失脾肾之阳，故而亦将促进阳虚，由阴虚转为阳虚者必然有所见，而且久崩久漏，特别损伤阳气后，亦必然导致奇经八脉的亏损，因奇经八脉属于肾，亦隶于阳明，八脉亏损后，其崩漏带下益发不易愈也。晚清以后，叶天士、吴鞠通、谢映庐等之所以重视奇经也，通涩并用，以温涩为主，乃是治疗奇经的要法，亦是治疗阳虚崩漏带下的要法。震灵丹正是为此而设。其二是脾肾阳虚之体，虽然崩漏发作日久，但由于体质因素所决定，故在早期，亦可见阳虚性崩漏者，用震灵丹治之，亦为合适。但必须加入滋阴清热之品以佐之。具体用药应在辨证前提下，始为允当。

本方药的主要者，在于赤石脂、禹余粮，亦可概括紫石英。赤石脂、禹余粮为内科的止泻止痢药物，性偏温涩，此方用来固涩经血，对阳虚性崩漏者，确有一定效果。陈自明所著

《妇人良方》"产后血崩"门所用固经丸者，与临床上常用的固经丸截然不同，一温一清，《妇人良方》的固经丸是用艾叶、赤石脂、补骨脂、木贼、附子，是温阳固涩的方剂，其中赤石脂是主药。

考赤石脂，又名赤符，味甘、涩，性温，归大肠、脾经，具有涩肠止泻，收敛止血，涩精止带的作用。《神农本草经疏》云："赤石脂，入手阳明，兼入手、足少阴经。大小肠下后虚脱，非涩剂无以固之，凡泄利肠澼，久则下焦虚脱，滑不闭藏，其他固涩之药性多轻浮，不能达下，惟石脂体重而涩，直入下焦阴分，故为久痢……之要药"。

禹余粮，又名太一禹余粮，味甘涩，性平，入脾、胃、大肠经，具有涩肠止泻，收敛止血、止带的作用。《本草纲目》认为"禹余粮，手足阳明血分重剂也，其性涩，故主下焦前后诸病"。《本草求真》认为"性涩质重，既能涩下固脱，复能重以祛怯。……功与石脂相同，而禹余粮之质重于石脂，石脂之温，过于余粮，不可不辨"。两药不仅固下焦之泄利，亦能固下焦之崩带，但需滑脱者用之。

【实践验证】 据《现代中药大辞典》引述："赤石脂水煎浓缩液能显著缩短凝血时间和血浆复钙时间，体外体内均能显著抑制ADP（二磷酸腺苷）诱导的血小板聚集；对ADP引起的体内血小板血栓形成也有显著的对抗作用。对全血黏度影响不明显。赤石脂、禹余粮为主组成的震灵丹，因为加入了五灵脂、乳香、没药、紫石英等药，用治血分病变的滑脱但有瘀者，表现为阳虚者有效。我们曾治一张姓女，年龄40岁，崩漏月余未净，形体肥胖，神疲乏力，腰酸腿软，小腹有冷感，面浮肢肿，脉细舌淡，经中西医治疗后，出血反见增多有血块，我们予以赤石脂、禹余粮、补骨脂、五灵脂、蒲黄、炒川断、花蕊石、党参、白术、血余炭，服药5剂即有效地控制出血，后从调理脾胃入手，月经基本恢复正常。

第七讲 闭止性月经病 方药心得

所谓闭止性月经病，是指月经后期、量少、闭经，经血不能应时来潮的疾病。除各类性质的闭经外，还应包括多囊卵巢综合征、卵巢早衰、月经后期、月经量少等病证。而根据我们临床所接触到的，是以多囊卵巢综合征为多见，且似越来越多见。闭止性月经病，其原因病变十分复杂，我们这里主要是介绍一些调经方药，并不是从本质上周期方面进行调治，而是着重在月经将要来潮时，或者用此来催促月经来潮。根据我们多年来的用药体会，择其较为常用的方药介绍之，有五味调经散、加减通瘀煎、新加促经汤、益肾通经汤、进退温经汤、新加血府逐瘀汤、增损少府逐瘀汤、清热泻经汤。将于逐一分析之。

1. 五味调经散（汤）

【方名】 调经者，将调理月经也，促进经血来潮，使经期经量正常，一般是使用轻剂量的活血药，五味者，即五种中草药的组合，是我们临床常用的药物，集合起来，组成五味调经散，实际上确切地应称为五味调经汤。

【组成】 炒当归、赤芍、五灵脂各 10 ~ 15g，艾叶 6 ~ 10g，益母草 15 ~ 30g。

【服法】 水煎分服，每日1剂，经净即停。

【功用】 活血化瘀，调理月经。

【适应证】 月经不调，月经后期，经行量少，经行不畅，甚则闭经，或经期延长者。

【方解】 本方药是活血化瘀的轻剂，故为调经的常用方药。方中当归、赤芍，是四物汤中的两味常用药，一阳一阴，但都是活血化瘀的药物，是五味调经汤中的主药；五灵脂入肝经，化瘀止痛，能化能止，在当归、赤芍主药的带领下，有助于活血调经，而不致排血过多，佐入艾叶性温暖宫，经血得温则行，故得艾叶之温而排经顺畅，再佐入益母草化瘀生新，收缩子宫，以助归、芍、灵脂而排尽应泄之经血，旧血去则新血生，血海由亏转盈，子宫内膜亦得以新生也。此即五味调经汤之所用也。

【临床应用】 本方是活血调经的轻剂，也是较为平和的方药，故一般适用于月经后期、量少、经行不畅等病证。但如月经过多，经期延长之属于血瘀者亦可用之。

（1）月经过多：月经量多，色紫红，有较大血块，且呈阵发性小腹胀痛，胸闷脘痞，口渴不欲饮，大便色黑，腰俞酸楚，脉象细弦，或细涩，舌质边紫，或有瘀点，苔薄白根部腻厚者，本方药需加入炒蒲黄、茜草炭、大小蓟、炒川断等品。

（2）经期延长：经行量不太多，淋漓不净，或经量较多，阵发性出血，有较大血块，色紫红，小腹作胀，胸闷不舒，口渴不欲饮，脉象细而不畅，舌质淡红，苔薄白，本方药亦当加入炒蒲黄、荆芥、制香附等品。

【加减】 本方药可以广泛使用于各类月经病之属于瘀滞者，但如兼火热者，去艾叶，加入炒丹皮、凌霄花、钩藤等品；腰俞酸楚明显者，加入炒川断、寄生、杜仲等品；脾胃欠佳，腹胀矢气，大便溏者，加入煨木香、制苍术、焦山楂等品。

【临床体会】 五味调经散（汤），是我们临床常用的调经方药。本方中的当归，我们常用丹参以代之。为什么？因为丹参与当归，都属于调经药物，但当归有润肠作用，容易引起便溏，而我们在临床实践中，凡行经期者，大便偏溏或偏软者较多，故以丹参易当归为合拍，且前人曾有"丹参一味，功同四物"之说，所以丹参代替当归，在调经方面来说，似乎丹参较当归为佳。但丹参对月经过多，或出血过长者，并不合适，因为丹参有容易引起出血，或者增加出血量，这是我们多年来的临床体会，所以在大便不溏，或者月经的排经量较多者，仍当用当归；如大便偏溏，或偏软者，就当以丹参用之为好。临床上使用五味调经散（汤），应该根据病理变化及其辨证特点。我们认为月经不调，经血不畅，常常与肝郁、脾虚、肾虚、痰浊、血瘀等方面的病变有关，所以要在疏肝、健脾、补肾、化痰、祛瘀等方法前提下，运用此法此方。肝郁而经不调者，疏肝调经，四制香附丸（汤）或七制香附丸（汤）合五味调经散治之；脾虚而经不调者，健脾调经，如大便偏溏者，以香砂六君汤合五味调经散（汤）治之，如脘痞嗳逆，或者恶心泛吐者，以香砂平胃散合五味调经散治之；肾虚而致经不调者，补肾调经，阳虚而经不调者，可以小温经汤合五味调经散治之，阴虚而经不调者，大多是月经较多者，可以二至地黄丸合五味调经散治之；痰湿而致月经不调者，偏于痰脂者，可用苍附导痰汤合五味调经散治之，偏于湿热者，可用四妙丸合五味调经散（汤）；血瘀而致月经不调者，偏于寒瘀者，可用《妇人良方》温经汤合五味调经散治之，偏于热瘀者，将会引起出血，可以四草汤合五味调经散（汤）治之。总之，本方单用，或者合用，均为病情所需。今将本方药的当归、赤芍两味主药进行深入分析。

当归，甘辛温，入心、肝、脾三经，具有补血活血、润燥滑肠的作用，主治月经不调、痛经、崩漏、跌仆损伤，……血虚便秘等证。《名医别录》认为："温中止痛，除客血内寒，中风，痉，汗不出，湿痹中恶，气虚冷，补五脏，生肌肉。"我们认为，当归补血调经，已为举世所共知，凡妇人月经不调，血虚经闭，胎前产后等证，都用为要药，如《和剂局方》四物汤，即当归配熟地、川芎、白芍，为女科中的重要方剂。当归具有调气活血的作用，故能治气血凝滞，络脉不和之腹痛、胁痛、跌仆损伤及痹痛等证。大致气滞诸痛，日久可使络脉凝涩，于理气药中加入当归，效果较好；因于瘀血作痛者，则当归可与理血药同用；因于血虚里寒腹痛者，宜与助阳药同用；因于风湿而络脉不和者，可与祛风湿药同用。但当归滑肠，虽能治血虚便秘，但对脾虚泄泻的病人，应慎用之。

赤芍，酸苦微寒，入肝、脾二经，具有泻肝清热，散瘀活血止痛的作用，能治瘀血凝滞腹痛、胁痛、妇女经闭、血痹、癥瘕及痈肿等证。缪希雍认为：此药主破散，主通利，专入肝家血分，故主邪气腹痛。与当归相合，其治疗腹、胁疼痛效果尤佳，故女子经痛，经不调者，恒多用之，且有佳效。

【实践验证】 五味调经散（汤），我们在调理月经周期法中，每至行经期，或经前 1～2 天时，常以越鞠丸合此同用。越鞠丸中的山栀，以丹皮代之，六曲则以山楂代之，几乎已成为我们临床上的常规处方，且用之而效果较好。越鞠丸偏于疏肝理气，五味调经丸剂从血中调经，一气一血，相得益彰，诚为调经的佳方佳药。有一王姓女，32 岁，月经后期量少已 3 月余，初经 12 岁，3～5/30 天，日量一般，色红，或有小血块，无痛经，25 岁结婚，1-0-1-1，用工具避孕，平时带下一般，经间排卵期锦丝状带下较多，有 3 天，妇检：未见异常，宫颈炎症轻度，余未见异常，近半年来，因工作紧张，心情不畅，以致月经有所失调，渐至月经周期 40～50 天一行，经行量少，色紫红，有血块，小腹隐痛，经前期胸闷烦躁，乳房作胀，夜寐欠佳，脉象细弦，舌苔薄白腻，我们予以越鞠丸合五味调经散方药，于经前期 2 天服用，至经净停服，前后治两个月经周期，经量转至正常，周期亦为 35～37 天，基本上恢复正常。

2. 加减通瘀煎

【方名】 通瘀，是指通畅血瘀，煎者，是指药物的煎煮。通瘀，较之化瘀之力为强，亦即是应用较强的活血化瘀药物来达到通畅血瘀，消化血瘀。通瘀煎是张景岳的名方，而我们根据临床上的病情需要，有所加减，形成我们的验方。

【组成】 炒当归（尾）12g、山楂 10g、香附 9g、红花 6～9g、乌药 6g、青皮 5g、广木香 9g、赤芍、泽兰叶、川牛膝各 10g、桃仁 6～10g。

【服法】 每日 1 剂，水煎分 2 次服。

【功用】 理气活血，通瘀调经。

【适应证】 血瘀性的月经后期、量少、经期延长、经行腹痛等病证。

【方解】 本方药是治疗血瘀性的月经不调病证，亦包括血瘀性的痛经、闭经等病证。方中重用当归尾活血化瘀，但现今中药房归尾、归头、归身合而为一，不加分售，因而我们辅以桃仁、红花，为通瘀之较重剂，务求化瘀通经，加强通经力度，而在张景岳原方中本有红花，无桃仁，今必加之。同时，我们根据通瘀煎通瘀的要求，又加泽兰叶、川牛膝，以通达月经，符合临床病证的需要。为达活血通经的目的，除应用活血化瘀的药物外，还应佐以理气行滞的调气药物，特别是在经行之前服药，所谓"经血未行，理气为先"，气行则血行，气滞则血滞，或者血瘀，血阻气行，故方中加入香附、乌药、木香三味理气药，这三味理气药，可以调肝、肾、脾三脏之气，但总的理气行滞，有助于活血通经；加入青皮者，是疏泄的药，加强调理肝气，因肝藏血而主疏泄，疏泄者，有助于排泄经血也，故理气调经，应着重于肝；加入山楂者，张氏亦为活血通经而用，故本方虽在通经，但亦有调理气机之因也，故亦为我们临床上所常用也。

【临床应用】 根据《景岳全书·妇人规》所载，通瘀煎治妇人气滞血瘀，经脉不利，腹痛极，可见月经后期，经量不畅，痛经之外，尚可治疗产后瘀血实痛，以及男妇血逆、血厥等证。

（1）月经后期，月经过少，痛经：一般表现经量涩少，行经不畅，腹痛拒按，色紫黑，有血块，脘腹作胀，胸闷烦躁，脉细弦，舌质紫黯，本方药可加入肉桂、泽兰叶等。

（2）产后血瘀腹痛，产后恶露早绝，或恶露淋漓不畅，色紫黯，有血块，小腹胀痛，腰酸头昏，胸闷腹胀，舌质紫黯，脉象细涩，治当从本方药加入泽兰叶、益母草、延胡等品。

（3）血瘀性血厥：或跌仆损伤，或经行腹痛量少，以及头昏厥逆，肢冷，腹胀，恶心泛吐，脉细，舌质紫黯，予以本方药加入石菖蒲、广郁金、炙乳没等品。

【加减】 本方药在《妇人规》中，提供加减如下：兼寒滞者，加入肉桂、吴萸；火盛内热，血燥不行者，加入炒山栀、丹皮；微热血虚者，加入白芍、归身；血瘀行甚少者，加入苏木、茺蔚子；瘀极大便燥结者，加入大黄、莪术，或加芒硝、桃仁，并加重剂量。

【临床体会】 通瘀煎者，一般有三方，《景岳全书·妇人规》方，即我们临床上根据病情变化所加减为我们的临床验方，即本方；二是《仙拈集·卷四》之方，药用归尾、大黄、红花、苏木，其祛瘀之力较强，但用量较轻，行恶血，即产后余瘀，经行不畅之瘀，均为恶血；三是《广略六书·卷二十五》之方，药用生蒲黄、五灵脂、川郁金、小枳实、白术炭、建泽泻、西赤芍、桃仁泥、明琥珀，治血瘀成瘕，脉涩滞者，该方的作用，正如《方论选录》所说："血瘀不消，脾失健运

闲止性月经病方药心得

之职，不能输化精微，故浊阴窒塞而胀满有加，是为血臌。蒲黄破瘀血，通经络，灵脂破瘀血，降浊阴，桃仁破瘀润燥，赤芍破瘀泻火，枳实消胀满，术炭健脾气，郁金调气开郁结，泽泻分清阳，琥珀散瘀血，以通渗道也，使瘀化气调，则冲脉清和，而肝脾气化，窒塞顿开，何腹胀之不退哉。"三方所治虽不同，但含义则有其一致之处，可互相印证和参考之。我们在临床上使用时，加入失笑散、桃仁、泽兰、川牛膝，目的在于加强化瘀通经之力，因为月经之不通畅，大多与血瘀气滞之阻塞有关。因此，要求通经，必须化瘀，化瘀又必须佐以理气，气血运行相辅相成，故通瘀者，就月经病而言，是通经化瘀之意义也。在我们的临床实践中，有一种子宫内在的感染严重，或者手术刮宫后所引起的宫腔粘连病证，随着粘连的范围程度不同，影响月经的排泄也有所不同，重则闭经，轻则月经量少，完全符合瘀阻胞宫，血行不畅，通瘀煎治之，但效果并不理想，轻则尚取效，重则很难取效，此必须在手术分离后，再用本方药善后，而在一定程度上要与扶正调周法结合，始可求愈。

本方药中的主药应有三味，即归尾、红花、山楂，归尾今不分，以当归总代之，前已论述，兹将红花、山楂分述如下。

红花，又名红兰花，味辛，性温，归心、肝两经，功能活血通经，祛瘀止痛，可用于血瘀性闭经，产后瘀滞腹痛，《本草纲目》认为"活血、润燥、止痛、散肿、通经"，"血生于心包，藏于肝，属于冲任，红花与之同类，故能行男子血脉，通女子经水。多则行血，少则养血"。《本草汇言》"红花破血、行血、活血，调血之药也，主治胎产百病因血为患，或血烦血晕，神昏不语，或恶露抢心，脐腹绞痛，或沥浆难生，……或胞衣不落，子死腹中，是皆临产诸证，非红花不能治。若产后血晕，口噤指搦，或邪入血室，谵语发狂，或血闷内胀，僵仆如死，是皆产后诸证，非红花不能定。凡如经闭不通，而寒热交作，或过期腹痛而紫黑淋漓，或跌仆损伤而气血瘀积，……是皆气血不和之证，非红花不能调。"

山楂，味甘、酸，性微温，归脾、胃、肝经，功能消食健胃。据药理分析，山楂可增加胃中消化酶的分泌，促进消化，所含解脂酶亦能促进脂肪类食物的消化，并有一定的强心作用，降血脂的作用。可用于食积，产后瘀阻腹痛，疝气，胸痹心痛等病证。《神农本草经疏》"山楂，入足阳明太阴经。《本经》云：味酸，气冷。然观其能消食积，行瘀血，则非气冷也……山楂能入脾胃，消积滞，散宿血，能治水痢及产妇腹中块痛也。大抵其功长于化饮食，健脾胃，行结气，消瘀血，故小儿、产妇宜多食之。《本经》误为冷，故有洗疮痒之用。"可见山楂在健脾消食的基础上，还有活血化瘀消积滞之功。

【实践验证】 通瘀煎在我们临床上，凡月经不畅者，均用之，一般亦常与越鞠丸相合用，较次于五味调经散（汤），临床用之，其效尚好。腹中隐痛，用红花酒服之而痛止，《金匮》早有记载，当归一味所制当归丸（散）用之治痛经亦有效。山楂为主，据《现代中药学大辞典》引载治疗功能性痛经有效，用山楂去核，30g，向日葵不去壳15g，烤焦后研末过筛，加红糖60g，每日1剂，分2次冲服，或煎服，每次月经周期前服2剂，连服1～2月经周期，治疗105例，痊愈30例，进步50例，无效25例，其中以血瘀、虚寒性疗效为佳。我们曾治一例经期延长者，患者张女士，35岁，每次经行量少不畅，色紫红，有小血块，小腹隐痛，经期必达12～15天始净，上节育环，一般妇科检查，B超探查，均未见异常，节育环位正常，上环5年，而经期延长仅5个月，脉象细弦，舌质黯红，苔黄腻。我们嘱经行第一天即服加减通瘀煎，连服7剂，服药后8天即净，下月行经时再服加减通瘀减7剂，7日即净，经量第2～3天增多，恢复正常的经期天数。

3. 新加促经汤

【方名】 促经汤者，促进月经来潮的方剂。《医统》的促经汤，一般来说，较之通瘀煎、血府逐瘀汤，其通经活血的作用尤强，我们根据临床病证的需要，进行针对性加减，故名之曰新加促经汤。

【组成】 香附10g，熟地、赤白芍各10g，莪术9g，苏木6~9g，当归12g，川芎6g，红花、桃仁（去皮尖）各10g，肉桂5g（后下），甘草3g，川牛膝12g。

【服法】 水煎分服，每日1剂，经前期2~3天即服。

【功用】 活血通瘀，促经来潮。

【适应证】 血瘀性月经后期、月经量少、闭经、痛经等病证，且具有经血来潮的现象者。

【方解】 血瘀结聚较甚者，必须通经活血的重剂，所以方中以桃红四物汤为主要。桃红四物汤是化瘀的基本方剂，也是一切通经活血方剂的基础，但是为了加强逐瘀通经的药效，故当加入川牛膝、莪术、苏木等药。考川牛膝引诸药下行，是治疗闭经中的要药；莪术通经，并有消癥散积的作用；苏木活血通络，加入桃红四物汤中，并有增强活血通经的力度；加入香附者，以其活血通经，需加理气行滞的药物，且香附亦有通经的作用；加入肉桂者，因其温阳补肾，温阳有助于活血，补肾有助于调周；甘草和中。全方药的凑合，有着活血通经，促进月经来潮的功效。

【临床应用】 本方药除适用于月经不调、月经后期、月经量少，甚则闭经的血瘀证较为明显者外，亦可适用于恶露不绝、癥瘕等病证。

（1）恶露不绝：可见恶露量少，淋漓不净，色紫红，有血块，小腹胀痛，拒按，胸闷烦躁，口渴不欲饮，脉象细涩，舌质边紫，予以本方药，加入山楂、益母草等品。

（2）癥瘕：小腹有包块，腰酸，少腹胀痛，大便偏干，小便较多，带下一般色黄白，质黏稠。B超探查炎性包块者，可予本方药加入红藤、败酱草等品。

【加减】 本方药在广泛的临床使用时，应有所加减。如寒瘀交阻者，尚需加入艾叶、吴萸；如夹有肝火者，加入炒山栀、丹皮、柴胡、钩藤等品；如夹有湿浊者，加苍术、苡仁等品。

【临床体会】 促经汤，载于《医统·卷八十四》，原方尚有木通。鉴于木通品种复杂，一般常用的关木通，有明显的毒性，对肝肾两脏有明显的损害，甚则导致人死亡，故今去之，加川牛膝，引血下行，调畅月经，原方中川芎、红花、肉桂用量缺载，今可根据临床需要用之，是闭经、月经量少的常用药、引经药。根据我们的临床观察，月经后期、月经量少，甚则闭经者，主要的原因，在于肝肾不足，癸水衰少，以癸水之阴不足则精卵不能发育成熟，所以我们提出"阴不足，则精（卵）不生"；再者，癸水之阴不足，亦致血海不充，血海者，亦即子宫的内膜不得充实，血海有所空虚，子宫内膜不厚，内膜薄则血海空，故经血不得下泄，所以我们又提出"癸阴不足，则血海空"，此乃闭经的主要原因，治疗当着重滋养癸阴，奠定月经周期演变的物质基础，此即治本之道，非活血通经药所能治，亦非促经汤所适宜，所以本方药在方后注释其适应证时说"月经过期不行，腰酸作痛者，始可用之。"亦即是说，具备了物质基础，有了月经周期演变的功能，而且已经到了行经期的先兆期，而经血不能顺利排下者，才可以用此逐之、通之，促其来潮。如无任何经行现象，带下偏少，就非本方药所宜。由于本方药较之五味通经散（汤）、通瘀煎等的逐瘀通经之力较大，故需对证，用之效佳，否则亦不易收效也。

本方药中的莪术、桃仁、苏木为要药，兹将桃仁、苏木析之如下。莪术将在"温经汤"中详析之。

桃仁，味苦、甘，性平，归心、肝、大肠经，功能活血祛瘀，润肠通便，用于血瘀闭经、痛经、产后恶露不绝、小腹疼痛，并可治瘀血留结胞宫，小腹癥块。李杲："苦重于甘，气薄味厚，沉而降，阴中之阳，手足厥阴经血分药也。苦以泄滞血，甘以生新血，故破凝血者用之，其功有四：治热入血室，一也；泄腹中滞血，二也；除皮肤血热瘙痒，三也；行皮肤凝聚之血，四也。"此引自《本草纲目》。

苏木，别名赤木，红柴，味甘、咸，性平，归心、肝经，功能活血祛瘀，消肿止痛，用于血瘀所致的月经不调、痛经、闭经，常与当归、赤芍、刘寄奴同用；亦治产后恶露不绝、瘀滞腹痛，常配归、芎、五灵脂、蒲黄用之；治疗恶露不下的产后血晕，当可合荆芥、泽兰叶、人参、川芎等药，其具体功能有如《本草求真》中说："苏木，功用类似红花，少则能活血，多则能破血。但红花性微温和，此则性微寒凉也。故凡病因表里风起，而致血滞不行，暨产后血晕胀满以（欲）死，即血瘀血瘕、经闭气壅、痈肿、跌仆损伤等症，皆宜相症合以他药调治。"总之，桃仁、苏木合用，较之桃仁、红花为偏凉，在产后热瘀腹痛拒按的实证中使用，更为合宜，何况本方药三药同用，寒温合度，逐瘀之力亦更大，故能促经来潮。

【实践验证】本方药中，桃红四物汤为基础，其中桃仁一味，据《现代中药大辞典》在桃仁一药的项目中记载"外用桃仁雄黄膏，即桃仁20g研粉，雄黄适量研粉，调成膏状，外敷为主，同时根据辨证加服汤药，治疗女阴瘙痒症7例，结果均获痊愈，临床症状消失，阴道分泌物均阴性，具体外用方法：将膏涂鸡肝（切片）上，塞入阴道内，每天换药一次，7天为一疗程。如将桃仁、苏木合用，加酒适量，可以治疗产后血瘀性血晕。"临床上的效果是比较好的。我们曾以此方药治疗炎症性痛经、量少获良效。如王某某，女，32岁，患慢性盆腔炎已3年，近半年经量减少，痛经剧烈。初经12岁，7/30日，量一般，色红，有小血块，无痛经史。25岁结婚，1-0-2-1，于3年前因人流后，患腹痛腰酸，在某某医院确诊为

"慢性盆腔炎"，予以抗生素治疗，效欠佳。B超探查"两侧附件增粗"，近半年来经行量少，腹痛增剧，伴有腰背酸甚，小腹冷感，经前胸闷烦躁，乳房作胀，大便偏干，脉象细弦，舌质偏暗红边紫，治当着重经前经期论治。经前3天，以本方药加入炒柴胡5g，钩藤10g，川断10g；行经期以本方药加入五灵脂10g，延胡12g，服药后疼痛减轻，经量稍增，前后治疗4个月经周期，病证基本痊愈。

4. 益肾通经汤

【方名】 益肾者，补益肾也，但闭经主要在于肝肾阴虚，因此，补益肝肾，亦在于补阴也，通经者，通达月经也；通达月经，就需要活血化瘀，补肾与通经相结合，这就是我们命名益肾通经汤的由来。

【组成】 柏子仁、丹参、熟地、川续断，泽兰叶、川牛膝、炒当归、赤白芍各10g，茺蔚子、生茜草各15g，炙鳖甲（先煎）9g，山楂10g。

【服法】 水煎分服，每日1剂。

【功效】 补肾宁心，活血通经。

【适应证】 凡肝肾不足之闭经、月经后期、月经量少等病证，伴见胸闷烦躁，寐差，便艰等等。

【方解】 本方药主要着重在心肾子宫论治，所以方中集合了补肾、宁心、调宫三个方面的药物。方中用柏子仁、丹参者，就在于宁心安神也，而且宁心者，还在降心气，所谓心气下通，胞脉才能通达也。又集合熟地、川断、牛膝、炙鳖甲者，大补肝肾之阴也，使癸水充实，肾阴足，癸水充，则月经的物质基础厚实，是乃治本之道也，再加入丹参、当归、赤芍、茺蔚子、生茜草，俱是活血调经之品，活血调经，即是调畅子宫类药，三方面的药物合在一处，这就组成了益肾通经汤，意在治疗肾虚闭经也。

【临床应用】 本方药虽然主要治疗肾虚月经失调，特别是月经后期、月经量少、闭经等病证，同时应用于经间期促排卵、青春期月经失调者，亦为合适。

（1）经间排卵期障碍证：经间排卵期，锦丝状带下偏少，头昏腰酸，神疲乏力，烦躁寐差，便干尿黄，脉象细弦，舌质红少苔，本方药可加入五灵脂、太子参等品。

（2）青春期月经失调：月经初潮后3～4年内，月经前后不一，但大多后期，甚或闭经，带下一般，烦躁寐差，脉细弦，舌质偏红，可以本方中加入紫河车6～9g，菟丝子10g。

【加减】　益肾通经汤在临床上具体应用时，仍有所加减。若大便偏溏者，去柏子仁、当归，加入合欢皮10g，煨木香9g，六曲10g；若腰酸明显者，加入杜仲、寄生各10g；若舌苔中根部腻厚，小便偏少者，上方去熟地，加入茯苓12g，制苍术10g，苡仁15～30g；若心烦失眠，舌尖偏红者，加入莲子心5g，青龙齿（先煎）10g。

【临床体会】　益肾通经汤，是我们根据临床上闭经病人的特点，大都表现出阴虚肝火旺的症状，因而着重在滋阴降火通经的方法。降火者，不在于清，因为清火并不能达到目的，所以重在通经，因而选择了柏子仁丸合泽兰叶汤两方加减而成。考柏子仁丸与泽兰叶汤，均来源于《校注妇人良方》。柏子仁丸是主方，原是治疗"室女积想在心"的闭经，药用柏子仁、生卷柏、泽兰叶、川牛膝四味药，着重在心气郁阻，心血不得下行的郁证闭经。关于致郁者，后世均认为"肝郁"，与肝有关，我们不能加以否定，但是在前人，特别是《内经》一书中，把郁证归纳于心，如云："二阳之病发心脾，有不得隐曲，女子不月。"又云："今心气上迫于肺，不得下降，故胞脉闭塞，月事不来。"而且子宫的胞脉、胞络与心有着直接的关系，所以心气闭塞，心血不降所致闭经者，实为临床所多见。当然不能忽视肾阴癸水的不足，是以组成柏子仁丸治之。正由于心与胞脉胞络包括子宫的失调，在形成闭经的过程中，不可忽视肾阴癸水的不足，故明代医学大家张景岳，有鉴于此，他将陈自明的《妇人大全良方》的柏子仁丸，加入川断、熟地两味药，仍然命名柏子仁丸，亦是治疗闭经。我们认为，张景岳氏所制较《妇人大全良方》的柏子仁丸更为合适，更适合此类病证。泽兰叶汤是一般常用的调经轻剂，方中以泽兰叶、当归为主，佐以甘草，因为本方药的重点，在于调治心肾，在于降心、宁心，在于补肾滋阴，通过降与滋阴，才能解除心肝之火。所以方中一些通经活血药物，虽然在于通达子宫，促进月经来潮，但还有下降心气，下通心血的深层含义在内。正由于此，故本方药还有促排卵的作用，为阴虚促排卵开辟了一大法门。

方中的柏子仁、川牛膝、泽兰叶是主要药物，再作分析如下。

柏子仁，味甘，性平，归心、肾、大肠经，功能养心安神，润肠通便，一般用于血不养心所致的惊悸怔忡，虚烦不寐；阴虚血亏，肠燥便秘，妇女闭经等。《药品化义》："柏子仁，香气透心，体润滋血。同茯神、枣仁、生地、麦冬，为浊中清品，主治心神虚怯，惊悸怔忡，颜色憔悴，肌肤瘙痒，皆养心血之功也。又取气味俱浓，浊中归肾，同熟地、枸杞、龟甲、牛膝，为封填骨髓，主治肾阴亏损，腰背重痛，足膝软弱，阴虚盗汗，皆滋肾燥之力也。味甘亦能缓肝，补肝胆之不足，极其稳定，但性平力缓，宜多用之为妙。"

牛膝，味苦、酸，性平，归肝肾两经，功能活血祛瘀，补肝肾，强筋骨，利尿通淋，用于血瘀性闭经，腰膝酸软证等。有如《本草正》"味苦甘，气微凉，性降而滑，阴也，忌牛肉。走十二经络，助一身之气。主手足血热痿痹，血燥抽挛，通膀胱涩秘，大肠干结，补髓填精，益阴活血。"临床上具体使用时，似乎又有怀牛膝偏补、川牛膝偏通之说，故用于活血通经者，以川牛膝多用。

泽兰，又名虎兰，龙枣，味苦辛，性微温，归肝脾经。功能活血祛瘀，利水消肿，可用于血瘀闭经，痛经，产后瘀滞腹痛，水肿腹水，跌打损伤。《本草纲目》说："兰草走气道，泽兰走血分，虽是一类而功用稍殊，正如赤白茯苓、芍药，补泻皆不同也。"《本经逢原》认为："泽兰，专治产后血败，流于腰腹，抽掣疼痛，破宿血，消癥瘕，除水肿、身面四肢浮肿。《本经》主金疮痈肿疮脓，皆取散血之功，为产科要药，更以芎、归、童便佐之，功效胜于益母。"我们认为，泽兰叶不仅逐瘀调经，且能利水，符合排泄经水的要求，故多常用。

【实践验证】 益肾通经汤，是我们临床上较为常用的方药，特别是青春期闭经，更为常用，但是必须要有白带者，服后始能有效。我们曾治一例青春期闭经，用本方药而恢复排卵的有效病例，张某某，17 岁，闭经 8 月，带下甚少，初经 13 岁，3~5/30~40~60 日，量偏少，色红，有小血块，平时白带不多，去年因参加会考，学习紧张而致闭经，形体稍胖，B超探查：子宫略小。据患者自述，血查雌激素低下，具体欠详，测量 BBT 单温相，低温相偏低，自觉烦热口渴，带下仍不多，大便 2 日一行，小便偏黄，舌质偏红。肝肾阴虚，癸水不足，先予归肾丸加减，服后似有带下，自感小腹有所胀感，转予益肾通经汤，药后带下转多，出现少量锦丝状带下，再予原方药 7 剂，服至 5 剂，带下增多，BBT 有上升趋势，接服余下 2 剂，出现排卵，BBT 上升，呈双温相，隔旬日而经行。继则又有一例闭经 6 月，年龄 28 岁，结婚 2 年未孕，带下偏少，形体消瘦，嘱服益肾通经汤 10 剂而排卵，带下增多，出现锦丝状，BBT 上升，呈双温相，高温相维持 20 天，小便孕试呈阳性，证实怀孕。

5. 进退温经汤

【方名】 温经者，温调月经也，其名首见于《金匮要略》，原治更年期出血病证，俟后以温经汤命名者，方药颇多，现根据《妇人大全良方》所载之温经汤，进行加减，故名之曰进退温经汤。

【组成】 当归、赤白芍各10g，川芎6g，桂心、莪术各9g，川牛膝10g，党参12g，甘草炒3g，山楂10g，益母草15g，川断10g。

【服法】 经前经期，水煎分服，每日1剂。

【功效】 温经散寒，活血通经。

【适应证】 月经后期，量少，经行小腹冷痛，肢冷畏寒，经色紫黯，脉象细弦，或沉涩。

【方解】 本方药旨在温经活血，通达月经。方中桂心温经散寒，通血脉而止痛，是方中的主要药物，临床上常用肉桂以代之；当归补血调经，又能活血止痛；川芎活血行气，乃血中之气药，合当归以调经；人参补气扶正，助桂、归、芎宣通阳气而达温经散寒之目的；蓬莪术活血化瘀，有消散积滞之功；牛膝亦有活血调经的作用，并有引诸药以下行；丹皮可泄上浮之火，亦有活血调经之用；芍药、甘草缓急止痛；我们又加入山楂、益母草，活血调经，收缩子宫；复入川续断补肾活血，有助肉桂之助阳散寒，温经活血之力。诸药合用，全方就具有益气通阳，温经散寒，活血去瘀之效，故宜用于寒气客于血室，以致气血凝滞，月经后期，经行腹痛之证。

【临床应用】 本方药不仅适用于寒瘀交阻的月经后期，月经量少，闭经等疾病，而且还适用于寒瘀性不孕症、产后恶露不绝证、虚寒性贫血证等。

（1）寒瘀交阻的不孕症：可见经行后期，量少，色紫暗，有血块，小腹有冷感作痛，腰俞四肢酸甚，脉象细弦，舌苔白腻。

（2）寒瘀交阻的恶露不绝症：可见恶露淋漓不绝，色暗黑，有小血块，小腹冷痛，腰酸，脉细，舌苔白腻，边紫瘀。

（3）虚寒夹瘀的贫血证：可见头昏心慌，面乏华色，四肢怕冷，小腹胀痛有冷感，脉象细涩，舌质淡红，边紫等，本方药再加黄芪、熟地等品。

【加减】　本方药是根据临床上病情变化而加减，如腹痛甚而经血不畅，夹有大血块者，需加入五灵脂10g，延胡12g，红花9g；经行量少，色紫黯者，需加入桃仁10g，红花9g；行经量较多，色红紫，有较大血块者，需加入炒蒲黄（包煎）6～9g，花蕊石（先煎）10g，三七粉（另吞）6g。

【临床体会】　本方药是从《妇人大全良方》的温经汤基础上加减而来。《妇人大全良方》所载的温经汤，亦可简称良方温经汤。早于《妇人大全良方》的《金匮要略》也有温经汤，为什么今人在妇科领域广为应用良方温经汤？理由有二，其一是与《金匮要略》的温经汤加以区别，《金匮》温经汤与《良方》温经汤的方意药物是有所不同的，治疗适应证也是有很大差异的，《金匮》温经汤治女性五十所，下血不止，内有瘀血的病证，而《良方》温经汤，原书认为治疗寒气客于血室，以致血气凝滞，脐腹作痛，其脉沉紧者，是以冠《良方》温经汤者，为临床便于使用也；其二，本方药也符合陈自明的《妇人大全良方》的学术思想的特点，陈自明所著的《妇人大全良方》，我们认为是现存妇科第一部专著，对妇科学术的发展有着重要的意义，该书的学术思想和治疗特点，是着重风冷致病，和用药偏于辛热温散，故后世医家对他的评价，有"十九归诸风冷，用药偏于犷热辛散。"实际上学术思想的"风冷致病"学说，是受《诸病源候论》的影响，而温经汤也可以代表其学术思想和治疗特点。因此，把此方药归诸于《妇人大全良方》是有一定道理的。析《良方》温经汤的内涵是重在温经调血，疏散风冷，从排经血而去之，故以四物汤为基础，加入桂，因在宋代时对"桂"没有过多的分类，莪术、牛膝通经活血，引血下行，从温通而达到温散，再加入人参、甘草以扶正，此乃受《金匮》温经汤的影响，祛邪不忘扶正，调经立足血分，意在去实，兼当扶正，由血及气，乃本方方意。

本方药中的重要药物，是肉桂、莪术，特分析如下。

肉桂，辛甘，大热，有小毒，入肝、肾二经，具有补命门相火，祛沉寒痼冷之功，治疗四肢厥逆，腰膝酸痛，虚寒恶食，泄利清谷，霍乱转筋，经闭，腹痛疝瘕，小便不利，上热下寒等证。正如李元素所说"补下焦不足，治沉寒痼冷之病，渗泄止渴，去营卫中风寒，表虚自汗。"王好古认为补命门不足，益火消阴。我们认为肉桂的主要功能，在于温补命门，治下焦沉寒痼冷，论其性味功用，基本上与附子相同，均属于将军类药物，故祛寒除湿，温补下元，附子、肉桂往往同用，如《金匮》八味丸、济生肾气丸等。但附子、肉桂，亦自有其不同之点，如《伤寒论》中，凡大汗亡阳，用附子而不用肉桂，这是由于肉桂能令出汗，在《本经》肉桂主治中，就有"出汗止烦"的记载，大汗亡阳，当然不能再用肉桂，但肉桂除治沉寒痼冷外，又能调营卫而鼓舞气血，凡属气血寒滞，多于调气理血之中加肉桂以温煦之，如妇科寒郁经闭、腹痛等证，每多运用；又峻补气血药中，肉桂作为佐使，用以鼓舞气血，促使阳生阴长……。由此可知，附子作用，偏于气分，而肉桂作用，则偏于血分，这是两者功用的异同之点。

蓬莪术，苦辛温，入肝经，具有行气破血，消积化食的作用，治疗心腹诸痛，饮食停滞，经闭积聚等证。李士材认为：本药专走肝家，破积聚恶血，疏痰食作痛。我们认为，莪术、三棱均常会用，因为二药都有破血行气的功能，治疗月经不通，癥瘕积聚等证。各家本草谓"三棱破血中之气，莪术破气中之血。"其意义也就是说，二者都能破血，但比较起来，三棱破血的作用为强，莪术则破气的作用为大，故二者配伍同用，更可加强消坚破积的疗效。但攻坚破积之剂，用之不当，易使正气受伤，故对虚弱病人，应与参术同用，以顾护正气，这便是扶正祛邪的方法。而本方药，志在温经通瘀，调复月经，故仅用莪术一味，气中调血，以促经行顺畅。

【实践验证】 温经汤也是我们临床上常用的验方之一。我们曾治疗一例月经后期痛经的病人，有着良好的效果。张姓女，23岁，患有月经后期已2～3年，行经期小腹痛。于半年前，经行期间，饮冷过甚，（因与人比赛吃冰棒多少），以致当月经行淋漓，10天始净，继则每月行经，小腹疼痛，而有加剧之势，曾经怀疑为"子宫内膜异位症"，而且每次行经，小腹冷感明显，经行量不多，色紫黯，有较大血块，行经期小腹坠痛，脉细，舌淡边紫，我们予以进退温经汤，再加入艾叶6g，红花9g，服药两个月经周期，痛经基本痊愈，月经周期亦有所缩短。

6. 新加血府逐瘀汤

【方名】 血府者，有指肝脏或胸中，有指血海，或指血室。我们认为，应从广义的方面理解，血分也。逐瘀者，攻逐瘀血也，此乃清代王清任之方也。我们根据病情需要，进行加减，故为新加血府逐瘀汤。

【组成】 桃仁10g，红花9g，炒当归10g，赤芍9g，川芎6g，熟地10g，川牛膝9g，炒枳壳9g，桔梗6g，柴胡5g，甘草3g，五灵脂10g，益母草15g。

【服法】 经前或经期，每日1剂，水煎2次分服。

【功效】 活血祛瘀，调气止痛。

【适应证】 妇人血瘀诸证，如月经过少、闭经、痛经、不孕症等。其他如胸痛、头痛、痛如针刺等。原书指证，血府逐瘀汤所治之病，开列于后：头痛，胸痛，胸不任物，胸任重物，天亮出汗，食自胸右下，心里热（名曰灯笼病），瞀闷，急躁，夜睡梦多，呃逆（俗名打呃忒），饮水即呛，不眠，小儿夜啼，心跳心慌，夜不安，俗言肝气病，干呕，晚发一阵热。

【方解】　本方药原治胸中胁腹中瘀血，阻碍气机，兼见肝郁气滞之瘀血证。女科之瘀血在下焦，本方亦为合适的方药。用桃红四物汤为基础，活血化瘀，兼有养血之功，以赤芍易白芍，加柴胡、桔梗、枳壳、牛膝、甘草组成。方中当归、川芎、赤芍、桃仁、红花活血祛瘀，通达血脉，牛膝祛除瘀血，并引血下行，均为方中的主要组成部分；柴胡疏肝解郁，升达清阳；桔梗、枳壳开胸行气，使气行则血行；熟地养血，配当归又能润燥，使祛瘀而不伤阴血；甘草调和诸药，为方中次要组成部分。本方药不仅化行血分之瘀滞，又能解气分之郁结，因有二升二降，通过升降而解郁，活血而不耗血，祛瘀又能生新，合而用之，使瘀去血行，则诸证可愈，可治一切气滞血瘀病证，为临床常用的活血化瘀名方。

【临床运用】　本方药可治疗一切血瘀病证，包括内外妇儿各科的奇病怪证。

（1）血瘀性痛经、闭经、不孕等病证：经行后期，量少不畅，色紫黑，有血块，行经小腹疼痛剧烈，结婚多年未孕，或妇科检查，发现两侧输卵管炎性阻塞，脉象细弦，舌质偏红质紫。本方药应按各病证之不同而加减具体药物。

（2）血瘀性头、胸、胁、腹、身等疼痛：大多呈针刺状作痛，伴有胸闷烦躁，寐差，口渴不欲饮，舌红边紫，脉象细涩。本方药可加入炙乳没、全蝎、广郁金等品。

（3）近年来运用本方药加减可治很多疾病：如治疗冠状动脉硬化性心脏病的心绞痛、风湿性心脏病、胸部挫伤、肋软骨炎、神经衰弱症，脑震荡后遗症之精神抑郁症、过敏性紫癜、弥散性血管内凝血、高血压头痛眩晕症、慢性咽炎、斑秃、阳痿、男性乳腺小叶增生症等。

【加减】　本方药在具体运用中，可根据主要病证进行加减，如伴疼痛明显的，可加重柴胡用量，另加入炙乳没、五灵脂、琥珀等；如伴出血量明显增多，可加炒五灵脂、蒲黄炭、血余炭、花蕊石等；如伴月经失调的，可加入丹参、泽兰叶、益母草、制香附等。

【临床体会】　血府逐瘀汤是清代王清任创造的五张逐瘀汤中应用最广泛，也是最著名的一首方剂。对于其适应病证，王氏在《医林改错》一书中列举了19种之多。详见本方药的原书指证。诸如胸痛、头痛、呃逆、怔忡等等，但病机皆与血瘀气滞有关，故用本方药活血去瘀，调气止痛统治之。由于本方药药性尚算平和，虽不属轻剂，但亦不属于重剂、剧剂，所以现代对本方的应用有很大的发展，其治疗范围几乎涉及到临床各科，甚至对有些病程较长，久治无效而又原因不明的疾病，所谓奇病怪证，用本方药进行试探性治疗而取效者，屡见不鲜，这是值得重视和深入研究的。关于本方之所以受临床医师重视，并广泛地应用于妇产科各类疾病中，有着其合理的组方内容。桃红四物汤是活血化瘀的基本方剂，化中有调，调者还有一定的扶正养血的作用，调中重化，化而不耗阴血，而且化瘀的同时，亦重视调气，气血同调，是本方药的特点，有意义的是，此方药中的理气是采用升降方法，用柴胡、桔梗之升，牛膝、枳壳之降，欲降先升，升轻降重，故以枳壳、牛膝为主，用量亦重于桔梗、柴胡，可见降是主要的，亦有助于逐瘀下行。因此我们认为：本方是王清任五张逐瘀汤中组织较好，用药最确当的一首方剂，值得我们效法。

关于本方药的药理研究：①抗凝血作用：《中华内科杂志》1977（2）：99报道，本方药具有理气活血功效，故用于各种病因的感染、休克、创伤、大面积烧伤、外科大手术后、输血反应、子痫、死胎、胎盘滞留等并发的急性播散性血管内凝血（DIC）。实验证明，本方药不能延长血液复钙时间，也不能延长凝血酶原时间和凝血酶凝固时间，但能抑制ADP所致的血小板聚集，并能促进血小板解聚，因此有助于血瘀患者的血液流变血异常的改善。此外，对于由门静脉注入二氧化钍封闭肝脏网状内皮系统的家兔，观察其吞噬廓清凝血酶的能力，本方药静脉注入有显著的保护作用，经测定肝静脉上方的腔静脉血中的纤维蛋白原含量，实验动物无明显变化，而对照动物锐减，表明本方药可能使被封闭的肝脏巨噬细胞复苏，而显示对肝脏网状内皮系统的激活，提示本方药能加速 DIC 时血液中的促凝血物质及被激发的凝血因子等的清除，全部和部分消除了形成的急性 DIC 的触发因子，从而抑制了 DIC。②对免疫功能的影响：《中药药理与临床》1985,（创刊号）：14 报道，实验证明本方药有显著增强小鼠巨噬细胞吞噬功能，能提高实验动物对鸡红细胞的吞噬清除能力。但水煎剂与醇提取剂在作用时间上有所不同，水煎剂的促进作用可保持 8 小时以上，醇提取剂至 8 小时已无效。《广西卫生》1976,（2）：42 报道，天津中医学院内科应用本方药治疗 33 例过敏性紫癜病人获得显著效果，无疑提示了本方药对免疫功能等有良性影响。本方药组成中，有些药物有显著的免疫药理活性，如芍药、当归、桔梗等，均能促进吞噬功能。③抗肿瘤作用：本方药的抗肿瘤作用，虽然还没有深入研究，但临床上报告，右额叶肿瘤患者，经本方治疗用药 120 剂后，病情稳定，脑血管造影恢复正常，又本方治愈三叉神经瘤、乳腺纤维瘤、子宫肌瘤、男性乳腺小叶增生等报道，资料虽不太多，但此已表明本方药物对肿瘤有一定疗效。

但血府逐瘀汤服后常可引起腹泻，因而腹胀泄泻者慎用之。

【实践验证】 新加血府逐瘀汤，不仅在妇科领域里有着广泛的使用价值，而且在其他各科，也有着越来越被广泛使用的意义。就妇科来讲，凡属血瘀所致的病证均可使用，痛经的需加止痛药，出血性的需加止血药，月经后期量少的需加温调药，月经先期的需加清调药，甚至在保胎病证中，也有兼用此方药者。兹择要选录如下：

（1）经行癫狂治验案：王某，19 岁，患者因学习紧张，家里压力过大，有一次因月经适行，复遭巨大刺激，以致经行不畅，经量过少，神情呆木，不思饮食，入夜不寐，遂致狂躁，经后稍愈。月经初潮 12 岁，5～7/30～50 日，量一般，色紫红，有小血块，腹不痛，平时带下偏少，B 超探查：子宫略小，余无异常，病发则每月行经期均如此，始癫后狂，至净经后 2～3 日始减轻，其母陪同来我院诊治，始值经前 2～3 日，诊脉弦滑，舌苔薄白稍腻，边质有紫气，故予新加血府逐瘀汤，加入石菖蒲 6g，大黄 5g，广郁金 10g，钩藤 12g，服药 7 剂，经行较多，病证有减，平时嘱服越鞠丸合六味地黄丸，经行仍服原方。如是调治，5 月告愈。

（2）胎漏验案：据曹述文在《湖南中医杂志》1987,（6）：15 中报道，一妇人妊娠 2 月后，见有阴道流血，少腹坠痛且胀，经妇科检查，诊断为早孕，子宫肌瘤（良性），始用消炎西药及补肾安胎中药，漏红仍不止，医投血府逐瘀汤加黄芪 30g，服药 10 剂后漏红缓解，再进补肾安胎药 15 剂以巩固疗效。

（3）过敏性紫癜：这类病人，虽非妇科疾患，但女性亦常有患此者。根据彭继昌等在《广西卫生》1976,（2）：42 报道："治疗 33 例过敏性紫癜病人，以血府逐瘀汤加秦艽、板蓝根为基本方，随证加减，结果痊愈 29 例，显效 2 例，无效 2 例，总有效率达 94%。"无疑提示了本方对免疫功能等有良性影响。

（4）阳痿验案：根据李义等在《中医名方异用指南》1992 年由山西科技出版社中介绍。1981 年 9 月，我到一同窗好友家去拜访，始逢某橡胶厂的一位 41 岁男性到此求治阳痿病。患者述：自 1979 年 6 月开始，自感性功能降低，渐至阴茎完全不能勃起，即到处求医，先后服中药 150 余剂，但至今未有丝毫好转，且常感头昏乏力，睡眠欠佳，心慌气短，食欲不振，小腹时有抽疼感，微怯寒。查患者精神抑郁，面色暗滞无华，肌肤粗糙失润，舌质黯，有瘀点，舌下静脉曲张，脉沉细涩。观其所带病历记录，所用之方，皆为壮阳益气之类，思其屡用无效，及现在脉症，试以血府逐瘀汤加味投之，药用当归9g，熟地12g，桃仁12g，红花9g，枳壳6g，赤芍6g，柴胡9g，甘草3g，桔梗6g，川芎5g，牛膝9g，白术9g，阳起石12g，肉苁蓉9g，紫石英9g，巴戟天12g，桂枝9g。5剂，水煎服，日1剂，并嘱戒房事，忌烟酒辛辣食物。二诊，服上药3剂，即感阴部有发热感，其他症状亦有好转，再以原方投3剂。三诊时共服8剂，阳事已能举，但持续时间短，后继活血温阳之品，佐以益气补肾之品，共服药38剂而告痊愈。

7. 增损少腹逐瘀汤

【方名】 少腹者，下腹也，就妇科而言，下少腹实指子宫而言。逐瘀者，攻逐血瘀也，正由于妇科重视子宫，故少腹逐瘀汤必须进行加减，使之更符合子宫逐瘀的要求。

【组成】 小茴香5g，炒干姜5g，延胡索10g，官桂5g，赤芍10g，生蒲黄9g，炒五灵脂10g，川芎5g，当归9g，川断10g，益母草15g。

【服法】 经前经期，日服1剂，水煎2次分服。

【功效】 活血化瘀，温经止痛。

【适应证】 冲任虚寒，瘀血内阻小腹胞宫，以致痛经、闭经、崩漏、不孕等。原书指证：治少腹积块酸痛，或酸痛而无积块，或少腹胀满，或经血见时，先腰酸少腹胀，或经血一月见三、五次，接连不断，继而又来，其色或紫或黑或块，或崩漏，并少腹疼痛，或粉红兼白带。

【方解】 本方药主要通过温经化瘀，攻逐小腹子宫之瘀，所以方中用小茴香者，正是温散下焦子宫之寒，助以干姜、官桂之温经散寒，通达下焦，延胡索行气活血，活络止痛，是公认的止痛药；蒲黄、五灵脂，两药合用，活血祛瘀，散结定痛，二药合用，本为失笑散，能化能止，化中寓止，为治崩漏之良方；当归、川芎，血中气药，配赤芍以活血行气，散滞调经。今加川断，补肾活血，有助子宫之排瘀也；益母草化瘀生新，本为收缩子宫之药，实为子宫排瘀之要药也。综合本方药，首在温经散寒，其次是活血祛瘀，止痛调经，故能主治以上寒凝血瘀，蕴结胞宫所出现的少腹疼痛、胀满、积块、月经不调、崩漏、不孕等病证。

【临床应用】 本方药主要在于攻逐子宫之寒瘀，故治月经不调，月经后期，经量偏少等证，亦可治疗痛经、闭经、崩漏、盆腔炎、手术后肠黏连。

（1）痛经、闭经等：属于寒瘀性，经行量少，甚则闭经，经色紫黯，有血块，小腹冷胀酸，腰酸尿频，脉象细弦或细涩，舌质边紫瘀，苔白腻，本方加入杜仲、艾叶等品。

（2）崩漏、月经过多等：属于虚寒夹瘀者，可见经血量或多，色淡紫，有较大血块，小腹或胀或痛，或有冷感，腰酸，胸闷，脉象细弦，舌质淡黯，有紫瘀点，本方药一般去川芎，加入血余炭、荆芥等。

（3）盆腔炎之属于慢性者，或者兼夹包块者：可见少腹胀痛，并有冷感，腰酸，脉细，舌质紫，苔白根腻，本方药加入红藤、广木香、地鳖虫等。

（4）手术后盆腔及肠黏连：经常腹痛，扪及包块，小腹觉冷，脉细，舌质紫，本方药加入广木香、红花、苡仁等。

【加减】 本方药在临床使用中，如月经过少者，加入桃仁、红花以通血；如月经过多者，可加入艾叶炭、赤石脂、血余炭以止血；如脾胃不和者，加入广木香、广陈皮、炒白术等调和之。

【临床体会】 本方药实际上来源于《金匮》温经汤，以及失笑散的综合剂。考《金匮》温经汤，是治疗更年期出血，并指出内有瘀血也。温经汤重在扶正温阳，温阳者，有化瘀之功效也，因为"血得温则行，得寒则凝"，此温阳即能化瘀，化瘀必须温阳。但是必须注意到有无火热现象。一般在出血病证中，大多存在火旺的一面，更年期，现称围绝经期，尤多心肝火旺，火旺夹瘀，将成热瘀，或称瘀热，热瘀而用温经汤者不宜也。服后不仅不能止血，而且更将迫血妄行，因而务必慎之。但是围绝经期尤多上热下寒者，不能为上热所迷惑，为现象所掩盖，忽略了下寒瘀的重要性。其二，温阳扶正，对子宫之瘀来说，更有着深层的意义，因为月经的周期形成，是由阴阳消长转化的节律所致，在行经期的前期，也即是经前期，是由阳长为主的时期，子宫内的瘀浊得经后期阴长而长，需得经前期阳长而溶化，阳长不足，或有阴无阳，则子宫内的瘀浊必然有所蕴结，所以助阳温阳，不仅仅在于推动血行，而且更为重要的是杜绝瘀结产生之道，是治本的方法。本方药温阳扶正，意在治本，此少腹逐瘀汤不同于《良方》温经汤的所在也。

上方药中的小茴香与官桂是重要药物，兹分析之。

小茴香，味辛性温，归肝、肾、脾、胃经，功能散寒行气止痛，用于寒疝腹痛，脾胃虚寒气滞，脘腹胀满冷痛，月经后期，经行小腹胀痛觉冷，肾虚腰痛，肾虚小便频多。正如《药品化义》所说："小茴香，气香，味辛性温，气厚而味薄入肾、肝、膀胱三经，辛香能散邪，性温能祛寒，气厚能沉下，专治肾、膀胱下部，主治阴囊冷痛，湿气成疝，肾虚腰痛，不能转侧，血虚腿痛，不能行动，制用黄酒炒香，盖盐以入肾，酒行阳道，香能通气，助滋阴药温肝肾之气，奏效甚捷。"此小茴香作用之所在。

官桂，出《本草图经》，为肉桂之药材名，见肉桂条。肉桂的别名颇多，除官桂外，还可命名为牡桂、玉桂，通脉止痛，除去栓皮者，名桂心，主要作用在补肾阳，暖脾胃，除积冷，主要治疗肾阳不足，脾阳不振，胃脘冷痛，但就妇科而言，是治疗冲任虚寒、痛经、闭经、癥瘕等症，同时还能治疗阴疽色白，漫肿不溃，或久溃不敛。但是在使用肉桂时，必须注意到保藏，因为肉桂辛香，具有油质，如辛香之气及其油质消失者，将影响其效果，所以在入煎时，亦必后下。我们曾经作过试验，保藏好的肉桂粉，辛香气浓，虽服数量很少，较之水煎不得法的剂量大上 3~10 倍的暖阳止痛效犹好。用时务必注意之。

【实践验证】　本方药治疗痛经，亦有较好的效果。据《浙江中医杂志》1964,(11):267 报道:"用本方药治疗 54 例痛经，症见经来少腹疼痛，腰俞酸痛，或兼见月经不调，白带多，因痛而致恶心呕吐，不能食等，证属气滞血瘀者，服本方加减 1~8 剂后，46 例痊愈，4 例显效，3 例暂效，1 例无效。"可见疗效较好。我们曾治疗一例虚寒性夹瘀之慢性盆腔炎。患者王某某，女，35 岁，患慢性盆腔炎已 3 年余，月经后期，经行量偏少，色紫黯，有血块，行经期小腹作痛，腰骶酸甚，经行 7 天净，但经间排卵期疼痛明显，以右少腹为主，伴有胸闷烦躁，脉象细弦，舌质淡黯边紫，平时形体畏寒，小腹有冷感，行经期以加减少腹逐瘀汤治之，经间排卵期则去益母草，加入杜仲、鹿角片先煎各 10 克。前后服 3 月，疼痛基本控制。

亦有人将本方药运用于习惯性流产后的保胎者。一般来说，习惯性流产，称之为滑胎，大多与脾肾不足有关，但也有极少数例外者，可参考《中医妇科验方选》及《辽宁中医杂志》等报道，但必须具备明显的血瘀证候。因此，《赤脚医生杂志》1978 年第 8 期报道，掌握运用本方的特点是：①经期错后史；②经行少腹疼痛剧烈；③经色紫黑有血块史；④小腹有凉感；⑤脉象沉细滑。其他如眼周多青紫，及白带多稀薄，亦可作为佐证，但必须慎之又慎。

8. 清热泻经汤

【方名】　清热泻经汤，是以前人张子和的三和汤化裁而来，之所以命名为清热泻经汤，以其治疗热涸闭经，主要就在于清热通经，由于本方药清热泻下，以泻热通经，故而称之为清热泻经汤。

【组成】　大黄6g，芒硝9g，甘草6g，山栀子仁9g，薄荷6g（后下），黄芩9g，连翘12g，丹参10g，川芎6g，生地10g，赤芍10g，竹叶3g，川牛膝10g。

【服法】　水煎分服，每日1剂。

【功用】　泻火通便，清上泻下，调理月经。

【适应证】　中上二焦邪郁生热，火热阻于内，经血闭于下，症见胸腹烦热，身热口渴，喜冷饮，面赤，口舌生疮，便秘尿赤，月经闭止，舌红苔黄腻，脉滑数。

【方解】　方中重用连翘，以清热解毒为主，配芍、芎以清胸腹之热，山栀仁通泻三焦之火，引火下行，薄荷、竹叶外疏内清，用芒硝、大黄荡涤胸腹邪热，导泻下行，配甘草以缓和硝黄峻泻之功，又可助硝黄推导之力。本方配方之意，清上与泻下并行，但泻下只为清泻胸腹郁热而设，所谓"以泻代清"，其意在此。但此方在于治疗热涸闭经，所以要加入四物汤，养血调经，引入血分，通过清泻而达调经。由于通达月经是最为主要的，也只有通过月经来潮，才能真正达到消除胸腹郁火。所以四物汤中的两味滋养阴血药，必改换成赤芍与生地，再加川牛膝引经血下行，更好地通泻月经耳。

【临床应用】　本方药可使用于月经失调，伴有胸腹郁火及经行高热等病证。

（1）热涸闭经：闭经，烦热口渴，渴喜凉饮，面赤舌燥，便秘尿赤，脉滑数，舌苔黄燥，舌质红者，本方药就为此而设。

（2）热入血室：经血适来适断，经行不畅，小腹胀痛，高热口渴，烦躁，胸腹胀疼，甚则神昏谵语，大便秘结，小便黄少，本方药加入益母草、泽兰叶即可。

（3）经行肠痈：月经适来，小腹疼痛如刀刺，高热口渴，心烦，大便艰行，小便偏少色黄，脉弦滑数，舌质红，苔黄厚腻，治当本方药加入红藤、败酱草等品。

【加减】 治当随证加减，一般在具体应用中，可去芒硝，小腹胀痛剧烈的，可加入炙乳没、延胡；舌苔白腻者，去山栀、黄芩，加入苍术、苡仁、广木香等。

【临床体会】 热涸闭经，根据前人所述，又有两种情况，其一是胸腹烦热而口渴闭经者，张子和在《儒门事亲》一书中设有三和汤；其二是胃部烦热而口渴闭经者，当以《儒门事亲》的玉烛散。两方各有特点，三和汤用凉膈散，主要是清胸膈之中的郁热，但是胸膈间的郁热，故清疏并用，清者泄火热也，疏者用疏解之法以解郁也，此乃治标之法，非治本之道。故又必须通过泻下的方法，把经血泻通也，因为闭经中的郁热，在于血分之中，血分之热非泻下通腑所能平降，必须通过月经来潮，始能随经血排泄而泄之；玉烛散是调胃承气汤合四物汤，乃是中焦胃家之热涸，故必须通过清胃泄热，排泄便矢，特别是通泻月经以除热，一泻心与腹中之热，一泻胃家之热，两者之不同点在此，但同时又将通经与通泄大便联系在一处，这是两者间的共同点。根据我们多年来的临床观察，热涸闭经，大多见于青年女子，或由精神刺激，或则学习紧张过度，或则烦劳过度，或转变地理环境，导致闭经后，逐步使心气郁结，心气不得下降，胞脉闭塞，子宫有藏无泻，下既不通，势必上逆，冲任脉之气上逆者，其心气更不得下降，所以在胞脉闭塞，子宫有藏无泻时，很可能会出现两种现象，或称为标热现象。一种是下既闭塞不通，冲任气逆，逆甚化火，上逆犯胃，致使胃降失和，火热灼于胃，出现胃热的现象，所以当以清胃泻热，下通月经，用玉烛散。二是心气郁阻，心气不得下降，胞脉闭塞，子宫有藏无泻，反过来促使心气更不得下降，气逆化火，心火熏蒸于胸腹之间，虽非外来之邪热，但内火熏蒸，为害尤烈，故不得不取凉膈散合四物汤、调胃承气汤组成的三和汤，清火凉膈治其标，以泻通经治其下，治标者解一时之急，通泻月经，使经血来潮，才能使火热真正的下降，火热才能较好的消除。我们在临床上经常一些经前期烦躁郁怒，失眠头痛等心肝火旺症状，通过清泄肝，虽能暂时缓解，或很难缓解，但得月经来潮，经血排泄，则上述火热症状迅即缓解，此乃血分火热与气分火热证候之不同，因而攻泻之药，并不在于泻大便，而是通过攻泻而通经，使经血来潮，火热自清，虽云热涸闭经，实由闭→热→闭的发展过程也。热为标象，但标热甚者，不得不予治疗，故予加减三和汤，我们名之为清热泻经汤，如治之效不佳时，还要从气郁及其周期阶段中的经后期论治之。

清热泻经汤中的连翘与大黄是重要药物，当予分析之。

连翘，味苦，性凉，归心、肺、小肠经，功能清热解毒，消痈散结，一般用治风热感冒，温病初起，热毒痈疮，瘰疬诸证，口舌生疮，热淋尿闭。传统经验认为，泻心火以连翘心为优，散上焦诸热，以连翘壳为宜。《珍珠囊》："连翘之用有三，泻心经客热，一也；去上焦诸热，二也；为疮家圣药，三也。"《医学衷中参西录》：连翘，具升浮宣散之力，流通气血，治二经血凝气聚，为疮家要药。能透肌解表，清热逐风，又为治风热要药，且性能托毒外出，又为发表疹瘾要药。但本方之用，在于清上焦之郁热，流通气血，助泻下调经之力功。

大黄，味苦，性寒，归胃、大肠、脾、肝经，走气分，兼入血分，功能攻下导滞，泻火解毒，祛瘀止血，用于阳明腑实证，大便不通，满腹疼痛，湿热泻痢，湿热黄疸，火邪上攻，瘀血结聚，痰热胶结等证。《神农本草经》："大黄，味苦、寒，主下瘀血，血闭寒热，破癥瘕积聚，留饮宿食，荡涤肠胃，推陈致新，通利水谷，调中化食，安和五脏。"《本草正》："大黄，欲速者生用，泡汤便吞，欲缓者热用，和药煎服。气虚同以人参，名黄龙汤，血虚同以当归，名玉烛散，佐以甘草、桔梗可缓其行，佐以芒硝、厚朴益助其锐，用之多寡，酌人虚实，假实强用，与鸩相类。"

【实践验证】 热涸闭经在临床上常有所见，一般多见于青年女子。其主要的表现在于闭经，烦热口干，饮不解渴，日午或午后升火，面部红赤，大便秘结，干燥，解时艰难，带下偏少，小便偏黄，夜寐亦差，心情急躁，或者忧郁，厌食，形体消瘦，脉象弦滑带数，或细弦数，舌质干红，或红绛，或少苔，或黄腻，中根部较厚，或黄燥根部厚。一般均从滋阴降火论治，前人曾有热涸津伤者，予一贯煎治之有效，或者以二冬地黄汤，重用天冬，用之亦有效，能减轻证候，使热象燥象有减轻，但对月经来潮，尚不太理想，至于应用清热泻经汤，或前人的玉烛散治疗者，虽然较为少，但辨证明确，疗效似乎较滋阴清热为佳。我们曾治疗一张姓女，21岁，用本方有效。患者闭经2年余，病因学习紧张，加之性情怪癖，以致月经失调，由量少而致闭经，烦热口渴，饮不解渴，有时一晚就得喝上三水瓶的冷开水，每到午后面赤升火，胸闷心嘈，咽喉干痛，但不思食，形体消瘦，大便秘结，解时艰难，平时不欲见人，不爱讲话，夜寐甚差，有时失眠，脉象弦滑带数，舌质红绛，苔少但根黄燥较厚。我们认为，此即热涸闭经也，予以清热泻经汤去芒硝，加入天冬、元参服之，3剂而便通，热象减，并能成眠，7剂而见有带下，再服5剂，得能月经来潮，诸证均缓，从经后期调治，滋阴为主，佐以疏肝宁心等法，缓缓图功。

第八讲　经行前后诸证方药心得

经行前后诸证，西医学中一般称为经前期紧张征，但中医学以主证命名，如经前期乳房胀痛、经行头痛、经行发热、经行泄泻、经行失眠、经行癫狂等等。如果在经前经期，出现胸闷烦躁，乳房胀痛，头昏头痛，腰俞酸楚，神疲乏力，夜寐不熟等等症状，几乎是等同并列，因而列为"经行前后诸证"，也就是一个较大的病证。在治疗上着重心肝气血，用调理气血的药物来治疗这类病证是重要的，诸如新加五味调经散、加减越鞠汤、七制香附汤、逍遥散新方、钩藤汤均为常用方药。此类病证的治疗，在调理脾胃方面，亦有着重要的意义，因为心肝气血失调，必然涉及脾胃，所以又拟加味归脾汤、加减白术芍药汤、健脾温肾汤，因为经前期的生理、病理特点是多火、多痰，因而还必须应用加味温胆汤、新加二齿安神汤等，将逐一介绍之。

1. 新加五味调经汤

【方名】　五味者，五味药物也，调经者，调理月经也，前人曾有"经期以调经为要"之说，因此调经的五味药，乃是行经期服用。近年来，由于我们从事调周法的临床观察，深知调经的实质内含，因而尚需加入一些适合的调经药物，名曰：新加五味调经汤。

【组成】 丹参、赤芍、五灵脂各 10~15g，艾叶 6~10g，益母草 15~30g，茯苓 10~12g，泽兰叶 10g，川断 10g，制香附 10g，广郁金 10g。

【服法】 行经前或经期服，每日 1 剂，水煎 2 次分服。

【功效】 活血化瘀，调理月经。

【适应证】 月经不调，经行量少，经期延长，痛经、月经后期等等。

【方解】 本方药是活血化瘀的轻剂，故为调经的常用方。方中丹参、赤芍活血化瘀，是调经的主要药物。最早的五味调经散，是用当归的，后来发现行经期间，大便偏溏者，亦有所见，当归润肠，极易引起大便溏泄，故以丹参易当归。五灵脂、益母草化瘀止痛，调经排血而不致过多出血；更以香附、郁金疏肝解郁，理气调经，亦为要药；辅以艾叶，艾叶性温暖宫，经血得温则行，有助于排除子宫中的应泄之血。但我们近年来还发现，癸水主宰经血，经血中含有癸水脂浊，故加入茯苓、泽兰排经排湿（浊），又"经水出诸肾，"故加入川断，既有补肾的作用，又有一定的活血调经的功效。是以能达到更好的调经作用，亦较原来之方，更为周到。

【临床应用】 本方药主要应用于月经病，既可以用于月经不调中的月经后期、量少等病证，亦可应用于月经过多、月经先期等出血病，但必须是血滞、血瘀性的始可。

（1）月经不调，行经量少，行经不畅，经期延长，痛经等：可见月经周期或前或后，前后不一，经量偏少，色紫红，有小血块，小腹胀痛，胸闷烦躁，舌质紫黯，苔黄白根腻，脉象细弦。本方药可适当加入桃仁、红花、川牛膝等。

（2）月经先期量多等属于血瘀者：可见月经量多，阵发性出血，色紫红，有较大血块，小腹胀痛，胸闷脘痞，舌质紫红有瘀点，脉象细弦，应用本方药时需加入炒蒲黄、茜草炭、大小蓟等品，效果较好。

【加减】 本方药在具体使用中，还应有所加减，如腹胀矢气，大便偏溏的，再加煨木香 6~9g，炒白术 10g，六曲、焦山楂各 9g；若心肝火旺者，加入炒丹皮 10g，马鞭草 12g；若兼夹湿浊者，应加入制苍术 10g，苡仁 15~30g，佩兰 9g。

【临床体会】 新加五味调经汤，亦是我们临床上最为常用的方药，与五味调经散相同，但增加了理气调经药。过去的主药是用当归，在使用过程中，发现当归更能引起便溏，使一些原本经期便溏，更加溏稀，故以丹参易当归，故丹参已为五味调经散的主药，亦为现在的"新加五味调经汤"的主药，但必须加香附。

考丹参，又名赤参，味苦，性微寒，归心、心包、肝经，具有活血调经，祛瘀止痛，以及凉血消痈，清心安神，一般用于血瘀所致的月经不调、痛经、经闭及产后恶露不行；瘀滞所致的心、腹、胃脘疼痛；脉络瘀阻，肢体疼痛，癥瘕积聚；痈肿、疮疡、惊悸、心烦不眠等证。又如《日华子本草》所说："养血定志，通利关脉。……破宿血，补新生血；安生胎，落死胎；止血崩滞下，调妇人经脉不匀，血邪心烦……。"《本草纲目》说的更为详细，认为丹参"活血，通心包络，治疝痛"，"丹参色赤味苦，气平而降，阴中之阳也。入手少阴、厥阴之经，心与包络血分药也。"按《妇人明理论》云：四物汤治妇人病，不问产前产后，经水多少，皆可通用。惟一味丹参散，主治之相同，盖丹参能破宿血，补新血。安生胎，落死胎，止崩中滞下调经脉，其功大类当归、地黄、芎藭、芍药故也。但是《重庆堂随笔》中却指出"丹参降血行血，血热而滞者宜之，故为调经产后要药。设经早或无血经停，及血少不能养胎而胎不安，与产后血已畅行者，皆不可惑于功兼四物之说，并以其有参之名而滥用之。"的确，我们亦认为；丹参一味，功同四物，似有不当之处，据临床观察，无滞血或瘀血者，用丹参确有引起出血增多的现象，故宜慎之。据《现代中药学大辞典》引载药理分析认为：丹参酮除具有雌激素样活性（子宫重量法及阴道涂片法）外，还具有拮抗雄激素样作用。

香附是理气的圣药，合之而为新加。在临床具体运用中，新加五味调经汤仅仅是调经之方药，而月经不调者，又常与肝郁、脾虚、肾虚、痰湿等病因有关。所以要在疏肝、健脾、补肾、化痰等前提下，结合使用，才能获取较佳的效果。如肝郁气滞的，需要在疏肝理气的方法下，结合行血调经，一般四制香附丸合新加五味调经汤。肝郁化火的，清肝解郁，行血调经，轻则越鞠丸合新加五味调经汤。火重者，丹栀逍遥散合新加五味调经汤。脾虚便溏的，健脾益气合行经调经，香砂六君汤合新加五味调经汤。脾虚湿阻的，健脾益气合行经调经，香砂、枳术合新加五味调经汤。肾虚的，应补肾滋肾合行经调经，肾阳虚的，《金匮》温经汤合新加五味调经汤。肾阴虚的二至地黄丸合新加五味调经汤加减。痰湿过甚，常与气滞并见，当以化痰湿行气滞法相结合，苍附导痰丸或芎归平胃丸合新加五味调经汤治之。总之本方药单用或合用，均需在辨证的指导下行之，但如月经过多、经期延长，无血瘀血滞者，应慎用或禁用，避免因服此方药带来不良后果。

【实践验证】　本方药是在临床实践中产生出来的，所以我们极为常用，而且临床效果也是明显的。我们曾治一华姓女，年龄 37 岁，患者月经量少 3 月。初经 13 岁 5 ±/30 日，量中，色红，有小血块，无痛经。26 岁结婚，1-0-2-1，上节育环 5 年，改用避孕套，平时带下偏少，妇科检查：未发现异常。近半年因工作紧张，还要参加学习，以致月经延后，35天左右行经，行经期经量偏少，2 ~ 3 天即干净，色紫红或有小血块，经前头痛胸闷，烦躁寐差，乳房胀痛，一般 7 天有时

10 天，就诊时，适值行经第 1 天，脉象细弦，舌质淡红，苔黄白腻，不得不予以疏肝解郁，行血调经，以越鞠丸合新加五味调经汤，药用制苍术、制香附、丹皮、山楂、丹参、赤芍、泽兰叶、五灵脂、艾叶、益母草、茯苓、川牛膝等，经前经期服药 10 剂，经量略有增加，4 天净，平时予以养血调肝方药，并要求稳定情绪，月经来潮时，再服前疏肝调经药物，此次经量增多，5 天净，经前诸证亦有减轻，续按原方原法处理，治疗 5 个月经周期，病情基本痊愈。

2. 加减越鞠汤

【方名】　越鞠丸，这是朱丹溪的解郁名方，又名芎术丸，我们根据妇科临床上的病证需要，进行针对性加减，以及越鞠丸原方药物的调整，故名曰加减越鞠汤，化丸为汤。

【组成】　制苍术、制香附各 10g，山楂 9g，炒丹皮 10g，广郁金 9g，青陈皮各 6g，丹参、赤白芍各 10g。

【服法】　经前服，每日 1 剂，水煎分 2 次服。

【功效】　理气解郁，活血调经。

【适应证】　一般适用肝郁气滞所致的月经不调，前后不一，或经行后期、月经量少、经前乳胀、经行胁痛等证。

【方解】　本方药着重在理气解郁，兼有调经之功，其方解有如吴谦所说："夫人以气为本，气和则上下不失其度，运行不停其机，病从何生？若饮食不节，寒温不适，喜怒无常，忧思无度，使冲和之气升降失常，以胃郁不思饮食，脾郁不消水，气郁胸腹胀满，血郁胸膈刺痛，湿郁痰饮，火郁为热，呕吐恶心，吞酸吐酸，嘈杂嗳气，百病丛生。故用香附以开气郁，苍术以除湿郁，抚芎以开血郁，山栀以清火郁，神曲以消食郁，此朱震亨因五郁之法，而变通者也，五药相须，共收五郁之效。然当问何郁病甚，便当以何药为主。"所以我们临床上亦着重理气为主，去山栀、川芎，加入丹皮、山楂以代之，然又加入广郁金，增强理气解郁之力，又加入青陈皮以泄肝和胃，鉴于妇科，必须以调经为要，故又加入丹参、赤白芍，达到理气调经的目的。

【临床应用】 本方药可以广泛应用于一切气郁病证，但以妇科为主，涉及其他有关科疾病。

（1）气郁性月经不调、痛经等病证：精神抑郁、胸闷、烦躁、脘腹作胀，经行量少，色紫红，有血块，行经时腹痛，脉象细弦，舌质淡红边有瘀点，本方需加台乌药、延胡等品。

（2）梅核气：咽中如有炙脔，咯之不出，吞之不下，胸闷抑郁，时欲太息，脉象细弦，舌苔黄白微腻，本方药去丹参、赤白芍，加入娑罗子、合欢皮等品。

（3）可扩大于胃肠神经衰弱症、胃及十二指肠溃疡、慢性胃炎、传染性肝炎、胆囊炎、胆石症、肋间神经痛等属六郁所致，但必须属于实证者，始可加减而运用，若为虚证郁滞，就不宜单独使用。

【加减】 本方药治六郁，临床应用时，可根据六郁的偏重加减使用。如气滞偏重，以香附为主，并加木香、枳壳，增强行气解郁作用；血郁偏重，以川芎为主，并加桃仁、红花以活血；湿郁偏重，以苍术为主，并加茯苓、泽泻以利湿；食郁偏重，以神曲为主，并加麦芽、山楂以消导；痰郁偏重，酌加陈皮、半夏、瓜蒌、胆星等以祛痰；火郁偏重，以栀子为主，并加黄芩、黄连以清热；若夹寒者，也可用干姜、吴茱萸以祛寒，随证灵活运用。

【临床体会】 越鞠丸者，又名芎术丸、越曲丸，也有称其为六郁丸者。之所以命名为越鞠丸，有如《医方集解》所说："此手足太阴手少阳药也"。吴鹤皋曰："越鞠者，发越鞠郁之谓也。香附开气郁；苍术燥湿；抚芎调血郁；栀子解火郁；神曲消食郁。"陈来章曰："皆理气也，气畅则郁舒矣。"我们在临床上使用妇科病证时，大多在行经前或经期使用，因为经前期，前人曾提出"经前以理气为先"，所以理气解郁是经前期的常规用法，而且气机不舒者，大多兼夹痰湿，所以气郁而痰湿者，当选越鞠丸。在痰湿病变中尚应注意到一种脂肪性的痰湿，因为痰湿痰脂乃有形之物，与气郁有着极大的关联。越鞠丸是朱丹溪的名方，其所以又命名为芎术丸者，不仅在理气解郁，而且更重视痰湿、痰脂的病变。我们认为，金元四大家之一的朱丹溪，其最大的贡献，就妇科学历史来讲，是从痰湿到痰脂，这就意味着越鞠丸，理气解郁的目的，还必须消除痰脂，故朱氏又创制另一方，是在越鞠丸的基础上去山栀、六曲，加入南星而成，取名为星芎丸，并指出该方的治证是肥人不及日数，而多痰者，血虚有热，星芎丸加黄连、白术，《沈氏尊生书》以此方治痰滞经病，凡一切月经病因于痰湿重滞，都可用作主方，随证加减。虽然月经不调，形体肥胖，属于痰脂蕴阻者，运用星芎丸的临床效果尚不够满意，但仍不失为一个较好的治法方药，本方中的香附，是最为主要理气药，考香附，味辛、微苦、微甘、性平。归肝、三焦经，功能行气解郁，调经止痛，用于肝郁气滞，胁肋、小腹胀痛；肝气犯胃，脘腹胀痛；肝郁气滞的月经不调，经前乳房胀痛等病证。《本草纲目》引王好古曰："香附阳中之阴，血中之气药，凡气郁血气必用之，炒黑能止血治崩漏，此妇人之仙药也。多服亦能走气"。《本草正义》认为"香附，辛味甚烈，香气颇浓，皆以气用事，故专治气结为病，……气结诸证，因肝胆横逆肆虐为多，此药最能调气……所谓三焦气分者，合上、中、下而一以贯之，固无论其何经何络也。"以此可知香附血中气药，为女科之仙药，乃调经之必用品，然而毕竟辛香走窜，不仅走气，且亦耗阴，应用时有所审慎。

关于越鞠丸者，各方书所载，有所不同，《口齿类要》的越鞠丸，是在朱氏越鞠丸的基础上，又加入山楂、炒麦芽，治疗六郁所致的牙齿痛、口疮等病证；《义科切要》所载的越鞠丸，是朱氏越鞠丸中去苍术，加入半夏、郁金、胆草，是治疗妇女思想无穷，所欲不遂，带脉不约，发为白淫的病证，《玉机微义》中的越鞠丸，实乃《丹溪心法》中的血郁汤，亦或称之为六郁汤，但方中所用药物为桃仁、红花、川芎、香附、青黛(《保命歌括》为"山栀"非青黛)，治疗血郁。在临床上使用时，可一并参考之。

【实践验证】 加减越鞠汤，也是我们临床上较为常用的方剂之一，用之临床上的确有效。它与逍遥散两方都是疏肝解郁的名方，但性质与功用上有差别，逍遥散的解郁，在于疏散和解，主要在于"升散"，而且前提在于养血涵肝，性质上偏"润"，而越鞠丸的解郁，在于横通旁解，主要在于"通解"，而且着重化痰燥湿，性质上偏于燥。所以肝郁夹有痰湿的基础上，要用加减越鞠汤。一王姓女，年龄 32 岁，患经前乳房胀痛，我们用该方治疗有效。患者经前期乳房胀痛有块，伴月经量少已 5 年，结婚 2 年未孕。初经 13 岁，3~5/35~40 日，量中，色紫红，有小血块，经行小腹胀痛。经前胸闷烦躁，乳房胀痛，或时头昏头痛，纳欠脘痞，有时出现轻度的恶寒微热。近五年月经失调，前后不一，行经期经量偏少，且有越来越少的现象，经色紫黑，有血块，形体逐渐肥胖，诊得脉象细弱，舌质偏红，苔黄白腻，根部较厚腻，可见肝郁气滞，夹有湿浊痰脂，治当疏肝理气，化痰燥湿，故从加减越鞠汤进治，经前经期加入泽兰叶 10g，川牛膝 10g，益母草 15g，经净之后，再予养血调肝的方药调治。前后按此法治疗 5 个月经周期，病证基本痊愈。

3. 七制香附汤

【方名】 七制香附汤，是从七制香附丸的方剂上化丸为汤，且按临床需要进行了一些加减，以香附为主，配合七种药物进行浸炒炮制而成，而今化丸为汤，仍由七种有关药物进行配伍而成，一丸一汤，方名相似，但内含有异，为袭旧制，仍以此名之。

【组成】 香附 12g，乌药 9g，当归 10g，川芎 5g，莪术 6~9g，三棱 6~9g，红花 6g，马鞭草 12g。

【服法】 经前经期水煎分服，每日 1 剂。

【功效】 理气逐瘀，止痛消癥。

【适应证】 适用于气滞血瘀之月经后期，经量偏少，色紫红，有血块，或则闭经、忧郁、胸闷、腹胀，脉象弦细，舌质暗红，苔黄白腻，原书指证，治月经不调，结成癥瘕，或骨蒸发热。

【方解】 忧思忿怒则伤气，气伤则气行不利，从而致郁，气机郁滞，血亦有滞，故经行后期，经量偏少，小腹胀痛，胀甚于痛，久而气滞血滞加深，滞久则内结为癥瘕。故本方药以血中气药的香附为主，理气解郁，宣三焦之壅滞，通血分中滞血，助以乌药以加强理气之功；当归、川芎养血柔肝，活血化瘀，三棱、莪术，活血化瘀，消癥散结；红花少则养血，量大者则活血化瘀，但加入到归、芎、棱、莪之中，显然是加强活血化瘀之作用。马鞭草具有清热、利湿、活血三大作用，在方中能利湿清热，并助化瘀，但主药香附，用量较大，意在理气行滞化瘀调经消癥，化丸为汤，说明理气化瘀，调经消癥之力大于上述理气的一般方药。

【临床应用】 本方药临床上使用亦较广泛，就妇科而言，可运用如下一些病证。

（1）肝郁气滞之月经病证：月经后期，经量偏少，偶或经多，色紫红，有血块，行经期小腹胀痛，经前胸闷烦躁，乳房作胀作痛，脘痞腹胀，脉弦，舌苔黄白腻，本方药还可加入泽兰叶，益母草等品。

（2）肝郁气滞之乳癖、不孕不育病证：月经失调大多后期量少，色紫黑，有血块，但经前乳房、乳头胀痛，乳房结块，情怀不畅，胸闷忧郁，时欲叹气，结婚 2 年以上不孕，脉象细弦，舌质暗红苔腻，本方药应加入鹿角片、山甲片、广郁金、绿梅花等。

（3）肝郁气滞性癥瘕：小腹或少腹胀痛，胸闷脘痞，腹部胀满，精神郁闷，妇科检查，盆腔包块，脉象弦细，舌苔黄白腻或边有紫瘀点，本方药，尚需加入五灵脂、延胡、地鳖虫等。

【加减】 若气郁化火，出现烦热口渴、口苦者，可加炒山栀、炒丹皮、钩藤等；若脾胃不和，出现脘腹作胀，矢气频作，大便溏泄者，可加入煨木香、炒白术、砂仁等，若兼夹寒湿，出现形体作寒，纳食不馨，口淡无味，苔白腻者，本方应去马鞭草，加入川桂枝、淡干姜、制苍术、苏梗等品。

【临床体会】 七制香附丸是从四制香附丸的基础上发展起来的，也是妇科颇为常用的方剂。但七制香附丸有两种不同的制法，除我们变丸为汤的一种外，还有《奇方类编·卷下》的一种制剂方药，同样是以香附为主，其方法是香附420g分作七份，分别用酒、醋、盐、童便、小茴香60g煎汁，益智仁60g煎汁，莱菔子60g，浸泡春秋三日，夏一日，冬七日，同入沙锅内，用艾叶120g，无灰酒，随煮随添，以黑色为度，制成丸药。还有一种方法，是香附210g，酒洗当归120g，熟地、生地各120g（姜汁焙），酒炒白芍120g，川芎90g，人参30g，土炒白术60g，白茯苓60g，炒枣仁60g，炙甘草27g，天冬87g，益母草120g，酒炒黄芩75g，炒砂仁45g，炒阿胶60g，陈皮60g，酒蒸山萸肉60g，醋炒延胡45g，上为细末，用神曲120g，酒煮糊丸，如梧桐子大，每天空腹100丸，保元理气，调经种子，虚实兼调，是此丸的特点，而上一种丸剂专为理气而设，重在理气解郁，而我们所使用的一种，理气活血，消癥散积，重在治实，各有不同，但香附是主药，乌药亦占重要地位，当分析之。

由于香附的制法不同，所以在功效上亦有很大的差异性。根据《本草纲目》所说："香附之气平而不寒，香而能窜，其味多辛能散，微苦能降，微甘能和，乃是厥阴肝、手少阳三焦气分的主药，而兼通十二经气分。"生则上行胸腹，外达皮肤，熟则下走肝肾，外彻腹足。炒黑则止血，得童便浸炒剂入血分而补虚，盐水浸炒则入血分而润燥，青盐炒则补肾气，酒浸炒则行经络，醋浸炒则消积聚，姜汁炒则化痰饮，……乃气病之总司，女科之主帅也"。但香附的确是肝胆经的气分药，因其辛香走窜，非实证者不宜用，在清代《冷庐医话》一书中认为"今人所谓心痛、胃痛、肋痛，无非肝气为患，此有虚实之分，大率实者，十之二，虚者，十之八。余表兄周士熙，弱冠得肝病、胃痛，医用疏肝之药即止，后痛屡发，服其药即止，而病发转甚，成婚后数月，痛又大发，医仍用香附、豆蔻、枳壳等药，遂加剧而卒。……若专用疏泄，则肝阴愈耗，病安得痊"。我们认为，在运用香附为主的药物时，的确要考虑肝阴虚的一面，免得耗阴伤正耳。台乌药味辛，性温，归肝、脾、肾、膀胱经，功能行气散寒，止痛、温肾，用于肝气郁结，胸膈痞满，心腹疼痛诸证；肾虚、膀胱失约之尿频、遗尿。《本草纲目》认为"乌药，辛温香窜，能散诸气"，"治中气、脚气、疝气、气厥头痛、肿胀喘急，止小便频数及白浊"。《神农本草经疏》"乌药，辛温散气，病属气虚者忌之，世人多以香附同用，治女人一切气病，不知气者有虚实，有寒有热，冷气、暴气用之固宜，气虚气热用之，能无贻害耶"。

【实践验证】　由于我们所用的七制香附汤，加入相当多的活血化瘀药及消癥散积的药物，所以我们一般在经前期使用时，均在使用养血补肾助阳的前提下，选毓麟珠加以合用，一般具备气滞血瘀表现肝经症状者，用之较佳，单独使用曾治愈一例继发不孕症、输卵管积水的患者。倪某某，女，32岁，结婚年，人工流产一胎，流产后2年未孕，常感少腹胀痛，以经间排卵期尤为明显，月经尚正常，B超多次探查，发现两侧输卵管积水，妇科检查发现两侧附件增粗、压痛，曾经用抗生素、桂枝茯苓丸等治疗无效。我们在经前经期服加减七制香附汤，经后以滋肾生肝饮合红藤败酱散，前后治疗半年余，并即受孕。

4. 逍遥散新方

【方名】 逍遥者针对不逍遥而言，肝郁不得条达，自然不得逍遥，故用养血涵木，疏肝解郁的药物，使之重返逍遥，故称之为逍遥散，我们根据临床上病证变化的需要，加入一些有助疏肝解郁，调理月经的药物，故谓之逍遥散新方。

【组成】 炒当归、赤白芍各 10～12g，炒柴胡 5g，炒白术，茯苓各 10g，广郁金 9g，山楂 10g，川断 10g，玫瑰花 5g，甘草 5g，广陈皮 6g。

【服法】 经前经期服，每日 1 剂，水煎 2 次服。

【功效】 疏肝解郁，健脾养血。

【适应证】 肝郁血虚所致的月经不调，两胁作痛，头痛目眩，口燥咽干，神疲食少，或见往来寒热，或乳房胀痛，乳癖等证。

【方解】 本方药是从逍遥散加减而来，逍遥散系四逆散衍化而成。主治肝郁血虚，影响脾土不和的证候，肝胆相表里，其经脉布于胸胁，痛则经气不舒，故见少阳经来寒热，肝郁之胁痛乳胀，头痛目眩，口燥咽干，由于肝脾不和，气血不畅，导致月经不调，或脘胁作胀，神疲食少等症，总观以上诸证，理应采取疏肝解郁，养血健脾方法，方用柴胡疏肝解郁，当归与芍药养血涵肝，三药合用，补肝体而助肝用，这是主要的配伍，加入健脾之茯苓、白术为辅，以达补中益脾之用。"见肝之病，知肝传脾，当先实脾。"故预为防之，加入广郁金，玫瑰花以疏肝，陈皮、甘草以和中，再加入川断，以补肾调经，又加入山楂加强调经之用也，本方药用于妇科，故以妇科经血为重点，是以疏肝解郁，调经和血，是即本方药之意也。

【临床应用】 根据本方药，即逍遥散首载的《和剂局方》中指出："治血虚劳倦，五心烦热，肢体疼痛，头目昏重，心慌颊赤，口燥咽干，发热盗汗，减食嗜卧，及血热相搏，月水不调，脐腹胀痛，寒热如疟。又疗室女血弱阴虚，荣卫不和，痰嗽潮热，肌体羸瘦，渐成骨蒸"。现在使用者如下：

（1）无论妇科或内科诸种病证，凡属肝郁血虚，脾虚胃气不和，出现忧郁，胸闷胁胀，嗳逆叹气，脉弦苔黄白腻者，皆可选用本方药治疗。

（2）经前期紧张症：以胸闷烦躁，乳房胀痛，时欲叹气，月经失调，经量多少不一，色紫红有小血块，脉弦苔黄白腻者，尤为合适，本方药尚可加入娑啰子、青皮、橘叶、泽兰叶、益母草等药。

（3）慢性肝炎、胆囊炎：症见肝胆区疼痛，神疲乏力，饮食偏少，胃脘不舒，脉细弦，舌苔黄白腻厚，本方药可加入茜草根、茵陈蒿、制苍术、焦山楂等品。

【加减】 肝郁化火，火偏旺者，可加入丹皮、山栀，名丹栀逍遥散；肝血不足，阴血虚明显者，可加熟地，或生地，名曰：黑逍遥散；肝经郁火，扰乱心神，以致失眠明显者，可加入钩藤、青龙齿，谓之安神逍遥散。

【临床体会】 逍遥散最早见于宋代官修的成药典—《太平惠民和剂局方》。原方立意疏肝解郁，健脾养血，是千百年来历代贤哲倍加推崇的不朽名方。是妇科极为常用的临床方剂之一，以其组方合理，用药得当而闻名。我们认为妇科病多郁证，而郁证又多与肝有关，肝体阴用阳，体阴不足，用阳不及，故方中归芍补肝之体阴以治其本，柴胡疏肝以遂肝木条达之性，从而行其疏泄的作用。故凡肝郁者大多阴血不足也，是以归芍治本为主要，柴胡升散解郁亦很重要。肝郁则气滞，气滞则必影响脾胃失和，所谓"见肝之病，当先实脾"。白术、茯苓实乃为此而设，所以云及组方合理。历代医家在医疗实践中更体会到这一点，所以在此方上加减，发展成加味逍遥散、黑逍遥散、逍遥饮、清肝达郁汤、滋水清肝饮、滋肾生肝饮等方剂，同时在实践中又大大拓宽了使用范围，不仅内科亦常常使用，而且在眼科、口腔科、耳鼻喉科、外科等亦常有使用者，而且亦有较好的治疗作用。

现代药理研究，亦进一步阐明了逍遥散治病的机制。如《山西医药杂志》1996 年 2 期报道：发现逍遥散有使肝细胞变性、坏死减轻，以及血清谷丙转氨酶活力下降的效能，在本方中以茯苓、当归的作用最为显著，其作用除使气球样变性坏死明显减少，SGPT 活力显著下降外，并使肝细胞内糖原与核糖核酸含量趋于正常。在《湖南中医学院学报》1989（3）：26 报道：近年内利用 80 铷摄取试验研究发现，逍遥散可使器官营养性血流明显增加。当归、白术还有较好的抗贫血作用，这可能是本方治疗血虚疾病的药理学基础之一。又据前田利男等在《国外医学·中医中药分册》中报道，逍遥散除具有明显的抗炎作用，使上述疾病的炎性病变解除外，其中芍药、甘草能促进体内内源性阿片样物质释放，从而发挥镇痛效应。而芍药、当归之类，又能改善血管舒缩状态，并能影响改善微循环，故能治疗胸膜炎，早期肝硬化，乳腺小叶增生，经前期紧张征等与肝有关的疾病。亦进而说明当归、白芍、柴胡，以及芍药与甘草相合，养血疏肝，缓急止痛的药理作用。

对癃闭、睾丸炎、盆腔炎、性欲淡漠、不孕症等泌尿生殖系统疾病，逍遥散的治疗机制当然主要在于其明显的神经药理活性和抗炎作用。同时，肝郁是与中枢神经系统功能紊乱明显相关的。实验证实，本方药对性腺功能具有明显的影响，有温和的雌激素样活性。之所以把逍遥散作为治疗妇科疾病的专方药是有药理基础和临床依据的。

【实践验证】　逍遥散治疗妇科病证是众所周知，特别是在经前经期使用，其疗效更为明显。根据李鸿娟在《山东中医杂志》1988（2）：19 报道：有 1 例不孕症患者，因情志不遂，或盼子心切而致肝郁气滞，冲任失调，证见月经不调，经前胸胁胀满，乳房胀痛，经后诸证消失，颇有规律。用本方药加入制香附 15～30g，生麦芽 15～30g，橘叶 30g，于月经前煎服 6～8 剂，治疗多例 3～5 个月而孕。又据李景白在《吉林中医药》1987（6）：33 报道一例月经期手足起疱奇痒案。患者侯秀英，女，30 岁，1985 年 9 月 4 日初诊，主诉，每次月经来潮手足起疱，且痒甚，其患者素体瘦弱，性情暴烈，近因情志不遂，易怒烦躁，月经来潮前，口渴喜冷饮，胸胁胀满，乳房胀痛，月经周期正常，但每次行经前一周，手足及周身自觉发热，继而肘关节和膝关节以下热甚，随之局部变红，手指足趾缝隙间和足背部发热并起疱，奇痒难忍，遇热遇风则重，得凉则痒轻，搔之起疱则重，泡破溃流黄水或局部感染成疮，月经过后，不用药则自渐痊愈，此病历时 2 年有余，经多方医治罔效。查：舌苔白腻，舌尖赤，脉象弦细数。余认为本病发生，多因情志不舒，肝木郁结，肝郁则气滞，气滞则血瘀；肝郁日久困脾，脾湿蕴热；又脾主四肢，故见此症。治宜舒肝解郁，清热利湿，理脾祛风止痒，拟用逍遥散。处方：柴胡 15g，当归 15g，白芍 15g，薄荷 10g，白茯苓 20g，白术 20g，防风 15g，威灵仙 15g，连翘 15g，白鲜皮 15g，蛇床子 15g，地肤子 15g，僵蚕 15g，蝉蜕 15g，乌梢蛇 10g，苦参 15g，钩藤 15g，丹皮 15g，地骨皮 15g，甘草 5g。两剂，水煎服。9 月 9 日二诊，自述诸症好转，效不更方，继投上方 2 剂，药后病愈，远期疗效观察至今，病未复发，类此验案较多，不予摘录。

5. 钩藤汤

【方名】 钩藤汤者是以钩藤为主的方剂，实际上，我们是从钩藤散的基础上加减而成。钩藤散系《本事方》专治头晕肝厥。我们据此而组成钩藤汤。

【组成】 钩藤 12～20g，白蒺藜 12g，苦丁茶 10g，合欢皮 10g，茯苓 12g，丹参、赤白芍各 10g，桑寄生 12g。

【服法】 经前经期服，每日 1 剂，水煎 2 次分服。

【功效】 息风静阳，清肝宁心。

【适应证】 肝火肝风所引起的头昏头晕，烦躁失眠，胸胁胀痛，心慌心悸等证，对经行头痛、经行眩晕尤为合适。

【方解】 在妇科疾患中，肝郁致病者居多，而肝郁在演变中，由女性体阴不足的特点，极易化火生风，所以在众多肝郁中，出现肝火风者亦多，肝火肝风极易上升，故头目清窍必将出现昏、胀、痛，以及抽搐性病证，而心胸乳房亦受其累。因本方药重在息风清肝，故用钩藤为主药，钩藤清肝息风的良药，佐以白蒺藜、苦丁茶者，以加强钩藤清肝息风之力也。用合欢皮、茯苓者，宁心安神也，因肝火肝风势必上扰，必及乎心也。心者主火，而司下降，心火随肝火而升，或者心火带动肝火升逆，则心火不降，自然失眠矣。故清肝火者必当宁心，心宁则火易降，复加丹参、赤芍以和心肝之血而调经，加入寄生者，稍顾其肾也，所以全方着重在清肝息风，但亦不得不顾其心肾耳。

【临床应用】 本方药不仅适用于妇科，而且内科疾病凡属于肝火肝风肝阳偏旺的病证均可使用之。

（1）经行眩晕、经行头痛等证：月经先期，经行量多，色红有小血块，经前头昏头痛或则眩晕，胸闷烦失眠，两目昏糊，脉弦，舌质红，苔黄腻，本方尚可加入甘菊、炒黄芩等品。

（2）围绝经期头晕：围绝经期月经失调，或多或少，色红，无血块，头目眩晕，血压升高，心烦寐差，腰酸，胁胀，脉弦，舌红，本方药可加入莲子心、青龙齿、珍珠母等品。

（3）心悸失眠等病证：可伴有头昏头疼，胸闷烦躁，情绪激动，面红升火，便干尿黄，本方药加入黄连、炒枣仁。

【加减】 本方在临床使用中，应随证加减，若兼夹痰浊者，可加入制半夏6g，广陈皮5g；若兼脾胃不和者，应加入太子参15g，炒白术10g，广木香6g，陈皮6g；肾虚者加入杜仲10g，川断12g。

【临床体会】 钩藤汤，在《圣济总录》中有4张，《普济方》有2张，幼科使用的4张，载于《准绳·幼科》、《痘疹仁端录》、《幼科指掌》等书，主要治风热痰热等，可能小儿纯阳之体，风热痰热病证偏多，因而用钩藤为主治疗风热痰热病证。但用于妇科调治月经病甚为鲜见，我们认为就妇科月经病而论，在经前后半期，阳长为主，阳长至经前后半期时已达重阳，BBT高温相已维持6~7天以上，也即是阳气旺盛时期，阳旺则易动心肝之气火，特别肝经之火，更易激动上升，因为女子者，不足于阴血，有余于阳气，体质与生理的特点两者相遇，自然表现阳火偏甚，甚则又易于化风，风火升扰，上犯清空之窍，是以出现头昏头晕，甚则头痛，胸闷烦躁，夜寐欠佳，常或伴有乳房胀痛，心情急越，甚则忿怒不已，因而清肝息风，平降肝火而息风阳，是非常重要的，所以钩藤汤正是为此而用。但是必须注意到在使用钩藤汤时，有无肾阴阳不足的一面，根据我们多年来的临床体会，上则心肝火旺而化风，下则肾阴阳不足而偏阳虚，所以我们在临床上使用钩藤汤时，单独使用者少，合并在补肾助阳方剂中者多，此乃女科诊治之特点，尤其是在行经期中使用，更要注意到经血排泄的情况，如经血排泄很不畅，甚则不下者，则清肝息风的药要少用，或暂时不用，免得影响排泄，而带来不良的后果。

在本方药中，钩藤、白蒺藜是主要药物，今分析之。

钩藤，味甘、微苦、性凉，归肝心经，具有清热平肝，息风定惊的功能，常用于高热抽搐、小儿惊风、肝经有热，头胀头痛，肝阳上亢，血压升高，中风半身不遂等病证。有如《本草纲目》所说"钩藤，初微甘，后微苦平。手足厥阴药也。主大人头旋目眩，平肝风，除心热，小儿内热腹痛，发斑疹，足厥阴主风，手厥阴主火，惊痫眩运，皆肝风相火之病，钩藤通心舒肝木。风静火息，则诸证自除。"女子多阴虚，心情易烦躁，故心肝火旺生风者较多，故常取用。

白蒺藜，又名刺蒺藜，味辛苦，性平。归肝经，功能祛风，解郁，明目止痒。常用于风热头痛；肝气郁结之胸胁胀满，疼痛。血虚气滞，经行腹痛，气血瘀滞，癥瘕积聚，风疹瘙痒，白癜风等病证。有如《本草新编》所说："蒺藜子，沙苑者为上，白蒺藜次之，种类差异，而明目去风则一。但白蒺藜善破癥结，而沙苑蒺藜则不能也；沙苑蒺藜善止遗精遗溺，治白带喉痹，消阴汗，而白蒺藜则不能也。"《植物名实图考》："蒺藜，近时《临证指南》一书用以开郁，凡肋上，乳间横闷滞气，痛胀难忍者，炒香入气药，服之极效。善其气香，可以通郁，而能横行排荡，非他药直达不留者可比。"曾有人介绍用刺蒺藜治疗乳胀不行，或乳岩作块肿痛，有较好效果。可见白蒺藜在清肝息风之同时，有着疏解肝郁的作用，故亦适用于经前期肝经风火郁滞的病变耳。

【实践验证】 钩藤汤治疗妇科疾患，主要使用在经前期为多，用之得当，效果颇佳。我们曾治 1 例经行头痛效果明显，邱某，女，40 岁，患者经行头痛已 3 年，近半年来疼痛加剧。初经 12 岁，3 ~ 5/30 ± 日，量一般，色红，有小血块，有轻度痛经史。26 岁结婚，1-0-2-1，上节育环，透视环位正常。有轻度宫颈炎病史。余无异常。平时性情急躁，3 年前因烦劳而头痛，遂致经行头痛，近半年因女儿之事，急躁忿怒，致经行头痛加剧，每至经前 3 ~ 5 日头部胀痛，以两太阳穴为主，涉及眼部亦有胀痛之感，影响工作，甚则恶心呕吐，烦热口干，腰酸腹胀，脉象细弦，舌质偏红，治当予以清肝息风，活血调经，钩藤汤加入干地龙 10g，全蝎 5g，炒丹皮 10g，泽兰叶 10g，经前 3 天服，服至经净停，当月服药即有效，连服

3 个月经的经前经期，基本上控制了疼痛，说明本方药的效果良好。

6. 加减归脾汤

【方名】 归脾汤者，是《济生方》的著名方剂，目的是养血归脾，说明本方药与生血、摄血有关，我们基于临床需要，进行了适当加减，命之为加减归脾汤。

【组成】 党参 15～30g，黄芪 10～20g，炒白术 10g，茯苓神各 12g，炒枣仁 6～9g，广木香 6～9g，炒当归 10g，龙眼肉 9g，炙甘草 5g，鹿含草 30g，炒丹皮 10g，炒川断 10g。

【服法】 每日 1 剂，水煎服 2 次。

【功效】 补气养血，宁心摄血。

【适应证】 思虑过度，劳伤心脾，心脾两虚，气血不足诸证，以及脾虚不司统摄所致的月经先期，经量过多，崩漏，带下等病。原书指证，根据《沈氏女科辑要笺正》引云：治心脾受伤，不能摄血，致经血妄行及妇人带下。

【方解】 本方药所治之心悸怔忡等证，乃因心脾两虚，气血不足所致。脾主思而统血，心藏神而主血，思虑过度，则劳伤心脾；脾胃为气血生化之源，脾虚则气衰血少，而心失所养，故见心悸怔忡，健忘失眠，多梦易惊，发热，体倦食少，面色萎黄，舌质淡苔薄白，脉细弱等症。治宜益气补血，健脾养心。方用黄芪、党参为主，补气健脾；辅以当归、龙眼肉养血和营，合主药以益气养血；用白术、木香以健脾理气，使补而不滞，茯神、远志、枣仁以养心安神，共为佐药。使以甘草、姜枣和胃健脾，以资生化，则气旺而血充矣。但本方药意在补气，引血归脾，故方中以党参为主，又加入鹿含草，清热止血，炒丹皮以清肝火，炒川断补肾，才能有力地达到引血归脾，统固血液。

【临床应用】 本方药使用范围极广，内妇儿外各科均可使用，但必须具有心脾两虚，气血不足者始可用之。

（1）月经不调：不论出血病，或经量少，甚则闭经者，符合心脾气血两虚者用之，若月经过多，或经期延长，崩漏不止者，尤为合适，本方药再加山萸肉、阿胶珠、血余炭、五味子等品；若月经后期量少，本方药可加川牛膝、丹参、泽兰叶等品。

（2）心悸怔忡、失眠、眩晕等：属于思虑过度，劳伤心脾，出现头昏头晕，面乏华色，倦怠少食，脘腹稍有作胀，神疲乏力，脉象细弱，舌质淡红，苔薄白等，可随证加入陈皮、杞子、龙齿、柏子仁等品。

（3）胃及十二指肠溃疡出血、血小板减少性紫癜、再生障碍性贫血、神经衰弱等病证：属于心脾两虚，气血不足者，均可用本方药加减治疗。

【加减】 若腹胀矢气，大便溏稀者，可去当归，加入砂仁（后下）5g，六曲10g；若头昏头晕，烦热口渴者，应加入白蒺藜10g，莲子心5g；若腰俞酸明显者，应加入杜仲、寄生各12g；若崩漏不不止，色淡红无血块者，加入阿胶珠10g，炒蒲黄炭6~9g。

【临床体会】 查文献归脾汤的方源虽多，还应推严氏《济生方》为当。在前人的方书论述中，亦多承认为济生归脾。如《沈氏女科辑要笺正》张山雷在归脾汤下笺正所说："归脾汤方，确为补益血液专剂。其不曰补血，而曰归脾者，原以脾胃受五味之精，中焦化赤，即是生血之源。但得精气归脾，斯血之得益，所不待言，制方之旨，所见诚高，若以俗手为之，则必以养血补血命名矣。药以参、术、归、芪为主，佐以木香、远志，欲其流动活泼，且不多用滋腻呆滞之品，尤其卓识，至景岳加以熟地，未尝不见到此方为血家之剂。苟其人胃纳犹佳，本亦无碍，陈氏修园，过于丑诋，不无已甚，但既加熟地，则专就血字着想，未免稍落呆相。是景岳所见，确逊严氏一筹。"可见张山雷氏亦承认该方为严氏之方，且对"归脾"的命名，指出系精气归脾，与"引血归脾"意义不同，似有得意。罗东逸在《方论选录》指出："方中龙眼、枣仁、当归所以补心也，参、芪、术、苓、草所以补脾也。立斋加远志，又以肾药之通乎心者补之，是两经兼肾合治矣。而特名归脾，何也？夫心藏神，其用为思，脾藏智，其出为意，是神智思意，火土合德。心以营之久而伤，脾以意虑之郁而伤，则母痛必传诸子，子又能令母虚，所必然也。其证则怔忡、怵惕、烦躁之证见于心，饮食倦怠，不能远思，手足无力，耳目昏眊之证见于脾。故脾阳苟不运，心肾必不交，……而心阳何所赖以养，此取坎离者，所以必归之于脾也。"《古方选注》："归脾者，调四脏之神志魂魄，皆归向于脾也。参、术、苓、草四君子汤以健脾胃，佐以木香醒脾气，桂圆和脾血，先为调剂中州，复以黄芪走肺固魄，枣仁走心敛神，安固膈上二脏；当归入肝，芳以悦其魂；远志入肾，辛以通其志，通调膈下二脏，四脏安和，其神志魂魄自然归向于脾，而脾亦能受水谷之气，灌溉四旁，荣养气血矣。"就上所述，归脾者，有四种命名之意。使血归脾；精气归脾，化生血液；交济心肾坎离之归于脾，即脾有交济心肾坎离之用也；神志魂魄皆归向于脾。在引血归脾，或使血归脾说理中，又有两种稍有不同的观点，其一是《会约》："凡治血症，须按三经用药，以心主血，脾统血，肝藏血，此方三经三主也，远志、枣仁补肝以生心火；茯神、龙眼，补心以生脾土；参、芪、术、草，补脾以固肺气。土患燥，当归以润之，土患滞，广木香以疏之，总欲使血归于脾也。"其二是《成方便读》，"夫心为生血之脏而藏神，劳即气散，阳气外张，而神不宁，故用枣仁之酸以收之，茯神之静以宁之，远志泄心热而宁心神，思则脾气结，故用木香行气滞，舒脾郁，流利上、中二焦，清宫除道，然后参、耆、术、草、龙眼等大队补益心脾之品以成厥功，继之以当归，引诸血各归其所，当归之经也。"我们认为四种观点，各有其理，但就妇科临床而言，主要是引血归脾以统摄血液，及精气归脾生成血液较为合宜。

本方药中的主药在于参芪，欲统血重用参，欲生血重于芪。

参者主要用党参，味甘，性平，归脾、肺经，功能有补脾胃，益肺气，养血生津，用于中气不足，脾胃虚弱。肺气亏虚，气血不足等证。有如《本草正义》所说："党参力能补脾养胃，润肺生津，健神气，本与人参不甚相远。其尤可贵者则健脾运而不燥，滋胃阴而不湿，润肺不犯寒凉，养血而不偏滋腻，鼓舞清阳，振之中气，而无刚燥之弊，……尤得中和之正，宜乎五脏交受其养，而无往不宜也。"党参补养中气，的确是一味好药。

黄芪味甘，性微温，归肺、脾经，功能补中益气，益卫固表，健脾利水，托毒生肌，用于肺脾气虚，中虚气陷，中寒气弱，气虚不摄血，气血亏虚，表虚自汗等病。如《本草备要》说："生用固表，无汗能发，有汗能止，温分肉，实腠理，泻阴火，解肌热，炙用补中，益元气，温三焦，壮脾胃。生血，生肌，排脓，内托疮痈圣药。"《本草正义》又说："黄芪补益中土，温养脾胃，凡中气不振，脾土虚弱，清气下陷者最宜。其皮直达人之肤表肌肉，固护卫阳，充实表分，是其专长，所以表虚诸病，最为神剂。"所以黄芪也是一味补气养血的好药，在心、肾科也极为常用。

【实践验证】 加减归脾汤在临床上的使用及其疗效，已为世人所肯定。

(1) 在治疗心脾不足，气虚不能摄血的崩漏，月经过多等病证，有着明显的优势，如《南京中医学院学报》1988.(2)：26 报道，以归脾汤加减治疗中年妇女崩漏 46 例，年龄 35～55 岁，对可疑病例排除了子宫颈癌及其他器质性病变，疗程为 5～35 剂，（每日 1 剂，病情好转后改为隔日 1 剂），治疗结果：痊愈（流血停止，3 年内未见复发）31 例，占67.5%；显效（流血停止，1 年内未见复发）6 例，占13%，好转（流血减少）4 例，占8.7%，总有效率为91.3%。

（2）治疗围绝经期崩漏：我们对围绝经期崩漏患者，凡具有心脾虚现象者，均用加减归脾汤治之，效果较好。有一张姓妇，年龄47岁，患崩漏半年余，出血量多，用中西药均未见效，不得不行刮宫术，术后出血减少，但未净，伴有头昏心悸、神疲乏力、面色萎黄、纳食差、脘腹作胀、大便有时溏稀、四肢面部稍浮肿，月经初潮13岁，7/30～35日，量中色质正常，25岁结婚1-0-2-1，已上环，后因出血较多已于2年前取环，平时带下偏少，因工作劳累，夜寐欠佳，致使月经失调已一年半，近半年崩漏不止，脉象细弱，舌质淡红，边有紫气，有时心烦口渴，故用加减归脾汤5剂而血止，血止后，以调理肝脾入手，一年内未见崩漏发作。

（3）根据临床报道，用归脾汤治下列各病证，均有一定效果。神经衰弱证，身体虚弱，健忘不眠，或有时梦交，有时遗精者；神经性心悸亢进症，时发时作，心悸不安者；久病后身体虚弱，不思饮食，自汗不已者；或月经后期量少，头昏心悸，纳欠佳神疲者；癔病脏躁者；带下过多，色白质稀，体弱者。

7. 加减白术芍药汤

【方名】　白术芍药散，实即是刘草窗的痛泻要方。我们根据《方剂学》教材，更名为白术芍药散，又有称为白术防风汤、防风芍药汤者，因为临床上以散为汤，再结合妇科临床之需要进行加减，故命名为加减白术芍药汤。

【组成】　炒白术12g，炒赤白芍各10～12g，陈皮6g，炒防风5～10g，丹参10g，茯苓10g，山楂10g，广木香6～9g。

【服法】　水煎分服，每日1剂。

【功效】　扶脾疏肝，理气调经。

【适应证】　肝郁脾虚，症见肠鸣腹痛，大便泄泻，泻必腹痛等证。

【方解】　本方重点是治疗肠鸣腹痛，大便泄泻的方剂。但腹痛泄泻的成因和治法很多，本方所治，是由肝旺脾虚，木郁乘脾，或使肝脾不和，脾湿不运，形成肠鸣腹痛，泄泻之候，正如《医方考》所说："泻责之脾，痛责之肝，肝责之实，脾责之虚；脾虚肝实，故令痛泻"。治宜燥湿健脾疏肝为法。故方用白术健脾燥湿，白芍缓急止痛，共为主药；配伍芳香之陈皮，和中化湿，助白术健脾祛湿，并用味辛性温归肝入脾之防风，助芍、术以舒肝脾，共为佐使，四药相配，补中寓疏，泻肝补脾，调和气机，则痛泻可止。但本药以适应经行泄泻，可又得加入丹参、赤芍以调经，广木香理气健脾，茯苓以利湿，山楂一药，不仅有和胃消食，而且还有化瘀调经的作用，所以加减白术芍药汤，不仅有扶土疏木的作用，而且还有调经和血的功能，以适应与月经有关的肝脾失调病证。

【临床应用】

（1）经行泄泻：月经前后不一，行经量多少不定，色紫红，有小血块，经行腹胀痛，痛则便溏，日 2 ~ 3 次，胸闷烦躁，或伴腰俞酸楚，脉弦，舌苔黄白腻，本方药可加入制香附 9g，益母草 15g。

（2）肝脾不和之痛泻常用方：脘腹作胀，阵发性腹痛，痛则泄泻，脉弦，苔色黄白腻，本方药可去丹参、赤芍，加入马齿苋、黄连、炮姜等品。

（3）胃肠型感冒：头昏头痛，鼻塞流涕，恶寒微热，或伴咳嗽，腹胀腹痛，大便泄泻，脉弦带数，舌苔黄白腻，本方可去丹参、赤芍，加入苏叶、荆芥、桔梗、甘草等品。

【加减】　本方药根据临床症状之不同，进行适当加减，如久泻者，应加炒升麻 5g；如小腹冷感，肠鸣漉漉者，应加入炮姜 5g；如经行不畅，或经量偏少者，加入制香附 9g，泽兰叶 10g，益母草 15g；如经行量过多者，原方去丹参、赤芍，加入炒五灵脂 10g，蒲黄炭 9g，血余炭 10g。

【临床体会】 加减白术芍药汤，实际上就是加减痛泻要方，痛泻要方一般见于《景岳全书》引刘草窗方。是一张培土疏木，或称之为土中疏木的有效方剂。是治疗木郁克脾，或简称木克土的病变。关于妇科疾痛中，颇多木郁克土的病证，因为女性的生理的特点是血少气多，血少气多必然与肝有着密切的关系，肝藏血而司疏泄，疏泄者主要是协助脾胃的升降运化，也是肝用之所在，肝体阴用阳，使阴之不足，自然影响疏泄的作用也有所不足，疏泄不足，升降失常，势必导致气郁滞于中，中者，脾胃之所居也，也即是木郁土中，影响脾胃的升降运化功能，从而导致腹胀腹痛泄泻也，由于肝体阴的不足，气滞者常可致化火的趋向，故又谓之肝旺，肝木旺则更易克伐脾胃，正如《谦斋医学讲稿》秦伯未所说：因为肝旺脾弱，故用白芍敛肝，白术健脾；又因消化不良，腹内多胀气，故佐以陈皮理气和中，并利用防风理肝舒脾，能散气滞。肝旺脾弱的腹泻，多系腹内先胀，继而作痛，泻下不多，泻后舒畅，反复发作，脉多弦细，右盛于左。而就妇女月经病而言，月经周期中的经前后半期，处于重阳维持期，正由于重阳的时期，更易激动肝经气火，使气郁者更易化火，肝木气旺，横克脾土，故出现痛泻，特别当行经时，经血不行，气郁则阻滞经血排泄，而火旺阳盛，又必迫血妄行，不仅出现痛泻，而且又可出现痛经而量多或量少而延长，因而应用痛泻要方治疗时，还当佐入疏肝调经之品，故加入丹参、赤芍，必要时还需加入泽兰叶、益母草等，如肝火偏旺，痛经量多，可合《傅青主女科》的宣郁通经汤，加入炒黄芩、炒柴胡、炒五灵脂、炒蒲黄等品。若木克土，重在克犯胃土时，必然出现脘痛、呕吐、泛酸等症状，需用左金丸一类方药加入调经之品治之，此乃经行泄泻与经行呕吐之不同，因为土中疏木，土中泻木，与疏肝解郁，疏肝和胃之不同，也即是痛泻要方与逍遥散之不同，本方药中的炒白术与防风是主要药物，应分析如下。

白术，味苦，微甘，性微温，归脾、胃经。功能补气健脾，燥湿利水，止汗安胎，用于脾胃虚弱，食少便溏；脾虚胀满；脾虚湿停或夹痰饮；水肿，风湿痹痛，气虚自汗，妊娠胎动不安等证。健脾益气宜炒用，健脾止泄炒炭用，燥湿利水多生用。有如《本草汇言》："白术，乃扶植脾胃，散湿除痹，消食除痞之要药也。脾虚不健，术能补之，胃虚不纳，术能助之，是故劳力内伤，四肢困倦，饮食不纳，此中气不足之证也；痼冷虚寒，泄泻下利，滑脱不禁，此脾阳乘陷之证也；或久疟经年不愈，或久痢累月不除，此胃虚失治，脾虚下脱之证也；或痰涎呕吐，眩晕昏痫，或腹满肢肿，面色萎黄，此胃虚不运，脾虚蕴湿之证也，以上诸疾，用白术总能治之。又如血虚而漏下不止，白术可以统血而收阴；阳虚而汗液不收，白术可以回阳而敛汗，大抵此剂能健脾和胃，运气利血"。《本草崇原》认为"凡欲补脾则用白术，凡欲运脾则用苍术，欲补运相兼，则相兼而用，如补多运少，则白术多而苍术少；运多补少，则苍术多而白术少，品种有二，实则一也。……而仲祖《伤寒》方中，皆用白术，《金匮》方中，又用赤术，至陶弘景《别录》始分为二，须知赤白之分，始于仲祖，非弘景始分之也。"的确补脾益气安胎非白术不可。

防风，味辛、甘，性温，归膀胱、肺、脾经。功能祛风解表，止痛解痉。为祛风之要药，可用于风寒表证，偏正头痛、痹痛、破伤风等病证，同时对脾虚泄泻、肠风便血亦有较好的治疗作用。《医学起源》："防风，气温味辛，疗风通用，泻肺实，散头目中滞气，除上焦风邪之仙药也，误服泻人上焦元气"。《汤液本草》引李杲："防风能制黄芪，防风得黄芪其功愈大"。防风乃卒伍卑贱之职，随所引而至，乃风药中润剂也，虽与黄芪相制，乃相畏而相使者也"。可见防风是祛风的通用药。有疏风外散的作用，从肺、脾而疏肝木，符合土中疏木的要求。

【实践验证】 加减白术芍药汤，或称加减白术防风汤，或称加减防风白芍汤。一般治疗腹痛泄泻的要方，治疗效果还是较好的，我们曾1例经行泄泻，效果十分明显。张某，女性，32岁，患经行泄泻3月，每届经行第1~2天即有腹痛泄泻。初经14岁，3~5/28日量一般，色紫红，有痛经史，分娩一胎后即愈。27岁结婚，1-0-1-1，平时白带不多，经间期锦丝状带下，近半年来有所减少，经前胸闷烦躁，乳房作胀，经行即愈。行经前1天及经行第一天感头痛，平时大便尚正常，经行腹痛，经量偏少色紫红，有血块，大便溏泄，日行2~3次，脉弦，舌红苔黄白腻，边有紫气，肝旺脾弱，木郁克土而经行欠畅也。我们予以加减白术芍药汤原方，再加泽兰叶、益母草、马齿苋诸药，经前一天即服，连服5剂，经行痛泻即愈，并观察3个月经周期未见复发。

据《哈尔滨中医》1964（4）报道：用白术芍药汤加减治疗60例急性肠炎患者，患者均为成年人，发病时间1~2天，最长不超过4天，均有肠鸣、腹疼、泻频等临床表现，其中大便成水样的39例，稀粥样便17例，脓血样便4例，兼有里急后重者5例，发热者8例，全部患者，均经大便镜检确诊。疗效：多数服药1~2剂而愈，无副作用，收到90%治愈和98%有效率。可见疗效是比较好的。

又根据《现代中药学大辞典》记载。防风尚能治砷中毒。用防风12g，绿豆、红糖各9g，甘草3g，水煎分2次服，每天1剂，14天为一疗程。治疗砷中毒278例，均为2个疗程，与注射二巯基丙醇的对照组比较，有相似的排砷效果。

8. 健脾温肾汤

【方名】 健脾者，健脾益气也，温肾者，温补肾阳也，把健脾与温肾合起来，即是脾肾双补，着重温肾助阳之意也。

这是我们根据临床上脾肾阳虚所创制效方。目的是通过健脾温肾，达到振奋脾肾的阳气。

【组成】 党参 10～20g，炒白术 12g，茯苓 10g，淮山药 10g，川断、菟丝子、紫石英（先煎）各 10g，煨木香 6～9g，神曲 10g，杜仲 9g。

【服法】 日服 1 剂，水煎分 2 次服。

【功效】 健脾益气，温阳补肾。

【适应证】 适用于脾肾不足的不孕症，月经后期，经量或多或少，色淡红，或有烂肉样血块，神疲纳呆，畏寒腰酸，小腹有冷感，腹胀，大便易溏等症。

【方解】 脾肾阳虚临床上亦常有所见，如测量 BBT 可见高温相偏低、偏短，不稳定状。因而方中重用党参、白术以健脾益气，茯苓淡渗利湿，兼有健脾之用，煨木香理气运脾，健脾者，贵在运也，叶天士曾有名言"脾阳宜动，动则运，肾阳宜静，静则藏。"因而本方药的制定，亦是按此而设，川断、杜仲是补肾的要药。菟丝子补肾固肾，含有静藏之意，紫石英温阳暖宫，是妇科常用的温阳药，亦有温命门之火的作用。"命门火旺，可以暖土，"此乃《傅青主女科》的名言，虽然紫石英属于石类药，不宜久服，恐有一定的副作用，但服之太短犹不易建功，故可因人因病因时而定之。神曲健脾燥湿，固涩大便。全方之药，健脾温阳，益气补肾，颇为临床所常用。

【临床应用】 本方药是"调理月经周期法"中经前期较为常用的方药。常可运用于：

（1）脾肾阳虚之不孕不育证：伴有月经后期，或量多少不一，色淡红，或血块，头昏，腰酸形寒，腹胀矢气，大便溏泄，脉象细濡，舌质淡红苔白腻，本方药常可加入五灵脂、泽兰叶等品。

（2）脾肾阳虚，膜样痛经：经行后期，经量多，色紫红，有烂肉样血块，小腹坠痛剧烈，腰酸形寒，腹胀便溏。胸闷乳房胀疼，脉弦细，舌质紫淡，本方药加五灵脂、延胡等品。

（3）产后虚弱，恶露不绝：产后恶露不绝，色淡红，无血块，小腹胀坠，腰酸，腹胀，大便溏泄，脉象细弱，舌质淡苔白腻，本方药加入益母草、黄芪、炒荆芥等品。

【加减】 本方在实际的临床应用中，若偏于脾虚气弱的，应加入黄芪15g，砂仁（后下）5g；若偏于肾虚阳弱的，应加入巴戟天9g，鹿角胶10g，另炖溶化；若兼有心肝气郁，或气郁化火的，应加入钩藤12g，炒丹皮10g，制香附9g。若兼寒湿明显的，可加入肉桂（后下）5g，制附片6~9g，制苍术10g。

【临床体会】 本方药温补脾肾，来源于《傅青主女科》的健固汤、温土毓麟汤，傅氏认为：火土合一，脾肾相关，前人曾有"治脾不如治肾"，"治肾不如治脾"之争，但是我们认为应着重在临床上病证的需要，我们大多采用脾肾合治的方法。就月经与不孕不育证而言，似乎肾占有一定的重要性。《傅青主女科》的温土毓麟汤，实际上也是以温补肾阳命火为前提，方中所用巴戟天、覆盆子两药，而且是主药，用量较大，就是明显的例证，用意就在于火中焙土。月经周期的演变，是阴阳消长转化的节律活动，经前期是阳长的时期，而阳长运动较阴长运动为快，故在阳长6~7天后即已达到"重阳"高水平的阶段，所以我们将重阳维持时期，即在阳6~7天后的时期，称之为经前后半期，如能测量BBT，即高温相6~7天后的重阳维持时期，大约亦在6~7天内，由阳气代替阳水，所以这一时期阳气偏旺，可以出现一些心肝气火的反应，原属正常现象，但如心肝气火明显甚而影响生活学习者即为病变。但这一时期，由于阳气不足，脾肾亏虚，BBT高温相出现偏低、偏短，不稳定状等变化，均预示阳气不足，需用助阳益气的方法和药物，而助阳益气必然关系到肾与脾的问题。根据我们临床上的长期观察，BBT 出现高温相偏低偏短，不稳定者，绝大部分与脾肾阳气不足有关，需要调补阳气，故健脾温肾汤正是为此而设。

本方中的白术、杜仲也是较为重要的药物，应加分析。白术一药前已分析过，缘由它是中土脾胃的要药，脾胃为后天之本，生化之源，可以支持其他各个脏腑，肾脏也不例外。肾为先天之本，但亦应得后天脾胃之助。《医学衷中参西录》云："白术，性温而燥，气不香窜，味苦，微甘，微辛，善健脾胃，消痰水，止泄泻，治脾虚作胀，脾湿作渴，脾弱四肢运动无力，甚或作痛，与凉润药同用，又善补肺；与外散药同用，又善调肝；与镇安药同用又善养心，与滋阴药同用，又善补肾。为其具土德之全，为后天资生之要药，故能于金、木、水、火四脏，皆能有所补益也。"可见应用白术之广及其含意之深。

杜仲，味甘，微辛，归肝、肾经，功能补肝肾，强筋骨，安胎，一般用于肝肾虚弱的腰脊酸痛，足膝酸软；肾虚胎动不安，滑胎；肾虚肝阳上亢；肾虚阳痿、尿频等证。有如《本草汇言》所说："方氏（直指）云：凡下焦之虚，非杜仲不补，下焦之湿，非杜仲不利，足胫之酸，非杜仲不去，腰膝之疼，非杜仲不除。然色紫而燥，质绵而韧，气温而补，补肝益肾，诚为要剂。如肝肾阳虚，而有风湿病者，以盐酒浸炙，为效甚捷，如肝肾阴虚，而无风湿病，乃因精亏髓枯，血燥液干而成痿痹，成伛偻，以致俯仰屈伸不用者，又忌用之"。可见杜仲是补肾助阳药，亦是治疗妇科的要药。保胎者尤多用之。

【实践验证】 健脾温肾汤，在调周法中颇为常用，主要在月经周期中，经前后半期使用，临床上的疗效还是较为明显的。我们对不孕不育、滑胎之属脾肾不足者，测量基础体温，出现高温相偏低偏短，以及不稳定者，服用此方药，绝大多数能恢复正常，并获得保胎成功，较之单纯补肾、单纯健脾者效果尤为明显，BBT 高温相的恢复率亦是较好的。其中杜仲、白术有着重要的作用。

杜仲在治疗高血压也有明显效果，据《现代中药学大辞典》记载："治疗高血压病有用杜仲叶和皮制片，治疗高血压病 120 例，皮片（每片含生药 4.9g），每服 1 片，每天 3 次；叶片（每片含生药 2g），每服 2 片，每天 3 次，连服 100 天，结果杜仲叶降压总有效率为 78.7%，杜仲皮为 76.4%，统计学处理无显著差异，对改善症状，叶片组优于皮片组，曾有用杜仲利血平和利血平合并用肼苯哒嗪三组进行疗效对照，杜仲的降压效果最差，有效率为 50%，但改善自觉症状最佳，占 82.5%，炒杜仲的降压作用比生杜仲作用大，醇浸液的降压作用比水煎液小"。

白术治疗老年便秘有效，据报道：用太子参 45g、白术 60～120g 枳实 4～6g 水煎 2 次，取汁 400ml，分早晚 2 次空腹服，每日 1 剂，15 剂为一疗程，用于老年便秘 60 例，治愈 45 例，好转 14 例，无效 1 例，全方以补为主，以通为用，寓通于补之中，方中白术用量宜大，量小则无功，枳实量宜小，切勿多用，可见白术量大亦有通的一面，用于保胎者应斟酌之，但欲通虚证便秘，必用生白术也。

9. 加味温胆汤

【方名】　温胆汤者，乃化痰之祖方也，今根据妇科临床上的需要，进行加减，故名之曰加味温胆汤，使本方药更能适合妇科病证之需要。

【组成】　制半夏 6～9g，炒竹茹 6g，炒枳实 6～9g，陈皮 6～9g，甘草 3g，茯苓 10g，黄连 3～5g，广郁金 6～9g，丹参 10g。

【服法】　日服 1 剂，水煎分 2 次服。

【功效】　理气化痰，清胆和胃。

【适应证】　痰湿内阻之证，可见胸膈胀满，恶心呕吐，头晕心悸，或伴咳嗽多痰，原书指证：胆虚痰热上扰，虚烦不得眠。

【方解】 湿痰之证，多由脾不健运，湿邪凝聚，气机阻滞，郁积而成。痰湿犯肺，则咳嗽痰多，痰阻气滞，胃失和降，则胸膈胀满，恶心呕吐；阴浊凝聚，阻遏清阳，则为眩晕心悸。以上诸证，总属痰湿为患。治宜燥湿化痰，理气和中。方以半夏为主药，其性辛温而燥，最善燥湿化痰，且能和胃降逆而止呕；辅以陈皮理气燥湿，使气顺而痰消；茯苓健脾渗湿，俾湿无所聚，则痰无由生，是兼顾其本之法，生姜降逆化痰，一则取其制半夏之毒，一则取其助半夏、陈皮以行气消痰，复用少些乌梅收敛肺气，与半夏相伍，有散有收，相反相成，既可兴肺之开阖，又有欲劫之而先聚之之意，以上均为佐药；使以甘草调和诸药。共奏燥热化痰，理气和中之效，但此乃二陈汤之意也，但本方药又在二陈汤中加入炒竹茹之和胃，枳实之泄浊，又加入黄连之清心胃，广郁金之解郁理气，丹参之调血宁心，使之化痰方药，具有宁心调经之妙用耳。

【临床应用】 本方药应用极为广泛，不仅可以使用于内科诸证，而且也可使用于妇科诸病。正如《三因极一病证方论》指出：至心胆虚怯，触事易惊，或梦寐不祥，或异象惑心，遂致心惊胆摄，气郁生涎，涎与气搏，变生诸证，或短气悸乏。或复自汗，四肢浮肿，饮食无味，心虚烦闷，坐卧不安。

（1）经行情志失常：月经失调，经行量或多或少，色紫红，有血块，或夹黏腻样血块，胸闷烦躁，情绪不宁，或悲伤欲哭，或忧郁少言，夜寐差，甚或失眠，心悸，舌质红，苔黄腻，脉象滑数，本方药加减。

（2）围绝经期忧郁症：月经失调，或崩漏出血，或月经后期量少，胸闷不舒，呵欠连连，忧郁寡言，时欲叹息，胸闷不舒，纳呆神疲，咽喉多痰，大便不畅，苔黄白腻厚，脉细沉或细滑，本方药可加陈胆星 6～10g，石菖蒲 6g，娑啰子 10g，合欢皮 12g。

（3）可以广泛运用于急慢性扁桃体炎、外感风热、尿毒症、支气管扩张、嗜睡症、肝炎、胆囊炎，甚则阳痿、闭经等证，属于痰热证型者，均可使用。

【加减】 随证加减，亦广泛应用其他痰证。风痰者，加制南星、白附子以祛风化痰；寒痰者，加干姜、细辛以温肺化痰；热痰，加瓜蒌、竹黄以清热化痰；食痰者，加莱菔子、枳实以消食化痰；顽痰不化者，加海浮石、青礞石以攻逐陈伏之痰；热痰蒙蔽心窍者，加入黄连、大黄以清心化痰。

【临床体会】 温胆汤来源于姚僧垣集验方，《外台秘要》谓"出第五卷中"，《备急千金要方》载本方治证，用药相同，惟枳实改用 6g，《三因极一病证方论》又据《备急千金要方》加茯苓、大枣，以后方书大多沿用此方，因此方源也以此处为主。本方为治痰的祖方，原治大病后虚烦不得眠，因于痰热者，始为有效。本方药并不温热，但之所以命名为温胆汤者，兹引二家之说以明之。

《医方集解》之说是"此少阳阳明药也，橘、半、生姜之辛温，以之导痰止呕，即以之温胆；枳实破滞；茯苓渗理；甘草和中；竹茹开胃土之郁，清肺金之燥而常温矣。经曰：胃不和则卧不安；又曰：阳气满不得入于阴，阴气虚故目不得瞑。半复能和胃而通阴阳，故《内经》用治不眠。二陈非特温胆，亦以和胃也。"

《成方便读》之说是："夫人之六腑，皆泻而不藏，惟胆为清净之腑，无出无入，寄附于肝，又与肝相为表里，肝藏魂，夜卧则魂归于肝。胆有邪，岂有不波及肝哉。且胆为甲木，其象应春，今胆虚则不能遂其生长发陈之令，于是土不能得木而达也。土不达则痰涎易生。痰为百病之母，所虚之处，即受邪之处，故有惊悸之状。此方纯以二陈、竹茹、枳实、生姜和胃豁痰，破气开郁之品，内中并无温胆之药，而以温胆名方者，亦以胆为甲木，常欲得其春气温和之意耳。"

由此可见二陈生姜确有温胆之用，但更重要的是通过二陈调理胆胃，恢复春气温和的功能，故名之温胆，实有深意。其中半夏、陈皮为主药。考半夏，味辛，性温，有毒。归脾胃肺经。功能燥湿化痰，降逆止咳，散结消肿，主要用于胃气上逆呕吐；湿痰壅肺，咳嗽气逆。脘腹胀满心胸痞闷等病证。有如《神农本草经》所说："味辛，平。主伤寒寒热，心下坚，下气，咽喉肿痛，头眩，胸胀咳逆，肠鸣，止汗。"《名医别录》认为"生微寒，熟温，有毒，消心腹胸膈痰热满结，咳嗽上气，心下急痛坚痞，时气呕逆；消痈肿，堕胎，疗萎黄，悦泽面目，生令人吐，熟令人下。用之汤洗令滑尽。"在使用此药时，对一切血证及阴虚燥咳，津伤口渴者忌服。本药的中毒症状为喉舌烧灼疼痛，肿胀，流涎，言语不清，吞咽困难，腹痛，呼吸迟缓而不规整，心悸，甚则喉头痉挛，窒息，最后因呼吸麻痹而死亡。所以半夏的毒性作用亦不容忽视。

据现代药理分析：尽管目前对其在中枢神经系统方面的影响不尽满意。但临床上用半夏为主的方剂，如半夏汤，半夏秫米汤，半夏枯草汤等治疗失眠症状效果较佳，说明其对中枢神经系统有一些良性调节作用。半夏具有明显的镇咳作用，$0.6g/kg$ 的镇咳作用比可待因 $1mg/kg$ 稍弱，临床上半夏常配橘皮、茯苓、甘草等治疗慢性支气管炎及支气管扩张，取得满意疗效。由此可知温胆汤的确是化痰的有效方剂。

【实践验证】 加味温胆汤现已广泛地用于精神神经性疾病、心血管疾病、消化系统疾病、内分泌系统疾病、泌尿、呼吸系统疾病，以及其他奇病怪证之属于痰热类型者。我们在运用于围绝经期综合征痰热类型者，同样取得了佳效。徐某某，女51岁，徐州人，干部，患围绝经期综合征已 5 年，近年来转变为忧郁症。绝经 3 年余，带下很少，阴部干涩，烘热出汗，胸闷烦躁，夜寐甚差，有时失眠，头昏耳鸣，腰俞酸楚，胸闷心悸，纳欠神疲，时或抑郁寡欢，沉默少言，时或烦躁忿怒，激动流泪，入夜恐惧，常欲自杀，大便偏干，有时便秘，小便黄少，脉象细弦带滑，舌苔黄白腻较厚，咽喉多痰，已用过中西药物，效果很不理想，我们予以加味温胆汤，服药15剂，病情大好，再予加味温胆汤合血府逐瘀口服液服之，病情基本稳定。并嘱调节情绪，忌食膏粱厚味、辛辣刺激等品，防其复发。陈介炳在《湖南中医学院学报》1986，(3)：22上报道："1例不孕症患者，结婚4年未孕，体态肥胖，经期推迟，经前少腹胀痛，经后头晕，胸闷呕逆等，投本方，即温胆加香附15g，服10剂后受孕，顺产一男孩。"

10. 新加二齿安神汤

【方名】 二齿者，紫贝齿与青龙齿也，安神者，安神定志也，新加者，是我们根据临床上病证的需要，进行一些加减，其次也是区别于一般的二齿安神汤。

【组成】 青龙齿（先煎）12g，紫贝齿（先煎）10g，合欢皮9g，茯苓神各10g，丹参、赤白芍各12g，钩藤12g，莲子心5g。

【服法】 日服1剂，水煎2次分服。必要时加服1剂。

【功效】 清心安神，和血调经。

【适应证】 心火偏旺，心神不安，心血不宁的失眠，烦躁，情志失常，头昏头痛，心悸等病证。

【方解】 烦躁失眠，是临床上较为常见的病证，特别是女性更为常见，而心火偏旺，心烦失眠者，在失眠中占有主要地位，《金匮》有心烦不得眠，酸枣仁汤主之。我们认为此虽然是一种治法，但似乎偏向于肝火，如是心火偏旺者，并且还与月经、癸水有关者，应从心治，予以新加二齿安神汤。方中青龙齿与紫贝齿，均是清心安神的主药，龙齿偏于敛降，以青色者为佳，紫贝齿偏于清降，两药相合，安神之力尤大，且加入合欢皮，茯神以加强宁心安神，加入莲子心以清心，心火降则神易安，又加入丹参、赤白芍，以和血调经，且丹参还有安定心血的作用，之所以又加入茯苓者，不仅是茯苓亦有宁心的作用，而且茯苓利湿化痰，心火旺，心神不得安宁者，务必要注意到痰浊、痰湿的入侵心窍，故预为防范之较为合适。

【临床应用】　新加二齿安神汤的临床应用亦为广泛，就妇科而言，可用于经行失眠、经行情志失常、围绝经期综合征。

（1）心火偏旺的经行失眠：月经先期，经行量多少不一，色红有小血块，经前经期头痛、心烦、胸闷急躁，夜不能眠，脉细弦带数，舌质尖红，本方药加减之。

（2）经行情志异常：月经失调，经量一般偏少，色紫红有血块，经前经期胸闷叹气，夜寐不熟，或则抑郁寡欢，沉默少言，或则忿怒急躁，喜笑无常，舌红苔黄腻，脉弦滑，本方药需加广郁金10g，天竹黄6g，大黄5g。

（3）围绝经期综合征：月经失调，或则绝经之后，烘热出汗，胸闷烦躁，极易激动，夜寐甚差，情志抑郁、神疲乏力，脉象弦滑或细数，舌质偏红，苔黄腻，本方药中加入黄连5g，太子参15g，浮小麦（包）30g等治之。

【加减】　本方药在临床上使用时，如心火偏旺者，可加入黄连、黛灯心等；如伴肝火旺者，可加入炒山栀、苦丁茶、夏枯草等；如夹痰湿者，可加入制半夏、陈胆星等；如夹血瘀者，可加入桃仁、红花等。

【临床体会】　二齿安神汤，顾名思义，即是安神的方剂。安神者，安定心神，亦包括肝魂在内，所以心肝神魂，是紧密相连的。失眠的病因很多，但心肝火旺而失眠者，占有多数。心者，君主之官，藏神明，为君火之所在，肝者，将军之官，藏魂，内寄相火，相火受命于君火，君火动则相火随之而动，所以心火动则肝火亦动，心肝火动，神魂自然不安宁，因为火性炎上，影响心神心血的下降，心神心血不能下降，不能与肾水交合，心肾不交，神不安宁自然失眠，但肝为刚藏，其火易动，稍有情志因素的侵扰，肝火必动，动则亦易上升，带动心火上炎，亦致不眠，故治疗有侧重清肝安魂的，亦有侧重清心安神的，本方药就侧重清心安神，故方中的二齿，青龙齿与紫贝齿为清心亦有清肝安神作用的要药，分析如下。

龙齿味涩，性凉。归心、肝经。功能镇静安神，主要用于惊痫癫狂，失眠多梦等证。有如《本草纲目》所说："龙齿主肝病，许淑微云肝藏魂，故魂游不定者，治之以龙齿，即此义也"。《本草经集注》："畏石膏，"似乎与石膏不能同用。药理分析认为：龙齿龙骨含有大量 Ca^{2+}，增加 Ca^{2+} 浓度，可减弱神经细胞兴奋性而达到治疗目的。

紫贝齿，又名文贝，味咸性平。归肝、心经。功能清肝明目，镇静安神，用于肝阳头痛，小儿高热抽搐，心烦失眠等证。有如《饮片新参》所说："清心、平肝安神，治惊惕不眠"。由此可知，青龙齿与紫贝齿镇心安神，并有清心肝的作用。从而也反映出本方药治病的所在。

【实践验证】　本方药主要使用在失眠、头痛、烦躁，甚则癫狂等病证方面，应用得当，效果较好。兹举一经行头痛失眠案如下：

王某某，女，20 岁。南京市人，患者经行头痛失眠近一年，初经 13 岁，3～5/28 日量一般，色红无血块，或有时见痛经，余无异常。因学习紧张，睡眠偏少，遂致经行头痛失眠近一年，月经亦见先期，或则经多，色红有血块，经前头昏头痛、烦热口渴，脉弦舌红，每次经前开始服新加二齿安神汤，行经期加入炒五灵脂、炒蒲黄、大小蓟诸药，连服二个经前及经期药，病遂告痊，半年未见复发。

第九讲　围绝经期诸证方药心得

围绝经期诸证，说明绝经前后所出现的诸种症状，其中以围绝经期综合征为常见。围绝经期，以往称之为更年期，围绝经期综合征，也就是以前所称的更年期综合征。月经是代表女性生殖功能的标志，绝经是表示女性生殖功能的终止，由壮年的育龄期步入生殖功能衰退的老年期，这是一个非常重要的更替时期，保护得好，可以延缓衰老焕发青春，所以又称这一时期为女性的第二个青春期。但是这一时期，也是多事之秋，容易产生疾病。如心脑血管方面的病症，可有头痛、眩晕、高血压、心悸，如精神神经方面的病症，可有忧郁、脏躁、失眠等，骨质系统的病证，颈腰椎综合征，女性内分泌系统方面的病证、月经量多、崩漏、闭经、早衰等等。总之防治显得非常重要，处方用药，亦应根据这一时期的生理，病理特点，以及各系统各脏器的特点创制或对古方进行加减改制而成，计有清心滋肾汤、清心健脾汤、补肾生髓汤、加减杞菊地黄汤、复方甘麦大枣汤，将逐一分析之。

1. 清心滋肾汤

【方名】　本方药原名滋肾清心汤，是我们治疗围绝经期综合征的主要验方。但鉴于方中药物以清心为主，故应改名为清心滋肾汤更为合适。

【组成】　钩藤 10～15g，莲子心 5g，黄连 5g，紫贝齿（先煎）10～15g，怀山药 10g，山萸肉 9g，太子参 15～30g，浮小麦（包煎）30g，茯苓 10g，合欢皮 10g，熟地 10g。

【服法】　每日 1 剂，水煎分 2 次服。

【功效】　清心安神，滋肾养阴。

【适应证】　阴虚火旺型围绝经期综合征。症见烘热出汗，心烦寐差，常或失眠，极易激动、烦躁、抑郁、焦虑、悲伤等情志失常，头昏腰酸，或伴耳鸣健忘等。

【方解】　围绝经期综合征，亦即是以往的更年期综合征。临床上的确以阴虚火旺者为多见。阴虚，即以肾阴虚为主，火旺，即以心火旺为多见。本方首在清心火，故以莲子心为主要，莲子心专清心火，伍以黄连，黄连能清心胃之火，故佐莲子心，加强清心安神的作用；钩藤者清心肝而安神魄；紫贝齿者，善安神魂而泻心肝；浮小麦能养心安神，并有止汗作用；以上均以清心为主，并有降心火、安神魂和心血的作用，缓解诸多“心”的症状，同时又以怀山药、山萸肉、熟地滋肾养阴，以治肾衰癸水不足之本。心肾合治清滋同用，故能取得临床上的较好的效果。

【临床应用】　本方药除用于阴虚火旺的围绝经期综合征外，还可治其他病证。

（1）阴虚火旺型经前期综合征：月经失调，经前胸闷烦躁。失眠，头晕头痛，腰背酸楚，大便干，小便黄，脉象细弦兼数，舌质偏红，苔色黄腻，用本方药治疗时一般应去山萸肉、浮小麦，加入丹参、赤白芍各 10g，泽兰叶 12g，益母草 15g。

（2）阴虚火旺型崩漏：崩漏量多或持续性出血，色红，有血块。心烦失眠，口渴咽痛，头晕腰酸，脉象弦数细，舌质红绛，苔黄腻。用本方药治疗时可去熟地加入炙龟甲（先煎）

10g，炒黄柏9g，墨旱莲10g，炒蒲黄10g。

（3）阴虚火旺型失眠证：心烦失眠，头晕头痛，腰俞酸楚，形体消瘦，便干尿黄，脉象细数，舌质红苔黄者，本方药尚可加炒枣仁6～10g，五味子6g。

【加减】 本方药在应用中尚有所加减，如经行量少可加入川牛膝10g，丹参、赤白芍各12g，益母草15g；若腰脊酸楚明显者加入川断、寄生各10g，制狗脊10g；若腰腿酸甚，形体作寒者尚可加入仙灵脾6～10g，仙茅6～9g，杜仲10g，若周身骨节疼痛者加入鸡血藤10～15g，虎杖10g，防己10g。

【临床体会】 本方药是我们以前所用的更年期1号方剂。经我们临床上长期观察，发现围绝经期综合征以阴虚心肝火旺为其主要病变，其中肾衰，癸水竭，阴水不足是病变的前提，阴虚则火旺，火旺则阴更虚，妇女到达40岁以上，整个身体呈现阴虚，所谓阴气衰半，而且主要是"七七"之年天癸将竭，癸水衰少，是以整体的阴气衰半与癸阴衰少将竭，自然出现阴虚现象，阴虚则火旺，亦自然出现心肾之间不得交合，因心火旺则火性炎上，心火下降才能交和，今上炎就不能与肾相交，必然出现神明与主血脉的功能失常，故出现烘热、面部潮红，心悸心慌以及烦躁、失眠、抑郁、焦虑等病证，均与"心"有关，而且在临床上我们还观察到阴虚火旺，除心火外还常常伴有肝火旺，或者有时还偏于肝火旺。心火旺的标志：心烦、失眠、舌尖偏红外，还当以尿儿茶酚胺增高。肝火旺的标志：忿怒急躁，口苦头痛，还当以尿17-羟皮质类固醇增高来确定。如临床既有心烦失眠，舌质偏红又有忿怒急躁，口苦头痛等症状，同时尿检儿茶酚氨增高，17-羟皮质类固醇亦增高者均说明心肝两火都旺。治疗上必须清心清肝同用，始有效果。当然治疗的重点还应稍稍着重在清心安神，以心—肾—子宫轴的调节中心意义亦有关。

所以本方药的组成及其在临床上应用的广泛性也决定药物选取的重要性。方中的莲子心、黄连、紫贝齿极为重要，尤其莲子心更为重要。

莲子心：甘、涩平，或曰味甘，其心有苦味，性微凉，无毒，入心脾肾，有养心益肾，补脾涩肠的作用，治夜寐多梦、遗精、淋浊、久痢、虚泻、妇人血崩带下。《本草纲目》："本药交心肾，厚肠胃，固精气，强筋骨，补虚损，利耳目，除寒湿，止脾泻久痢，赤白浊，女人带下，崩中诸血证"。《本草纲目》说："莲子味甘，气温而性涩，禀之清芳之气，得稼穑之味，乃脾之果也。土为元气之母，母气既和，津液相成，神乃自生，久视耐老，此其权舆也。昔人治心肾不交劳伤白浊，有清心莲子饮，补心肾，益精血，有瑞莲丸，皆得此理。"《王氏医案》亦指出："莲子最补胃气而镇虚逆，若治心气不足思虑太过，肾经虚损真阳不过，尿有余沥，小便白浊，梦寐频泄，菟丝子五两，白茯苓三两。石莲子（去壳）二两。上为细末酒煮糊为丸，如梧桐子大，每服三十丸，空心盐汤下。常服镇益心神，补虚养血，清小便，此乃《局方》茯菟丸"。本药应用时，欲其交济心肾，则带心用之。莲子心清心安神着重在清心，如烘热出汗较重，即烘热明显发作较频，而发作的时间延长者，必须加重莲子心的用量。莲子心的用量一般在 3 ~ 5g，可以增加到 10g，甚至 15g，以控制心烦烘热失眠症状。在使用莲子心时，又有两种用法，其一是带心莲子，虽然莲子心的分量较少，但莲子心有泻心健脾的作用，病情轻者，用之可以。其二是纯莲子心，其清心之力较大，病情较重者非用之不可。而且必要时，莲子心与黄连，紫贝齿合用，则清心之力更强，并有较好的安神作用，所以本方药的重点在于清心安神，符合围绝经期综合征的病变要求。

【实践验证】 本方药原为我们的临床科研方在治疗上确有较好疗效。我们曾以本方药治疗阴虚火旺型围绝经期综合征

120例。经3个月的系统服药观察，在稳定和改善症状的同时，血查雌激素（E_2），雄激素（T），均有改变，促性卵泡素（FSH），促黄体激素（LH）均有下降，儿茶酚胺与17羟皮质类固醇均有下降，结果：显效33例（27.5%）有效74例（61.7%），无效13例（10.8%）总有效率89.2%。可见本方药在治疗阴虚火旺型围绝经期综合征的效果还是比较好的。下面再介绍一例验案。

杨姓女，55岁，干部，烘热烦躁，焦虑悲伤等半年余。月经情况，现已绝经5年，初经13岁，5/30±5日，量一般，色质基本正常，无痛经，26岁结婚，1-0-2-1。上节育环15年已取出。妇科、B超检查均未见异常，平时带下不多，素来性情急躁，多怒好烦，嗜食辛辣，余无特殊爱好。就诊时烘热频发，有时延长，常伴有出汗，胸闷烦躁，无故悲伤欲哭，夜寐多梦，自觉食管灼热，咽间如堵，时感恶心，纳谷偏少，两便自调，口苦咽干，舌质偏红，苔白腻，脉象细弦而数。我们根据以上症状，很显然属心火偏旺，属肾虚偏阴。方取清心滋肾汤加减，药用钩藤15g，丹皮10g，莲子心5g，黄连3g，广郁金10g，牡蛎（先煎）15g，茯苓10g，陈皮6g，竹茹10g，太子参15g，碧玉散（包煎）10g。合欢皮10g，服药7剂，症状减轻，惟咽喉堵塞，时欲嗳气，故于原方上加入娑罗子10g，再服7剂病情基本稳定。无故悲伤欲哭者，亦偶尔见之，烦躁寐差尚未尽除，再予杞菊地黄汤和越鞠二陈汤加入莲子心，黄连等药，服用半月病情稳定，症状基本消失，但停药一周，烦躁寐差烘热小有发作再予前方服用两月基本痊愈。

2. 清心健脾汤

【方名】　此方药亦是近年来在治疗卵巢早衰的验方，因为所用的方药一是清心肝着重清心，二是健脾和胃，着重健脾的方药组成，故名之曰清心健脾汤。

【组成】　钩藤 10～15g，炒丹皮 10g，莲子心 3g，煨木香 9g，茯苓 12g，砂仁（后下）5g，陈皮 6g，青龙齿（先煎）10g，党参 10～15g，炒白术 12g，黄连 3g。

【服法】　每日 1 剂，水煎分 2 次服。

【功效】　清心安神，健脾理气。

【适应证】　适用于卵巢早衰的心脾失调病证，或心脾失调的围绝经期综合征。

【方解】　围绝经期综合征，绝大部分为阴虚火旺所致，如有脾胃虚热出现者，既出现脘腹作胀，矢气频作，大便溏泻或小腹有冷感，四肢冰冷，当然还有心火旺的症状，因而不得不用上清心肝之火，下温脾肾之阳气，特别是脾胃之阳气，是以方中用钩藤，丹皮，莲子心，黄连为清心肝安魂的药物，青龙齿是安神的主要药物，较之紫贝齿安神更为明显，故以青龙齿代紫贝齿似为更好。其次是再用党参、木香、白术、砂仁等健脾理气药物，振奋脾胃之阳气，恢复其后天生化之源，达到心肝火降，脾胃健旺，此亦是上清下温的方剂。但脾胃居于中焦，确切地说是上清中温的有效方剂。

【临床应用】

（1）心脾失和型围绝经期综合征：烘热汗出，胸闷烦躁，夜不安眠，忧郁，焦虑，腹胀矢气，大便溏泻，神疲乏力。胃脘不舒，纳食欠佳，舌质红苔白腻，脉象细弦，本方药去黄连，加入炮姜 5g，或肉桂 5g。

（2）心脾失和型崩漏证：如崩漏量多，色淡红，有小血块，或淋漓不净，伴有胸闷心烦，夜寐甚少，腹胀便溏，神疲乏力，纳食欠佳，胃脘不舒，脉细弦，舌红苔白，本方药去丹皮，加入地榆炭 10g，大小蓟各 12g。

（3）心脾失调型失眠病证：烦躁失眠，头昏头疼，口疮，腹胀矢气，脘痞纳欠，大便溏泻，神疲乏力，脉象细弦，舌红苔白，本方可加入碧玉散 10g，苡米仁 15～30g。

【加减】 本方药在实际使用中，若脾阳不足，虚寒明显，如出现腹冷痛，肠鸣漉漉明显者，加入炮姜3~5g，肉桂（后下）3~5g；若伴有肝经郁火，可出现头痛，烦躁，目赤者，加入苦丁茶10g，白蒺藜12g，甘菊6g；若胃失和降，出现脘痞不舒，恶心呕吐，可加入制半夏6g，吴萸3g，佛手片6g；若兼夹痰湿可见胸脘痞闷，纳呆口腻，痰涎偏多，舌苔黄白腻厚者，可以加入广藿香6g，佩兰9g，制半夏6g，制川朴3g；纳食甚差，神疲乏力者，加入炒香谷麦芽各10~15g，炒荆芥6g。

【临床体会】 本方药是由前人的资生健脾丸合清心滋肾汤演化而来，资生健脾丸来源于《先醒斋医学广笔记》的方剂，清心滋肾汤是我们临床上治疗围绝经期综合征的验方。因为发现有部分围绝经期综合征出现明显的心脾失调，不宜用滋肾清心汤时，不得不从实际需要出发，制定了清心健脾汤。

根据我们临床上对围绝经期综合征的长期观察，肾衰天癸竭，出现阴虚火旺，直接干扰了心-肾-子宫生殖轴的功能，由于月经的不再来潮，或者紊乱，经血不再下泻，或下泻而不畅，下既不通，势必上逆，上逆者，从脾胃中焦，上扰于心，因为血分的关系，故犯乎心也，从而使心火不降，心火上炎，导致心主神明，心主血脉的功能紊乱，故出现烘热汗出，面部潮红，心慌失眠，情绪急躁，忧郁，冷漠，多疑，善惊等证候，均属心神心血失常的病证，所以我们认为围绝经期综合征在其发作期主要病变所在，在于心或者涉及肝。因为心与肝两脏，均为阴中之阳脏，容易动其火也，故提出了清心安神，或结合清肝安神是控制综合征的主要治法。但心包括肝的主血主神明的失常，心火上炎而不降者，又与肾虚阴衰的本质有关，故而拟定清心滋肾汤。这虽然是围绝经期综合征中最主要的治疗方法，然而临床上是复杂的，常有心脾失调诸症出现，之所以有脾胃失调诸症出现，有两个方面的原因，其一是阴虚火旺的患者中，因烘热出汗，口渴喜冷的情况，贪凉饮冷，积久被寒冷侵袭，必伤脾胃之阳，或滋阴清热的药物，服用过多，亦必损伤中阳，其二是病变较久，由阴及阳，逐渐转变为阳虚为主，阳者，肾火也，火暖土，中土不运，以致脾胃之阳亦虚也，还有体禀脾肾阳虚，在心肝郁火的较长期克伐下，亦将出现脾胃阳气虚弱的情况，既存在中阳脾胃不足现象，当以健运脾胃为主，且前人刘河间指出：天癸既绝治在太阴。太阴者主要指脾也，因而清心包括清肝，以控制血脉与神魂失常的症状，健脾益气以调后天之本。不仅解除出现的脾虚失运的症状，而且保障了水谷之精以养先天癸水之精也。所以亦含有滋肾养先天的作用在内。故也是治疗围绝经期综合征有效而常用的方法之一。方中钩藤、广木香也是主药之一，当予介绍之。

钩藤，味甘，微苦，性凉。归肝，心经，功能清热平肝，息风定惊，常用于高热抽搐，肝经风热，头痛头胀，肝阳上亢，头晕目眩等症。《本草纲目》认为："钩藤……手、足厥阴药也，主大人头旋目眩，平肝风，除心热……钩藤，通心包于肝木，风静火息，则诸症自除。"《本草汇言》"钩藤其体锋锐，其性捷利去风痰，开气闭，安惊痫于仓促顷刻之际……去风邪而不燥，至中至和之品也。但久煎则无力，俟它药煎熟十余沸，投入即起，颇得力也，去梗纯用嫩钩，功利十倍。"钩藤虽手足厥阴经药，但与莲子心，黄连，青龙齿合用，则重在清心安神，且有防于热甚化风之抽搐耳。

木香味辛，苦，性温，归脾胃大肠，肝经，功能行气止痛，健脾和胃，为常用理气药，常用于脾胃气滞，脘腹痞胀，大肠湿热，气滞不畅，肝郁气滞，血瘀气滞等病证，本药芳香，不宜久煎，阴虚津少者慎用。《本草汇言》说："广木香，《本草》言治气之总药，和胃气，通心气，降肺气，疏肝气，培脾气，暖肾气，消积气，温寒气，顺逆气，达表气，通里气，管统一身内外上下诸气，独推其功。然性味香燥而猛，如肺虚有热者，血枯脉燥者，阴虚火冲者，心胃痛属火者，元气虚脱者，诸病有伏热者，慎勿轻犯。"《本草求真》也指出："木香下气宽中，为三焦气滞之药。然三焦则又以中为要，故凡脾胃虚寒凝滞而见吐泻停食，肝虚寒热而见，气郁气逆，服此辛香味苦，则能下气而宽中矣。中宽则上下皆通，是以号为三焦宣滞要剂。"广木香，是原印度的云木香，是由广州进口，故明之。是健脾理气的要药，因近代研究，青木香有毒，肝肾不健者慎用之。

【实践验证】 本方药在临床上较为常用，凡围绝经期综合征，具有明显的腹胀腹泻胃脘不舒者，均可用之，均有一定效果。我院有一位黄姓妇，年龄50岁，绝经一年，有轻度的围绝经期综合征，后因精神刺激，以致胸闷，烦躁，夜不能寐，抑郁焦虑，有时哭笑无常，但已伴腹胀矢气，大便溏泻，每日两次，脉细弦，舌质红苔白腻，曾服更年冲剂、更年安、镇静安眠剂效欠佳，我们予以清心健脾汤，药服即效，后不慎饮冷，烦躁，病又发，嘱用前方加炮姜5g。配合心理疏导，语言安慰，病情基本控制。

3. 补肾生髓汤

【方名】 补肾者，着重补养肾精，鉴于精生髓，故以补肾精为主，达到生长骨髓，防止因绝经期，癸水将竭所出现的骨质疏松病证。故名之曰：补肾生髓汤。

【组成】 熟地12g，炙鳖甲、炙龟甲各9g，炒黄柏（盐水炒）10g，紫贝齿（先煎）10g，太子参、白术、茯苓、怀山药各10g，山萸肉6g，怀牛膝12g，杜仲10g，猪脊髓一条。

【服法】 每日1剂，水煎分2次服。

【功效】 补肾滋阴，填精生髓。

【适应证】 为绝经期肾虚腰痛病证。亦即是腰椎骨质疏松症证，可见腰脊酸痛，头晕耳鸣，心烦内热，口渴咽干，带下偏少，皮肤干燥，时有烘热出汗，两腿酸软乏力等病症。

【方解】 本方药实际上是以龟鳖地黄汤为主的方药，因为本方药是适用于骨痿的虚弱病证，痿证者主要以足痿而不能行走也，下肢酸软，必须补养肾精。龟鳖之甲为血肉有情之品，不仅具有较好的滋养肝肾的作用，而且大补奇经，养精生髓，为治疗骨痿的基础药物。熟地黄主要滋养肾阴，山萸肉温养肝阴，怀山药虽有滋肾的作用，但主要是滋养脾阴，三药主要是六味地黄丸中的主要药物，也是滋养肝肾阴精的重要之品，有报道证实六味地黄丸对钙磷代谢正常，增加骨中钙磷贮积有一定作用，能提高维生素 D 缺乏的佝偻病患者的血钙水平，推测本方药中含有天然抗佝偻病物质，或通过调理肾功能，保留体内钙磷，从而代偿维生素 D 缺乏导致的机体钙磷缺乏症，又加入牛膝、杜仲等温补肾阳之品，从而达到滋阴助阳，阳中补阴的作用；至于加入太子参、白术、紫贝齿、茯苓者，此乃调理心脾之药也。滋阴助阳结合调理心脾之药合用，以保证更好地补肾生髓；最后又加入猪骨髓者，此乃以髓养髓之意也，提高补肾生髓的效果，是本方药目的所在。

【临床应用】 本方药不仅适用于围绝经期腰痛、骨痿等病证，亦可用于围绝经期颈椎综合征、年老骨折的调复，以及小儿囟门的闭合不良、五迟五软等病证。

（1）围绝经期颈椎综合征：可见围绝经期月经紊乱，经量偏少，头晕头昏，胸闷心烦，颈项酸痛，神疲乏力，或时耳鸣目花，肩臂酸楚，脉象细弦，舌质淡红，舌苔黄白腻，用本方药治疗时，可去牛膝、杜仲，加入全蝎5g，炙蜈蚣2条。

（2）老年骨折：凡是六十岁以上男女，骨折后体弱无力，头晕头昏，腰俞酸楚，夜寐较差，或烦躁失眠，大便偏干，脉象细弦，舌质偏红，本方药可以加入广木香 6~9g，陈皮6g，焦山楂9g。

（3）小儿肾虚：小儿发育不良、囟门迟迟不合、五迟五软、精神不足者，均可服用本方药减其用量，常服之，较六味地黄丸尤佳。

【加减】 若心火偏盛，心烦失眠明显者，可加入莲子心5g，炒枣仁9g，青龙齿（先煎）10g；若脾胃不和，纳差腹胀，大便溏泻者，本方药去熟地，黄柏，可加入煨木香9g，砂仁（后下）5g，若肝火肝风甚者，口苦烦躁，头痛愤怒者，可加入钩藤、苦丁茶各10g，若湿热内阻，纳差口腻，舌苔黄腻根厚者，可加入制苍术10g，苡仁15～30g，泽泻、碧玉散各10g。

【临床体会】 老年性或围绝经期的腰痛，或腿痛，可轻可重，妨于行动，或伴头昏头晕，记忆力减退，健忘等症状时，前人有称为骨痿者。老年骨痿者，实际上是现今称为的骨质疏松症，是围绝经期或老年期常见的病证，且呈上升趋势，之所以出现较多者，原因在肾衰、天癸竭的内在生理因素，由于工作紧张，心理因素欠稳定，生活欠规律，饮食不加节制，烟酒的损害致肾衰、天癸竭者加速，或早衰，肾衰、癸水不充之后，自然导致精亦衰，髓亦少，髓者，生于肾精，充实于骨腔之内，所以肾-癸水-精-髓-骨，是相互有关的，故单纯补骨也是无益的，或者说效果也不会太理想，因此必须通过补肾养水，填精育髓，才能达到骨质的充实与坚强。然而生理上的新陈代谢规律是不可抗拒的，而精与髓是在运动过程中转化的，所以运动也是重要的一环，由此可见骨髓的充实，必须通过一系列的活动，即肾-癸水-精的生长才有可能，而且也是生理许可范围内才能达到。

本方药虽名之于补肾生髓汤，实际上是内含补肾养水，填精育髓的多种成分在内的。龟甲、鳖甲、黄柏、牛膝、猪骨髓是主要药物，兹着重介绍黄柏、牛膝、猪脊髓如下。

黄柏，味苦，性寒，归肾膀胱大肠经，有清热燥湿，泄火解毒之功。善清下焦之热及肾经相火，常用于湿热下注，小便赤涩淋痛，湿热泻痢，湿热黄疸，妇女带下黄稠，下肢痿弱无力，系湿热所致，阴虚发热之骨蒸盗汗，或肾虚妄动之梦遗泄精，口舌生疮，目赤肿痛等症。正如《医学启源》曰："黄檗，气寒味苦，治肾水膀胱不足，诸痿厥腰脚无力，予黄芪汤中少加用之，使两足膝中气力涌出，痿软即时去也。《主治秘要》云：其用有六：泻膀胱龙火一也，利小便热结二也，除下焦湿肿三也，治痢先见血四也，去脐下痛五也，补肾气不足，壮骨髓六也。"李时珍的《本草纲目》亦说："古书云知母佐黄柏滋阴降火，有金水相生之意，黄柏无知母犹水母之无虾也，盖黄檗能治膀胱命门之火，知母能泻肺金，滋肾水之化源，故洁古、东垣，丹溪皆以为滋阴降火要药，上古所未言也。盖气为阳，血为阴，邪火煎熬，则阴血渐涸，故阴虚火动之病，需之。"此黄柏坚阴泻火治痿之用也，所以有人说黄柏也是一味重要的滋阴药，是有一定道理的。

牛膝，味苦酸，性平，归肝，肾经，功能活血祛瘀，补肝肾，强筋骨，利尿通淋，可用于瘀血阻滞所致的妇女经闭、月经不调、痛经、产后腹痛等证。腰膝酸痛，下肢无力，风湿痹痛，亦以腰腿为主，淋证，尿血，小便不利；头痛眩晕，齿龈肿痛，口舌生疮，吐血衄血等证。《名医别录》认为"本药酸平、无毒，疗伤中少气，男子阴消，老人失溺，补中续绝，填骨髓，除脑中痛及腰脊痛，妇人月水不通，血结，益精，利阴气，止白发。"我们认为牛膝补肝肾之力虽稍差，但能引诸药以入肾，兼之还有通经络，去湿浊的作用。猪脊髓味甘性寒，或称味甘性平，具有补阴益髓的作用，可用骨蒸劳热，消渴、疮痛等疾。《本草纲目》"补骨髓，益虚劳"，《本草便读》也认为"凡阴虚骨蒸，五心夜热、脊痛、脊凸等证，皆可用之。"可见本药善补骨髓，抗衰老，除劳热宜常服之，且龟鳖甲、牛膝等相合，自然能滋肾生髓耳。

【实践验证】 本方药实际上是从龟鳖地黄丸或称二甲地黄丸及大补阴丸，还有《医醇賸义》的滋阴补髓汤演化而来，主要是治疗围绝经期骨质疏松，宜常服久服，始能有效。有一朱姓妇，年龄 54 岁，患围绝经期综合征已有 5～6 年，49 岁绝经，绝经后出现烘热出汗，胸闷烦躁，入夜寐甚差，头晕腰酸，或有腰痛，阴部干涩，初不介意。继则服更年安、杞菊地黄丸等，症状似有所减轻，近一年来腰痛腰酸，下肢酸软，小便较频，大便偏干，皮肤干粗，不得不去医院诊治，服药不详。而后来我院诊治，据说在某某医院诊断为腰椎骨质疏松症，骨伤科予以补肾止痛方药，有所好转，劳累后又发作，经我诊治服用补肾生髓汤加入骨碎补、寄生、干地龙等药，前后服用两月，症状趋于缓和，再服一月，基本稳定。可见补肾生髓汤的确有效。但如有腹胀泄泻者，得先调理脾胃，脾胃康复后再予补肾生髓汤服之，才能生效。

4. 加减杞菊地黄汤

【方名】 杞菊地黄汤，既杞菊地黄丸化丸为汤的方剂。杞菊地黄丸，即在六味地黄丸的基础上再加入杞子、菊花而成，然后根据临床上的需要再进行加减，即成我们的临床验方，名之曰加减杞菊地黄汤。

【组成】 钩藤 12g，杞子 10g，怀山药、熟地各 10g，山萸肉 6～9g，炒丹皮、茯苓各 10g，泽泻 9g，炒川断 10g，制苍术 10g，广郁金 9g，陈皮 6g。

【服法】 每日 1 剂，水煎 2 次分服。

【功效】 滋阴息风，疏肝和胃。

【适应证】 阴虚风动的围绝经期眩晕证，见胸闷烦躁，胃脘不舒，常或失眠、夜寐多梦，带下偏少等症。

【方解】 在女科围绝经期综合征，常伴有眩晕耳鸣，失眠病证，而且同时伴有脾胃失和，所谓阴虚则肝阳化风，或则阴虚风动，上逆犯胃而扰乱清空之窍者为多，加减杞菊地黄汤，正是为此而设。方中钩藤、杞子清肝息风，枸杞子还有滋养肝阴的作用；熟地是滋养肝阴的要药，填补下焦，具有益精髓的作用；山萸肉养肝肾；山药滋肾补脾；泽泻泻肾降浊，清利湿热；丹皮清肝火，并有一定的活血作用；茯苓渗脾湿，并有一定的宁心作用；复用川断以补肾，续筋骨，活血脉；苍术为燥湿健脾的药物，但本方是为了和胃解湿郁，广郁金疏肝解郁，舒畅胸腹之气；陈皮和胃；山楂消食化瘀，全方组合，达到滋阴息风，疏肝和胃，既补肝肾之不足，又复理气和胃，宁心燥湿，虚实兼顾，补理兼施，诚为阴虚风阳内动，气郁不畅之验方。

【临床应用】　本方药的使用范围很广，内科、眼科亦常用，除围绝经综合征的眩晕者，尚可应用如下病证：

（1）经行眩晕：经行量一般偏多，色红，有小血块，经前经期，头目眩晕，胸闷烦躁，夜寐甚差，心悸，烦心，腰腿酸软，舌苔偏红苔黄，脉细弦数。本方可去泽泻、苍术，加五灵脂、炒蒲黄等。

（2）高血压眩晕证：头昏头痛，目涩干痛，胸闷烦躁，夜寐欠佳，心慌心悸，腰酸神疲，脉弦，舌红者，本方药可去制苍术，加入珍珠母（先煎）15g，决明子10g等。

（3）视网膜炎、青光眼、眼底出血、视疲劳等病症：尚可伴有头昏头痛，两眼干涩，视物模糊，烦躁寐差，舌红少苔，脉象细数。本方常需加入青葙子10g，黑山栀9g。

【加减】　如见肝阳上亢，血压偏高者，可加入珍珠母等（先煎）10～30g，龙骨、牡蛎（先煎）各15g；目赤肿痛者，加石决明（先煎）10～15g，苦丁茶、夏枯草各10g；肝肾阴虚甚者，加入制首乌10g，龟甲15g，女贞子10g；阴虚内热，午后入晚升火者，加入炙知母6g，炒黄柏10g，青蒿子9g；心火亦旺，失眠甚者，加入莲子心5g，炒枣仁10g，青龙齿（先煎）12g。

【临床体会】　本方药在《麻疹全书》中命名为杞菊六味丸，《医级》为杞菊地黄丸，《医家四要》改为汤剂名为"杞菊六味汤"。在《医级》书中，是治疗肝肾不足，目花歧视，或干涩眼痛；《麻疹全书》中认为：本方药清肝肺，明目。《医家四要》认为是治疗"肝血虚，目耗散而不明"。可见本方药又多用于眼科疾患，可见肝肾阴虚，风火风阳上扰者，始为合适。女子以阴血为主，阴血常多不足，特别是年逾四十，阴气衰半，阴血更形不足，阴不足则阳火胜，阴虚阳火旺，女子尤多情志不稳，遇事易郁怒，所以"郁火风阳"极易出现，头目诸疾，较为多见。"诸风掉眩，皆属于肝。""女子以肝为先天"。因而肝风、肝阳、肝郁、肝火，特别在女性绝经期时更为多见。加减杞菊地黄汤之所以多用常用者，有其临床基础。

本方中钩藤、杞子、山萸肉为要药。但钩藤前已论及，这里仅介绍杞子、山萸肉两药。

杞子，味甘，性平，归肝、肾经。功能补肾益精，养肝明目。用于肾虚精亏，腰脊酸痛，头晕耳鸣；肾虚遗精，肝虚目暗，阴虚血少等证。《本草正》"杞子味甘而纯，故能补阴，阴中有阳，故能补气。所以滋阴而致阴衰，助阳而能使阳旺。此物微助阳而无动性，故用之以助熟地最妙，其功则明耳目，添精固髓，健骨强筋，善补劳伤，尤止消渴，真阴虚而脐腹疼痛不止者，多用神效"。《重庆堂随笔》"枸杞子，余谓其补心血，非他药所能及也。与元参、甘草同用，名坎离丹，可以交通心肾"。我们认为枸杞子主要是滋养肝阴的药物，对眼科尤为重要。

山萸肉味酸涩，性微温，入肝肾两经，具有温补肝肾，涩精止汗的作用，可以治疗阳痿遗精，腰腹酸痛，小便频数，月经不止，自汗等证。亦正如甄权所说："本药治脑骨痛，疗耳鸣，补肾气，兴阳道，添精髓，止老人尿不节 …… 止月水不定。"山萸肉性虽温，但亦是滋养肝肾着重肝阴的药物，有较好的固涩作用，也是抗免疫低下的良药，特别是围绝经期与老年期更为合适。

【实践验证】 加减杞菊地黄汤，是我们的临床用的验方之一。特别是对头目方面的病证，尤为多用。我们用在围绝经期的患者不仅多用，而且有良好的效果。前年我们曾治疗一戴姓女，年龄55岁，患围绝经期综合征近10年，一直是我们用清心滋肾汤治之有效，并常反复发作，发则服药减轻，并能睡眠，但近一年围绝经期综合征有所减轻，但眩晕证见明显。初经13岁，3～2/30日量一般，色红，或有小血块，48岁绝经。26岁结婚1-0-2-1上节育环，5年后取出。平时有黄白带下较多，妇查：宫颈炎Ⅱ度，余无异常。患者与绝经前3年出现烘热出汗，头昏腰酸，胸闷烦躁，心情忧郁、焦虑，夜不能寐，神疲乏力，脉弦细数，舌质偏红，苔色黄腻，我们予以清心滋肾汤加减得能控制症状，但稍加劳累，或者精神刺激后，又必发作。在清心滋肾汤合心理疏导后，症状缓解，近一年围绝经期综合征已基本稳定，但头目眩晕明显，不得不转用杞菊地黄汤，同时又加入白蒺藜10g，合欢皮9g，太子参15g，甘菊5g，药后7剂，眩晕即控制，继续服药半月，效果颇为明显。而后一周，小有发作，得药即已。可见本方对症治之效颇佳。

5. 温肾清心汤

【方名】 温肾者，温补肾阳也。清心者，清心安神也。温肾阳与清心是对立的，但温肾者温下焦也，清心者清上焦也。上清下温，本就是本方药的特点，也是适用于围绝经期上热下寒的病理特点而设。

【组成】 仙灵脾、仙茅各9g，肉桂（后下）3～5g，党参15g，炒白术10g，连皮茯苓10g，钩藤12g，紫贝齿（先煎）10g，黄连3～5g，广木香6g，川断10g。

【服法】 每日1剂，水煎分2次服。

【功效】 温肾健脾，清心安神。

【适应证】 肾阳偏虚型的围绝经期综合征，即上则心肝火旺，下则脾肾阳虚的证候。

【方解】 本方药寒热并用，补理兼施，上则清心肝之火，下则温脾肾之阳。完全是适应绝经期的生理病理特点的需要。由于围绝经期过去称为更年期，是一个漫长的过渡时期，主要的还在于肾衰天癸竭的生理衰退因素，所以一旦形成病理有其复杂的内在变化，表现出心肝脾肾的功能失调，是以方中仙灵脾、仙茅、川断以温肾阳，之所以用二仙者，因二仙在性腺内分泌中有着较好的治疗作用。历来就作为振奋肾阳性欲的药物，故仙灵脾又称之为淫羊藿。另加肉桂以温命门之火，而祛下焦之寒，复用党参、白术、茯苓健脾利水，火不暖土，阳火不旺，必及脾土，故需用之，而且阳虚者的确在临床上多有脾运不及的证候。另外，又考虑到心肝火旺的一面，心肝火旺，必扰神魂，神魂失于安宁，故加入钩藤、丹皮、紫贝齿、黄连以清心平肝，安定神魂，且黄连与肉桂相合，本就有坎离交泰，心肾交济的作用，故名之为曰交泰丸，所以本方的中心是以清心温肾为主，故名温肾清心汤。

【临床应用】

（1）阳虚型围绝经期综合征：可见月经紊乱，或绝经，伴有形体畏寒，腰膝酸冷，而且四肢浮肿，神疲乏力，腹胀便溏，头昏烦热，烦热出汗，精神抑郁，夜寐甚差，脉象细弦，或细弱，舌质偏红，苔白腻。本方药稍加丹参、赤芍等品。

（2）阳虚眩晕证：大多于围绝经期见之，眩晕，高血压，面浮足肿，心烦失眠，胸闷烦躁，形体畏寒，腹胀矢气，神疲乏力，脉细弦，舌质偏红，苔白腻，本方药可加入白蒺藜、泽泻等品治之。

【加减】 如浮肿明显，大便稀溏，必要时，可加入制附片 6～9g，黄芪 12g，防己 10g，炮姜 5g；如失眠明显，心烦尤甚者，可加入莲子心 5g，青龙齿（先煎）10g，黛灯心 3g；如经行量多者，经期服用时，可加炒蒲黄（包煎）10g，大小蓟各 12g；如经行量少者，可加入丹参、赤芍、川牛膝各 10g。上述方药用量，亦当随证候的轻重而加减之。

【临床体会】 围绝经期综合征在临床上以阴虚型多见，所以清心滋肾汤更为常用。阳虚虽为少见，但亦常有所见，因为一旦出现上热下寒较为明显的证候，又说明病情的复杂和严重，而且亦说明治疗上的难度。众所周知，肾衰天癸竭者，重要是天癸的衰竭，必然会出现肾阴的亏虚，因为癸水者，即无形之水，属于阴的物质，肾阴癸水的亏耗，不能与心火相交，是以心火旺，旺则上炎，更不能与肾相交合，因而出现心神心血的功能失常，故致一系列的综合征产生，看起来病发于心，或以心为主的病变，但根本还是肾阴癸水的不足，正由于肾阴癸水的不足，故亦不能涵肝，肝木失养，肝为阳藏，内寄相火，加上心火上炎，亦必引动肝火上升，所以我们在阴虚的围绝经期综合征中，亦必兼用清肝安魂药。但是阴虚稍久，必及阳虚，或者原素脾不强，在肾阳不足的情况下，出现脾肾虚寒的情况是在意料之中，此外，正由于阴虚型的病证，常服滋阴清热药，或者心肝火旺，心情烦热，贪凉饮冷，势所必然，稍久亦必损脾肾之阳，从而导致脾肾虚寒，逐步占据主要地位，故临床上出现上热下寒的反应，在治疗运用上也必然要清上热，温下寒的药物组合。曾经用过二仙汤，二仙汤也是寒热并用的方剂，在具体使用中，我们发现二仙汤中的温阳药是以仙灵脾、仙茅为主，似乎符合温补肾阳的要求，但在清热药中以知母、黄柏为主，知母、黄柏实际清肾家之火，所以这种方剂完全是从"肾"论治，但我们观察到围绝经期综合征所出现的上热下寒者，远比二仙汤方药所适用的寒热范围程度要复杂和严重。下寒者，不仅肾阳不足，还导致脾阳亦有不足，故温肾阳健脾土，才能符合要求，上热者为心肝之火，故清心火是主要的，同时还要清肝火，才能真正地达到清热安神的作用。而且在温清之间，要尽可能的避免矛盾性，亦即是说清热不能影响温阳健脾，而温阳健脾亦不能影响清心安神，所以在方药的配合上要从多方面、多层次去考虑，否则清热未达要求，而泄泻加重，温阳未达祛寒而烦热口渴明显，这就违背了我们用药的意图。本方药中的二仙及莲子心、黄连、紫贝齿均是要药，后三味药已在有关方药中阐明，兹将仙灵脾、仙茅析之如下。

仙灵脾又名淫羊藿。味辛，甘，性温，归肝、肾经，功能补肾助阳，祛风除湿，强筋健骨。用于阳痿早泄、虚寒带下、宫寒不孕、肾虚腰痛，尚可用于高血压、冠心病、围绝经期综合征、病毒性心肌炎、支气管炎、神经衰弱等阳虚病证。《本草正义》论述颇详。"淫羊藿，禀性辛温，专壮肾阳，故主阴痿，曰绝伤者，即阳事之绝伤也。茎中痛，亦肾脏之虚寒。利小便者，指老人及虚寒人之阳事不振，小便滴沥者言之，得其补助肾阳而小便自利，非湿热蕴结，水道赤涩者可比，读书慎勿误会。益气力，强志坚筋骨，皆元阳振作之功，然虚寒者固其所宜，而阴精不充，真阴不固者，万不可为揠苗助长也。……洗下部之疮，则辛燥能除湿热，亦犹蛇床子洗疮杀虫耳。"可见仙灵脾一药的确是助阳祛风湿要药，并能外用止痒。

仙茅，味辛，微苦，性热，有小毒，归肾、肝经，功能温肾壮阳，强筋骨，祛寒湿，为治命门火衰诸证之要药。用于阳痿精寒，遗精滑泄，肾阳虚衰的小便失禁、遗尿、寒湿久痹、脘腹冷痛、妇人阳虚围绝经期综合征等。有如《开宝本草》所说："味辛温，有毒，主心腹冷气不能食，腰脚风冷挛痹不能行，丈夫虚劳，老人失溺，无子，益阳道。"《本草新编》中说："中仙茅毒者，含大黄一片即解，不需多用大黄也。此种药近人最喜用之，以本草载其能助阳也，然而全然不能兴阳。……以仙茅之性与附子、肉桂迥异，仙茅虽温，而无发扬之气，长于闭精，而短于动火，闭精则精不易泄，止溺则气不外走，无子者自然有子。……而元阳衰惫痿弱而不举者，不可惑于助阳之说，错用仙茅，归咎于药之不灵也。"仙茅性热燥烈，有伤阴之弊，阴虚者，忌服。

【实践验证】 温肾清心汤，虽然来源于二仙汤，但我们认为治疗围绝经期综合征，应该是优于二仙汤。我们治疗一祝姓妇，年龄 48 岁，月经紊乱，2～3 月一至，量已少，色转淡，头昏晕，腰酸胸闷烦躁，夜寐甚差，心情忧郁，急躁，腰腿酸冷，腹胀便溏，日行 2～3 次，形寒，面浮，血压偏高，服降压药后感有心慌，脉象细弦，舌质偏红、苔白腻，自服更年安不适，不得不赴医院就诊，曾服二仙汤，服后大便仍溏，效果不太理想。我们予以温肾清心汤，服药 7 剂便溏、浮肿、睡眠均好转，服此方药一月余，病患基本控制，恢复工作，尔后小有发作，均服此方药而获效。

6. 新加防己黄芪汤

【方名】 防己黄芪是两味中药，以此名为方者，则就意味着益气健脾，利湿消肿，原是《金匮要略》用来治疗风水的名方。我们进行加减，用来治疗围绝经期综合征中浮肿身重为主者，故名之曰，新加防己黄芪汤。

【组成】 防己 12g，黄芪 15～30g，白术 10g，甘草 5g，党参 15g，连皮茯苓 12g，泽兰叶 10g，生姜 3 片，大枣 5 枚，合欢皮 9g。

【服法】 每日 1 剂，水煎分 2 次服。

【功效】 健脾益气，利水消肿。

【适应证】 围绝经期浮肿为主的综合征，风水、风湿可见汗出恶风，身重，小便不利，舌淡苔白，脉浮等症。

【方解】 本方药所治风水、风湿。症见汗出恶风，身重，小便不利，关节疼痛，或有发热，乃表气不固，外受风邪，水湿郁于经络、皮肤之间，脉浮为风邪在表，身重是湿在经络，汗出恶风，为卫阳不固；水湿内停，乃脾虚不运所致。风邪在表，自当解外，外不解则邪不去，而湿不消；欲解其外，卫又不固。当此之时，非但不可发其汗且须黄芪固表。故方中重用黄芪。我们又加入党参，补气固表，为主要药物，辅以防己祛风行水，且防己相配黄芪，补气利水的功能必然增强，且利水而不伤正，佐以白术健脾胜湿与黄芪相配，健脾利水的作用自然增强，连皮茯苓专利皮下之水，泽兰叶通经利水，从血分而分利之，此乃妇科之特点，合欢皮理气安神，佐以甘草培土而和诸药，生姜、大枣调和营卫，诸药相得益彰，自能使表虚得固，风邪得除，脾气健运，心神安定，血分和畅，水道通利，则表虚水肿、风湿之证自愈。

【临床应用】 本方药主要适用于气虚浮肿之疾病，临床上常可用于：

（1）围绝经期浮肿证：月经失调，经行量少或多，胸闷烦躁，睡眠欠佳，心慌，忧郁焦虑，面浮肢肿，纳欠腹胀，小便不利，身重乏力，或周身关节酸痛，脉弦浮，舌质淡红，苔黄白腻，治当本方药加入广木香9g，冬瓜皮10g，广郁金10g。

（2）风水、风湿证：症见汗出恶风，身重，小便不利，周身关节酸痛，舌淡苔白，脉浮，治当本方去泽兰叶，加入生姜皮3g。

（3）慢性肾炎及心脏病水肿：可见浮肿，纳欠，神疲乏力，胸闷腹胀，身重易汗，或有气喘等，本方药可加入炙桂枝，广木香等品。

【加减】 若水湿重者，可加入制苍术10g，苡米仁15～30g；若胸腹胀满者，可加入陈皮6g，炒枳壳6～9g；若形寒，肢体关节酸明显者，可加入桂枝6～9g，生姜皮3g；若心烦失眠明显者，可加入莲子心5g，青龙齿（先煎）10g；若关节酸痛明显者，加入威灵仙10g，桑枝10g。

【临床体会】 防己黄芪汤，原是《金匮要略》治疗风水、风湿病证。现在用来治疗围绝经期以浮肿为主的综合征，势必进行加减，因而形成我们现在的新加防己黄芪汤。根据我们多年来的体会，围绝经期综合征出现的以浮肿为主者，是与脾肾阳虚为主，尤其是脾阳虚久则水湿不运，脾土者，主要是运水湿，而肾者主前后阴，亦司分化水湿之用，肾阳之气，化气于膀胱，分利小便，所以肾阳虚与脾土弱是产生水湿的根源，而且脾肾两脏紧密相连，不仅有先后天互相依赖和补充的一面，主要是阳与气的关系。前人曾有气者根源于肾，培育于脾，主宰于肺之说，而阳才能输化水湿，反过来说水湿赖阳气的输化，在围绝经期综合征的病变中，其阳气虚者，固然有两个方面的原因，其一是素体脾肾不足，偏于阳气虚的体质因素，其二是阴虚及阳，由阴水不足致阳水亦弱，从而阳气虚弱，而且第二种原因极为多见。因为在阴虚及阳的病变过程中，还有心肝因素的存在，心肝郁火，容易克伐脾胃，从而脾胃的阳气不足，加速了偏阳虚病变的形成，阳虚自然有水湿不运，水湿潴留溢而为肿，水湿潴留到泛于经络肌表者，一是为外邪，特别是风邪入侵，引动水湿外溢，故《金匮》谓之风水，二是内在心肝气火的鼓动，因为围绝经期综合征本身的睡眠很差，心肝气火升扰，水湿随之上升外溢，而且肝火化风，风阳鼓动，水湿亦将上升，外溢形成类风水的病变。在临床上后一种病变多见，所以治疗必须针对这种复杂的病变选用药，所以防己黄芪汤有时多合温肾宁心汤合用之方能更好的治愈此类疾病。就防己黄芪汤而言，仅仅是从脾虚水湿泛溢方面治疗，用之得当消退水肿的疗效还是肯定的，方中的防己、黄芪是主要药物，分析如下：

黄芪，味甘，性微温，归肺、脾经。功能是补中益气，益卫固表，健脾利水，托毒生肌，用于肺脾气虚、中虚气陷、中寒气弱、气虚血亏、表虚自汗、脾运失健等病证。黄芪使用范围极广，是扶正药中的主药之一。《医学衷中参西录》：黄芪，能补气，兼能升气，善温胸中之气（即宗气）下陷，《本经》

谓主大风者，以其与解表药同用，能祛外风，与养阴清热药同用，更能息内风也。"《本草正义》亦说"黄芪，补益中土，温养脾胃，凡中气不振，脾土虚弱，清气下陷最宜。其皮直达人之肌表肌肉，固护卫阳，充实表分，是其专长，所以表虚诸病，最为神剂。"防己，味苦辛，性寒。归膀胱、脾、肺经。功能利水消肿祛风祛湿，蠲饮止喘，可用于水肿身重、脚气肿痛、历节痛风、风寒湿痹、咳嗽喘急等病。《名医别录》认为"苦，温，疗水肿，风肿，去膀胱热，伤寒，寒热邪气，中风手脚挛急。止泄，散痈肿恶结，诸疥癣虫疮。通腠理，利九窍。"《本草发挥》引李杲云"防己，大苦寒，纯阴，能泄血中之湿热，通血中之滞涩，补阴泻阳，助秋冬泻春夏之药也。……复有不可用者数端，若遇饮食劳倦，阴虚生内热，元气谷气已亏之病，而以防己泄大便，则重亡其血，此不可用一也；如人大渴引饮，是热在上焦肺经肺气，宣渗泄之，其防己乃下焦血药，此不可用二也，如外伤风寒，邪传肺经，气分湿热，而小便黄赤者，乃至不通，此上焦气病，禁用血药，此不可用三也，若人久病津液不行，上焦虚渴，宜补以人参、葛根之甘温，若用苦寒之剂则速危，此不可用四也。不止如此，但上焦湿热者，皆不可用，若下焦有湿热流入十二经，以致二阴不通，然后可审而用之也。"实际上根据我们的体会，防己有利水、祛风湿、止痛三大功能，与黄芪相合是健脾利水，消散风水的要药。

【实践验证】 新加防己黄芪汤是治疗围绝经期综合征中，以浮肿为主的病证，其消肿疗效还是较好的。我们曾治疗一戚姓妇，年龄51岁，患者于49岁绝经，绝经前曾有围绝经期综合征，经治后又趋于稳定，绝经后常因劳累或精神刺激后复发，于50岁时又患有肾炎，转变为慢性肾炎，故而面浮足肿较为明显，周身关节酸痛，头昏腰酸，心烦寐差，神疲乏力，腹胀矢气，纳食不馨，稍感寒则大便溏泄，脉象细弱，舌质淡红，边有紫气，苔色黄白腻，自述服更年安则腹泻，稍加劳累则浮肿明显，来我院求诊，当时考虑围绝经期综合征轻度，故着重健脾利水，稍佐以宁心调肝，用防己黄芪汤，加入茯神10g，广郁金9g，莲子心3g，煨木香9g，服药7剂，浮肿大减，再服半月，浮肿基本消退，余症亦有所减轻，尔后仍以心脾调治，兼顾其肾，得能稳定病证。

7. 加减安老汤

【方名】 安老汤者，安定年老女性的健康也，实际上控制已绝经妇女的出血病证。《傅青主女科》所创制的安老汤，就是治疗经断复来的方剂。我们根据临床上的需要进行加减，故名之曰："加减安老汤"。以扩大治疗病证。

【组成】 党参、黄芪各30g，炒白术10g，熟地10g，山萸肉9g，阿胶9g，黑荆芥5g，木耳炭5g，制香附9g，鹿含草30g，五味子5g。

【服法】 每日1剂，水煎分2次服。

【功效】 补脾养肝，固经摄血。

【适应证】 肝脾不足，老年复经。可见出血量或多或少，色淡红，无血块，头昏心慌，神疲乏力，面乏华色，小腹胀坠，寐差等症。

【方解】 老年复经，一般来说，一般有两种原因，其一是火热之甚，迫血妄行。其二是脾肾不足，气虚不能摄血。当然还有血瘀癥瘕性的出血。本方药所治，主要是脾肾不足，肝虚失藏夹有血热的病变，所以方中重用参芪补气以摄血，白术健脾，助参芪以止血，熟地温补肾水，山萸肉温补肝阴，并有酸敛固经的作用，阿胶养血固冲，使肝有藏血之功，黑荆芥、木耳炭善于止血，尤其是止老年期女性的出血，香附调肝，为恐补摄、酸敛止血之后有留瘀之患。故当予理气和血的药以消息之。为了病情的需要，我们对原安老汤去当归，又加入鹿含草以止血，并有助绝经之意，五味子宁心以安神，因为气血者，不仅肝脾藏统之，且必得心以主之，以定之，主之定之，才能达到肝脾的藏统。故《傅青主女科》在安老汤方下说："此方补益肝脾之气"气足自能生血，而摄血。又妙在大补肾水，水足而肝气自舒，肝舒而脾自得养，肝藏之而脾统之，又安有泄漏者？又何虑其血崩哉？

【临床应用】　本方药主要治疗老年复经，亦可治疗一般的虚证的崩漏以及围绝经期综合征等。

（1）老年复经：绝经后2～3年，甚则10余年，月经又复来潮经量偏多，或偏少，色红或淡红，胸闷烦躁，头昏目花，面无华色，神疲乏力，脉细，舌淡白者，本方药可加入地榆炭等。

（2）虚证崩漏：崩漏量多，色淡红，无血块，头昏腰酸，胸闷烦躁，神疲乏力，面色无华，易汗形寒，脉象细弱，舌质淡红，本方药可去鹿含草，木耳炭，加入炒川断、砂仁等品。

（3）轻度阳气虚围绝经期综合征：月经失调，经量偏多，色淡红，无血块，头昏心悸，胸闷烦躁，夜寐甚差，神疲乏力，形体畏寒，腹胀矢气，脉细弦，舌质淡红，苔白腻。本方可去阿胶，加入莲子心、合欢皮治之。

【加减】　若出血多无血块者，加入贯众炭10g，血余炭10g；若出血量多，有较大血块者，去阿胶、山萸肉，加五灵脂10g，炒蒲黄（包煎）9g；若经行量少者，加入丹参、泽兰叶、川牛膝各10g；若伴腹胀矢气，大便偏溏者，加入广木香9g，砂仁（后下）5g。若夜寐欠佳，甚则失眠者，可加入莲子心5g，炒枣仁10g。

【临床体会】　老年复经，虽有血热气虚两者，但尚不足以概括病变的全貌，而我们在临床上最为担心的是血瘀癥瘕性的出血，特别是恶性肿瘤性的出血，更要特别警惕，俗语有称"老树开花"，此非善证。因而内在的检查就显得特别重要。在血热、气虚的病变中，并非两者单一出现，当然亦有单是血热，或单是气虚出现者，毕竟是少数，根据我们多年来的临床观察，又鉴于更年后期的生理病理特点，决定了这一时期所出现的出血病证的复杂性和顽固性。因为绝经之后，肾气衰，无癸竭，气阴渐虚，尤以阴虚为主，阴虚水渐枯，此乃步入老年的特点，阴虚而不能涵养心肝，心肝气火渐旺，是以老年人常感夜寐较差。心肝气火又常易影响脾胃，脾胃欠运，湿浊内生，湿浊既生之后常可乘下元之空虚而入侵子宫，加之心肝之火下扰，是以引起出血。但后天脾胃很为重要，固为先天已衰，全赖后天水谷之养，如水谷之精旺盛，则先天易于恢复，子宫者系于肾，肾得一定的恢复，将能较好的支持子宫之藏固，是以能很快的控制出血，故后天脾胃欠佳将能影响子宫之藏固。所以治疗重点在于脾，当然亦必顾及心肝，此安老汤之组方意义也。但影响子宫固藏者，尚有湿热血瘀蕴结的问题，心肝气火的问题，湿热血瘀蕴结于子宫者，易成癥瘕，且致恶性变化，不得不多加注意，在治疗时亦有所顾及。

安老汤中的参、芪、白术是主要药物，但在有关方药中已论述，兹则就阿胶、木耳等析之。

阿胶，又名驴皮胶，味甘性平，归肺、肝、肾经。功能补血养阴，润燥止血，安胎。常用于血虚萎黄，眩晕心悸，阴虚火旺，心烦失眠；热病阴伤，虚风内动；肝肾亏损，筋骨酸痛，肺虚燥热咳嗽，肠燥便秘，高年气血不足，产后营血亏损；阴虚火旺所致的出血病证。正如《本草纲目》所说："疗吐血衄血，血淋尿血，肠风下痢，女人血痛血枯，经水不调，无子，崩中带下，胎前产后诸症，男女一切风痛，骨节酸痛，水气浮肿，虚劳咳嗽喘急，肺痿吐脓血及痈疽肿毒。和血滋阴，除风润燥，化痰清肺，利小便调大肠。……按陈自明云：补虚用牛皮胶，去风用驴皮胶。成无己云：阴不足者，补之以味，阿胶之甘以补阴血。由此可以看出：阿胶的作用主要在滋阴固经，祛风润肠，是女科中保胎止血的要药。

木耳，又名黑木耳，或又称木蛾者，味甘，性平，归肺、胃、大肠经。功能凉血止血，养血润燥，止痛敛疮。用于咯血、吐血、衄血、血痢及肠风、痔血、崩漏带下，或老年经水复行；产后血虚，腰酸腿软；以及风湿痹痛等。有如《随息居饮食谱》云："补气耐饥，活血，治跌仆伤，凡崩淋血痢，痔患肠风，常食可瘳。"由于黑木耳在药理试用中，发现对血液系统的影响有：抗凝血作用、抗血小板聚集、抗血栓形成，所以欲其止血需用炭。其次对免疫功能有促进作用，并有降血脂及抗动脉粥样硬化的作用、延缓衰老的作用，是以老年人服之甚合。

【实践验证】 加减安老汤，对老年复经的确有其一定疗效。我们曾治一例张姓妇，年龄 59 岁，已绝经 9 年，忽于近 3 月来，出现复经，第 1、2 个月较少，故不介意，继则第三个月出现量多如崩，继则淋漓不净，色红有少量血块，先在某医院行诊刮术，病检为轻度子宫内膜炎，且子宫已呈萎缩状态，用抗生素，出血减少，但淋漓不易净，伴有头昏腰酸，神疲乏力，心悸寐差，面无华色，时或烦躁，心情不畅，脉象细弦，舌质淡红，苔黄白腻，我们予以加减安老汤，再加入蜀羊泉、地榆炭，7 剂而血止。血止之后，仍予原方稍加减继服一月，亦即保持到下月已经来潮时，未见经行，停药观察 2 月，月经未行，说明服药后基本痊愈，且面色红润，身体健康，胜如往昔。

8. 加味甘麦大枣汤

【方名】 甘麦大枣汤，是甘草、小麦、大枣三味药来治疗疾病的方剂。加味甘麦大枣汤，即在三味药基础上再加入一些药物，形成一张我们临床上所使用的方剂，故名之加味甘麦大枣汤。

【组成】 甘草 9g，小麦 15～30g，大枣 5～10 枚，合欢皮 10g，青龙齿（先煎）10g，百合 9g，广郁金 9g，茯神 10g。

【服法】 日服 1 剂，水煎服分 2 次服。

【功效】 养血安神，和中缓急。

【适应证】 妇人脏躁，喜悲伤欲哭，象神灵所作，数欠伸。

【方解】 本方使用于思虑过度，肺阴不足而神不守舍引起。初见精神忧郁，易惊，情绪易于波动，睡眠不安，发作时，自觉烦闷急躁，或悲伤欲哭，或言行失常，甚则惊狂如癫痫。治宜养心阴为主，兼以和中缓急。方中主以小麦，味甘微寒，调养心阴而安心神，此即《内经》"心病者，宜食麦。"以小麦之甘平，养心缓急之意，辅以甘草和中缓急，佐使以大枣甘平质润，补益中气，并润脏躁，三药合用，甘润滋养，有养心安神，和中缓急之效。今复加合欢皮，龙齿者，以加强宁心安神之用，只有心宁神安，才能杜绝情志病证，复加百合者，养心肺之阴，百合原治百合病，也属于情感方面的病证，故合甘麦大枣以滋润脏阴，同时又加入广郁金者，疏肝解郁也，脏阴不足，常可兼夹心肝之气不舒，是以必须解郁，茯神者以加强宁心安神之用也。故加味甘麦大枣汤者，应胜于甘麦大枣汤也。

【临床应用】 本方药主要适用于脏躁证，以妇女为多，其他亦可适用于更年期精神失常，以及心血管方面属于神经官能证者。

（1）更年期抑郁症：可见哭笑无常，言行有时不节，口干，大便不佳，舌质偏红而干，脉象细数，可用本方药治疗。如神经衰弱，头昏神疲，腰俞酸楚者。本方加入太子参 15～30g，寄生 10～15g 等。

（2）心血管疾病：如窦性心率过速、心脏神经官能证等见心悸，脉促等为本方药适应证，如心经气阴两伤，并有畏寒者，可酌加党参、紫石英以益气镇心安神。

【加减】 如心烦失眠，舌红少苔，心阴亏虚症状明显者可以加入柏子仁10g，麦冬9g，五味子6g；脉弦急躁者，属血少津亏，加黑芝麻10g，元参12g，生首乌10g以养心滋阴，润肠通便；若胸闷痰多，舌苔白腻者属虚火为患，应加黄连5g，陈胆星10g，制半夏6g，茯苓12g。

【临床体会】 甘麦大枣汤为中医治疗脏躁的名方。有人认为，脏躁与歇斯底里、癔病是一种疾病的不同三个名称。本方药适用的标准：①言行失常或无故悲伤，或喜怒不节者；②心烦不得眠或恍惚多梦，或坐卧不安，或身如蚁走样者；③多汗，口干，不思饮食，大便秘结，常数日不更衣者；④怕一切声光，怕与人交谈，喜独居暗室者；⑤腹诊：左腹直肌挛急，或右胁下脐旁拘急，有结块者；⑥或心慌心悸，胸闷烦躁，夜寐不安，查无器质性疾病者，所谓脏躁者历来均认为"脏阴不足，心情急躁。"但我们认为脏躁者这是一种烦躁动乱，情志失常，与脏有关病症，是一种功能失调，无器质性疾病的病症。李兴培在《新中医》1983，（11）：44认为"本方药还广泛用于其他系统之多种疾病，如有人总结了92篇文献后指出本方用于下列疾病均有效：发热、布鲁氏病、肿胀、消化系、血液系、脑血管系等疾病，并认为只要未兼实满，亦无高血压及水肿，甘草可大剂量应用，用量在15g以上是提高疗效的关键。"

本方药是以甘草、小麦为主药。甘草黄酮成分FM_{100}对戊四唑引起的惊厥有较弱的抗惊厥作用，并有镇痛作用，临床研究表明大枣具有催眠及增强睡眠效果。硫喷妥钠协同实验表明，大枣对中枢抑制的有效成分为柚配质C糖苷类化合物，能减少实验动物的自发活动，降低对刺激的反应性，并可引起木僵状态。另有实验表明，本方药具有一定的镇静、抗惊厥作用，但对于小鼠体温，被动运动（转棒实验）无明显影响，也不能对抗电惊厥及士的宁惊厥。用甘麦大枣汤连续给药7天，可明显延长环己巴比妥所致小鼠睡眠时间和戊四氮所致小鼠惊厥死亡时间，于给药第 2～4 天可抑制大鼠的自发活动，但于第 5 日后作用消失，以上甘麦大枣汤对中枢神经系统的药理活性，即是本方药治疗精神神经疾病的药理基础之一。

分析甘草、小麦的作用如下：

甘草，味甘，性平，归脾、胃、心、肺经。功能补脾益气，养心润肺，缓急止痛，泻火解毒，调和诸药。用于脾胃虚弱，中气不足，心脾气虚，荣血不足，肺气虚咳嗽；心虚肝郁；脘腹四肢挛急疼痛，热毒诸症。缓和药性，调和诸药。但需注意湿盛中满或呕吐，水肿者不宜。久服或过量，易致水肿，高血压。《医学起源》对分析较为中肯，如说"气味甘，生大凉，火灸之则温，能补三焦元气，调和诸药相协，共为力而不争，性缓，善解诸急，故有国老之称。《主治秘要》云：性寒味甘，气薄味厚，可升可降，阴中阳药也，其用有五：和中一也；补阳气二也；调和诸药三也；能解其太过四也；去寒邪五也；腹胀则恶之。"《本草正》分析亦当："甘草味至甘，得中和之性，有调补之功，故毒药得之解其毒，刚药得之和其性，表药得之助其升。下药得之缓其速，助参芪成气虚之功，人所知也。助熟地疗阴虚之危，谁其晓焉。去邪热，坚筋骨，健脾胃，长肌肉。随气药入气，随血药入血。无往不可，……中满者勿加，恐其作胀，速下者勿入，恐缓其功，不可不知也。"可见甘草在临床上使用之广，但均作为佐使药而用，本方是作为主药而用，取其缓急之用也。

小麦，味甘，性微寒，归心、脾、肾经，功能养心除烦，止渴敛汗，利尿止血。用于妇人脏躁，或体虚自汗，寐中盗汗，心阴虚损，肠胃不固，鼻衄吐血，尿血等病症。《神农本草经疏》：凡人脾胃有湿热及小儿食积痞胀，皆不宜服，夏月疟痢人更恶之。"《本草纲目》对此作了分析："新麦性热，陈麦平和，小麦而甘，温。"小麦陈者煎汤饮，止虚汗，烧存性，油调涂诸疮，汤火灼伤。按《素问》云："麦属火，火之谷也。郑玄云，麦有孚甲，属木。"许慎云："麦属金，金王而生，火王而死，三说各异。而《别录》云麦养肝气，与郑说合，孙思邈云麦养心气与《素问》合，夷考其功，除烦止渴，收汗利尿，止血，皆心之病也，当以《素问》为准。"可见小麦乃心之药。

【实践验证】 本方药的加减较多，《女科辑要》的加味甘麦大枣汤是由本方加乌药、紫石英而成，治证相同。治疗效果尚可满意。根据《中医杂志》1960年第二期报道："用甘麦大枣汤治疗歇斯底里精神发作25例，疗效满意。其症状多是平时情绪易于激动，发作时哭笑无常，不能自主，或手舞足蹈，动作幼稚，可有幻觉，或乱喊乱叫，四肢乱动，甚或强直性痉挛，并多见口干，大便难，脉细数或弦细，用原方：北小麦30g，粉甘草10g，大枣6枚。连服10日至15日，治愈22例；显著进步一例，其中复发2例。李兴培在《新中医》1983，(11)：44报道"中医研究院介绍：用甘麦大枣汤加味治疗22例布鲁杆菌患者，用桂枝9g，甘草、苍术、五味子各12g，淮小麦、干地黄、棉花根各30g，大枣4枚，煎汤内服，结果痊愈19例，显效1例，有效2例。"本方药已扩大到治疗血小板减少性紫癜、汗证、眼疾、病毒性心肌炎、心律失常、痫证、小儿遗尿、胃炎、咽炎、产后少乳、月经失调、关节痛等都有一定效果。兹举一失音验案如下：

据申文武在《四川中医》1989，(9)：44上报道："张某某女，47岁，执教20余载，嗓门一直清亮，3天前因心情不悦躁急，而陡然失音。刻诊述病，以笔代言，偶尔有声也断续不能成句，但咳嗽声响而无沙哑感。伴胸膺作闷，不思饮食。检查：咽部不红，后壁少数淋巴滤泡增生。会厌不充血，声音正常。舌红苔薄脉平。《景岳全书·音哑》云"惊恐愤郁，卒然致哑音，肝之病也。"急取甘麦大枣柔肝缓急，宣肺开音。甘草10g，小麦30g，大枣7枚，蝉蜕3g，薄荷6g，苏梗10g，服18剂，声音渐开，饮食增加。继服10剂，痊愈。

第十讲　盆腔炎方药心得

盆腔炎者，是指急慢性的盆腔器官炎症而言。所谓盆腔炎，应包括子宫内膜炎、输卵管炎、卵巢炎、盆腔结缔组织炎等，其中尤以慢性输卵管炎最为常见。一般来说，盆腔炎当其急性发作时，应以湿浊热毒为主，瘀滞为次，所以治疗上也以清热解毒、利湿化浊为主，但需结合化瘀止痛。转变为慢性炎症时，应以瘀滞为主，湿热为次，但虚证逐步明显，所以治疗上也以化瘀通络、理气化疏为主，佐以清利，也有的以虚证为主，运用补肾疏肝法。中医药的特长，在于调治慢性盆腔炎。慢性盆腔炎病理复杂，虚实兼夹者多，有时寒热错杂，而且虚者愈虚，逐渐转化为以虚为主，实者愈实，甚则结为癥瘕，形成顽固性疾患。在处方用药方面，一般有：加味红藤败酱散、新加大黄牡丹皮汤、加减易黄汤、加减薏苡附子败酱散、通管汤、加减四妙汤、妇科橘核丸，将于逐一分析之。

1. 加味红藤败酱散

【方名】　红藤败酱散者，是以红藤、败酱草两味药为主，来源于外科的复方红藤煎。复方红藤煎原是治疗肠痈的方剂，今天我们用来治疗急慢性盆腔炎。本方以前曾称为盆腔炎常用方。

【组成】　红藤、败酱草各 15～30g，丹参、赤白芍各 12g，蒲公英 10～30g，广木香 6～9g，苡仁 30g，延胡 12g，寄生

12g，土茯苓 12～15g，山楂 10g，五灵脂 10g。

【服法】 每日 1 剂，水煎分 2 次服。

【功用】 清热利湿，化瘀止痛。

【适应证】 急慢性盆腔炎：腰酸，少腹一侧或两侧隐隐作痛，劳累则加剧，卧则疼痛不佳，或伴带下较多，色黄白，质黏稠，或伴低热，神疲乏力，妇科检查等确诊为"盆腔炎"者。

【方解】 本方药是以复方红藤煎衍化而来，方中以红藤、败酱草为主药，红藤又名大血藤，具有明显的活血通络的作用，同时亦有一定的清利作用；败酱草清利湿热，败脓祛毒，两者结合，故为治疗急慢性阑尾炎的方剂，我们用来治疗急慢性盆腔炎，同样获效。急性盆腔炎的湿热瘀毒极为明显，常伴有发热，故应加入蒲公英、土茯苓等以助清解，同时又加入丹参、赤芍、延胡、五灵脂化瘀止痛，茯苓、苡仁以除湿浊；慢性盆腔炎以气滞血瘀为主，湿热为次，脾弱肾虚亦逐渐上升，故治疗中红藤、败酱草虽亦为主，但应重用丹参、赤芍、五灵脂、延胡、广木香等，茯苓、苡仁等利湿浊排脓以佐之。鉴于慢性盆腔炎病程长，反复发作，脾弱肾虚者多，且逐渐上升为主要证型，故在慢性盆腔炎中加入寄生，或者再加川断以补肾，广木香、茯苓以健脾利湿，虚实兼顾，寒热同调，故为临床上治疗盆腔炎的验方。

【临床应用】 本方药除用于盆腔炎外，尚可应用于湿热性带下、湿热性痛经。

（1）湿热性痛经：经行腹痛较剧，经行量较多，色紫红，杂以黏腻样带下物，疼痛呈持续性，常涉及少腹痛，腰酸，大便偏溏，平时带下或多，色黄白，质黏腻，或有臭气，腹胀矢气，腰俞酸楚，腿软，脉象弦濡，舌苔黄白根厚腻。本方治疗时，尚可加炒蒲黄（包）9g，制苍白术各 10g 等。

（2）湿热性带下：带下黄白，量多，质黏稠，有臭气，腰酸腿软，月经失调，舌苔黄白腻，脉象濡数。本方药尚需加入黄柏10g，制苍术12g，怀牛膝9g，蔂头回12g。

【加减】 若在临床上见到湿热偏甚，带下偏多，色黄白质黏稠，有臭气，舌苔黄腻，中根部较重者，加入制苍术10g，炒黄柏9～12g，马鞭草15g，脾胃失和者，腹胀矢气，大便溏泄，且次数较多者，加入炒白术10g，砂仁（后下）5g，六曲10g；若小腹冷痛，肠鸣漉漉，腰腿亦酸冷，苔白腻者，原方减轻红藤、败酱草用量，去蒲公英、土茯苓，加入肉桂（后下）3～5g，艾叶9g，制附片5～9g；若胸闷心烦，口苦口渴，便艰尿黄者，可加入钩藤15g，炒柴胡5g，炒山栀9g；若腰俞酸楚明显，小便较频者，加入川断、杜仲各10g。

【临床体会】 盆腔炎有急慢性之分。急性盆腔炎主要是湿浊与热毒相搏结，当其热毒炽张之时，尚未腐化气血成脓之时，当以清解热毒为主，予以五味消毒饮，或者银翘散、仙方活命饮等方药治疗。如若热毒颇甚，腐化血肉为脓痈时，可用大黄牡丹皮汤。而红藤败酱散治疗盆腔炎者处于急慢性之间，一般还是以慢性盆腔炎为主要，但慢性盆腔炎应以血瘀湿热为主，以实证为主要。病理特点是"瘀、滞、湿、热、虚"五者，瘀者，血瘀也，慢性盆腔炎的特点就在于血瘀，因为炎症到了慢性期时，炎症基本上已稳定，结缔组织增生，形成类似癥瘕性血瘀，有瘀便有滞，或者正由于气滞而加深血瘀，且原有的湿热瘀毒所致炎症等逐步退位，但湿浊仍有一定的重要性。滞者，气滞也，一方面固然与血瘀有关，血瘀则必阻气，以致气滞，而另一方面又必与肝郁脾弱有关，因为慢性盆腔炎常与肝郁有关，情怀不畅，肝气郁结，肝者，其经络在少腹以及绕阴器，因而肝郁气滞者，或滞于脾胃脘腹间，或滞于少腹、盆腔等者，大多数为病发于输卵管，输卵管居于少腹，以疼痛为主，该部位属于肝经络所在，而且我们临床上亦的确观察到有一种慢性盆腔炎，始终未有急性发作过程，而与心情不畅,气滞血瘀,久而致少腹部肝经络所在处的疼痛,在不孕不育病证中,可有此类病证,所以前人有用逍遥散治愈慢性盆腔炎的报道。湿者,湿性也,就盆腔炎而言,属于腰带以下之疾,在急性发作期,其带下较多,发热疼痛为主证,故与湿热湿毒有关。湿者,水湿也,而且亦易从下部阴道浸入,病发于下焦。致慢性盆腔炎时,湿浊虽有所祛除,但仍为主要的病理因素,湿浊的长期稽留,必与脾肾有关,或者是由于脾肾不足,以致湿浊之不能祛除也。湿浊致病,不仅加剧气滞血瘀的存在,更重要的是使气滞血瘀的加深,而且湿性黏滞,久而蕴结,导致盆腔器官的黏连和积水,形成顽证。热者,湿蕴生热,湿热蒸腾,此乃急性盆腔炎时主要病变。淹缠不已,形成慢性盆腔炎时,热者渐解,但仍有起伏,所以在治疗慢性盆腔炎时,清热虽非主法,但亦要有所顾及。虚者,在慢性盆腔炎中甚为重要,因为由实转虚,此是慢性盆腔炎的一般过程。虚者,就临床长期观察而言,主要是肾虚与脾虚,肾虚者,因本病发于下焦,病发的脏器为生殖器官,故与肾有关,肾虚之后,其血瘀与湿浊更不易解除也。脾虚者,为湿浊所致,湿浊与脾土有着密切的关系,湿浊不除,脾土必虚,脾土虚则湿浊内生也。所以慢性盆腔炎,特别是时间过久者,其病理因素十分复杂,虚实兼夹,寒热并存。但本方主要还在于清利及化瘀止痛,亚急性盆腔炎或早期性的慢性盆腔炎,乃为本方药最合适的使用病证。

方中的红藤、败酱草为方药中的主药,有必要再次介绍分析之。

红藤,又名大血藤、千年健,此药味苦,性平,归肝、大肠经,慢性附件炎所在处属于肝经部位。本药具有败毒消痈、活血通经、祛风杀虫的作用,可治肠痈腹痛、热毒便秘、血瘀经闭、跌打损伤、风湿痹痛等病证。根据《中药志》所云"祛风通经络,利尿杀虫,治肠痈、风湿痹痛、麻风、淋痛、蛔虫腹痛。"红藤在当前有关报道中认为是一味治疗急性阑尾炎、阑尾周围脓肿，以及风湿关节炎的主要药物。复方红藤煎就是外科治疗肠痈的常用方剂。阑尾炎亦属于下焦少腹部的病患，与子宫附件相邻近，故用来治疗附件炎是可靠的。

败酱草，又名鹿肠，味苦辛，性凉，归肝、脾、大肠经，故此药具有清热解毒、破瘀败脓，能治疗肠痈、下痢，赤白带下，产后瘀滞腹痛、目赤肿痛、痈肿疔癣。《本草纲目》对此作出评价说："败酱，善排脓破溃，故仲景治痈，及古方妇人科皆用之，乃易得之物，而后人不知用，盖未遇识者耳。"《本草正义》亦曰："此草有除腐气，故以败酱得名。能清热泄结，利水消肿，破瘀败脓，惟宜于实热之体。〈本经〉、〈别录〉、〈药性论〉、〈日华子〉诸书所载无一非实热瘀滞之证。惟产后诸痛，当以瘀露作痛者为宜。而濒湖所引〈别录〉，竟作产后瘀痛，〈大明本草〉又以产后诸痛，深言之，则流弊良多，不可不知所辨别者也。"可见败酱草所用，必须实证方合，虚者，或虚实兼夹而虚者明显者，皆不宜也。

【实践验证】　红藤败酱汤，是妇科治盆腔炎所常用的方剂，各地在应用中的报道较多，认为其临床效果还是比较满意的。我们已将本方作为一般盆腔炎的常规处方，住院病人中凡属湿热为主的盆腔炎均服用本方药，一般均能获得效果。有一位蒋姓妇，32岁，始呈急性盆腔炎，经治未彻底，复因劳累发作，有低热，少腹疼，带下较多，色黄质黏稠，有臭气，腰酸神疲，胸闷烦躁，腹胀矢气，大便多偏干，但有时便溏薄，夜寐欠佳。脉象细弦带数，舌质偏红，苔黄白腻，根部较厚，用抗生素治疗乏效，不得不用红藤败酱草汤原方，加入苍术、苡仁、寄生等药，前后服药20余剂，病情基本痊愈，嘱仍以原方进退，再服半月而巩固之。

附：红藤败酱消癥汤，此方即在红藤败酱汤的原方中，加入三棱、莪术各10g，炙地鳖虫6~9g而成。服法同前。适用于盆腔炎性包块病证，或者输卵管积水，卵巢囊肿，盆腔黏连，其中盆腔炎性包块尤为重要。在这里还必须说明两点：第一点，慢性结核性盆腔包块，其瘀结的程度较深，且阴虚明显，故应用本方药时，尚需加入炙鳖甲、虻虫、地龙等药；第二点，脓液性包块，一般常见于急性盆腔炎后期或者亚急性盆腔炎，凡有脓性样包块者，一般均伴有发热，因而在使用本方药时，务必加入清热解毒、排脓透脓的药物，如金银花、皂角刺、山甲片等药。考红藤败酱消癥汤中的消癥药物主要有三棱、莪术、地鳖虫，三棱、莪术乃消癥散积之要药，为活血化瘀之峻品，一般癥瘕积聚均用此品，似乎已成癥瘕的专用药；地鳖虫为虫类消癥药，其活血化瘀、攻坚穿络之力较强，可暂用而不能久服。且慢性盆腔炎症性包块，虽是癥瘕实证，实际上久病及此，大多为虚中夹实，只能缓缓消散之，不能峻攻，所以在用药量上也要按具体病情而定。在服药之后，而出现气阴虚弱现象者，或者暂停，或则加入扶正之品，或者改汤药为丸剂，以求得消癥不伤正，病愈后，正气脾胃不受丝毫影响。

2. 新加大黄牡丹汤

【方名】 以大黄、牡丹皮为主方药，故称之为大黄牡丹汤，此方药原出于《金匮要略·疮痈肠痈浸淫病脉证并治篇》。我们根据临床上盆腔炎病证的需要，进行了加减，故称之为新加大黄牡丹汤。

【组成】 大黄 6～15g，牡丹皮 10g，桃仁 12g，冬瓜子 30g，金银花 12～30g，炒枳实 10g，山楂 10g，炙乳没各 6～9g，皂角针 6～9g。

【服法】 每日 1 剂，水煎分 2 次服，亦可日服 2 剂。

【功效】 泄热破瘀，排脓止痛。

【适应证】 治疗经期产后突然发热，少腹疼痛剧烈，经血或恶露排泄不畅，大便秘结，属于瘀热互结胞中之证，正如《金匮要略》原书指出的证候：肠痈者，少腹肿痞，按之即痛如淋，小便自调，时时发热，自汗出复恶寒，其脉迟紧者，脓未成，可下之，脉洪数者，脓已成，不可下也。

【方解】 大黄牡丹皮汤，乃攻下之方也，为治疗肠痈之名方。方中用大黄、芒硝下其结热，今去其芒硝而留大黄，用量稍增，仍有攻下之效；再用牡丹皮、桃仁泻其血络，清其血热；冬瓜子下气散热，善理阴阳，《神农本草经》不载主治，只记下"亦肠中血分药也"，《名医别录》记述：主溃脓血，为脾胃肠中内痈要药，然此方虽为下药，实内消药也。故稍有脓则从下去之，无脓即下之亦可解热毒者而肿消矣。但鉴于妇科盆腔炎化脓之疾，故加入金银花清热化毒，又加枳实以泄热泻毒，复加乳没以化瘀止痛，皂角以化脓透脓，是治疗急性炎症，化脓或未化脓，湿热毒邪蕴蓄，腐化血肉而成脓疡时，此时亦正是热毒湿浊蕴蓄的重要时期，亦即猖獗之时，邪正相争已达到一定高峰，此时单凭清热泻毒，还不能解决病患，所以我们在原方基础上必须加入化瘀止痛、排脓透脓之品，始为允当，也即是新加方药的特点。

【临床应用】 本方药主要运用于高热化脓疾患。

（1）盆腔脓肿疾患：少腹疼痛剧烈，有时刺痛，有时跳痛，恶寒发热，有时高热，烦躁口渴，便秘尿黄，或伴带下量多，色黄绿，质黏稠，脉弦紧，舌苔黄腻，本方药尚可加入蒲公英12g，败酱草15g等品。

（2）产后感染发热：产后恶露甚少，或全无，小腹疼痛，恶寒发热，甚则高热，大便干结，小便黄少，口渴不欲多饮，舌质红，苔黄腻，根部较厚，脉弦滑带数，治当予以本方药加入泽兰叶10g，益母草15g等品。

（3）肠痈：少腹疼痛或如刀割，恶寒发热，恶心呕吐，大便干结，小便黄少，脉数，苔黄腻等，本方药常可加蒲公英、红藤各15g等品。

【加减】 本方药在具体临床应用时，还应根据月经的变化，特别是周期的阶段特点进行加减。如经行量少时，应加丹参、赤芍、泽兰叶、益母草等品；如经行量多者，应加入大小蓟各12g，蒲黄炭10g，血余炭10g。如适在排卵时期，还应加入马鞭草12g，五灵脂10g，川断12g等品。

【临床体会】　新加大黄牡丹汤，主要是治疗急性盆腔炎所致脓肿病患，因为大黄牡丹皮汤所治疗的肠痈，乃是由于湿热瘀毒蕴结肠中而成，行将化脓，或未化之际，我们引入到妇科，治疗急性盆腔炎所致的脓肿病患。

本方药中的大黄、牡丹皮、冬瓜子为要药，稍分析如下：

大黄，又名将军，故生大黄称生军，熟大黄称熟军，味苦性寒，归胃、大肠、脾、肝经，走气分，亦入血分，功能攻下导滞，泻火解毒，祛瘀止血，用于阳明腑实证，湿热泻痢证，湿热黄疸证，火邪上炎证，瘀血结聚等病证。《医学衷中参西录》认为：（大黄）开心下热痰以愈癫狂，降肠胃热实以通燥结，其香窜透窍之力，又兼利小便，性虽趋下，而又善清在上之热，故目疼齿痛，用之皆为要药。又善解疮疡热毒，以疗疔毒，尤为特效药。其性能降胃热，并能引胃气下行，故善止吐衄，仲景治吐血衄血，有泻心汤，大黄与黄连、黄芩并用，《本经》谓能"推陈致新"，因有黄良之名。仲景治血痹虚劳，有大黄䗪虫丸、有百劳丸，方中皆用大黄，是真能深悟"推陈致新"之旨者也。大黄之力虽猛，然有病则病当之，恒有多用不妨者，是治癫狂脉实者，可用之二两，约60g，治疗毒之毒热甚盛者，亦可以用之两许，盖用药以胜病为准，不如此则不能胜病，不得不放胆多用也。《本草正》亦指出："大黄，欲速者生用，泡汤便吞；欲缓者热用，和药煎服。气虚伍以人参，名黄龙汤；血虚伍以当归，名玉烛散。佐以甘草、桔梗，可缓其行；佐以芒硝、厚朴，亦助其锐。用之多寡，酌人实虚，假实误用，与鸩相类。"

牡丹皮，又称丹皮，味辛苦，性凉，归心、肝、肾经，功能清热凉血，和血消瘀，用于温热病入血分，温病热伏阴分，郁火发热，热瘀结毒，血瘀经闭等证。《本草正》认为："丹皮，赤者行性急，白者行性缓。总之性味和缓，原无补性。但其微凉、辛，能和血、凉血、生血，除烦热，善行血滞，滞去而瘀热自解，故亦退热。用此者，用其行血滞而不峻。"

方中瓜子，徐彬认为是冬瓜子，而程丹等谓是甜瓜子，然冬瓜子与甜瓜子性味相近，均能散瘀消痈，治疗肠痈、盆腔痈疡。故在临床运用时可选用之，故此三味为肠痈、盆腔炎化脓前的要药也。

【实践验证】 在治疗肠痈方面,《云南中医杂志》(1983(6):19)："大黄牡丹皮汤为主中西医结合治疗急腹症104例。急性阑尾炎20例，包裹性阑尾脓肿20例，黏连性肠梗阻20例，肠道蛔虫堵塞10例，胆道蛔虫症10例，急性胆囊炎15例，结石性胆道感染并中毒性休克5例，急性坏死性胰腺炎4例，痊愈100例，中转手术者仅4例，治愈达96.15%。《金匮今释》引《方剂杂志》：某妇人，经水不来三四个月，一医以为妊娠，至5个月，产婆亦以为妊，方镇囊（即妊娠囊）。其人曾产数胎，以经验故，亦信为妊。余适诊之，腹状虽似妊，实非妊也，因告以经闭。夫妇闻之大惊，频迄药，乃与大黄牡丹皮汤，日用4服，服至4～5日，下紫血坏血甚多，二十日许而止，腹状如常，翌月月经来，自其月妊娠。翌年夏，举一子，此瘀血取尽之故也。我等亦用此方药，即新加大黄牡丹皮汤治疗一例急性盆腔炎行将化脓的患者，因其劳累之后，经期同房，因而腹痛剧烈，恶寒发热，3～4天后即行高热，少腹疼痛如刀刺，并拒按，脉象弦紧带数，舌苔黄腻根厚，用新加大黄牡丹皮汤加入红藤、败酱草等，日服2剂，4次煎服，服药一周始将病证控制，即转入善后调理。

3. 加减易黄汤

【方名】 易黄汤者，是改变黄带的颜色，使不正常的黄带病患，转变为正常的生理性带下，故称之为易黄汤，是《傅青主女科》方药，《辨证奇闻》、《辨证录》将此方均名之为退黄汤。我们根据临床病证的需要，进行加减，故称之为加减易黄汤。

【组成】 怀山药、炒芡实各 10 ~ 12g，炒黄柏 6 ~ 10g，车前子（布包）9g，白果 6 ~ 10g，制苍术 10g，薏米仁 15g，墓头回 10g，寄生 12g。

【服法】 日服 1 剂，水煎分 2 次服。

【功用】 清热利湿，健脾益肾。

【适应证】 湿热下注，任带脉不足，发为黄带。原书指证，妇人有带下而色黄者，宛如黄茶浓汁，其气腥秽，所谓黄带是也。

【方解】 脾虚水湿内生，郁而化热，下注前阴，发为湿热性黄浓带下。方用黄柏清泄下焦之湿热，车前子性专降利，二药相合，黄柏以清热，车前以利湿，热清湿去带下自减；山药以补脾肾，芡实、白果健脾以固任带，脾运则湿无以滋生，任带坚强则湿浊无以下趋，故带下不作矣。我们鉴于临床上的需要，故又加入墓头回，以加强清热利湿，以助黄柏消炎止带，苍术、薏米仁以健脾燥湿，此乃《傅青主女科》所谓的"带下俱是湿证"，故治带下之病，必须把燥湿放在第一位，之所以加入桑寄生者，桑寄生既有补肾的作用，又有除湿固任带的功能，因为任带冲督等奇经八脉皆属于肾，只有肾阴阳的充实，才能真正达到除湿固任带的作用。

【临床应用】 本方药可运用于脾肾不足。湿热下注的各类病证。

（1）湿热性带下病证：可见黄白带下，质黏腻，量甚多，有时或有臭气，伴有头昏腰酸，纳欠神疲，尿黄，舌苔黄白或黄腻，脉象细濡带数等。本方药尚需加入炒川断、荆芥等。

（2）湿热性经间期出血：可见经净后 5 ~ 10 天内赤白带

下，或漏红不已，质黏稠，或有腥臭，腰膝酸软，神疲乏力，脘腹有时作胀，或时矢气，脉象细濡带数，舌质偏红，苔黄腻。本方药尚需加入杜仲、煨木香、马鞭草、佩兰等品。

（3）湿热性妊娠瘙痒证：妊娠 7～8 月时，尿少色黄，皮肤瘙痒，或有黄疸，或有黄白带下较多，脉细滑数，舌质偏红，苔黄腻，治当用本方药再加入白术、炒黄芩、柴胡等品。

【加减】 在具体应用本方药时，尚需根据症状之不同而有所加减，如腰酸明显者，加入杜仲、炒川断等品；如腹胀矢气，大便偏溏者，加入炒白术、煨木香、砂仁等品；如湿热过甚，尿少纳欠，苔腻者，可加入广藿香、佩兰、六一散，甚则还可加入泽泻、萹蓄、土茯苓等品；若烦热口渴者，可加入莲子心、黛灯心等品。

【临床体会】 易黄汤是《傅青主女科》治疗黄带的著名方剂，《傅青主女科》治疗带下，基本上是从五行、五色而分类论治，黄带属土，主黄色，故用易黄汤。一般带下病，均按虚实论治，虚者有脾虚、肾虚之别，但临床所出现的大多是脾肾两虚，由于虚损的程度、范围不同，故偏于脾虚，偏于肾虚，虚证性带下一般是质稀无臭气，呈白色，或偶呈淡黄色，此类带下临床颇为少见。而实证性带下，有湿热、湿毒、肝郁等等，而以湿热为多见，故在《傅青主女科》中带下病的卷首中，即提出：带下俱是湿证。虽然有所偏执，但的确亦指出了带下病与湿有关的重要性。湿热蕴蒸而致黄带者，说明其湿热炎性发作较为明显。大多除黄带外，尚伴有阴痒，有臭气等证候，因而清除湿热，才能真正达到易黄的目的。

本方药中至关重要的药物，除黄柏、车前子外，为怀山药、炒芡实两药。

黄柏苦寒，善清下焦湿热，正如《本草求真》所说："黄柏，专入肾，兼入膀胱。……味苦性寒，行隆冬肃杀之令，故独入少阴泻火，入膀胱泻热。……及湿热为病而见诸痿癃痪，水泻热利，黄疸水肿，痔血肠风，漏下赤白，与乎诸痈疮痒，……诊其尺脉洪大，按而有力，……使其湿热顺流而下。"可见黄柏为易黄之要药。

车前子，味甘性寒，归肾、膀胱经，肝、肺经，功能利水渗湿，清肝明目，清肺化痰。主治小便不利，水肿泄泻，目赤肿痛等证，其功用有如《医林纂要》所云："车前子，功用似泽泻，但彼专去肾之邪水，此则兼去脾之积湿；彼用根，专下部，此用子，兼润心肾，又甘能补，故古人谓其强阴益肾。然要之，行水去妄热，是其所长，能治湿痹五淋，及暑热泄利，通利小便，若补肾令人有子，则虚语也。以子治产难，催生下胎，则使有之，亦咸能软坚，滑能利关节之功耳。"黄柏清热泻火，车前子利水除湿，均为除带要药。

山药味甘性平，归肺、脾、肾经，功能健脾补肺，益肾固精，常用于脾胃虚弱诸证，肾虚遗精，带下过多等疾。正如《本草正》所说："山药，能健脾补虚，滋阴固肾，治诸虚百损，疗五劳七伤，第其气清性缓，非堪专任，故补肺脾必主参术，补肾水必君茱萸、熟地，涩带浊须破故同研，固遗泄伏菟丝相济。诸凡固本丸药，亦易捣末为糊。总之性味柔弱，但可用为佐使。"

芡实，味甘涩，性平，归脾、肾经，功能益肾固精，健脾除湿，常用于肾虚遗滑，脾肾两虚之尿多白浊，妇女带下，老人尿频等证，《本草经百种录》"鸡头实，甘淡，得土之正味，乃脾肾药也。脾恶湿而肾恶燥，鸡头实淡渗甘香，则不伤于湿，皮黏味涩，而又滑泽肥润，则不伤于燥，凡脾肾之药，往往相反，而此则相成，故尤足贵也。"山药与芡实相合，则入任带而止带浊，是以祛邪扶正，除带而健脾，乃药物组合之善也。

【实践验证】 易黄汤，虽然在命名含义中指脾土不运，湿热下注所致的黄带，但实际上是应用于肾脾不足，湿热下注之黄带病证。因从《傅青主女科》的理论分析中，带下病证均与奇经八脉中的任带两脉有关，而且易黄汤整个方药中，着重在固涩，如炒芡实、山药、白果等均有固涩之性能。前人在治疗带下病证时，曾有这样的原则：治脾宜升燥，治肾宜补涩，治肝宜疏达，因而偏于补涩者，亦必与肾有关。且黄柏专清下焦之湿热，而泻肾家之相火，所以本方药虽治湿热带下，但必兼脾肾不足者，始为允当，或者说是治脾肾不足，兼有湿热黄带，其黄带呈淡黄色者为佳，临床效果亦较好。我们曾治一例黄带，取得佳效者如下。

高某某，女，40岁，患带下过多已2年，月经尚正常，或有落后史，初潮13岁，5/30~40日，量一般，色红或有血块，偶有痛经，25岁结婚，1-0-2-1，上节育环3年，平时带下尚可，妇科检查：有宫颈炎Ⅱ°左侧附件炎。B超探查未见异常，一年前有霉菌病史，经抗真菌治疗已愈。曾用过中西药内外治疗，带下已少，但近2年来，带下渐增，每在经行前后带下似较更多，色白带黄，有时阴痒，伴有头昏腰酸，纳欠神疲等证，脉象细濡带数，舌质偏红，苔黄腻。曾经服用过龙胆泻肝汤，药后胃脘不舒，腹胀矢气。我们予以加减易黄汤，再加入川断、太子参、荆芥、陈皮、土茯苓等药，前后服药2月，同时行经期结合服用调经药，终于控制了黄带，达到基本痊愈。妇查宫颈炎转Ⅰ°，附件炎已消失，停药后观察2月，未见复发。

4. 加减薏苡附子败酱汤

【方名】 此乃《金匮》之方也，原为治疗肠痈化脓之后的方药，用薏苡米、附子、败酱草之药排脓解毒，故名之。今根据临床需要加入一些有助排脓、促进脓液吸收的药物，故名加味薏苡附子败酱汤。

【组成】 薏苡仁15~30g，制附片6~9g，败酱草15~30g，皂角刺6~9g，山甲片6~9g，金银花15~30g，炒枳实 10g。

【服法】 日服 1 剂，水煎 2 次分服。

【功用】 排脓消肿，清热解毒。

【适应证】 肠痈之病，已化脓者，其身甲错，腹皮急，按之濡如肿状，腹无积聚，身无热，脉数，此为肠内有痈脓。

【方解】 正如《金匮玉函经二注》所云："血积于内，然后甲错于外，经所言也。肠痈何故亦然耶？痈成于内，血泣而不流也，惟不流，气亦滞，遂腹皮如肿，按之仍濡。虽其患在肠胃间，究非肠有积聚也，外无热而见数脉者，其为痈脓在里可知矣。然大肠与肺为表里，腑病而或上移于脏，正可虞也。故以保肺而下走者，使不上乘。附子辛散以逐结，败酱苦寒以祛毒而排脓。务令脓化为水，仍从水道而出，将血病解而气亦开，抑可神乎。《金匮要略心典》认为，薏苡破毒肿，利肠胃为君；败酱一名苦菜，治暴热火疮，排脓破血为臣；附子则假其辛热以行郁滞之气尔。为此我们又加入皂角刺、山甲片之化脓入络，以使脓液外流和吸收；金银花清余热余毒，枳实亦为排脓要药，加入以助败酱草，同时亦有利于和肠胃通大便耳。

【临床应用】

（1）肠痈：肠痈者，大多为阑尾脓肿，小腹之内，腹皮肿急，按之如掌，坚硬或半硬半软，微痛，小便频数，汗出憎寒，腹色如故，或微肿，脉象紧实有力，舌苔黄腻，可以本方药加入大黄 3~6g。

（2）盆腔脓肿：小腹肿痛，按之有块，或腹虽不痛，低热起伏，皮肤甲错，脉弦滑带数，舌苔黄腻，根部厚腻。查血白细胞总数高，B 超发现盆腔脓肿，治当予以本方药再加入赤白芍 10~12g，大黄 6g。

【加减】 本方药已经进行了加减，一般半化脓半未化脓者，尚需加入清热解毒消炎之品，如蒲公英、红藤等品；如纳欠腹胀，苔腻者，尚需加入苍术、广木香等品；如小腹疼痛较剧者，加入炙乳没各 5g，茯苓 10g 等品。

【临床体会】 本方药所治肠痈之病，多由湿热郁蒸，日久成脓，结聚不消，损及阳气所致。盖痈脓不排，热毒难以清解，阳气受损，痈脓不得消散。故薏苡仁利湿消痈为君，败酱草清热解毒，破血败脓为臣；尤妙在少佐附子辛热散结，既能温散寒湿，制约薏苡仁、败酱草苦寒之性伤阳，又藉其行气开郁之性，有利于气机的通调与痈脓的消散。诸药合用，共奏排脓消肿，温阳散结之功，洵为肠痈脓成证治的有效方剂。对于方后注云："小便当下"四字，少数医家认为恐有错简。魏念庭指出："服后以小便下为度者，小便者，气化也，气通则痈脓结者可开，滞者可行，而大便必泄污秽脓血，肠痈可已矣。"说明痈脓内结，阻滞气机，小便不得气化，若药后小便得下，标志着气机通畅，气化正常，痈脓随之消散。我们在临床使用本方，不仅小便通利，而且大便亦须保持通畅，所以"小便得下"，不属错简，魏念庭之说，有一定道理。妇科所用，大凡使用本方治疗盆腔炎之化脓，或形成盆腔脓肿者，但还必须具有阳虚寒湿，或以湿为主的病证者，才会得当。本方药在临床上用途甚广，远远超越了《金匮要略》原文主治肠痈成脓证证的范围，故使用本方药，凡属内痈已成，结聚不消，损及阳气者，均可以此为基础加减治疗，扩大其治疗的范围。日本学者矢数道明在《临床应用汉方处方解说》中说："本方主要用于阑尾炎、局限性腹膜炎已形成脓疡者，化脓性附件炎、痔漏等，亦可用于化脓性腹股沟淋巴结炎、骨盆腹膜炎、肠结核、结核性腹膜炎、肺脓疡、汗疱、疔、湿疹、手掌角化症、白带、子宫内膜炎、局限性硬皮症、蛇皮症（皮肤甲错）等。"可见本方药已扩大使用到各类病证中去，但亦必须掌握它的使用标志。

本方药主药是薏苡仁、败酱草等。

薏苡仁，又名回回米、菩提子，味甘淡，性微寒，归脾、胃、肺经，功能健脾渗湿，除痹排脓，常用于脾虚湿胜，风湿痹痛，痈肿，以肠痈、肺痈为主。正如《本草纲目》所云："薏苡仁，阳明药也，能健脾益胃。虚则补其心，故肺痿、肺痈用之。筋骨之病，治以阳明为本，故拘挛筋急，风痹者用之，土能胜水除湿，故泄泻、水肿用之。"《本草新编》更进而阐明除湿功能，如云："苡仁最善利水，不致耗损真阴之气，凡湿盛在下身者，最宜用之，视病之轻重，准用药之多寡，则阴阳不伤，而湿病易去。故凡遇水湿之病，用苡仁一、二两为君，而佐以健脾祛湿之味，未有不速于奏效者也。"败酱草前已分析过，因其具有清热解毒，破瘀败脓，但味苦性凉，正如《本草纲目》所云："乃手足阳明厥阴药也，善排脓破血，故仲景治痈及古方妇人科皆用之，乃易得之物，而后人不知用，盖未遇识者耳。"所以现在有人制成注射剂，广用于各类炎症行将化脓者。

败酱草有黄花、白花之别，一般我们所使用的以黄花败酱草为主，但加入附子辛温大热，温阳化气者，才能达到排脓化脓之效。

【实践验证】 加味薏苡附子败酱汤，是治疗盆腔脓肿之疾患，而且必须是热毒未甚，而阳气已衰之证。我们曾治疗一例盆腔脓肿病例。徐某某，34岁，患者以往有慢性盆腔炎史，此次因劳累后复发，少腹疼痛剧烈，发热恶寒，带下较多，色黄质黏腻为脓，头昏腰酸，胸闷心慌，纳欠神疲，脉细数，舌质红苔黄腻，不得不予以红藤败酱散合大黄牡丹皮汤，服3剂后，大便溏泄，腹痛似有所减轻，出现腹部包块，但发热淹缠，面色无华，脉象细濡带数，舌质苔中根部白腻较厚，查血白细胞总数在一万以上，B超探查发现右少腹盆腔脓肿，予以加减薏苡附子败酱散，去枳实，加广木香9g，山楂10g，赤白芍各12g，延胡12g，广陈皮6g，基本上服药半月，诸症皆减，惟右少腹包块仍在，低热不解，不得不予西医法排脓，排出脓液 300ml，再予本方药服用半月渐痊，再予归芍六君汤合逍遥散以巩固疗效耳。

5. 通管汤

【方名】 通管者，指疏通输卵管之意也。在不孕病证中，凡属炎症性阻塞性不孕症者，均需运用疏通输卵管的方药，故名通管汤，以前我们称之为通管散，疏通输卵管，亦有消除炎症的意义，此方药是我们的临床验方药。

【组成】 山甲片 10g，天仙藤 15g，苏木 9g，炒当归、赤白芍各 12g，路路通 6g，丝瓜络 6g，鸡血藤 15g，川续断 12g，炒柴胡 5g。

【服法】 每日 1 剂，水煎分 2 次服，如月经量过多者，行经期停服。

【功效】 活血化瘀，疏肝通络。

【适应证】 输卵管阻塞性不孕症、慢性盆腔炎、包括附件积水、盆腔黏连等。

【方解】 输卵管炎症性不孕症，主要在于脉络阻塞，因而活血化瘀，疏通输卵管之阻塞，非常必要，故本方药中用山甲片、天仙藤活血通络为主；佐以苏木、路路通、丝瓜络化瘀通络，且路路通、丝瓜络擅长于通络，是通络之妙品；当归、赤白芍、苏木是活血化瘀的要药，鸡血藤也是活血化瘀的要药，据报道，鸡血藤的活血化瘀作用，并不亚于桃仁、红花，川续断既有补肾的作用，又有帮助化瘀通络作用，柴胡有疏肝解郁的作用，且柴胡是肝胆厥少经的药物，附件主要指输卵管，位处于少腹部，系厥少经络所在地，因此柴胡一药还有引诸活血通络药物入于附件部位，达到疏通的作用。

【临床应用】

（1）阻塞性不孕症：可见月经后期，量少，或先后无定期，量亦偏少，色紫红，有血块，伴有少腹胀痛，或刺痛，或隐痛，腰俞酸楚，胸闷烦躁，脉象细弦，舌质或紫，苔黄白腻，碘油造影示：两侧输卵管不通，或通而不畅。本方药常合血府逐瘀汤用之。

（2）慢性盆腔炎：包括附件积水、盆腔黏连等。可见月经量少，色紫黑，有血块，腰酸，少腹作胀，胸闷烦躁，或自觉少腹有包块，B超等检查可确诊为：积水、黏连等病证。本方药可加入干地龙、石打穿等药。

【加减】 如有明显的肝郁气滞症状者，可加入广郁金、橘叶、橘核等品；少腹刺痛明显，舌质边紫明显者，加入桃仁、红花、五灵脂等品；腰俞酸楚明显者，可加入寄生、杜仲、制狗脊等品。

【临床体会】 输卵管阻塞性不孕症，主要是由于输卵管炎症所致，而输卵管炎症，在中医学中，大多散见于"妇人腹痛"、"痛经"、"带下"、"月经失调"、"癥瘕"等病证中，尤以不孕不育病证中更为多见，正如《证治要诀·妇人门》所说："经事来而腹痛，不来腹亦痛，皆血不调故也。"慢性输卵管炎是不孕不育证中阻塞性不孕的主要病患，在中医学中主要与气滞血瘀有关，其次是湿浊，或者说是湿热，抑或有少数是属于寒湿者，这些盆腔局部的阻塞因素，在治疗上自然首先要针对气滞血瘀，尤以血瘀为主，予以活血通络，消除血瘀的原因，同时还须加入理气疏肝，因为血瘀者与气滞有着密切的内在关系，再次还要结合清利湿热，以杜绝炎症的再度发作。

我们所用的通管汤，其中主药是以山甲片与天仙藤两药为主，其目的就在于化瘀通络，理气和络，天仙藤味苦，性温，归肝、脾、肾经，具有行气活血，化湿止痛的作用，可用于脘腹疼痛、疝气疼痛、产后腹痛、妊娠水肿等病证。正如《本草求真》所言"专入肝脾，其所治之理亦不过因味苦主于疏泄，性温得以通络，故能活血通络，而使水无不利，风无不除，血无不活，痛与肿物无不治也。"所以《本草汇言》云："诸病虚损者勿用"。由于天仙藤一药内含马兜铃酸，马兜铃酸有毒性对肝肾功能的损害，故用时要审慎。

山甲片味咸性凉，归肝、胃经，功有消肿排脓、散瘀活络、通经下乳，可用于痈疽疮肿、风寒湿痹、瘀血内停、乳脉不通等证。《本草纲目》云："咸、微寒，有毒，除痹虐寒热，风痹强直疼痛，通经脉，下乳汁，消痈肿，排脓血，通窍杀虫。穿山甲入厥阴、阳明经，古方鲜用，近世风虐，疮科，通经，下乳用为要药，盖此物穴山而居，寓水而食，出阴入阳，能窜经络，达于病所故也。……李仲南言其性专行散，中病而止，不可过服。"《得配本草》指出："性猛不可过用，肝气虚者禁用。"所以在使用本药时，凡气血虚弱者应慎用之。

【实践验证】 慢性输卵管炎所引起的阻塞性不孕症，在临床上的确是常有所见。运用疏通输卵管的方法即活血化瘀、疏肝通络的方药，均获得较好的疗效。正如《上海中医药杂志》1989，（12）：18 报道，"化瘀通塞汤"药用当归、白芍、薏米仁、熟地各12g，红藤、菟丝子各20g，丹皮、山甲片各15g，红花、地鳖虫、皂角刺、路路通各10g，桃仁6g，治输卵管不通畅63 例，其中双侧输卵管完全阻塞者25 例，部分阻塞者38 例，于月经干净后第 5 天服用，连服15 剂，3 个月为一个疗程为限，结果45 人妊娠。可见服药对症，还是有较好疗效的。但我们所使用的通管汤，在内服药后，还应将汤药的1/3 作为灌肠用，每晚 1 次，亦于经净后外用，其效果似为更好。我们曾治疗一例倪姓患者，结婚 5 年，人流一胎后 4 年未孕，月经正常，测量 BBT 呈双温相，高温相稍欠稳定，经间排卵期检测卵泡发育正常，女性内分泌检查除孕激素稍低外，其余均在正常范围，惟两少腹作痛，有时刺痛，行输卵管碘油造影术，示两侧输卵管不通，3 次输卵管通水治疗，效果不佳。我们予以通管汤合补肾调周法论治，着重经间排卵期及经前期治疗，同时将通管汤的药液作为灌肠（保留），经治 5 个月经周期，在配合通水治疗 2 月，输卵管通畅，隔月受孕，翌年举一男。

妇科方药临证心得十五讲

6. 加味四妙汤

【方名】 四妙丸是治疗下焦之湿热方药，四妙丸是从二妙的基础上加入二味药物而成。鉴于妇科疾病大多数与湿热有关，故再从四妙丸方药上加入清利之品，故名之曰加味四妙汤。

【组成】 炒黄柏10g，制苍术10g，怀牛膝9g，薏苡仁15～30g，川断、寄生各10g，茯苓12g。

【服法】 日服1剂，2次分服。

【功效】 清热燥湿，补肾渗利。

【适应证】 凡湿热下注，所致带下过多，足膝红肿热痛，下肢痿软无力，或伴有下部湿疮等病证。

【方解】 二妙丸原为治疗下焦湿热之证，所以方中苍术辛苦而温，芳香而燥，直达中州，为燥湿健脾之主药，但病偏于下焦，又非治中焦可愈，故以黄柏苦寒下降之品，入肝肾直清下焦之湿热。二味合用，标本兼治，中下两宜，有清热燥湿之效，为治湿热之有效方剂。如再加入牛膝、薏苡仁，以引入下焦而利湿浊，妇科生殖道炎症，一般湿热较甚，所以在临床上还必须加入茯苓，或者用土茯苓以利湿浊，但病在下焦，下焦者乃肾与子宫所居之处，所以"最虚之处，便是容邪之所"。只有肾虚，下焦空虚，抵抗力弱，湿浊最宜浸入，是以在清利湿热之中，必须要在补肾的前提下，或者兼用补肾的方药，所以方中又加入川断、寄生以补肾，肾实则湿浊才能达到基本清除，故加味四妙汤的方意亦在于此。

【临床应用】

（1）湿热下注之带下阴痒证：一般带下量多，色黄白，质黏稠，有腥臭气，阴部瘙痒，腰俞酸楚，小便黄少，大便或溏，口苦口臭口腻，舌质偏红，苔黄腻，脉象细滑数。本方药尚需加入柴胡5g，炒龙胆草6g，泽泻10g等。

260

（2）湿热所致痿证：下肢痿软无力，或足膝红肿热痛，神疲乏力，纳食欠佳，小便黄少，口干口苦，脉濡细数，舌质偏红，苔黄腻。本方药在具体应用时，尚需加入狗腿骨、炙知母等品。

（3）下部湿证：指两足或阴部湿疹作痒，伴有黄带，腰酸腿软，小便黄少，舌质红，苔黄白腻较厚，脉象细濡带数。本方药尚需加入地肤子，白鲜皮各 10g，荆芥 6g，六一散（包）12g。

【加减】 在具体应用中，若湿热偏重，甚则小便甚少者，可加入车前子（包煎）10g，六一散（包煎）10g，扁蓄 12g；若脾胃失和，腹胀矢气，大便偏溏者，可加入煨木香 9g，砂仁（后下）5g，炒白术 9g，党参 12g，广陈皮 6g；若腰腿酸软，小便较频者，可加入杜仲 10g，制狗脊 9g，菟丝子 10g。

【临床体会】 二妙丸，系《医学纲目》卷二十引朱震亨方，在《症因脉治》一书中，又名之为阳明二妙丸，苍柏二妙丸，原治湿热下注之足膝肿痛，痿证，湿疮，湿疹，丹毒，白带，腰痛等疾。朱震亨，即朱丹溪，治下焦湿疮。《正体类要》指出：治下焦湿热肿痛，或流注游走，遍身疼痛；《明医指掌》认为治湿热腰痛；《症因脉治》认为治热痹，肌肉热极，唇口干燥，筋骨痛不可按，身上如鼠走状，属湿热伤气分者；《古今医彻》：治脚气；《成方便读》：湿热盛于下焦，而成痿证者；《中国药典》认为：湿热下注、足膝红肿热痛、下肢丹毒、白带、阴囊湿疹等；《中医外科学》认为：治疗湿疮、镰疮等证，肌肤焮红作痛出水，属于湿热内盛者；《北京市中药成分选集》：湿热下注，腿脚发沉作肿，及膝下生疮。总之与下焦之湿热病证有关。《医学正传·卷五》于本方中加入川牛膝，苍术需米泔浸一、二宿，焙干制成丸，名之曰：三妙丸，对治疗妇女带下阴痒病证，较之二妙丸为佳。《医宗金鉴》在二妙丸中加入槟榔，亦名三妙丸，好用于脐中生水及湿癣，有清热燥湿止痒之效。《成方便读·卷三》在二妙丸的基础上，加入牛膝、苡仁为四妙丸，原为治疗痿证的方药。我们认为，四妙丸之清热燥湿，利湿之力较强，治疗妇科湿热所致的病患应较二妙丸为好。但我们今天又加入一些补肾清利的药物，谓之加味四妙汤，将其纳入到调周方法，作为调周中的主要组合方药，可以提高补肾调周法的效果，因为妇科疾患，常多夹有湿浊或湿热之邪，故常需兼用之。

此方药中的苍术、黄柏为要药，黄柏，前已介绍过，故本方药着重介绍苍术、茯苓等品。

苍术，又名茅术、赤术，味辛、苦，性温，归脾、胃经，功能燥湿健脾，祛风湿，明目，一般用于湿阻中焦，运化失常，风寒夹湿感冒，风寒湿痹等证候。如《本草纲目》引李杲所云"《本草》但言术不分苍、白，而苍术别有雄壮上行之气，能除湿，下安太阴，使邪气不传入脾也。以其经泔浸大炒，故能发汗，与白术止汗特异，用者不可以此代彼，盖有止、发之殊，其余主治则同。"《本草纲目》亦说"苍术甘而辛烈，性温而燥。入足太阴、阳明，手太阴、阳明、太阳之经。张仲景辟一切恶气，弭灾沴，故今病疫及岁旦，人家往往烧苍术以辟邪气。"《医学启源》对苍、白术进行了分析，认为"苍术，气味甘温，主治与白术同，若除上湿，发汗功最大，若补中焦，除湿，力少。"我们认为白术可安胎，苍术则有一定的下胎作用，亦是两药之殊，用时必须参考。

茯苓，或称云苓，味甘淡，性平，归心、肺、脾、肾经，功能利水渗湿，健脾和中，宁心安神。《医学启源》认为："止消渴，利小便，除湿益燥，利腹脐间血，和中益气为主。止小便不通，溺黄或赤而不利。""《主治秘要》云：……其用有五：止泄一也，利小便二也，开腠理三也，除虚热四也，生津液五也。"《神农本草经疏》认为"茯苓，白者入气分，赤者入血分，补心益脾，白优于赤，通利小肠，专除湿热，赤亦胜白"，《世补斋医书》："茯苓一味，为治痰主药。痰之本，水也，茯苓可以行水；痰之动，湿也，茯苓又可以行湿。"所以苍术合茯苓、薏苡仁，乃燥湿利湿之要药也。

【实践验证】 加味四妙汤，是治疗下焦湿热病证的常用经验方药，特别是我们将本方药纳入到补肾调周方药中，获效更佳。有一位祁姓女，32岁，患有经间期出血，及经前期阴痒病证已半年。月经基本正常，初经14岁，5/30～40日，量一般，色、质正常，无痛经，平时带下较多，色黄白，质黏稠，或有腥臭气。近10月来，每至经前期3～5天，带下量较多，外阴瘙痒，半年来并有经间期出血病史，妇科检查：轻度宫颈炎，慢性附件炎，并有霉菌病史，常感腰酸头昏，纳欠神疲，脉象细濡，舌苔黄白腻厚，治当予以一面补肾调周法，着重经后期与经间排卵期论治，一面专事清利下焦湿热，重用归芍地黄汤，经间排卵期以补肾促排卵汤加入马鞭草、泽泻、碧玉散包煎、荆芥等品，经前期用毓麟珠合加味四妙汤，并将加味四妙汤1/3液体外洗。如是调治五个月经周期，不仅经间期出血基本痊愈，而且经前期阴痒也随之消失。

7. 妇科橘核汤

【方名】 橘核丸，出自《济生方》，一般治疗疝瘕之病，妇科疝瘕者，相当慢性附件炎，应用橘核丸者，根据临床上的需要，对橘核丸进行了加减，谓之妇科橘核汤。

【组成】 橘核（炒）10g，荔枝核10g，炒柴胡5g，海藻（洗）9g，昆布（洗）9g，制川朴5g，桃仁10g，延胡12g，赤白芍各12g，天仙藤12g，山楂10g。

【服法】 每日1剂，水煎2次分服。

【功效】 行气止痛，软坚散结。

【适应证】 妇科疝瘕病证，两少腹胀痛，腰俞酸冷，或伴带下，小腹有凉感，腹胀矢气，脉弦细，舌质淡紫，苔白腻。

【方解】 本方药所治为妇科疝瘕病证，疝瘕者是一种少腹疼痛的病证，是湿浊侵犯厥阴肝经，以致厥阴肝经气血不和所引起。气滞则血滞，其病的本质原因在于肾虚，但病位在于肝经，本方药立法以调和厥阴气血为主，重点在于理气疏肝，通络止痛，佐苦辛之品以消肿破滞，咸润之药以软坚散结，方中各药大多入厥阴肝经，而且橘核、荔枝核善于行气治疝，为疝瘕的要药，亦为本方药中的主药，在妇科学上用药还有疏通输卵管的作用，因女性出现疝瘕现象者，虽然亦有真正的疝气病证，但大多数为慢性盆腔炎、输卵管阻塞性的病证，故用此类药不仅治疝瘕之疼痛，而且理气通络，畅通输卵管，促进受孕。天仙藤虽入气分，但亦有入血通络的作用，可协助橘核以疏通；桃仁、赤芍、延胡入血分，活血散结，通畅脉络，控制疼痛；柴胡入肝以解郁，海藻、昆布软坚以散结，川朴、山楂以降气和瘀，消散积滞，原为治疗"癫疝"之疾，今加减之后，亦为治盆腔炎偏气滞者的要方。

【临床应用】

（1）慢性盆腔炎、输卵管阻塞证：可见两少腹胀痛，刺痛，腹胀矢气，带下黄白较多，大便不畅，腰酸膝冷，胸闷烦躁，脉象细弦，舌质淡暗，苔黄白腻，本方药尚需加入败酱草15g，苡米仁20g。

（2）疝气病证：可见小腹胀坠疼痛，大便不畅，劳累则著，小腹作冷，小便不畅，舌苔白腻，脉象细弦，本方药尚需加入台乌5g，肉桂（后下）5g，天仙藤改为广木香9g，泽泻10g。

（3）睾丸肿胀偏坠，痛引脐腹，或坚硬如石，阴囊肿大，或渗黄水，甚则成痈溃烂，脉象细弦数，舌苔黄腻。本方需加入炒龙胆草6g，金铃子9g，土茯苓10g。

【加减】 本方药原为治疗寒湿性"癫疝"病证，以阴囊持续肿胀偏坠，痛引脐腹为辨证要点。今加减后用治慢性盆腔炎输卵管阻塞者，如疼痛较甚，有包块者，加入三棱、莪术、山甲以祛瘀消癥；寒痛甚者，可加桂心、小茴香、吴茱萸以祛寒；若寒湿化热，阴囊、少腹红肿热痛，小便黄赤者，加入土茯苓、龙胆草、泽泻以清热利湿，热甚可加黄柏、黄连、大黄之属清热泻下之。腰俞酸楚，小便频数，可加杜仲、狗脊、菟丝子以补肾；腹胀矢气，大便溏泄者，可加入广木香、炒白术、砂仁等以调脾运中。

【临床体会】　橘核丸在前人的论述中，有四五张基本相同的方剂，一般以《济生方》为主，《全国中药成药处方集》称之为橘核疝气丸，说明此方是治疗疝气为主。疝气者，俗称为小肠气，女性亦有之，男子可见睾丸肿胀，疼痛不已，但我们将该方进行加减，治疗慢性附件炎，尤其两侧输卵管阻塞，类似疝瘕病证者。由于慢性附件炎亦有以气滞为主者，故用橘核丸，但慢性附件炎夹有寒湿，或寒湿入浸厥阴肝经者较少，而以湿热者居多，故我们根据临床病证之不同，故有所加减。《保命歌诀·卷十六》所载之橘核丸，药用橘核、南星、半夏、黄柏、苍术、山楂、神曲、滑石、昆布、吴茱萸，妇人用此方加当归、川芎，似乎有清利湿热的作用，较为适合妇科之用，但由于前人在认识疾病方面尚欠深入，疏肝通络的药物偏少。《医学心悟》有两张橘核丸，一张是用橘核、川楝子、山楂、荔枝核、香附、小茴香、神曲，一张是用橘核、小茴香、川楝子、桃仁、红花、香附、山楂、神曲，一从气，一从血，目的均在于理气止痛，或理气化瘀止痛，给我们在临床加减成妇科橘核丸提供了依据。

本方药中的橘核、荔枝核是方药中的主要药物，分析如下。

橘核，又名橘子核，味苦性平，归肝、肾经，功能行气散结止痛，用于小肠疝气、睾丸肿瘤、乳痈、乳癖等证。《日华子本草》："治腰痛，膀胱气，肾痛，炒去壳，酒服良。"《本草纲目》："苦、平，无毒。入足厥阴，（治）小肠疝气及阴核肿痛。"

荔枝核，又名荔仁，味甘、涩，性温，归肝、肾经。功能温中行气，止痛散结，用于胃脘久痛，时泛清水；疝气疼痛，睾丸肿痛。现亦用于鞘膜积液，妇人瘀滞腹痛。《本草汇言》引寇宗奭："疏肝郁，行滞气之药也。"《本草纲目》："甘、温、涩，无毒。……治癫疝气痛，妇人血气刺痛。"《本草求真》亦说："味甘，气温，专入肝肾，散滞辟寒，……尤治癫疝卵肿。"但《本草从新》指出："无寒湿滞气者勿服"。

橘核性平，荔枝核性温，两药皆属疏肝理气、通络止痛药也，故对输卵管因炎症阻塞欠通畅者，甚为合适。

【实践验证】 橘核丸经过加减后，成为妇科专用的橘核丸，不仅治少腹胀痛的慢性附件炎临床上有效，而且对乳癖、乳腺炎亦有一定效果。据《现代中药学大辞典》临床研究报道："治疗急性乳腺炎早期局部红肿热痛者，橘核、丝瓜络各30g，水煎2次，分2次服，每日1剂，治疗27例，均获痊愈，症状体征消失，血象恢复正常，治愈时间：用药2剂者17例，3剂者7例，4剂者3例。本方药对脓肿已形成者无效。

第十一讲　不孕不育证方药心得

不孕不育病证，就女性来说，应占 52% ~ 60% 以上，根据我们中国的情况而言，可能还要多一些。从我们临床上的长期观察而言，较为多见的是以下三大病证。其一是功能性不孕不育证，约占整个不孕不育证中的 40% 左右，所谓功能性不孕不育证，主要又有两种情况，排卵功能的障碍与不良。大多数与肾阴、癸水的不足有关。其中尤为常见的如多囊卵巢综合征，其次是黄体功能不健全，不仅导致不孕，而且更多是导致不育，即不能受孕，不能达到生育，此绝大多数与肾阳及天癸中的阳水不足有关，不育病证尤为多见。在治疗中，中医药有明显的优势；其二是炎症性的阻塞性不孕病证。关于生殖器炎症病变，我们在"盆腔炎用药心得"中已经介绍了用药的特点，故不赘述；其三是免疫性不孕不育病证，随着医学科学的发展，原来对一些不明原因的不育证，发现是与免疫因素有关。我们今天亦只能从极为常见的一般性的免疫性不孕不育证介绍其用药心得，就功能性不孕不育而言，有补肾助孕汤、补肾促排卵汤、健脾补肾促排卵汤、温阳促排卵汤、化痰促排卵汤、滋阴活血生精汤，免疫性不孕不育证者有滋阴抑亢汤、助阳抑亢汤等，这类方药均是我们临床上所摸索出来的验方，经过长期的临床应用，取得肯定的疗效，以下将逐一分析如下。

1. 补肾助孕汤

【方名】 本方药原名为助孕汤，是通过补肾助阳，温煦子宫，促进孕育的方药。因助孕暖宫，关键还在补肾助阳，助阳暖宫一直是中医学中治疗不孕不育病证中最为常用的方法，补肾助阳暖宫种子，一以贯之，故命名为补肾助孕汤。

【组成】 丹参、赤白芍、怀山药、炒丹皮、茯苓各 10g，紫石英先煎 12～15g，川断、菟丝子各 12g，紫河车 6～9g，炒柴胡 5g，绿萼梅 5g。

【服法】 每日 1 剂，水煎分 2 次服，经间排卵期后服，直至行经期停。

【功效】 补肾助阳，暖宫促孕。

【适应证】 肾阳偏虚之不孕不育病证、肾阳不足之膜样性痛经、子宫内膜异位症等等。

【方解】 不孕不育病证，大多与肾有关，而且阳虚宫寒，尤为常见。所以补肾助阳，温煦子宫，乃为种子之要法。故本方药是以张景岳的毓麟珠的基础上加减而来，毓麟珠原为血中补阳的方剂，故方中用丹参、赤白芍，亦即是四物汤为基础，之所以加入怀山药、山萸肉者乃滋阴补肝肾之药也，我们认为欲助阳者，先当滋阴，此乃阴生阳长之意也，且淮山药亦有助于恢复黄体激素的作用。川断、菟丝子、紫河车有着平补肾阳的作用，因为黄体功能不健全，虽与肾阳不足有关，但确切地说，应与癸阳之水有关，阳水，含在血液中，故血中助阳，就必在血液中滋阴助阳，川断、菟丝子、紫河车亦血中之阴阳药也，但偏于阳，故又常加入紫石英，紫石英助阳暖宫，且助孕汤必须重用紫石英，所以用量较多，又鉴于黄体功能不健全者，绝大多数伴有肝郁气滞的病证，故方药中又当加入炒柴胡、绿萼梅以疏肝解郁，不仅缓解肝郁的症状，而且通过疏肝解郁，达到理气化瘀的目的，这完全是基于临床病证的需要而用。

【临床应用】

（1）黄体功能不全肾阳虚的不孕不育病证：月经后期，或先后不一，经量偏多，色紫红，有血块，头昏腰酸，胸闷烦躁，经前乳胀，小腹有冷感，经行大便偏溏，脉象细弦，舌质偏红，苔白黄腻，本方药可加入制香附、五灵脂等。

（2）肾阳偏虚的膜样痛经，子宫内膜异位症：可见月经失调，经行量少，或多，色紫红，有血块，或烂肉状血块，经行疼痛剧烈，腰酸腹冷，胸闷烦躁，脉象弦细，舌质边紫，苔白腻，治当用本方药加入制香附，五灵脂，延胡等品。

【加减】 本方药在具体的临床上应用时，常有所加减，如大便偏干，可去丹参，而用当归；如经前期漏红，色鲜红无血块者，亦应去丹参、赤芍，而用黑当归、大小蓟；如用之于先兆流产者，亦应去丹参、赤芍、紫石英、丹皮等品，加入黑当归、杜仲、寄生、鹿角胶等品，或用鹿角霜亦可；如胸闷烦躁，乳房胀痛颇剧者，应加入钩藤、白蒺藜、广郁金等品；如腹胀矢气，大便溏泻者，可去紫河车，加入煨木香、炒白术、砂仁等品以调之。

【临床体会】 本方药是我们临床上颇为常用的一张方剂，也是疗效较好的一张方药，根据我们对此方药的应用，有如下几点体会。

（1）方药组合的意义：补肾助孕汤，主要的方意在于助阳暖宫，而寒宫不孕是历来中医妇科治疗不孕不育证的主要方面，古方秦桂丸，实际上就是治疗宫寒不孕的方药，《三因·卷十七》所载之秦桂丸，亦即为《产乳备要》之螽斯丸，而《产乳备要》认为此方引《施圆端效方》的暖宫丸，又可称为赐子丸，药用附片（生，去皮脐）、白茯苓（去黑皮）、白薇、半夏（汤洗七次）、杜仲（去粗皮）、桂心、秦艽、厚朴（去粗皮）各三钱，防风、干姜（生）、牛膝、沙参各二钱，细辛

（去苗）半两、人参四钱。上药为细末，炼蜜为丸，如小豆大，每日服五十丸，空心任下。如觉无益，稍加丸数为度；如服七日后，阴阳有娠，三日后不可更服。《普济方·卷三三六》引《仁存方》方。即在原方中加入阳起石、鹿茸两药。《医学入门》有香附，无附子，《东医宝鉴·杂病篇》有当归。《中国医学大辞典》："此方削去干姜，易入当归，以和阳药之性，不致阳不以化，且免经水紫黑、胎息不育之虞，其秦艽、朴、夏专理痰积，沙参、膝、薇专清浊带，使子宫温和，阳施阴化孕自成矣。"又根据《妇人大全良方·求嗣门》说："秦桂丸治疗妇人无子，知金州范罗言：乞以此方试令妇人服之，至四十九日，如无子，请斩臣一家，以令天下，虽其言夸张，但用之的对，却有一定效验。"《女科经纶》引朱丹溪曰：无子之因，多起于妇人，医者不求其因起何处，遍阅古方，惟秦桂丸用温热药，人甘受燔灼之祸而不悔，所以朱丹溪力戒妇女不孕，不宜滥用秦桂丸温热药，以致耗损真阴，并指出后世温热方药治妇女不孕者自秦桂丸始，可见本方药影响之大。《千金要方》的紫石英丸，或称为紫石天门冬丸。《妇人大全良方·求嗣门》所引载的温隐君续嗣降生丹，《和剂局方》所引载的南岳魏夫人的济阴丹，《广嗣纪要》引载的韩飞霞女金丹，《仁斋直指附遗·卷二十六》之杨仁斋艾附暖宫丸，《景岳全书》的毓麟珠、赞育丹等均为温暖子宫兼调经血的方药。《傅青主女科》在其"种子门"10条论述中有6条涉及肾虚偏阳，寒宫不孕的原因，其中温胞饮、温土毓麟汤，均从温补肾阳入手。由此可知，从古方秦桂丸、紫石英丸到毓麟珠、温胞饮等，不能不算是助阳暖宫的发展，从外感风冷，到内在肾阳偏虚所致宫寒，在用药上也显然是有所不同，由于女子以血为主，其助阳暖宫也必须通过血液才能达到，是以本方综合以前方药的发展，亦立足于血分，用四物汤作为基础，再加入一定量的补阴药，然后加入助阳暖宫的药物，这样就能形成血-阴

（水）-阳的组方思路，因为这里所指的肾阳，应为天癸之阳水，与一般之阳有着不同的意义。

（2）阳虚宫寒的研讨：这里必须认识到阳虚才能导致宫寒，宫寒因阳虚而致。所以阳虚是重要的，研讨阳虚还必须了解阳虚的原因，阳虚的病变，阳虚的为害。

阳虚的原因：前人认为外因占有主导的地位，中医病理学的《诸病源候论》，在其"子脏冷（宫寒）无子候"中分析说："子脏冷无子者，由将摄失宜，饮食不节，乘风取冷，或劳伤过度，致风冷之气，乘其经血，结于子脏，子脏则冷，故无子。"这就是说，外来风冷，长期入侵，而致肾阳虚亏，癸阳不足，这是颇有代表性的论点，故助阳暖宫，立足于温散的治疗，沿用至今仍有其一定的意义。内因为主的观念，迄至明代，张景岳始重视内在肾虚的不足。或先天肾气欠盛，禀赋欠佳，或房劳多产，包括多次的自然流产或人工流产，以及长期精神紧张情绪不稳定，或积想在心，学习过度紧张，起居无常，长期劳累，长期失眠，由肾阴虚而导致肾阳亏虚，正如《景岳全书》中所说："五脏之伤，穷必及肾"。根据我们多年临床体会的阳虚宫寒有三种原因，其一是阴虚及阳，其二是肝郁损耗肾阴阳，其三是倒果为因，由于阳虚所导致瘀浊痰湿反过来伤阳，此为要因。

阳虚的病变：主要在于两个方面，其一是肾阳与癸水之阳的问题。我们今天所要研究的，虽然属于肾阳，但确切地说，应为癸水中阳水不足。正如《女科经纶》引陈良甫言曰："经云女子二七而天癸至，天谓天真之气，癸谓壬癸之水，壬为阳水，癸为阴水"。癸水中的阴水阳水是一种肉眼看不到的水样物质，溶于血液之中，与血有关，水样物质之阳，更符合阴中阳，阴阳难分的意义，我们曾经通过202例肾阳偏虚的患者进行临床观察，此类患者均具有腰膝酸软，易于腹胀便溏，尤其在行经期大便易溏，其中重点观察了33例，BBT温相的变化，发现高温相欠稳定，缓慢上升，或是马鞍型的改变，而且大多伴有低温相延长，同时观察了黄体激素（P），雌激素（E_2）其中 E_2、P 值呈显著低下，可见肾阳不足，阳水低下，符合于黄体功能不健全的情况。其次是血中微量元素，主要是锌铜的低下，以及锌铜间的比值失调，我们曾经对肾阳偏虚的功能失调不孕不育患者 17 例的血清锌（Zn）、铜（Cu）含量及锌（Zn）/铜（Cu）比值的临床分析，发现 Zn、Cu 的含量低下及 Cu、Zn 低下的同时，Cu 含量相对偏高，Cu/Zn 比值偏高及增生中晚期宫内膜 ER、PR 的明显降低。Zn 等微量元素的缺乏或低下，将可影响肾藏精，精卵的功能，从而也影响 E_2、P 激素的产生，致宫内膜 ER、PR 含量的减少，以及 Zn 元素的缺乏，可直接影响 ER 的合成，从超微结构看，Zn 元素是 ER 的组成成分，因此我们推测体内 Zn 元素的缺乏可致 ER 的合成障碍，由于多种原因致卵泡发育不良，黄体功能不足，宫内膜 ER、PR 减少，不能发挥正常的生物效应，而导致黄体不健不孕症。

阳虚的为害：阳虚不仅导致宫寒不孕，而其为害主要表现在两个方面，主要的一面是阳虚之后，不能溶解子宫内膜，导致膜样性血瘀的产生，其次是阳虚之后，气化不利，生殖道因为排卵期重阴必阳时所带来的过多阴浊水湿，输化不利，导致湿浊液体的潴留。长期积累，可导致癥瘕类疾患。

（3）服药时间的重要性：阳虚宫寒病证的服药时间十分重要。其一是月经周期的时间。补肾助阳药，必须在经前期的前半时期服药，也即是在 BBT 上升为高温相时期服药较为合适。其二是每日的服药时间，应选择每日的上、中午服药，这就是阳药必须阳时服，可以达到时相来复的优势，借时相变化的规律有助于体内阳的恢复。我们曾治一例阳虚宫寒的不孕症，服用补肾助阳汤，因工作关系，改在晚上 7 时与入夜 11 时服药，结果药后有烦躁失眠之象，继则改为中午与晚饭前服药又出现腹胀矢气，大便有偏溏的情况，后来调整服药时间，改在早饭和中饭后服药，患者颇为舒服，未出现副反应，可以说明阳药阳时服的重要性。

【实践验证】 秦桂丸即螽斯丸，根据《中医方剂大辞典》引《产乳备要》："臣妾年二十七岁，无子，服此药有娠，又残药与前太子中舍宇文妻李氏，年四十岁无子，服此药十三日有娠。"

我们曾在2002年8月系统总结了"补肾助孕合剂治疗黄体功能不全性不孕、流产的202例临床报告"，以补肾助孕方制成合剂，口服25ml/次，每日2次，在BBT出现高温相后开始服药，至月经来潮时停服，以3个月经周期为一个疗程，一般服2个疗程。其诊断标准为：①肾阳虚兼肝郁证，主要有腰膝酸软，乳房胀痛，经期多伴便溏；②基础体温：上升时 > 3 ~ 4 天，温差 < 0.3 ~ 0.2℃，高温相 < 11 天，高温相波动 > 0.1 ~ 0.2℃，并连续3个月经周期以上不正常者；③子宫内膜活检：周期与内膜时相差 > 2 天；④查激素 P < 9 ~ 10ng/ml，E_2 < 116.18pg/ml，PRL > 23ng/ml，黄体中期，即在 BBT 高温相6 ~ 7 天内抽血。疗效标准：①痊愈：一年内能受孕，无早期流产现象。②好转：黄体功能改善，即 BBT 高温相改善，上述诊断标准四项功能转正常；子宫内膜改善，血孕酮值升高，临床上主要症状好转。③无效：BBT、子宫内膜、血 P、E_2、PRL 及主症等均无变化。结果：202 例病人中妊娠78 例，占38.61%；好转113 例，占 55.94%；无效 11 例，占 5.45%，总有效率为 94.55%。说明一点，病例均来自专家专科门诊，病例有 50% 为疑杂难治者，可说明此方药确有效。

2. 补肾促排卵汤

【方名】 中药人工周期法中有排卵汤，是完全运用活血化瘀的药物，而我们认为，排卵之所以障碍，大多是与肾虚有关，所以补肾为前提，结合活血通络，以促发排卵，故名之名补肾促排卵汤，是我们临床验方之一。

【组成】 炒当归、赤白芍、淮山药、熟地、丹皮、茯苓各 10g，山萸肉 6～9g，川续断、菟丝子、鹿角片先煎各 10g，五灵脂 10g，红花 5g。

【服法】 每日 1 剂，水煎 2 次分服，经间期服用。

【功效】 补肾助阳，活血促排卵。

【适应证】 排卵功能不良、月经失调、闭经崩漏、不孕症等。

【方解】 补肾促排卵汤，重在补肾，通过补肾结合调理气血以促进排卵，故方中以归芍地黄汤为基础，众所周知，经间排卵期者，重阴必阳的转化，是以肾阴充实，癸水高涨，才有可能排卵，故肾阴癸水是排卵的基础，且归芍者，乃血药也，血中养阴，乃是妇科之特点，因为阴者为癸水样物质通过血液才能到达子宫冲任，为排卵受孕奠定基础。之所以又当加入川断、菟丝子、鹿角片者，为温补肾阳也，温补肾阳在本方药中有两个目的，其一是阳中扶阴，此乃阴阳互根之意也，特别当阴长至重的必须要有阳的扶助，其二是为阳长服务，因为当重阴转阳时，还应考虑到转阳后的阳长着想。鹿角片，不仅有温阳助阳的作用，而且还有一定的通利作用，协助活血化瘀药力促动排卵，但临床上使用时，有时常用紫石英代替之，紫石英温阳暖宫，对不孕不育而言，似为较好，复用当归、赤芍、五灵脂、红花活血化瘀，以促排卵，实际上是促顺利转化，使重阴转阳的顺利，从而也保证排卵的顺利，这是一张极为常用的有效方剂。

【临床应用】

（1）肾虚性月经后期，量少，不孕症：可见月经量偏少或者甚少，色质偏淡，无血块，伴有头昏腰酸，带下偏少，脉象细弦，舌淡红，但在经过治疗后，有白带的基础甚或出现锦丝状带者，始可用本方药治之。

（2）膜样性痛经，原发性痛经：可见月经周期或有失调，行经量较多，色紫红有较大血块，或夹有烂肉状血块，行经期腹痛剧烈，腰酸小腹有冷感，或伴经前胸闷烦躁，乳房作胀，脉象细弦，舌质淡红边紫，苔黄白腻，治当以本方药加入紫河车6~9g，广郁金10g，但必须掌握经间排卵期服药。

【加减】　本方药为临床的有效验方，在使用过程中，如大便易溏者，可去当归，而加入丹参以代之；若胸闷烦躁明显，头痛寐不安者，可去鹿角片，加入紫石英以代之；若胸闷烦躁，乳房胀痛较剧者，需加入炒柴胡、广郁金、制香附等药。如经间排卵期常有漏红者，需去红花、当归，加入黑当归、荆芥等品。必要时尚需加入地鳖虫、水蛭、虻虫等。

【临床体会】　补肾促排卵汤，是我们的临床验方，也是一张调周法中的重要验方，此方是从"中药人工周期"法中的排卵汤加减而来。排卵前期或排卵期，雌激素高涨所谓重阴因而致垂体前叶分泌促黄体激素与促卵泡激素，两者共同作用于成熟卵泡，促使排卵及排卵后形成黄体。此时选用排卵汤，以去瘀生新方法，使成熟的卵子突破卵巢表层而排卵。故排卵期促排卵的重点在于活血化瘀。然而根据我们的体会，排卵期称为经间期，又称为的候期、真机期，这一时期，具有两个显著的生理特点：第一是重阴，或近重阴，也即是阴长至重。即高水平，癸阴水平由中至高，经间排卵期必须具有高水平，或近高水平的阴，临床上常表现有蛋清样的白带，这是排卵期的显著标志。排卵功能不良者，常常缺乏这种现象或不明显，所以补养肾阴与补养肾阳必须并重，通过调补肾之阴阳，促使天癸中的阴水包括阳水均须提高，因为此时的癸阴之水必须达到重的地步，也即是高水平，就阴补阴，不可能达到这一高水平，因而必须通过助阳，阳化为阴，才有可能达到这一高度，所以补肾促排卵汤者，目的仍在于补阴，但亦有为转阳后扶助阳长的意义在内；第二个是细缊状的变化，也即是显著的气血活动，由重阴转阳，经过显著的气血活动，阳开始生长，成熟卵子突破卵巢表层而排出，形成黄体，分泌出阳水类物，所以排卵期的活血化瘀药物，有助于卵子从卵巢表层突破排出。所以补肾促排卵在补肾的前提下，加入当归、赤芍、红花、五灵脂，有时尚可加入水蛭、虻虫、地鳖虫等以加强活血化瘀促排卵的作用，但必须在保肾阴近重的前提下才有可能。

本方药中较为重要的是紫石英、鹿角片、五灵脂等。

鹿角味咸性温，入肝肾经，有行血消肿、益肾助阳的作用。治疮疡肿毒，瘀血作痛，虚劳内伤，腰脊疼痛等疾。《本草经疏》曰："鹿角，生用则味咸气温，惟散热行血消肿，辟恶气而已，咸能入血软坚，温能行血散邪，故主恶疮痈肿，逐邪恶气而已，及留血在阴中，少腹血结痛，折伤恶血等证也，肝肾虚则为腰脊痛，咸温入肾补肝，故主腰膝痛，气属阳，补阳故又能益气也。"我们认为：鹿茸与鹿角相似，但鹿茸补阳，不同于附子、肉桂。附子、肉桂善能温阳祛瘀，燥热之性易于劫灼津液，所谓草木无情，难生有情之精，鹿茸为血肉有情之品，其性温煦，专于补虚而不在于祛邪逐寒。鹿茸为鹿角初长时的嫩角，精血充盈，乃至长大，便成角化，故虽同出一本，而功效有所不同，故欲补者，可用鹿茸，如一般促排卵者用鹿角片即可。

紫石英味甘性温，入心肝经。有镇心安神、降逆气、暖子宫的作用，能治虚劳惊悸，咳逆上气，妇女血海虚寒不孕。《本草经疏》论其作用较详"紫石英，属阳而本热，虚则阳气衰而寒邪得以乘之，或为上气咳逆，或为气结寒热，心腹痛，此药温能除寒，甘能补中，中气足，心得补，诸证无不瘳矣。惊悸属心虚，得镇坠之力，而心气有以镇摄，即重以去怯之义也。其主女子风寒在子宫，绝孕无子者，盖女子系胎于肾及心包络。皆阴脏也。虚则风寒乘之而不孕，非得温暖之气，则无以去风寒而资化育之妙。此药填下焦，走肾及心包络，辛温能散风寒邪气，故为女子暖子宫之要药。补中气、益心肝、通血脉、镇坠虚火，使之归元，故又能止消渴，散痈肿。"接着又曰："紫石英其性镇而重，其气暖而补，故心神不安，肝血不足，及女子血海虚寒不孕者，诚为要药，然只可暂用，不宜久服，凡石类皆然，不独石英一物也。"

五灵脂苦甘温，入肝、脾经，或云入心肝经。具有行血止痛的作用，治疗心腹血气诸痛，如女子经闭，产后瘀血作痛，外治蛇、蝎、蜈蚣咬伤，炒用止血，治妇女血崩，经水过多，赤带不绝。《本草纲目》曰："五灵脂，足厥阴肝经药也，气味俱厚，阴中之阴，故入血分，肝主血，故此药能治血病，散血和血止诸痛，止惊痫，除疟痢，消积化痰，疗疳杀虫，治血痹，血眼诸证，皆属肝经也。失笑散不独治妇人心痛血痛，凡男女老幼，一切心腹胁肋少腹痛疝气，并胎前产后血气作痛及血崩经溢，俱能奏功。又按李仲南云：五灵脂治崩中，非只治血之药，乃去风之剂。冲任经虚，被风伤袭营血，以致崩中暴下，与荆芥、防风治崩义同。方悟古人见识深奥如此，此亦一说，但未见肝血虚滞，亦自生风之意。"我们认为卵巢输卵管居两少腹，属肝经部位，排卵期卵巢输卵管的活动，才能排出卵子，以及卵子的游移活动，进入输卵管后的游移，五灵脂正是为此而用，所以我们认为是排卵期，促发卵巢输卵管活动的要药。

【实践验证】 补肾促排卵汤的确是临床最为常见的方药之一，用之得当效果立见。我们曾经治一个许姓妇女，30岁，结婚三年未孕，经多方检查，排除器质性、免疫性、生理畸形等方面的因素。月经或有后期量少病史。初经14岁，3~5/30~50天，量一般，色紫红，有血块，腹不痛，27岁结婚，未避孕，已3年未孕，据述经间排卵期锦丝状带下偏少，BBT虽呈双温相，但高温相上升时呈缓慢状，B超监测卵泡发育基本成熟，我们予以经后期滋阴养血，方以归芍地黄汤，服药7

剂进入经间排卵期，锦丝状带有所增加，故重用补肾促排卵汤，BBT高温相上升较快，第二个月经来潮之后，再用归芍地黄汤以滋阴，接着在经间排卵期，仍以补肾促排卵汤，其中以紫石英先煎10g代鹿角片，BBT高温相恢复正常，再予补肾助孕汤，当月受孕，足月产一男。我们认为其疗效之好，在于补肾促排卵汤之功也。

3. 健脾补肾促排卵汤

【方名】 健脾补肾者，说明亦属于脾肾双补的方法范围内，但稍有不同者健脾在运在动，并不是补的不动，脾之动与运在一定程度上亦要一些补药。促排卵者，必须要有活血通络之意也，由此本方药是由健脾补肾活血三方面的药物所组成，亦是我们的临床验方之一，故我们名之曰"健脾补肾促排卵汤"。

【组成】 党参15g，制苍白术、山药、丹皮、茯苓、川续断、菟丝子各10g，紫石英（先煎）12g，佩兰10g，煨木香6～9g，五灵脂10g。

【服法】 经间排卵期服，每日1剂，水煎分服。

【功效】 健脾补肾，温阳化湿，以促排卵。

【适应证】 用于脾肾不足，湿浊内阻之不孕不育证，症见腹胀矢气，大便偏溏，经间期锦丝状带下略少，头昏，腰酸，神疲乏力等症。

【方解】 脾肾不足，湿浊内阻，从而影响经间期的重阴转阳，故方中以党参、白术、茯苓、煨木香为基础，参术虽重在补脾，但亦有健脾之意，木香、茯苓运脾理气，脾者贵在于运，动则运，脾动者，理气也，再加入川断、菟丝子、紫石英以温补肾阳，助阳则能运脾，火能暖土也，复加苍术、佩兰以燥湿理气，亦有助于推动气血活动。五灵脂入肝经少腹部，卵巢处，活血化瘀以促发排卵，且伍以苍术、佩兰理气化湿浊，加强活血以排卵，再佐以丹皮以清心肝，山药性虽滋腻，但亦有调治脾肾的作用，且此药原为滋阴药物，在健脾补肾诸阳药中用之，亦有"阴中求阳"，"助阳不忘阴"的意义在内，且在诸助阳燥湿药中用之，亦可稍减燥药之弊耳。本方药与补肾促排卵汤一阴一阳，有较大的差别性。

【临床应用】

（1）黄体功能不健性不孕不育病证：可见月经后期，经行量多，色淡红，有较大血块，甚至夹有烂肉样血块，腰酸，小腹坠痛，经前胸闷烦躁，乳房作胀，腹胀，大便偏溏，舌质淡红，苔白腻，应用本方药时，尚需加入玫瑰花5g，紫河车6～10g。

（2）脾肾不足的膜样痛经：经行后期，或先期，经量偏多，色淡红，有较大的烂肉样血块，小腹坠痛明显，腰酸，腹冷，腹胀便溏，脉细，舌质淡红，苔白腻，应用本方药治疗时，需加入炒柴胡5g，荆芥6g，肉桂（后下）3～5g。

【加减】 小腹冷痛，腹胀泄泻较为明显者，必须温阳运中，以祛寒湿，可去山药、丹皮等，加入制附片6～9g，炮姜5g，肉桂（后下）3～5g；若神疲乏力，小腹坠痛明显者，必须补气升阳，可加入炙黄芪15～30g，炒荆芥6～9g，坠痛或坠胀较剧者，尚可加入炙升麻5g；若头痛心烦，乳房胀痛者，必须兼用清肝疏肝，可加入钩藤15g，炒柴胡5g，绿萼梅5g；若夜寐甚多，甚或失眠，舌尖偏红，有时口舌溃疡者，可加入青龙齿（先煎）10g，莲子心3～5g，合欢皮9g；若胃脘痞胀，口腻多痰，时欲恶心呕吐者，和胃化痰，可加入制半夏6g，佛手片5g，陈皮6g。

【临床体会】 本方药所适用的病证，是在经间排卵期所出现的脾肾两虚，夹有湿浊的病变。由于腹胀便溏，舌苔腻厚，不适合补肾促排卵汤者，可使用本方药。根据我们的临床体会，一般在经间排卵期，重阴转阳的时期，出现锦丝状带下较多，有的可能多，且能维持在3～5天，亦有的可能维持到

7 天，正由于重阴的变化，其中包括水湿津液的充盛。如果原来的盆腔中水湿偏盛，或者脾胃不足，在重阴转阳时，水湿津液不能输化，水湿津液或原有的过盛湿浊必然在经间排卵期引起两种变化，其一是水湿伤阳，因为水湿者属于阴浊之邪，必然损伤其阳，首先是脾阳，其次是肾阳，阳之不足不仅对转化不利而且将影响转化后的阳长；其二是阻碍气血活动，影响转化，影响顺利排卵。众所周知，湿浊蕴阻，必致气滞，故常称为湿阻气滞，气滞则血滞。气血壅滞，必然影响经间期的氤氲乐育状的活动，从而影响转化，影响排卵。故在活血通络促排卵的药物中，尚需加入芳香化湿之品，不仅燥湿化浊，而且还有理气行滞的作用，所以本方药中的省头草、苍术也是重要的药物，予以分析之。

佩兰又名省头草，辛平，入脾胃经，具有消暑辟秽、化湿调经的作用，主治暑湿寒热头痛，脘痞不饥，口甘苔腻，月经不调。有如《本草纲目》所云："兰草，泽兰，气香而温，味辛而散，阴中之阳，足太阴、厥阴经药也。脾喜芳香，肝宜辛散，脾气舒，则三焦通利而正气和。肝郁散，则营卫流行而病邪解。兰草走气道，故能利水道，除痰癖，杀蛊辟恶，而为消渴良药；泽兰走血分……虽是一类，而功用稍殊，正如赤白茯苓、芍药，补泻皆不同也。雷敩言雌者调气生血，雄者破血通积，正合二兰主治。大泽兰之为兰草，尤可凭据，血生于气，故曰调气生血也。"雷敩《炮炙论》所谓大泽兰，即兰草也，小泽兰即泽兰也。诸家不知二兰乃一物二种，但功用有气血之分，故无定指。"

苍术，辛苦温，入脾胃经，健脾燥湿，解郁辟秽，治湿盛困脾，倦怠嗜卧，脘痞腹胀，食欲不振等等，朱震亨曰："苍术治湿，上、中、下皆有可用。又能总解诸郁，痰、火、湿、食、气、血六郁，皆因传化失常，不得升降，病在中焦，故药必兼升降，将欲升之，必先降之，将欲降之，必先升之，故苍术为足阳明经药，气味辛烈，强胃健脾，发奋之气，能经入诸药，疏泄阳明之湿，通行敛涩，香附乃阴中快气之药，下气最速，一升一降，故郁散而平。"《玉楸药解》"白术守而不走，苍术走而不守，故白术善补，苍术善行。其消食纳谷，止呕住泻，亦同白术，而泄水开郁，苍术独长。"正是利用佩兰、苍术辛香化湿，推动气血活动，有助促排卵之用也。

【实践验证】 本方药亦为临床所常用，且用之有验。我们曾经治疗一例郁姓女，因排卵功能有所障碍而不能受孕，其他如子宫输卵管碘油造影：通畅，免疫试验：为阴性，测量BBT示高温相上升不快，常呈缓慢上升，经间期带下偏多，亦有锦丝状带下，服用补肾促排卵汤，常引起腹泻，平时抑或泄泻，舌苔黄白腻厚，神疲乏力，不得不转用健脾补肾促排卵汤，重用苍术、佩兰，各用 12～15g，两个经间期服用本方药后，BBT 上升正常，第三个经间期服药即受孕，翌年产下一女婴。

4. 温阳促排卵汤

【方名】 温阳者，温经助阳也，促排卵者，促发排卵也，此方药是我们近年来为治疗寒瘀内阻，影响或阻碍排卵者而摸索来的验方。通过温阳活血，达到促排卵的目的，故谓之温阳促排卵汤。

【组成】 炒当归、赤白芍、熟地黄、丹皮、茯苓各 10g，川桂枝 9～12g，川续断 10～15g，红花 6～10g，五灵脂 10g，鹿角片（先煎）10g，制苍术 9g，山楂 10g。

【服法】 经间排卵期服，每日 1 剂，水煎分 2 次服。

【功效】 温阳化瘀，促发排卵。

【适应证】 寒瘀内阻性排卵功能障碍，以致痛经量少，不孕不育证，一般可见经行后期，经量偏少，色紫黑有大血块，小腹冷痛，肢节酸痛，腰腿酸软，平时带多色白质黏腻，脉象细弦，舌苔白腻等证。

【方解】 阳虚瘀阻，或者寒瘀交阻，从而影响排卵，故应运用本方药。本方药实际上是《金匮》温经汤，含《妇人大全良方》的红花当归散及桂枝桃仁汤加减而来的，因为《金匮》温经汤，是为虚寒瘀阻而设，《妇人大全良方》的红花当归散、桂枝桃仁汤，着重在活血通络，调理月经，推动气血的显著活动，从而促发排卵，两方药作用，目的不同，意义也不一致，有着虚实的分别，但组合起来，虚实兼用，温经活血，所以本方药重用桂枝、鹿角片以温经助阳，促动排卵，亦为排卵后阳长服务。之所以要加入红花、五灵脂、山楂等活血化瘀，乃排卵汤之意也，有利于血行之显著活动，亦即是加强绸缊状活动，同时又加入苍术、茯苓燥湿健脾，再加入赤白芍、熟地、当归之四物汤以养血滋阴，各方面均照顾之，才能达到真正的排卵要求。

【临床应用】

（1）寒瘀性痛经：月经周期正常，或有后期，经行量或多或少，色紫黑，有较大血块，经行第一天小腹疼痛剧烈，或形体作寒，或行经时小腹疼痛，脉细苔白，应用本方药时，需加入延胡索12g，广木香6～9g。

（2）子宫腺肌病：月经先期，或先后无定期，经行量多，色红，有大血块，腹痛剧烈，腰酸，小腹有冷感，并伴有胸闷烦躁，乳房胀痛，头昏头疼，脉弦细带数，舌质偏红，苔黄腻，应用本方药时，需要加入广木香9g，石打穿15g，地鳖虫6g。

【加减】 若胃脘不舒，纳欠苔腻者，本方药去熟地，加入广陈皮6g，佛手片5g，省头草10g；若腹胀矢气，大便溏泻者，本方药去当归、熟地，加入煨木香9g，砂仁（后下）5g，六曲10g；若胸闷烦躁，头昏头痛者，加入钩藤15g，广郁金9g，荆芥5g；若腰酸腰痛，小便较频者，加入杜仲、菟丝子各10g，制狗脊9g；若周身关节酸痛，形体作寒者，加入炒防风 6g，川独活 9g，北细辛 3g。

【临床体会】 本方药以温阳活血为主，因为适用于阳虚瘀阻而影响排卵者，在临床上较为少见。而阳虚血瘀见之行经期者，颇为多见，就宋代·陈自明所著的《妇人大全良方》的"调经学说"而论，该书强调"风冷致病"，把众多月经病归诸外在的风冷，我们认为此可能是受隋代巢元方《诸病源候论》的影响。他的红花当归散，药用当归、红花、桂枝、紫葳、牛膝、甘草、苏木、白芷、芍药、刘寄奴治疗经候不行，腰胯重痛，小腹坚硬。桂枝桃仁汤，药用桂枝、甘草、芍药、桃仁、地黄治疗经脉顿然不行，腹中作痛等病证，均在于温通。汉代·张仲景所著的《金匮要略》，其中所载的温经汤，药用吴茱萸、桂枝、生姜、当归、川芎、丹皮、白芍、阿胶、人参、麦冬、半夏、甘草，着重在虚寒。本方虚实兼理，把用于行经期者，转用到经间排卵期。因为行经期与经间排卵期均属于转化期，均为气血活动的时期，气血活动，推动转化，转化顺利，才能达到排卵、排经的顺利。本方药中的活血化瘀，有时并非因为有血瘀的原因，有瘀则可化瘀，无瘀则推动或加速血行，以促发排卵为目的，但在本方药使用于经间排卵期时，务必要注意到有无锦丝状带下，有则可用本方药，无则不可妄用，否则不仅不能收到较好效果，相反导致阴长的倒退。

本方药中的桂枝、红花、鹿角片为要药。由于鹿角片在前面已经介绍过，所以这里仅仅以桂枝、红花介绍之。

桂枝，味辛，甘，性温，入膀胱、心、肺经，具有发汗解肌，温经通脉的作用，可治风寒表证，肩背肢节酸痛，经闭癥瘕等病证。桂枝历来被认为是解表药，《长沙药解》认为："桂枝入肝家而行血分，走经络而达郁，善解风邪，最调木气，升清阳之脱陷，降浊阴之冲逆，舒筋脉之急挛，利关节之壅阻，入肝胆而散遏抑，极止痛楚，通经络而开痹涩，甚去湿寒。"

《本经疏证》曰："凡药需究体用，桂枝能利关节，温经通脉，此其体也。……辛以散结，甘可补虚，故能调和腠理，下气散逆，止痛除烦，此其用也。盖其用之道有六：曰和营，曰通阳，曰利水，曰行瘀，曰补中。其功最大，施之最广，无如桂枝汤，则和营其首功也。"可见桂枝温阳解表之外，宣通血脉，入肝家经络，温阳活血，推动血行而有利于转化也。

红花，味辛，性温，无毒，入心肝经，亦有人认为入肝肾经，有活血通经，去瘀止痛之功，可治疗闭经、癥瘕、难产、死胎、产后恶露不行、瘀血作痛、痈肿、跌仆损伤等病证，《本草纲目》认为其能"活血润燥，止痛散肿通经。""血生于心包，藏于肝，属于冲任。红花与之同类，故能行男子血脉，通女子经水。多则行血，少则养血。"《药品化义》亦进而解释说："红花，善通利经脉，为血中气药，能泻而又能补，各有妙义。若多用三、四钱，则过于辛温，使血走散。同苏木逐瘀血，合肉桂通经闭，佐归芍治遍身或胸腹血气刺痛，此其行导而活血也；若少用七、八分，以疏肝气以助血海，大补血虚，此其调畅而和血也；若只用二、三分，入心以补心血，解散心经邪火，令血调和，此其滋养而生血也。分量多寡之义，岂浅鲜哉。"可见红花是活血的重要药物，合桂枝以加强活血之功，故促排卵者恒多用之。

【实践验证】 本方药在临床上虽为少见，但用之得当效果较好。我们曾治疗一邢姓女，年龄22岁，患闭经，月经过少，初经12岁，5～7/30～50天，量一般，色质正常，平时带下偏少，3年前因高考学习紧张，以致闭经，服用乙黄周疗，始得经行，停药则闭经依然，带下甚少，形体逐渐肥胖，B超探查：子宫略小，血查女性内分泌激素，雌激素低下（E_2），睾酮升高（T），BBT单温相，有时头昏腰酸，形体作寒，脉象细弦，舌质偏红，苔白腻。我们从补肾调周的周期节律诱导法治疗，着重在周期中的经后期论治，予以滋阴养血，佐以助阳调肝，予以归芍地黄汤和菟蓉散加减，药服 2 个月左右，开始出现锦丝状带下，且有一定数量，故用温阳促排卵汤，并加用复方当归注射液治之，用后第 2 天，患者突感眩晕不舒，烦躁口渴，我在询问其他情况尚稳定，嘱坚持把 7 天药服完，BBT 呈高温相，此之谓"药不瞑眩，厥疾不瘳"之象也，效果颇佳，月经趋正常。

5. 化痰促排卵汤

【方名】 化痰者，即化痰湿也；促排卵汤，即通过化痰湿、活血助阳的方法，以促动排卵。实际上本方药是由补肾促排卵汤合越鞠二陈汤所组成。由于化痰湿占有重要地位，故名之曰化痰促排卵汤，亦即以前所称的化痰湿促排卵汤。

【组成】 制苍术、制香附、丹皮、山楂各 10g，陈皮、川芎各 6g，制南星、炒枳壳各 9g，丹参、赤白芍、五灵脂、紫石英（先煎）各 10g。

【服法】 经间排卵期服，每日 1 剂，水煎分服。

【功效】 化痰燥湿，活血助阳，促动排卵。

【适应证】 痰湿瘀阻型排卵功能障碍，以致月经量少，不孕不育病证，且形体肥胖，胸闷烦躁，口腻多痰等等。

【方解】 痰瘀型月经稀发或闭经，有痰有瘀，以痰湿为主，由痰湿阻滞血气活动，故当以化痰湿为主，本方是在苍附导痰丸、星芎丸、越鞠二陈丸的基础上发展而来的。苍附导痰丸、星芎丸、越鞠二陈丸是化痰调经的著名方剂。在本方药中之所以用化痰湿药者，就是通过化痰燥湿，排除阻碍气血活动的障碍物。所以重用苍术、陈皮、制南星、枳壳等化痰湿的药物，同时又加入丹参、赤芍、五灵脂、川芎等活血之品。之所以又用紫石英者，有三个作用：其一是通过助阳，有助于增强气血活动；其二是有助于化痰湿，因为痰湿者阴浊也。阳之不足，才能促使津液脂肪转化为痰浊，因而燥湿化痰的诸多药物只能治其标，助阳才能治本，尤其是肾阳回复，才能从根本上祛除生殖系统的痰浊；三是为转阳后的阳长服务，亦为暖宫受孕服务，即本方药之意也。

【临床应用】

（1）痰湿型月经稀发：可见月经后期量少，胸闷烦躁，形体肥胖或越来越胖，口腻痰多，头昏腰酸，形体畏寒，BBT示低温相过长，高温相偏短。脉象细滑，舌苔黄白腻厚。应用本方药治疗时，可加入泽兰叶、川牛膝各10g，制半夏6g。

（2）痰湿型闭经：月经停闭半年以上，形体肥胖，胸闷不舒，口腻多痰，头晕腰酸，带下偏少，或则黏稠样色黄性带下偏多，腰酸腿重，形体畏寒，脉象细滑带弦，舌质淡红，苔白腻。在应用本方药时，先当予以补肾化痰，待出现锦丝状带下时，始可应用本方药。

【加减】 本方药在临床上使用时，还应根据不同症状进行加减。若形寒腹冷，口泛冷痰，应加入姜半夏6g，淡干姜5g，制附片6g；若腹胀矢气，大便溏泄者，应加入煨木香9g，砂仁（后下）5g，六曲10g；若胸闷烦躁，口渴咽燥者，加入钩藤15g，炒丹皮10g，炒栀子9g，广郁金9g；若烦躁口苦，入夜不寐，午后火升者，加入黄连3g，炙远志6g，钩藤15g，合欢皮10g；若出现心惊神迷，心神不定者，需加入竹沥半夏6g，天竺黄6g，石菖蒲5g，钩藤15g，琥珀粉（分吞）3g。

【临床体会】 痰湿型排卵功能障碍者，大多与多囊卵巢综合征（PCOS）有关。当然也有少数例外者，就多囊卵巢综合征中的痰湿证型而论之如下。痰湿者，即痰脂蕴阻也。痰脂蕴阻，形体肥胖，这是一种表面现象，是标证，而其根本原因是肾虚。根据我们多年来的临床体会，导致痰脂蕴阻者，主要是肾阳虚，阳虚气化不利，痰脂才能蓄积，而阳虚者，又大多与阴虚有关。这是阴阳互根，互相依赖的关系，亦即是说其阳虚来之于阴虚。实际上是由阴虚及阳，因而化痰减脂治其标，滋阴助阳治其本。而治本者，时间较长也，尤其是补养肾阴，增长癸水的疗程较长，在奠定阴的物质基础后，一般出现了锦丝状带下，才可以应用本方药，在促发排卵后，由阴转阳，阳长旺盛，才有可能化除痰脂阴浊类物质。

本方药中的主药应为苍术、南星、川芎等药。苍术前已介绍，兹则以南星、川芎而论之。

南星，又名天南星，味苦、辛，性温，有毒，入肺、肝、脾经，有燥湿化痰，祛风定惊之效。可治疗中风痰壅，口眼㖞斜，半身不遂，癫痫惊风，风痰眩晕等病证。《本经逢原》分析说："南星，《本经》之虎掌也，为开涤风痰之专药。《本经》治心痛，寒热结气，即《开宝》之下气，利胸膈也；《本经》治伤筋痿拘缓，即《开宝》之治中风除麻痹也；后世各执一例，是不能无两歧之说。南星、半夏皆治痰蕴也，然南星专走经络，故中风麻痹以之为向导，半夏专走肠胃，故呕逆泄泻以之为向导。"《本草经疏》云："半夏治湿痰多，南星主风痰多，是其异矣。"所以南星与半夏均是治疗痰湿的要药。

川芎，辛温，入肝、胆经，或云入肝、脾、三焦经，功能行气开郁，祛风燥湿，活血止痛，治疗风冷头痛、眩晕、胁痛、腹痛、寒痹痉挛、经闭、难产等病证。朱震亨曰"川芎味辛，但能升上而不能下守，血贵宁静而不贵躁动，四物汤用之以畅血中之元气，使血自生，非之谓其能养血也，即痈疽诸肿痛药中多用之，以其入心而散火邪耳，又开郁行气，止胁痛，诸寒冷气疝痛，亦以川芎辛温，兼入手、足厥阴气分，行气血邪自散也。"川芎这味药经临床使用，我们认为属血中气药，有一定的升散作用，为经间排卵期促发排卵之用。

【临床体会】 化痰促排卵汤，在临床上使用虽较少，但有时抑或用之。有一位仲姓女，年龄23岁，月经稀发，经行量少，渐至闭经，形体肥胖，多毛多脂，面有痤疮，经B超及血查内分泌激素，确诊为"多囊卵巢综合征"。平时带下偏少，脉象细弦，舌苔黄白腻厚，符合中医诊断为"痰湿型闭经"。先用归芍地黄汤、二甲地黄汤合菟蓉散，反复调治，白带逐渐增多，待出现锦丝状带下时，遂用化痰促排卵汤，原方药服用 7 剂，并配合复方当归注射液针剂，每日 5 支，含10ml，连用 5 日，BBT 上升为高温相，维持 12 天，高温相下降，月经来潮，经量增多，继则 2 月后又出现锦丝状带下，再服化痰促排卵汤得能排卵，效果明显。

6. 滋阴活血生精汤

【方名】 滋阴者，滋养肝肾之阴也，活血者促进转化也；生精者，系促进精卵之发育成熟也。或者说，滋养阴血，通过活血促进阴长水平的不断提高，卵泡的不断发育，乃经后期的方药，非经间排卵期的方药，方以作用而命名，亦是我们临床验方之一。

【组成】 炒当归、赤白芍、山药、山萸肉各 10g，熟地黄12g，炙鳖甲（先煎）12g，红花 6g，川芎 5g，山楂 10g，川断 5g，丹皮 10g，茯苓 12g。

【服法】 经后期经间排卵期服，每日 1 剂，水煎分 2 次服。

【功效】 滋阴养血，活血化瘀。

【适应证】 阴虚血瘀性排卵功能障碍，以致不孕不育。可见月经后期，经行量少，色紫黑，有血块，小腹或少腹作痛，经间期锦丝状带下偏少，B超探查，卵泡发育较差，脉象细涩，舌质边紫等病证。

【方解】 阴虚血少，夹有血瘀者，临床上亦颇为多见，但滋阴养血与活血化瘀本身存在着矛盾，滋阴养血者，静也，守而不走，活血化瘀者，动也，走而不守，滋阴大多有凝滞血液的作用，而活血化瘀又将耗损一定的阴血，但是在经后期阴长的过程中，有时又不得不合而用之，也即是求得对立统一的意义，是以本方药以归芍地黄汤的基础，所以方中用归芍、地黄、山药、山萸肉等为要药，期望奠定阴长运动的物质基础。

但由于内有血瘀，或者血滞，影响阴长，是以需要加入当归、赤芍、川芎、红花、丹皮等品活血化瘀，动态反应，以促进阴长，特别是卵巢卵泡区有血瘀痰湿蕴阻者，通过活血化瘀，穿经入络，将阴血输入卵泡之内，促进生长，故名之曰生精，鳖甲一药，原为滋阴要药，但鳖甲又有活络软坚的作用，故入乎肝经，既补且化，具有滋阴活血的两重性，故是本方药的要药耳。

【临床应用】

（1）阴虚血瘀之慢性盆腔炎：可见月经先期，或先后无定期，经量多或少，色红，有较大血块，经常少腹隐痛，或有刺痛头昏腰酸，烦热口渴，或有低热，脉象细弦带数，舌质偏红带边，苔薄黄，应用本方药时可加入延胡 10g，败酱草 15g，钩藤 12g。

（2）阴虚性子宫肌瘤：可见月经先期量多，或闭经崩漏交替发作，色紫红，有较大血块，经期腹痛，头昏头晕，腰俞酸楚，烦热口渴，夜寐甚差，舌质红有紫瘀点，脉象弦细数，应用本方药时，尚需加入五灵脂、石打穿。若行经期服用，去川芎、红花，加入三七粉 3g（分吞），血余炭 10g，炒五灵脂 10g，炒蒲黄（包）6g。

【加减】　本方药在临床上具体使用时，因兼夹的病证不同，而有所加减，若胃脘不舒，或有胀痛，以往有胃病史者，当加入广陈皮 6g，佛手片 5g，甘松 9g；若腹胀矢气，大便偏溏者，本方药去当归、熟地，加入煨木香 9g，砂仁（后下）5g；若胸闷烦躁，头昏头痛者，加入钩藤 15g，广郁金 9g，绿梅花 3g；若形体肥胖，口腻痰多者，本方药去熟地黄，加入制苍术 10g，制半夏 6g，制南星 5g。

【临床体会】　阴虚血瘀，在病理上存在矛盾，因为阴虚者，虚也，血瘀者，实也，这是一种虚实之间的矛盾，在临床上亦颇为多见。由于血瘀的缘故，不仅仅影响阴长，而且血瘀的部位不同，如血瘀包括痰湿瘀阻卵巢部位，也必将影响阴与精的形成和发展，反过来又被瘀阻而影响阴包括癸水对精卵的滋养。而且在动与静的运动中，亦明显存在着矛盾。妇科学上的阴包括天癸之水，存在着长消的运动，而血瘀者，死血也，而且还夹杂一些湿浊之物，绝对性的静止，一则欲动，一则凝静，相互矛盾，而且阴者本身就偏向于静，所以血瘀是阴长的较大障碍。此外，在治疗上存在着矛盾对抗，滋阴养血者，静也，活血化瘀者，动也，静则血瘀及其湿浊类物质必然增加，加深瘀阻，动则又将耗损阴血，所以活血化瘀的药物，只能选用量小，作用较弱者为合宜，以红花而论之，用量宜小不宜大，大则损耗阴血，小则有利于阴血之长，特别是瘀阻者，化瘀生新，瘀去新生，所以本方药不仅在经间排卵期使用，而且亦可以在经中期及末期使用之。

本方药中的鳖甲、山萸肉、红花为要药，红花已在有关内容中作过介绍，兹不赘述。

鳖甲，味咸，性平，入肝、脾、肾经，有滋阴清热，潜阳息风，软坚散结的作用，用于阴虚发热，骨蒸盗汗，热病伤阴，虚风内动，甚则痉厥，或则久疟、疟母、癥瘕积聚、肝脾肿大等病证。《本草汇言》认为："鳖甲，除阴虚热疟，解劳热骨蒸之药。"魏景山曰："鳖甲虫也，与龟同类而异种，亦禀至阴之性而入肝，统主厥阴血分为病，……厥阴血闭邪结，渐至寒热，为癥瘕，为痞胀，为疟疾，为淋沥，为骨蒸者，咸得主之。倘阳虚胃弱，食欲不消，呕恶泄泻者，阴虚胃弱，吞咽不下，咳逆短气，升降不足息者，用此无益也。"我们认为：鳖甲善走肝经血分，有滋阴调肝，提高免疫功能的作用，并可软坚散结，与柴胡、䗪虫等同用，可以消痞化癥，血瘀闭经，可与大黄配用，以散瘀通经。若要滋阴潜阳宜生用，软坚散结宜醋炙用。

山萸肉，味酸，性微温，归肝、肾经，功能补肝益肾，涩精固脱，常可治疗腰膝酸软、头晕耳鸣、阳痿、遗精、遗尿、肾虚气喘、妇女月经过多。《药品化义》分析说："山萸肉滋阴益血，主治目昏耳鸣，口苦舌干，面青色脱，汗出振寒，为补肝助阳良品。夫心乃肝之子，心苦散而喜收敛，敛则宁静，静则清和，以此收其涣散，治心虚气弱，惊悸怔忡，即虚则补母之义也。肾乃肝之母，肾喜润恶燥，司藏精气，借此酸性能收脱，敛水生津，……即子令母实之义也。"本药不仅对心肾有作用，而且在免疫功能方面也有着良好的效果，据《现代中药学大辞典》记述："山茱萸水煎剂灌胃，能使小鼠胸腺明显萎缩，减慢单核吞噬细胞系统对炭粒廓清的速率，能抑制SRBC（绵羊红细胞）或 DNCB（2,4-二硝基氯苯）所致的接触性皮炎，但能升高小鼠血清溶血素抗体和血清抗体 IgG 含量。山茱萸糖类有明显促进免疫反应的作用，而且在《傅青主女科》的养精种玉汤中，山萸肉亦是养精的重要药物。

【实践验证】 滋阴活血生精汤，这是我们在经后期及经间期使用的验方，虽然并不多用，但亦有用之时日。如治一伊氏不孕症，为卵巢功能欠佳，每次经间排卵期锦丝状带下较少，B超及子宫输卵管碘油造影均未见异常，血查雌激素偏低，BBT高温相上升缓慢，以及高温相偏低，故以滋阴活血生精汤治之，经后期至经间期均服用，开始时有腹胀便溏，故去熟地加入煨木香、炒白术，前后服用 4 个月经周期。锦丝状带下较多，BBT 高温相正常，效果明显。

7. 滋阴抑亢汤

【方名】 在免疫性不孕中由于由抗精子抗体所致者，必须用抑亢的药物来进行治疗，经我们多年来的临床观察，免疫性抗体阳性者绝大多数与阴虚有关，所以抑亢必须滋阴，滋阴才能有效的抑亢，而且滋阴不仅抑亢，还有调节免疫功能，提高免疫功能，是以我们组合了滋阴与抑亢的药物，命名为滋阴抑亢汤。

【组成】 炒当归、赤白芍、怀山药、炒丹皮、茯苓各10g，干地黄9～12g，山萸肉10～12g，甘草5g，钩藤10～15g，炒柴胡5g，苎麻根15g，蒲黄6g，白花蛇舌草12g。

【服法】 月经干净后，开始服药，每日1剂，水煎分2次服，午后夜晚服。

【功效】 滋阴降火，清热利湿。

【适应证】 阴虚性免疫不孕，抗精抗体呈阳性反应者。

【方解】 免疫性不孕，抗精抗体呈阳性反应者，必须应用抑亢的方药。本方药是从滋肾生肝饮的方剂中加减而来。滋肾生肝饮由六味地黄汤合逍遥散而成。方中为了病情的需要，既要滋肾调肝，调节免疫功能，又要抑制对抗反应，所以方中从滋肾生肝饮中去五味子、白术，加入苎麻根、蒲黄、白花蛇舌草清利以抑亢。其中苎麻根清热以扶正，原为保胎之药，合白芍、山萸肉，有助提高免疫功能，蒲黄、白花蛇舌草有清利湿热的作用，合茯苓，其清利湿热之功更强，湿热亦是导致抗体产生的因素，故清利湿热亦有助于抑亢的作用，之所以又加入钩藤者，主要在于降火，降火者，亦才能抑亢也。全方虽然在于滋阴，但重点亦在于调肝、清肝，养阴者也以肝阴为重点，肝阴者，肝火平，湿热已，才能达到真正的调节免疫功能，抑制过亢，并还有促进受孕的作用。

【临床应用】

（1）月经先期，或先后无定期，量或多或少，色红，有小血块，伴有头痛腰酸，烦热口渴，舌质偏红，苔黄微腻，血查抗体阳性，本方药原方用之。

（2）阴虚火旺型闭经：闭经形瘦，头昏腰酸，带下少，烦热口干，夜寐欠佳，便艰尿黄，脉象弦细带数，舌质红苔少，本方药需加炙鳖甲、柏子仁、怀牛膝等品。

【加减】 兼湿热明显，带下较多，色黄，质黏稠，或有臭气者，可加入炒黄柏10g，败酱草15g，荔枝草9g；兼血瘀者，少腹刺痛，舌质边紫者，可加入五灵脂10g，山楂9g，延胡10g；兼肝脾失调者，可见胸闷叹气，乳房作胀，心情忧郁，腹胀矢气，大便或偏溏等等者，可加入煨木香6~9g，炒白术10g，青陈皮各6g，玫瑰花5g，佛手片6g，徐长卿10g。

【临床体会】 关于免疫性不孕的机制十分复杂，目前多认为，当生殖道炎症损伤时，机体正常的免疫屏障及防御机制受到破坏，精子直接由损伤部位与机体免疫系统接触，由于精子具有抗原性而引起自身或同种免疫反应，产生ASAb而致不孕。精子抗原接触了两性的免疫系统，可引起对精子的体液免疫和细胞免疫，在体液免疫方面表现为精子抗体，如IgG、IgM、IgA和IgE的生成，而针对精子的细胞免疫反应较少，ASAb在血清中的主要存在形成式是IgG，而生殖道内则以分泌型IgA占优势。而ASAb引起不孕的机制，可能为：①抗体可引起精子凝集作用，进而降低精子的活动，特别是宫颈黏液中的抗精子抗体可使精子在宫颈中凝集而不能进入宫腔；②影响精子膜上颗粒的运动，进而干扰精子获能；③影响顶体酶的释放；④干扰精子黏附到卵泡透明带上，进而影响受精；⑤作用于生精细胞，影响精子的生成，抗体与精子结合后，可活化补体和抗体依赖性细胞毒活性，进而加重局部的炎症反应，使输精管堵塞加重，导致少精症；⑥通过介导补体、巨噬细胞和杀伤细胞而直接损害受精卵和早期胚胎。

中医学对免疫因素所致的不孕不育症，无明确的论述。特别对深层次的机制阐述很少，只能借鉴西医学对本病的病因病理研究的理论观点，从中医角度出发，对其病因病机进行了一些探讨。总的归纳来说，肾虚阴阳失衡是本，湿热邪毒是标，气滞血瘀是其病变。但是我们通过临床上的长期观察，本病与肝有着极为重要的关系。肝体阴用阳，藏血而主疏泄，属木而为阴中之阳藏。内寄相火，为风木之藏。清代秦天一曾提出："女子以肝为先天"之说，虽有不当之处，但确也指出"肝"

在女科学上的重要性,特别是在免疫性不孕不育病证方面的重要性。因此,肝与肾占有同等重要的地位。我们认为,肝肾阴虚,相火偏旺,是免疫性不孕症的根本原因,免疫功能的低下、亢进、不协调,实际上主要由于"阴虚火旺"所致,我们早在1990年(6):43《中国医药学报》上发表"辨治妇女免疫性不孕症50例",分为肝肾阴虚型与阳虚瘀浊型两个证型,从总体方面,从阴阳两个方面去探讨免疫性不孕的机制。随着实践的深入,认识到整体与局部两者的相关性和区别性。从整体来看,肝肾阴虚,相火偏旺,而此火者,既有虚火,肾阴之火,又有实火,肝郁化火,两火相合,从局部来看,生殖道内淋巴细胞、淋巴液体与肝亦有密切关系,所以肝火为主,湿热毒瘀等因素,形成"火热烁精"、"火热熔精"、"火热炼精"之说,与现代医学的抗精子抗体阳性致精子制动凝集等病理相吻合。

从实验研究中,寻求有效方药。根据有关资料报道:滋阴凉血的生地、麦冬、白芍、丹皮、旱莲草、龟甲、鳖甲,可抑制免疫功能亢进,对抗变态反应性命病变,减轻或消除免疫抑制剂治疗所引起的副作用,且龟甲、鳖甲有明显增加网状内皮系统的吞噬能力;山萸肉、白芍、生地、麦冬、旱莲草、鳖甲既能增强免疫,也能抑制免疫,具有双向调节的作用;丹皮、丹参活血化瘀,具有抗炎作用,能降低毛细血管的通透性,减少炎症渗出,促进吸收,并具有抑制细胞和体液免疫的作用,黄芪、黄精能提高非特殊性免疫功能,如提高淋转率或网状内皮系统的吞噬功能;黄芩清热,既具有免疫功能的双向调节作用,又可提高淋转率及增强白细胞的吞噬功能;徐长卿具有广泛抗免疫作用,生甘草有激素样的作用,有类似去氧皮质酮的作用,可以当作免疫抑制剂以抗过敏消炎。因此,我们用滋肾生肝饮,即丹参、赤白芍、怀山药、生地、山萸肉、鳖甲、丹皮、炒柴胡、钩藤等,另外又加入蒲黄、苎麻根。制成滋阴抑亢汤，其中蒲黄、苎麻根亦有调节免疫功能的较好作用等。根据临床上实践的深入观察，中医药的作用方式和部位辨证的不同，可以分为免疫促进剂、免疫抑制剂、免疫调节剂及抗过敏介质剂等，临床上依照机体免疫状态的不同，可以分别应用相应的治疗。对其表现为免疫功能低下者，需用免疫促进剂治疗，同样是免疫促进剂，有的作用于细胞免疫为主，如黄芪、人参、山药、灵芝增加 T 细胞比值，六味地黄丸、旱莲草、白芍等促进淋巴细胞转化率；有的作用于体液免疫为主，如健脾药、补肾助阳药，对体液免疫起激活作用。药理学研究表明，黄芪不仅能促进体液免疫，提高免疫球蛋白的含量，增加血浆凝集素的滴度，而且能改善细胞营养，促进蛋白质合成与能量代谢，扩张外周血管，增进血液循环，有利于提高抗病能力，还有的作用于网状内皮系统方面。如补气药的人参、党参、白术、甘草、山药、黄芪、灵芝等，均经实验证实能提高网状内皮系统的吞噬功能。北京市临床医学研究所的实验研究发现三甲养阴汤有明显刺激网状内皮系统吞噬功能的作用。并提出对阐明滋阴的概念可能有助。对免疫反应过强者需要免疫抑制剂治疗。如滋阴凉血药的生地、丹皮、白芍、女贞子、墨旱莲、元参、麦冬等，我们的滋阴抑亢汤中的钩藤、苎麻根、蒲黄等可抑制免疫功能亢进。对抗变态反应性病变，减轻或消除免疫抑制剂治疗所引起的副作用，清热解毒药亦有报告能抑制免疫反应。活血化瘀药的当归、川芎、益母草、木香对体液免疫和细胞免疫均有一定的抑制作用。同样是免疫功能低下，有的是由于辅助性 T 细胞功能不足；有的是抑制性 T 细胞功能过度；有的需要阻断变态反应的进程，以减少其所造成的病理损害，如抑制过敏介质的释放；有的需要改善变态反应已造成的组织损伤或对抗其毒性作用，如应用激素类药物。总之，我们应尽量搞清每个病人的免疫反应异常的性质和部位，采用相应的治疗，辨病中贯穿辨证，使其免疫功能恢复正常，疾病也就痊愈。

【实践验证】 滋阴抑亢汤治疗免疫性不孕不育症，确有较好的效果。我们自 1997～2003 年系统观察 132 例，分为三组进行观察对照，其中以滋阴抑亢汤颗粒剂组 55 例，滋阴抑亢汤汤剂组 39 例，以还精煎口服液作为对照组 38 例（还精煎是由生熟地、何首乌、怀牛膝、锁阳、潼蒺藜、菟丝子等 18 味药组成），服法、疗程均一样。以 3 个月经周期，经期停服，为 1 个疗程。一般 1 个疗程，若抗精子抗体未转阴，进行第 2 个疗程。

诊断标准：①符合中医阴虚火旺证型；②血清或宫颈黏液抗精子抗体阳性；③排除无排卵、黄体功能不健、生殖道包括输卵管炎症；④不符合纳入病例标准或资料不全治疗不完整者。

疗效标准：治愈：ASAb 或 ASA 转阴，停药近一年内妊娠；好转：ASAb 与 ASA 转阴，或滴度下降，停药后一年内未孕；无效：治疗 3 个疗程 ASAb 与 ASA 未转阴，停药后一年内未孕。

治疗效果：3 组总有效率比较：颗粒剂组 55 例，治愈 29 例，好转 24 例，无效 2 例，总有效率为 96.36%；汤剂组 39 例，治愈 21 例，好转 16 例，无效 2 例。总有效率 94.87%；还精煎对照组 38 例，治愈 8 例，有效 24 例，无效 6 例，总有效率 78.95%。说明此方药的效果还是满意的。

8. 助阳抑亢汤

【方名】 助阳者，扶助阳气，抑亢者，也即是免疫亢进的抑制剂。阳虚者绝大数示免疫低下，应属于促进，应运用促进剂，但也有少数反常者，故需一面助阳，一面抑亢，故为助阳抑亢汤。临床上最为少用，但亦有之，或者相对的局部有痰浊，故产生亢进反应，因而在助阳抑亢汤中常须加入化瘀利浊之品，以适应病证之需要。

【组成】 黄芪、党参 12～30g，鹿角片（先煎）6～10g，炙甘草6g，怀山药、丹参、赤白芍、五灵脂、山楂各10g，茯苓12g。

【服法】 一般于经前期服，每日1剂，水煎2次服。

【功效】 益气助阳，化瘀抑亢。

【适应证】 阳气虚弱所致抗体阳性，常可见月经先期或后期，行经量多，色紫红，有血块或烂肉样血块，小腹作痛，腰酸形寒，脉细，舌质淡红，苔白腻。

【方解】 本方药所治阳虚瘀阻性抗体阳性病证，所以一面要补气助阳，一面又要抑亢，所以本方药中首先要用黄芪、党参益气健脾为要药，黄芪、党参是扶正补气的重要药物，其中黄芪是扶正补气更为重要的药物，就免疫而言，亦为重要的药物。川断、鹿角是助阳补肾不可缺少的药物，且川断、鹿角不仅有助阳补肾的作用，而且还有通利血脉、分化湿浊的作用，故以此两类药物的组合可以恢复脾肾阳虚后丧失的功能，提高机体免疫的作用，这是最为主要的方面。故又加入炙甘草，同时又有利于血液的运行，湿浊的分利，因为脾肾阳虚之后，就妇科而言，常有湿热瘀阻的因素存在，正由于有这类因素的存在，故易于出现抗体阳性的反应，是以又必加入丹参、赤芍、五灵脂、山楂、茯苓等品，既可以化瘀利湿，推动血行，解决相对性的局部因素，又可以通过血行加速，促进新血化生，反过来有助于阳气功能的调节，本方药整体、局部均有所照顾，是治疗阳虚性抗体的有效方。

【临床应用】 本方药除治疗阳虚性抗体阳性者外，尚可用于气虚血瘀性痛经、阳虚性盆腔黏连等病证。

（1）气虚血瘀性痛经：可见经行先期，经量偏多，色淡或紫红有血块，行经期小腹坠痛，腰酸，腹胀便溏，神疲乏力，脉细，舌质淡紫。本方药可去山药，加入木香9g，益母草15g，艾叶6～9g。

（2）阳虚性盆腔黏连：腹胀腹痛，腰酸，经行量偏少，色紫红有血块，伴大便偏溏，肢冷，脉象细弦，舌质淡边紫，苔白腻。本方药使用时，常可加广木香 9g，红花 9g。

【加减】 若兼夹湿热者，可加入败酱草 15g，荔枝草、五灵脂各 10g，薏苡仁 15～30g；若兼夹热毒者，可加入金银花 10g，甘草 6g，丹皮 10g；若兼有脾虚泄泻，腹鸣响者，应加入炮姜 5g，煨木香 9g，砂仁（后下）5g；若小腹冷痛明显者，尚可加入肉桂 .(后下) 5g，延胡 10g；若腰俞酸楚明显，小便频数者，需加入杜仲 10g，覆盆子 9g。必要时需加入仙灵脾、仙茅各 9g。

【临床体会】 阳虚瘀浊内阻所致抗体阳性者，临床上虽然少见，但亦常有之。这里有两种原因。其一是整体因素所造成，亦即是素体脾肾不足，阳气虚弱，或者肺脾气虚，久而及肾，导致脾肾阳虚，或者由于肾阳不足，久而及乎脾肺气虚，亦可导致脾肾阳虚。脾肾阳虚一般表现为免疫功能低下，何来抗体亢进，这里必然存在着复杂情况，或者由于感冒外邪，或者是由于情志因素的干扰，或者由于辛辣刺激物品的食用过多，以致出现抗体阳性反应；其二是相对性的局部因素积久而成。或者由于湿热，或者由于血热、热毒、血瘀等等，久而导致脾肾阳虚者，亦有之，但为少见，由相对性的局部湿热、热毒所致阳虚，除病程长外，尚与贪凉饮冷，常服清利清解等药物有关。但毕竟有着局部的有余因素，故刺激生殖器官的局部组织产生抗体阳性，此外，还有脾肾不足，气虚卫外不固，常患感冒，肺气虚弱，感冒病毒刺激生殖器官，因而出现抗体阳性者亦有之。故在治疗上具体运用助阳抑亢汤时，必须加入祛除局部的有余因素。

本方药中的黄芪、甘草等均是要药。故必须介绍之。黄芪虽在前面已作了分析，这里仅着重在免疫方面介绍之。

黄芪，又名黄耆，耆者，长也。黄芪色黄，为补药之长，故名，今俗通作黄芪。味甘，性微温，归肺、脾经。具有补中益气，益卫固表，健脾利水，拔毒生肌的作用。根据《现代中药学大辞典》引述，黄芪对免疫功能的影响，有以下几个方面：①对非特异性免疫功能的影响：小鼠腹腔注射蒙古黄芪多糖（APS）能对抗泼尼松龙对脾脏、胸腺及肠淋巴结等的萎缩和外周白细胞的减少，也能对抗环磷酰胺引起的脾脏萎缩，可显著提高腹腔巨噬细胞的吞噬功能，灌服蒙古黄芪煎剂同样有效。②对体液免疫的作用：小鼠灌服黄芪煎剂，可使脾细胞中抗体形成细胞数明显增加，^{60}Co照射引起的脾脏抗体形成细胞功能有促进作用。③对细胞免疫的作用：膜荚黄芪和蒙古黄芪煎剂均提高小鼠血中 α-萘酸性脂酶（α-ANAE）阳性细胞数，对二硝基氯苯（DNCB）引起的迟发型超敏反应有提高作用。④对红细胞免疫功能的影响：红细胞表面的 C_3b 受体具有免疫黏附特性，有清除致病性循环免疫复合物的能力，老年人此种功能降低，服黄芪可使其升高。因而我院制成防感合剂，其中主药即是黄芪。但必须注意到邪热内盛、气滞湿阻、食积停滞、痈疽热毒盛者以及阴虚阳亢者均忌服。

甘草又名美草，味甘，性平，归脾、胃、心、肺经，具有补脾益气，养心润肺，缓急止痛，泻火解毒，调和诸药之功。正如《医学启源》所说："气味甘，生大凉，火炙之则温，能补三焦元气，调和诸药相协，共为力而不争，性缓，善解诸急，故有国老之称。《主治秘要》云：性寒味甘，气薄味厚。可升可降，阴中阳也。其用有五：和中一也。补阳气二也。调诸药三也。能解其太过四也。去寒邪五也。腹胀则恶之。……纯阳养血补血。梢子去肾茎之痛，胸中积热，非梢子不能除，去皮碎用。"据《现代中药学大辞典》引载："甘草甜素可明显提高腹腔巨噬细胞功能，消除抑制性巨噬细胞的活性。……甘草及其成分甘草甜素在体内抑制抗体生成，抑制补体活性，在体外或免疫低下时却促进抗体生成。"是以甘草一药对免疫调节作用也有重要性。

【实践验证】 据《现代中药学大辞典》记述:"治疗白细胞减少症,每日用黄芪 40～60g,鸡血藤 20～30g,大枣 15 枚。加水文火煎 30min,煎 2 次,煎液混合,分 2 次服用,吃枣喝汤,每 2 周一个疗程,用 2 个疗程,判定疗效,治疗 105 例,显效 75 例,有效 25 例,无效 5 例。"可见黄芪提高白细胞、增强抵抗力确为有效。我们曾治一陆姓妇,年龄 35 岁,继发不孕已 5 年。月经量较多,初经 15 岁,5～7/30±日,量一般,色淡红,有小血块,无痛经,近 2 年来月经逐渐增多,夹有膜样血块。29 岁结婚,流产 2 次,平时白带或多,经间排卵期锦丝状带下偏少,B 超探查:未见异常,子宫输卵管碘油造影:通畅,测量 BBT 示高温相偏低,子宫内膜病检示内膜分泌反应欠佳,伴有头昏腰酸,形体作寒,经行大便溏泄,经前胸闷烦躁,血查血清抗体(ASAb)阳性,子宫内膜(EMAb)阳性,脉象细弦,舌质淡红,边有紫点,治当健脾补肾,助阳抑亢,予以助阳抑亢汤治之。自经间期后开始服药,至行经期加入五灵脂、益母草、炒蒲黄等化瘀止血之品,前后服药 3 个月经周期,不仅抗体转阴,而且 BBT 高温相恢复正常,诸证亦渐消失,停药后 4 个月受孕,翌年分娩一男孩。

第十二讲　妊娠病方药心得

妊娠病者，指妊娠期间所发生的病变。这一期间所发生的病证，在治疗用药上处处要考虑胎孕的因素，所以妊娠药禁，必须注意，非必要时绝不能轻易运用，所以有人提出"保胎治病"并重。我们认为依据病变、体质、胎元三者而决定用药。一般来说，妊娠期间所发生的病证有三，其一是胎气胎火类疾病，要遵循胎前宜凉，用药需要清凉；其二是先兆流产与流产类疾病，保胎与去胎，是治病用药的中心；其三是妊娠期的合并病证，如子淋、子痫、子泻等等，在治病用药上一般宜保胎治病并重，如少数病发急重者，当遵守"有故无殒，亦无殒也"的按病论治，亦符合急则治标之意，毋庸为保胎而延误治病时机。由于妊娠期的病证颇多，所用方药亦多，本讲只能按其常用中的多用方药介绍之。一般有抑肝和胃饮、新加马兜铃汤、加味胶艾汤、牛鼻保胎新方、加减当归芍药汤、新加丹栀逍遥汤、加味活络效灵丹、加减羚角钩藤汤，以下将予逐一分析之。

1. 抑肝和胃饮

【方名】 抑肝者，平抑肝气之旺也，特别是抑制肝气之升逆也，和胃者，顺降胃气，胃腑主降，降则和，所以抑肝和胃者，实际上是降逆止吐；饮者，有两种意义，其一是频饮，其二是凉饮，此处是指少量频服，故谓之抑肝和胃饮。

【组成】 苏叶 3～5g，黄连 3～5g，制半夏 6g，广陈皮 5g，姜竹茹 6～9g。呕吐剧烈者，必须加入炙乌梅 3～5g，钩藤 12g，生姜片 2～3 片。

【服法】 每日 1～2 剂，水煎频服。

【功效】 抑肝和胃，控制呕吐。

【适应证】 肝胃不和型恶阻。症见妊娠早期，恶心呕吐，饮食阻隔，吐出黄苦水，甚则呕吐绿色苦胆水，胸闷烦躁，心中愦烦不舒，脉象弦滑，舌质偏红，苔黄腻，小便酮体试验阳性。

【方解】 恶阻者，是早期妊娠中较为常见的病证。但必须掌握呕吐剧烈，阻隔饮食，小便酮体试验阳性者，为本方的主治。本方药是我们从苏叶黄连汤的基础上加味而来的。苏叶黄连汤出自《温热经纬》薛生白方。因湿热阻于上、中焦，脾胃不和，呕吐不止，苏叶黄连汤治之。故苏叶、黄连为主药，其中黄连更为重要，黄连为抑肝的要药。朱丹溪曾用黄连一味来抑肝和胃，命之曰抑青丸。加入苏叶者，其意有二，一是取代吴萸，抑肝和胃止吐，众所周知，左金丸，乃黄连、吴萸二药，佐金平木，今以苏叶代吴萸，同样达到佐金平木，控制呕吐；其二是苏叶亦是理气安胎的药品，对于妊娠期使用，似乎更为合适，再加陈皮、制半夏以和胃降逆，制止呕吐，但半夏为妊娠药禁之品，其毒性有致胎儿畸形的报道，非必要者，可不用之。竹茹有清热和胃的作用，也是控制呕吐的要药。竹茹一味既有助黄连以抑肝，亦有助半夏、陈皮以和胃，如呕吐甚剧者，可加乌梅酸以敛之，酸以收之，生姜片少量和胃止吐，总之，尽快控制呕吐，乃本方药最为主要的目的。

【临床应用】 除恶阻呕吐外，尚可适用于经行呕吐、急慢性呕吐病证。

（1）经行呕吐：每届经前经期，恶心呕吐，甚则妨碍饮食，伴有胸闷烦躁，头昏头痛，腰酸，脘腹作胀，大便艰行，月经失调，大多后期，量少。色紫红有血块，脉象弦滑，舌质黯红，苔黄白腻。应用本方药治疗时，尚需加入丹参、赤芍、泽兰叶各10g，制香附9g。

（2）急慢性呕吐：可见胃脘胀痛，恶心呕吐，吐出黄苦水，或黏腻痰液，或伴轻度发热，有饮食不洁，或不节病史，脉象弦滑滞数，舌苔黄腻者。用本方治疗时，加黄芩10g，广木香9g，甘松10g，甚则可加大黄（后下）6g。

【加减】　若肝火偏旺，出现头痛头昏者，加入钩藤15g，苦丁茶10g，白蒺藜10g；夹有痰湿偏甚，出现呕吐黏痰甚多，胃脘痞闷，舌苔白腻者，加入干姜5g，茯苓12g，广藿香6g；若心火偏旺，心烦寐差，舌尖有疮疡者，加入莲子心5g，青龙齿（先煎）10g。必要时，亦可加大黄连用量。

【临床体会】　妊娠恶阻，简称恶阻，是属于胎气类疾病，亦属于子病类疾患。因为受孕之后，月经不再来潮，经血蓄于下以养胎元，下既不通，势必上逆，正如《女科经纶·胎前证上》中引罗太无曰："有孕妇三月，呕吐痰并饮食……此乃肝脉夹冲脉之火冲上也"。朱丹溪云：有妊二月，呕吐眩晕，……此恶阻，肝气……又夹胎气上逆。这里所说的肝火肝气，性质上相同也，而冲脉之火与胎气上逆，实亦相同也。因为胎气来源于子宫内，而冲脉者，与任督二脉皆内起子宫，外出于会阴，妊娠之后，胎元生长，有一股生长之气，通过冲脉上冲，逆犯于胃，胃失和降，是以发为恶阻，故胎气通过冲脉上逆，犯乎脾胃，这是最为主要的原因，如今再加上肝气上逆，因为肝与冲脉有着内在密切的关联，所以冲脉之气升逆，必然亦激动肝气升逆，从而使胃更失和降，故出现较为剧烈的呕吐，其次是胃腑的下降能力，也即是胃腑的自我调节功能，也很重要，因为胃腑下降能力较强，则冲肝二气之升逆，如不过分激烈，亦不至于发生呕吐阻食，仅或有一般性恶心泛泛而已，如胃腑本弱，则制降能力较差，冲肝二气升逆，胃腑则失于和降，从而发生恶阻。在治疗上抑肝为主，和胃为次，抑肝者，实际上包含抑肝平冲，平冲者，亦即抑制胎气上逆，从胃腑中抑降，故黄连是必用之品，佐以苏叶者，一方面是从左金丸而来，佐金平木，原用吴萸反佐之，鉴于妊娠有胎气的问题，故予苏叶代吴萸，而是临床实践而来，薛生白在其湿热病证中曾提到呕吐不止，黄连苏叶汤治之，我们多年来的临床实践也证实了黄连苏叶汤确有治疗呕吐的作用。为此，我们认为本方药中的苏叶、黄连、竹茹应是主要药物，将予逐一介绍之，但黄连前已分析，今拣其要者略述之。

黄连：味苦性寒，归心、肝、胃、大肠经，功能清热泻火，燥湿解毒。凡肝火犯胃呕吐吞酸，脘胁疼痛者，配吴茱萸泄肝清火，降逆止呕，名之曰左金丸；若胃有痰热，呕吐口苦者，配橘皮、竹茹，清热化痰。《本草新编》："止吐利吞酸，解口渴，治火眼，安心，止梦遗，定狂躁，除痞满"。由此可见，黄连是治疗肝火呕吐的要药。所以在使用黄连时，务必注意到：凡阴虚烦热，胃虚呕恶，脾虚泄泻均慎服。服用过量，反有恶心呕吐，气短等副作用。

苏叶，又名紫苏叶，味辛性温，归肺、脾经。功能解表散寒，行气和中，安胎，常可用于外感风寒；脾胃气滞，胸脘痞闷，恶心呕吐；食鱼蟹中毒，出现腹痛泄泻。《本草汇言》："紫苏，散寒气，清肺气，宽中气，安胎气，下结气，化痰气，乃治气之神药也。一物有三用焉，如伤风伤寒，头疼骨痛，恶寒发热，肢节不利，或脚气疝气，邪郁在表者，苏叶可以散邪而解表；气郁结而中满痞塞，胸膈不利，或胎气上逼，腹胁胀痛者，苏梗可以顺气而宽中；设或上气喘逆，苏子可以定喘而下气，痰火奔迫，苏子可以降火而清痰，三者所用不同，法当详之"。实际上苏叶入肺，可以帮助黄连佐金平木，若再加入苏梗顺气宽中，则对于控制呕吐较好。

竹茹，又名竹皮。味甘淡，微苦性凉，归肺、胃、胆经，功能清肺化痰，和胃降逆，宁神开郁，可用于肺热咳嗽；呕吐呃逆，病后痰热内扰等病证。其具体功用有如《药品化义》所云："竹茹味苦，性凉，体轻，轻可去实；性凉，凉能去热；味苦，苦能降下。专清热痰。为宁神开郁佳品，主治胃热噎膈，胃虚干呕，热呃咳逆，痰热恶心，酒伤呕吐，痰涎酸水，惊悸怔忡，心烦躁乱，睡卧不宁，此皆胆胃热痰之证，多能奏效"。所以竹茹清胆心化热痰，佐入黄连苏叶汤中，是以加强控制呕吐。

【实践验证】 抑肝和胃饮，是治疗妊娠恶阻病证中最为常用的验方，屡用屡验。如李姓女，26 岁，干部。妊娠 74 天，恶心剧吐 42 天，初经 14 岁，7/28～30 日，量中，色黯红，无血块，有轻度痛经史，24 岁结婚，0-0-2-0，平时带下一般，1998 年行阑尾切除术，有青霉素过敏史。停经 50 天时，小便早孕试验阳性，妊娠 60 天，小便醋酮试验阳性。出现恶心呕吐，不思饮食，食入即吐，脘部胀满不适，吐出酸苦黄水，伴有头昏乏力，胸闷烦躁，夜寐欠安，大便艰行，小便黄少，时或有轻度腰骶酸楚，舌质淡红，苔黄腻，脉象弦滑。治当予以抑肝和胃饮加减之。药用苏叶 5g，黄连 5g，陈皮 6g，炒竹茹 5g，当归、白芍各 10g，佛手片 6g。钩藤 12g，茯苓、寄生各 9g，炒香谷、麦芽各 20g，广木香 6g。药服 5 剂，同时每日补液 1000ml。复诊时，恶心呕吐有好转，出现烦躁不已，口苦口干，舌苔有黄燥之象，两脉弦数，再予原方去当归、佛手片，加入芦根、沙参各 10g，再服 7 剂，输液每日达 1500ml，7 日后再诊，恶心呕吐已轻，已能进食，醋酮试验已转为阴性，但出现小腹作坠，腰酸明显，不得不在原方中，加入杜仲、寄生各 12g，并去广木香，又加入苏梗 6g，服药 7 剂，腰酸已好，恶心呕吐基本痊愈，即停药观察，足月分娩一男婴。

2. 新加马兜铃汤

【方名】 马兜铃散，原为治疗子咳的名方，鉴于我们今天临床上需要，进行必要的加减，形成我们的临床验方，故谓之新加马兜铃汤。

【组成】 炙马兜铃 10g，桔梗 6～9g，贝母 6～9g，紫苏 5g，陈皮 6g，炙桑白皮 10g，炙百部 9g，杏仁 10g，青蛤壳（先煎）10g，炙枇杷叶 9g。

【服法】 每日 1 剂，水煎分 2 次服。

【功效】 化痰止咳，清热理气。

【适应证】 主要适用于妊娠咳嗽，胎气壅滞，痰热阻肺，咳嗽喘急，胸腹胀满，有时甚至不得平卧。

【方解】 所谓子嗽者，因怀子而咳嗽，实属子气类疾病，即胎气胎火过旺，火热炼液成痰，痰热蕴阻于肺，以致肺失宣肃，故而形成咳嗽痰喘，胸膈满闷，故当以马兜铃散治之。本方药即是从马兜铃散的基础上加减而成。方中以马兜铃为主药，就是针对子嗽而用的，马兜铃清热化痰止咳，肃降肺气，因本病常由外感所引起，故方中又用桔梗、紫苏、百部等，开肺散邪，理气化痰以止咳；再用桑白皮、青蛤壳清肺热，降肺气；肺者既要宣开，又要肃降，尤其是清肃之令更为重要，咳嗽大多与肺不肃降，上逆而发作，贝母以化痰止咳；子嗽者，常与胎气胎火有关，孕后胎气胎气胎火极易上升，上犯于肺，肺失肃降，故发作子嗽，故方中又入枇杷叶者，皆在肃降肺气，达到止咳平喘的目的。全方具有清热理气，宣开肺气，肃降肺令的作用，故为子咳要方。

【临床运用】 本方药除使用于子咳外，尚可应用于经行咳喘、肺痨等病证。

（1）经行咳喘：月经失调，大多先期量多，色红，质黏腻有小血块，每届经行，有咳嗽气喘，痰多黏稠，胸闷烦躁、气喘，口渴便艰，尿量偏少，脉象细滑带数，舌质红，苔黄腻，经后咳喘即愈，以本方药治疗时，可加入赤白芍等、五灵脂各10g，炒蒲黄6~9g。

（2）肺痨或蓐劳：形体清瘦，午后低热，入夜盗汗，咳嗽频作，咽喉干痒，咯出黏痰较多，有时夹红，神疲乏力，大便干燥，小便黄少，舌质红绛，苔少色黄，病来较久，以本方治疗时，一般可去桔梗，加入阿胶珠10g，炙知母6g，西洋参3~10g。

【加减】　子嗽早期，风寒外袭，痰火内炽者，本方药应加入桑叶6g，炒荆芥6g；如烦热口渴，午后面部火升，咳逆倚息不得卧者，去桔梗、紫苏，加入炙知母6g，炒黄柏9g，炒子芩9g；如咳嗽日久，口渴喜饮，舌质红绛，苔少津液亏损者，应加入川百合、北沙参各10g，麦冬6~9g。

【临床体会】　根据我们在临床上长期对子嗽的观察，一般具有以下一些特征。咳嗽时间较长，咽痒则咳，阵咳，早晚较剧，胸闷腹胀，甚则咳喘，胎动明显，脉弦滑带数，舌红苔腻黄，治疗有时较为困难，马兜铃散，经加减后改为新加马兜铃汤，是一张较为有效的方剂，我们在观察过程中，发现本病在发生发展过程中可有三个阶段，即初期、中期、晚后期。初期阶段，时间较短，出现感冒状态，或者正由于感冒所引起，一般咳嗽尚不剧烈，所以在治疗上着重在宣肺散邪，佐以化痰止咳，可用一般的外感方药，加入一些化痰止咳之品，如桑菊饮、银翘散，加大贝母、杏仁即可。如果治疗不当，进入妊娠中期，痰热阻肺，子嗽表现为胎气胎火偏旺，咳嗽症状加剧，顿咳阵咳明显，早晚尤剧，胸腹胀满，这就是马兜铃散的适应证，我们在临床上曾经碰到多例子嗽病证，病程均在一月以上，咽痒咳剧，早晚尤著，入夜更为剧烈，阵咳顿咳不已，胸闷气窒不得平卧，烦热口渴，舌红苔腻，脉象弦滑，妊娠中晚期胎动腹痛，治当清肺化痰，肃肺止咳，需用新加马兜铃散，如炙马兜铃 10g，炒黄芩 9g，炙百部、杏仁、青蛤壳（先煎）各 10g，炙橘皮 6g，炙桑白皮 9g，紫苏 5g，炙枇杷叶 9g，钩藤 15g，白芍 12g，前后服药 10 余剂，子嗽基本控制。在子嗽发展到后期，或称晚期，由于内在的胎气胎火偏旺，必然损耗阴津，导致阴虚津亏，由肺阴而损及肾阴，咳嗽更剧，气喘明显，烦热口渴，入夜不得寐，在处方用药中，必当顾及阴津，常须用新加马兜铃汤合百合固金汤治疗，宣肺开肺之药必须少用或轻用，肃肺降肺，清热安神之药需要多用，同时注意休息，控制情绪，避免接触和服食辛辣刺激气味的食物，预防感冒，以免复发。

在本方药中，马兜铃、百部、青蛤壳为主要药物，当分别析之。

马兜铃，又名蛇参果，有南北之别，首见于《药性论》。宋代寇宗奭等认为，取名是指该植物的果实像马颈上所挂之铃。味苦，微辛，性寒，归肺经。功能清肺降气，化痰止咳平喘。常可用于肺热咳喘；痔瘘肿痛，水肿，还可用于梅核气、百日咳、高血压等病。《药性论》认为："性平，主肺气上急，坐息不得，咳逆连连不可"。《本草纲目》认为："微苦、辛"。"寒能清热，苦辛能降肺气。钱乙补肺阿胶散用之，非取其补肺，乃取其清热降气也，邪去则肺安矣"。据《现代中药学大辞典》记载，本药的药理，首在于祛痰镇咳，以马兜铃煎剂灌胃，对麻醉兔有较弱的祛痰作用，烯醇提取物对小鼠氨水引咳及电刺激猫喉上神经引咳，均有明显的镇咳作用，扩张支气管作用。马兜铃浸剂可使离体豚鼠支气管舒张，并能对抗毛果芸香碱、乙酰胆碱及组胺所致的支气管痉挛，但对氯化钡引起的支气管痉挛无拮抗作用。所以我们认为本药清热化痰，止咳平喘有良好作用。但本药的毒性也较明显。小鼠静注马兜铃碱 30mg/kg，可降低肾小球滤过率，增加血尿酸和肌酐，引起肾衰竭。因为本药物内含马兜铃酸 Ⅰ、Ⅱ，马兜铃碱、马兜铃次酸等，凡肾肝两脏有病者，宜慎用之。

百部，味苦微甘，性微温，归肺经，功能润肺止咳，灭虱杀虫。可用于咳嗽，无论新久，均可服用，外用治疗蛲虫、蛔虫、头虱、体虱、阴虱等病。正如《本草纲目》："百部亦天门冬之类，故皆治肺病杀虫，但百部气温而不寒，寒嗽宜之，天门冬性寒而不热，热咳宜之，此为异耳"。《本草正义》认为"百部善于杀虫，……劳瘵肺中有虫，亦是虚热，此其专药，似不可谓之性温，故甄权以为甘，《大明》以为苦，苏恭且以为微寒，……故凡有咳嗽，可通用之。……百部虽曰微温，然润而不燥，且能开泄降气，凡嗽无不宜之，而尤为久嗽虚嗽必须良药"。所以本药的药理作用有镇咳祛痰，百部的生物碱可降低动物呼吸中枢的兴奋性，抑制咳嗽反射而具镇咳之效。其次对支气管平滑肌的作用，百部生物碱提取液对组胺所致离体豚鼠支气管平滑肌痉挛有松弛作用，其作用强度近似氨茶碱，但较缓慢持久。所以百部的止咳作用，尤其是久咳者必用之品。

青蛤壳，或名蛤壳、海蛤壳，味咸性寒，归肺、胃经，功能清热化痰，软坚散结，制酸止痛，可用于热痰咳嗽，瘿瘤痰核；胃痛泛酸，正如《神农本草经》所云："味苦，平。主咳逆上气，喘息烦满，胸痛寒热"。《本经逢原》认为："蛤壳煅赤杵粉，能清肺热，滋肾燥，降痰清火，止咳定喘，消坚癖，散瘿瘤，无不宜之，炒阿胶、鳔胶用之，以其味咸，能发滞性也"。故此药对脾胃虚寒，大便泄泻者慎服。

【实践验证】本方药在临床上使用，一般加减得法，效果明显，我院赵某某，女，34岁，已婚，生育一女孩，近年来常苦月经先期，经治疗半年后月经渐趋正常，由于家庭的情况，欲再育一子，故测量BBT显示高温相欠稳定，稍有偏短的情况，故治以毓麟珠合丹栀逍遥散治之，服药3个月月经周期，得能孕育，受孕初期，曾用黄体酮保胎，至妊娠4月偶因感冒而发咳嗽，未予治疗，一周后感冒已愈，但咳嗽频作，初不介意，至妊娠 5 月后，咳嗽增剧，早晚尤甚，胎动腹痛，不得不自服咳嗽糖浆等药物，咳嗽益剧，延至妊娠 6 月时，咽痒阵咳，入夜颇剧，不能平卧，烦热胀闷，口渴喜饮，便干尿黄，脉弦滑数，舌红苔黄腻，痰热蕴肺，肺失肃降，胎火偏旺，故予新加马兜铃汤加入炙知母 6g，炒黄柏 10g，服药两周，恙情大减，入夜能平卧。胎动已减，咳嗽亦少，续服药两周，基本痊愈，后足月产下一男婴。

3. 加减胶艾汤

【方名】　胶艾汤是《金匮要略》的著名方剂。原为治疗妊娠腹痛、出血的保胎方剂。今天我们根据临床上的需要，进行了适当的加减，故谓之加减胶艾汤，是我们的临床验方之一。

【组成】　炒当归、白芍各 10g，川芎 3 ~ 5g，干地黄 10g，阿胶（溶入）10g，艾叶 6 ~ 9g，甘草 5g，炒川断 10g，苏梗 5g。

【服法】　日服 1 剂，水煎 2 次分服，阿胶另炖，服用时冲入药汁中。

【功效】　养血止血，调经安胎。

【适应证】　妇女冲任虚损所致崩漏下血，月经过多，淋漓不止，产后或流产损伤冲任，下血不绝，或妊娠下血，腹中疼痛者。

【方解】　本方药实际是四物汤的前方，也即是胶艾汤去阿胶、艾叶、甘草后，即为四物汤，原为治疗妊娠腹痛下血，所谓胞阻的先兆流产病证。为冲任虚损，气血壅阻，不能入胞濡养胎儿，阻碍其正常发育，故名胞阻，是以养血止血，调经安胎为要。方中用地黄、芍药、当归、川芎，即后世的四物汤，有补血和血之功，补血以养胎，和血以止痛，阿胶为养血安胎之要药，又为止血固冲的妙品，艾叶暖宫以安胎，止血以安冲，故为治胎漏、崩漏的两味要药。同时阿胶配甘草善于止血，芍药配甘草缓急止痛，且当归、芍药相合，本就是治疗妊娠腹痛的最好配合，再合甘草，故对妊娠虚实腹痛均能有效。本方药因而亦为治疗妊娠、月经病中的出血要方。

【临床应用】

（1）月经过多、崩漏等病证：一般可见出血较多，色紫红，有小血块，或有小腹隐痛，头昏心慌，夜寐较差，脉象细弦，舌质淡红，质裂，苔黄白腻，本方药在具体应用时，可去川芎，加入炒五灵脂10g，炒蒲黄（包煎）6～9g，血余炭10g等。

（2）产后出血，或恶露不绝等病证：可见产后出血较多，色红，有血块，小腹隐痛，头昏心慌，面乏华色，脉象细弦，舌质淡红，边有紫气，本方药在应用时，尚需加入炒川断10g，寄生12g，败酱15g，益母草15g。

【加减】　本方药主要应用于先兆流产与崩漏，如见妊娠腰俞酸痛明显的，需加入寄生12g，杜仲10g；如见神疲乏力，短气懒言的，需加入党参12g，黄芪12g，如见有心烦寐差，舌尖偏红者，上方应去川芎，加入莲子心5g，黄连5g，钩藤12g；如见胃脘痞闷，纳欠苔腻者，应去干地黄，加入陈皮6g，佛手5g，炒谷芽12g。

【临床体会】　先兆流产，一般具有三大特点，即腰酸、腹痛、漏红，其中以漏红最为重要，曾经有人提出：凡妊娠50天内漏红，且时间偏长者，不宜保胎，虽然有些过偏，但的确说明漏红在妊娠三大忌证中最为重要的一面。漏红一般来源子宫腔内，与先兆流产有关，但也有极少数来源宫颈与阴道，与先兆流产关系不太大者，当予鉴别之。关于胶艾汤治疗先兆流产病证，必须是虚实兼夹，而略偏于寒者，如血热、脾虚或脾肾两虚者，均不适宜运用本方药。所以本方药在使用的病证范围，必须掌握好。一般以血虚兼血瘀而略偏于寒者为合，故掌握的要点是小腹隐痛，漏红的血色黯淡，或紫黯，有小血块，小腹有冷痛感。胶艾汤原方所用的干地黄无分量，故一般方剂书籍所用的剂量，均引自《校注千金方》。后世引用胶艾汤治疗先兆流产者颇多，《妇人良方》以胶艾汤为基础方，前后演化10张有关的保胎方。如安胎饮、四物汤加味、安胎散、阿胶散一方、阿胶散二方、芎归补中汤、人参黄芪汤、安胎当归汤，均在胶艾汤的方药中加减而成，其中阿胶、艾叶是主要药物，兹分析如下。

阿胶，又名驴皮胶，味甘，性平。归肺、肝、肾经。功能补血养阴，润燥止血，安胎，用于血虚萎黄，眩晕心悸，阴虚火旺，心烦失眠，热痛阴伤，虚风内动，痉厥抽搐。肝肾亏损，筋骨酸痛，腰足痿弱。肠燥便秘，各种出血病证。阿胶之用甚广，正如《本草纲目》所云："疗吐血衄血，血淋尿血，肠风下痢，女人血痛血枯，经水不调，无子，崩中带下，胎前产后诸疾。男女一切风痛，骨节疼痛，水气浮肿，虚劳咳嗽喘急，肺痿吐脓血及痈疽肿毒。和血滋阴，除风润燥。化痰清肺，利小便，调大肠"。"阿胶大要只是补血与液，故能清肺益阴而治诸证。"按陈自明云：补虚用牛皮胶，去风用驴皮胶。成无己云：阴不足者补之以味，阿胶之甘以补阴血。《本草汇言》亦认为："阿胶清金养肺，滋木养肝，济水养肾，平火养心，润土养脾，培养五脏阴分不足之药也。……然其气味虽然和平，而性质黏腻，如胃弱呕吐有寒痰留饮者，脾寒食不消运者，又当忌之。"可见阿胶用途之广，其亦为冬令膏方之要药，是妇女养血止血的常用药物。

艾叶，味辛苦，性温，有小毒。归肝、脾、肾经。功能散寒止痛，温经止血，调经。可用于脾胃虚寒，脘腹冷痛；下焦虚寒，月经不调，经行少腹冷痛，宫寒不孕，冲任虚寒，经多崩漏；临产寒甚，胞衣不下等等，温经散寒宜生用，止血调经宜炒炭用。阴虚血热宜慎用，内服过多，可产生咽喉干燥、恶心呕吐、头痛痉挛等，孕妇服用不当，可致子宫出血及流产。《药性论》："能止崩血，安胎，止腹痛。"《本草正》指出"（艾叶）能通十二经，而尤为肝、脾、肾之药。善于温中逐冷除湿，行血中之气，气中之滞。凡妇人血气寒滞者，最宜用之。故能安胎，止心腹痛，治带下，血崩，暖腰膝，止吐血，下痢……"。总之，在妇科临床上艾叶用之亦多。但必须遵从《本经逢原》所说："阴虚火旺，血燥生热，及宿有失血病者为禁"。在先兆流产病证，尤当慎用之。

【实践验证】　本方药在崩漏、胎漏病证中，虽然较为少用，但用之得当，效果立见。如《中医杂志》1965 年（3）上发表"以胶艾汤加白术、寄生等治疗 15 例先兆流产。4 例习惯性流产。先兆性流产主症为小腹疼痛，或呈阵发性，或小腹坠胀，腰酸，阴道出血；习惯性流产症状与先兆性流产相似，必须有流产历史。结果，轻症服 1～2 剂，重症 3～4 剂，均治愈。《中华妇产科杂志》1959 年（5）报道：以胶艾汤加减，治疗功能性子宫出血 25 例，效果良好的占 68%（服药 4 剂以内而血止，下次月经基本正常）进步的占 31.8%（用药 8～10 天后血方全止，或虽服药 4 剂，而与下次月经距离不足三周，或下次出血仍持续较长而出血量多），并认为该方对功能性子宫出血有很好的止血作用，对不规则子宫出血功效尤著，而对器质病变引起的子宫出血疗效较差。

4. 牛鼻保胎新方

【方名】　牛鼻者，黄牛鼻也，保胎汤，说明以黄牛鼻为主，加入大量的健脾补肾的药物，所组成的保胎方药，尤其对滑胎病证，更有其较好的效果，是我们的临床有效验方。

【组成】　杜仲、党参各 10～15g，山药、白术、阿胶各 10g（阿胶另炖冲入），砂仁、黄芩各 5g，於术 10g，甘草 5g，卷心荷叶 3g，蚕茧 5g，炙黄牛鼻 10g（以黄牛鼻一具，分为 10 份，每剂药 1 份入药），熟地 10g。

【服法】 每日1剂，水煎2次分服。

【功效】 健脾益气，补肾固胎。

【适应证】 血虚气弱，脾肾不足，孕后胎元不固，易于流产，或屡孕屡坠，流产3次以上的滑胎病证。

【方解】 在先兆流产的病证中，大多伴有脾肾不足，血虚气弱者，尤其是滑胎者，其脾肾不足，更为明显。因此本方药首用杜仲、党参、黄芪大补脾肾为主，而且用量亦较大，并用於术、山药、阿胶之药为辅佐。於术者，即较好之白术也，故加入白术，两术不仅健脾，而且安胎。山药亦是补养脾肾的药物，但偏于阴分。阿胶养血安胎，滋补肝肾，乃阳中涵阴之意。甘草和诸药，亦有安中保胎之意。卷心荷叶，清芬安神，亦有一定的保胎意义。蚕茧乃固胞胎之药品，是保胎中的重要固胎佐药。熟地滋肾。黄牛鼻不仅有健脾安胎之用，而且还有下乳的作用。全方既重脾肾之阳，又注意到滋养肝脾之阴，既着重固冲涩胎，又注意到清心安神。本方药虽来源于民间，但组方用药合理，又经我们长期加减应用后颇效，所以为我们的临床验方。

【临床应用】 本方药虽为滑胎的要方，但亦可运用于脾肾不足的其他病证，如产后虚弱、老年小便失禁等病证。

（1）产后虚弱，恶露不绝等病证：可见恶露不绝，时多时少，色淡红，无血块，头昏心慌，神疲乏力，腰腿酸软，小便频数，脉象细弱。舌质淡红，苔白腻，本方药尚可加入菟丝子10g，血余炭10g。

（2）老年尿失禁：老年期小便频数，或失禁，纳欠腹胀，神疲乏力腰腿酸软，形体畏寒，头昏心慌，脉象细，舌质淡红，苔白，本方药在应用时，须加入覆盆子10g，煨木香9g，鹿角胶6~10g，另炖烊冲入等。

【加减】 本方药在临床运用时尚须根据不同的症状进行加减，如腹胀矢气，大便偏溏者，本方药应去熟地，加入煨木香9g，砂仁（后下）5g；若心烦失眠，舌质偏红者，本方药须加入莲子心5g，炒枣仁10g，五味子5g；若出现腰腿酸软明显，小便频数者，须加入菟丝子12g；若见胃脘痞胀，纳欠，呕恶者，本方药中应去熟地，阿胶，加入陈皮、佛手片各6g，炒谷芽10g。

【临床体会】　先兆流产，特别是滑胎，现代医学称之为习惯性流产，与肾的关系较大，故补肾安胎，是主要治疗方法。代表方剂，是寿胎丸。寿胎丸是《医学衷中参西录》张锡纯的方剂。肾虚者，火不生土，久则必然影响脾胃；胞胎者，系于肾，亦系于脾胃，特别是滑胎，必然涉及肾与脾胃，因而真正会治疗滑胎者，基本上肾脾合治。另一代表方剂为泰山盘石散。泰山盘石散系《景山全书·古方八阵》之方，为《古今医统大全》太山盘石散之异名。药用人参、黄芪、当归、川断、黄芩、川芎、白芍、熟地、白术、炙甘草、砂仁（后下）、糯米等药。本方药着重在中焦脾胃气血，稍带补肾。在明清以前，治疗先兆流产的保胎方，基本上着重气血，从血者，即重视运用胶艾汤，《妇人大全良方》胶艾汤加减，演化为十张类似或与胶艾汤有关的方剂。从气而言，基本上以四君子汤为主，以党参、黄芪为主要药物，白术、甘草以佐之，但为了更好地保胎，一般亦常常加入一些补肾之品，如炒川断、杜仲、寄生等1~2味，其次是固宫安胎的药物，亦常常有所加入，如苎壳、苎麻根、糯米、砂仁等品，亦应有所加入。特别是肾虚为主者，更应加入固宫安胎的药物。

本方药中，杜仲、黄牛鼻是为要药，当予析之。

杜仲：味甘，微辛，性温。归肝、肾经。功能补肝肾，强筋骨，安胎。一般用于肝肾虚弱，腰膝酸痛，足膝酸软；肾虚胎动不安，或滑胎；肾虚肝阳上亢眩晕；肾虚阳痿遗精、尿频失禁等。但阴虚火旺者慎用。其作用的分析，如《本草纲目》所说：杜仲，古方只知滋肾，惟王好古言是肝经气分药，润肝燥，补肝虚，发昔人所未发也。盖肝主筋，肾主骨，肾充则骨强，肝充则筋健，屈伸利用，且属于筋。杜仲色紫而润……，故能入肝而补肾，子能令母实也。《本草约言》亦云"方氏直指：凡下焦之虚，非杜仲不补，下焦之湿，非杜仲不利，足胫之酸，非杜仲不去，腰膝之疼，非杜仲不除。然色紫而燥，质绵而韧，气温而补，补肝益肾，诚为要剂。如肝肾阳虚，而又风湿病者，以盐酒浸炙，为效甚捷，如肝肾阴虚，而无风湿病者，乃因精乏髓枯，血燥液干而成痿痹，成伛偻，以致俯仰屈伸不用者，又忌用之。"现代药理研究发现，杜仲有止血作用，小鼠口服煎剂可明显缩短出血时间 42%，但用毛细管测定本品无缩短凝血时间的作用。是以杜仲补肾安胎，还有一定的固冲止血之功。

黄牛鼻，其作用同于牛肉。《食疗本草》指出："治妇人无乳汁，作羹，空心食之"。《本草拾遗》指出："牛鼻合石燕煮汁服，主消渴"。牛肉，味甘平，无毒，归脾经，功能益气血，健脾肾，强筋骨。可因于虚损羸瘦及消渴病，脾胃虚寒不思饮食。《华子本草》"水牛肉冷，黄牛肉温"。《韩氏医通》认为"黄牛肉，补气与绵黄芪同功"。所以黄牛鼻者，具有温补脾气，合杜仲为脾肾双补，故为保胎之要药。

【实践验证】　本方药来源于民间，首载于我教研组编著的《简明中医妇科学》，为滑胎，即习惯性流产的有效方药。我们曾治疗一例黄体功能不健性的滑胎病案。金姓女，34 岁，已连续流产 4 次，一般均在早孕 50 天或 70 天左右流产。月经后期，经行量多，色紫红，有血块，夹有烂肉样血块，小腹坠痛，经行便溏，经前胸闷烦躁，乳房胀痛，头昏腰酸，经间排卵期锦丝状带下偏少偏短，脉象细弦，舌质淡红、苔白腻，用我们的补肾助孕汤，得能受孕，服后腰酸，漏下咖啡 BBT 高温相欠稳定，血查孕激素偏低，腹胀纳差，神疲乏力，腰酸神疲，脉细滑，舌质红，我们予以牛鼻保胎新方，前后服至孕期

100 天，终获保胎成功。

5. 加减当归芍药汤

【方名】 本方药系从《金匮要略·妇人妊娠病脉证并治》的当归芍药散加减而来，由于妇科临床上的需要，故必须进行加减，形成加减当归芍药汤。亦是我们的临床验方之一。

【组成】 炒当归 9g，白芍 12g，川芎 5g，茯苓 10g，白术 9g，泽泻 9g，苏梗 6g，寄生 12g。

【服法】 每日 1 剂，水煎分 2 次服。

【功效】 养血健脾，缓急止痛。

【适应证】 血虚气滞所致胞脉失养之妊娠腹痛。症见妊娠后小腹绵绵作痛，腹胀矢气，面色萎黄，或心悸少寐，舌质淡红，苔薄白，脉细滑而弱。

【方解】 本方药所治为妊娠腹中隐痛，故重在养血止痛，以当归、芍药为要药，当归具有养血调经的作用，属于阳药，是妇女极为多用之品，也是四物汤的主药之一。芍药在妊娠中使用，应为白芍，而非赤芍，白芍具有养血调肝，缓急止痛之效，属于阴药。也是四物汤中主药之一，当归与白芍相合，一阴一阳，一刚一柔，相互配合，养血止痛，是虚证中的主要止痛药物，而且两药相和，亦是养胎安胎的要药。而本方药又重用芍药，其止痛的效果尤为明显。之所以又加入川芎者，考虑妊娠腹痛，或多或少地存在着气血壅滞，又加入白术、茯苓者，健脾利湿，乃见肝治脾之意也。泽泻利湿滞。鉴于保胎疾病中的腹痛常兼气滞，肾虚，所以加入苏梗理气安胎。寄生补肾安胎。这样才能达到控制疼痛，安胎保胎的目地。

【临床应用】 本方药是妇科及胎产病的常用良方，具有养血柔肝、活血和血、健脾利湿等功效，现代实验研究已经表明，本方及其组成药物具有对子宫—垂体—卵巢轴和心血管系统等的活性调节作用，具有消炎、镇痛、镇静和调整自主神经功能等作用，所以本方药在临床应用方面，不仅对妊娠腹中疼痛和妇人腹中诸疾病有特殊疗效，而且还广泛地被应用于子宫、阴道出血、胎位不正、不孕、遗精、阳痿、围绝经期综合征、高血压、冠心病、心绞痛、肾炎、肾病、黄褐斑、胃溃疡、肺脓疡等病症。

【加减】　本方药在临床上使用时，加减极为广泛，这里仅举其例，如腹痛较剧者，可加入广木香 6~9g，必要时加延胡 10g；如阴道有漏红者，需加入苎麻根 15g，地榆炭 10g；头晕心烦，入夜不寐者，可加入钩藤 12g，莲子心 5g；胃脘痞闷，纳欠泛吐者，可加入广陈皮 6g，佛手片 6g；如腹胀矢气，大便偏溏者，本方药去当归，加入煨木香 6g，砂仁（后下）5g；若腰酸明显者，可加入杜仲 10g，炒川断 9g。

【临床体会】　本方药以当归、白芍为主药。当归善于养血活血，调经止痛，为妇科常用药。用于保胎类疾病，必须是血虚经络失养的小腹隐痛病证。通过多种动物已孕、未孕的离体子宫、在体子宫及慢性子宫瘘管实验表明，当归对子宫具有"双向性"作用。当归高沸点，（180~210℃），挥发油 1:50 浓度既可使子宫完全停止收缩，但洗去药液后子宫收缩恢复，对子宫无明显损害。其挥发油能对抗肾上腺素、脑垂体后叶素或组胺所致子宫兴奋。此作用系对子宫平滑肌的直接作用，而当归水或醇溶性之非挥发性成分对子宫则呈兴奋性影响。慢性子宫瘘管试验表明，当归对子宫的作用与子宫的功能状态也有关，宫内未加压时，能使子宫弛缓，从而使子宫血流通畅，营养改善，而宫内加压时，则使子宫收缩由无节律变为有节律，且节律变慢，此时子宫肌肉有充分休息时间，收缩力加强。本方药另一主药川芎也能兴奋子宫，而芍药主要成分芍药苷则可降低子宫平滑肌张力，抑制垂体后叶素等所致的子宫兴奋作用。这些情况，提示本方药可能对子宫平滑肌呈一种调节性影响。临床报告本方药用于安胎安产有良效。如对于胎位异常，本方药有矫正胎位的作用；正如妊娠服用本方，能使分娩时间缩短，生产安全，且能防止产后母体衰弱，日人吉元氏观察服用本方颗粒剂的91例妊娠妇女，发现确有良好安胎效果，可缩短分娩时间，减轻阵痛，使新生儿发育良好，对早产婴儿亦然，对高年初产、臀位难产、初产双胎、曾剖宫产者及有流产史，或早产史的孕妇，均可使分娩有流产倾向，应用时本方药应尽可能早服，直至分娩时为止。又有人报道，对妊娠妇女投以当归芍药散，结果使所有服药者都顺利分娩，临床都比预产期稍有提前。婴儿体重略低且非常健康，出生后发育良好，因此提倡对于妊娠患者无需考虑对症即可应用本方以保胎、顺产及促进产后母体恢复和婴儿成长。此外，有实验表明，当归对小鼠无雌激素样作用，用当归后子宫重量无明显改变，但子宫DNA含量及子宫利用葡萄糖能力有显著增高，说明当归能促进子宫增生，而组织增生时所需能量来自糖代谢。当归、川芎尚有抗维生素E缺乏效果，此作用既提示本方药对维生素E缺乏所致睾丸病变等有一定保护作用，又可能是其"安胎"的重要药理基础之一。本方药还能治疗许多产前产后疾病，如月经不调、痛经、贫血作用。因为组成主药中，当归含维生素B、叶酸、亚叶酸、烟酸及生物素等物质而有抗贫血效果；川芎也含有叶酸，白术尚能提高白细胞数等，使本方药具有补血的功能。

【实践验证】　本方药治疗多种疾病，均可取得效果。据刘平在《中医药研究》1984，（10）：30报道："中田、寺师等共治疗10例习惯性流产患者，有9例足月顺产，将本方作为安胎药给予91例孕妇服用，结果正常顺利分娩77例，死胎7例，剖宫产5例。该方在保护妊娠方面有较为满意的效果，某院的观察结果指出，在数十年中凡是服用过此方的孕妇，未曾发生过1例流产。

又据郭天玲等在《上海中医药杂志》1987，（7）：7报道："用《金匮》原方当归芍药散制成片剂口服。治疗77例胎儿臀位，获得成功转头位者 62 例。本方药简便效廉，易为患者接受。方法：当归芍药散的组成及含量，根据《中医杂志》1983，（5）：25 载，由当归、白芍、川芎、茯苓、白术、泽泻，按 1：4：1：1.5：1：1.5 的比例配方组成。共研细末，装入胶囊，每粒含 0.5g。本文则按此比例改进工艺，制成片剂。对 119 例患者按随机原则分成甲、乙和对照三组。服药开始最早为 26＋孕周，最后 36＋孕周。一般连服至分娩。甲组 45 例，每次 5 片（片重 0.3g），日 2 次；乙组 32 例，每次 5 片，日 3 次。均口服。对照组 42 例，以常规胸膝卧位矫正胎位。结果：甲组 31 孕周后转位者 33 例，转位率为 73.％；乙组 31 孕周后转头者 29 例，转位率为 90.6%；对照组 31 孕周后转头位者 28 例，转位率为 66.7%；乙组较甲组疗效好，但差异不显著，乙组与对照组则差异显著。最短服药后 1 周转位，最长服药 5 周转位，最迟转位为 38 孕周。

又据杨恒裕在《北京中医学院学报》1987，（5）：36 报道："用当归芍药散加味为主治疗 1000 余例黄褐斑患者，其中经系统治疗和观察者 235 例，结果痊愈 58 例，占 24.68%（面部色素全部消退）；显效 69 例占 29.36%（面部色素消退在 35% 以上）；有效 87 例，占 37.03%（面部色素消退在 30% 以上）；无效 21 例，占 8.9%（面部色素无变化），总有效率达 90.1%。"

6. 新加丹栀逍遥汤

【方名】 丹栀逍遥散，即逍遥散的基础上加入丹栀而命名，但我们今天是用之于妊娠后期胆氨酸过高，引发皮肤瘙痒，是以应加入清热利湿疏风之品，故命之曰新加丹栀逍遥汤。

【组成】 炒山栀9g，炒丹皮10g，当归、白芍、白术、茯苓各10g，炒柴胡5g，绵茵陈12g，钩藤12g，白蒺藜12g，地肤子10g。

【服法】 每日1剂，水煎2次分服，若皮肤瘙痒明显者，亦可日服2剂。

【功效】 疏肝解郁，清热利湿。

【适应证】 一般见于妊娠晚期，始则小腹瘙痒，继则周身皆痒，入夜尤甚，心烦易怒，胸闷胁胀，小便黄赤，大便干结，舌质红绛，苔薄黄，脉象弦滑。

【方解】 妊娠身痒，现亦常有所见，一般均与肝火湿热有关，是以选用丹栀逍遥散加减来治疗。炒山栀、炒丹皮乃清肝要药，肝经气火深入血分，因而清血中之火热，非山栀、丹皮不可。绵茵陈清利湿热，为黄疸之要药，合丹皮、山栀，是清肝利湿的最佳组合，柴胡乃疏肝解郁的良药，当归、白芍养血涵肝，钩藤、白蒺藜为平肝息风、止痒的要药，且钩藤又有息风镇静、宁心安神的作用，白蒺藜亦有疏肝理气的作用，再加入地肤子清热利湿，止痒消风，诸药组合，就具有清、疏、利、止的四大作用。清者，清热也；疏者，疏肝理气也；利者，利湿祛浊也；止者，止痒也，是以为治疗妊娠身痒之有效方药也。

【临床应用】

（1）经行瘙痒：每属经前、经期，辄有身痒，经行量多，色红有小血块，头昏烦热，胸闷烦躁，大便干结，小便黄少，脉弦细带数，舌红苔黄腻。本方药去当归，加入炒蒲黄，大小蓟各10g。

（2）风疹：皮肤瘙痒，或者出现风疹块，烦躁内热，大便干坚，小便黄少，脉象细弦数，舌质偏红，苔黄腻。本方药应用时，当加入细生地10g，赤芍12g，荆芥6g。

【加减】 本方药在具体应用时，尚有所加减，若心火偏甚，瘙痒频剧，心烦寐差者，可加莲子心5g，黄连3g；肝胃失和，胃脘痞胀，纳欠恶心者，可加入陈皮6g，佛手片6g，荆芥5g；若脾运失健，纳谷不馨，大便不实者，去当归，加煨木香6g，砂仁（后下）3g，炒谷芽15g；湿热偏甚，胸闷脘痞，目肤色黄，舌苔黄腻较厚者，去当归、白芍，加入白鲜皮、泽泻各10g，制苍术、广藿香各10g，茵陈可加至15g；若血脉失和，胸腹胀痛，舌质边紫瘀者，可加赤芍10g，虎杖10g，蒲黄包煎6~9g，五灵脂10g。

【临床体会】 新加丹栀逍遥散，是专门治疗妊娠身痒的方剂。妊娠身痒，是妊娠期特发的多见的肝脏功能紊乱的疾病，临床上以皮肤瘙痒和生化上胆汁淤积为特征。虽然妊娠身痒对孕妇预后良好，但对胎儿有不良影响，可致胎儿宫内生长限制、胎死宫内、早产等，使围产儿患病率和死亡率增高，近几年来已被列为高危妊娠而日益受到重视。妊娠身痒，根据文献报道，近几年来有增多趋势，国内为0.13%~3.4%，与国外0.68%~3.25%的发病率相似，现代医学治疗予以保肝及对症处理，无特效药。中医学通过临床的观察，认为本病心肝（胆）郁火湿热、胎气胎火所致者，为主要原因。因此，在临床处理中，把清热清肝与利湿止痒结合在一起，我们所用的丹栀逍遥散新加方，实际上是由丹栀逍遥散合茵陈蒿汤所组成，清利止痒是用药的指导思想。但要有肝郁的存在，有郁必然有瘀滞，有瘀滞就得化瘀行滞。因而在使用清热利湿、疏风止痒的同时，还须加入赤芍、丹参、虎杖、蒲黄等轻度活血化瘀药物，性质平稳，有利于去湿止痒。但毕竟是活血化瘀的药物，用时务必谨慎。好在本病证发作，均在妊娠中晚期，轻度的活血药，一般不至于流产、早产，这也是"有故无殒"的意义。同时还要注意到保肝健脾的一面。由于本病患者胆汁的胆盐分泌量不足，维生素K的吸收减少，使肝脏合成凝血因子Ⅱ、Ⅶ、Ⅸ、Ⅹ的量减少，而引起产后出血。丹皮为妊娠药禁，但晚期用之无妨，但如有出血现象者忌用。我们要重视保肝健脾在本病治疗中的应用，增强肝藏血的功能，对预防产后出血是有积极意义的。

本方药的炒山栀、绵茵陈等为要药。兹分析之：

栀子，《药性论》称为山栀子，《名医别录》称为越桃。味苦性寒。归心、肝、肺、胃、三焦经。功能泻火除烦，清热利湿，凉血止血。用于伤寒热病，发热心烦。肝郁化火，肝火上炎，头目诸疾；胃脘火热作痛，肺热咳嗽；湿热黄疸；火热伤络等病证。欲其泻火，须生用，欲其止血，须炭用，《医学启源》："性寒味苦，气薄味厚，轻清上行，气浮而味降，阳中阴也，其用有四：（去）心经客热一也。除烦躁二也。去上焦虚热三也。治风热四也。"《本草纲目》亦认为："治吐血衄血，血痢，下血，血淋，损伤瘀血，及伤寒劳复。热厥头痛，疝气，烫火伤。" 现代药理认为，对消化系统的作用，有着保肝作用、利胆作用、促进胰腺分泌，栀子及其几种提取物有明显的利胰、利胆及降胰酶效应。所以认为本药的清肝利胆是明显的。

茵陈蒿，味苦微辛，性微寒。归肝、胆、脾、胃、膀胱经。功能清热利湿，利胆退黄，用于黄疸、胆囊炎、湿温、暑湿、风湿瘙痒等病证。脾虚，气血不足所致虚黄、萎黄者不宜用之。《本草正》认为："茵陈，味苦，微辛，气微寒，阴中微阳，入足太阳经。专治黄疸，宜佐栀子。黄而湿者多肿，再加渗利。"《本草正义》亦说："茵陈，味淡利水，乃治脾胃二家湿热之专药。湿疸，酒疸，身黄，尿赤如酱，皆胃土湿蕴积热之证，古今皆以此物为主，其应甚速。荡涤肠胃，外达皮毛，非此不可。盖行水最捷，故凡下焦湿热瘙痒及足胫胕肿，湿疮流水，并皆治之"。可见茵陈乃清热利湿之要药。

【实践验证】 我们运用新加丹栀逍遥散治疗妊娠身痒，取得良好效果。如任某，年龄 26 岁，婚后 3 年，怀孕第一胎，孕至 24 周后，出现皮肤瘙痒，查胆酸偏高，并伴烦躁寐差，纳欠，苔黄腻，脉弦滑。我们应用新加丹栀逍遥散原方加入陈皮 6g，泽泻 9g，药服 7 剂，身痒既止，纳食转佳，停药一月后，身痒又发作，不得不再服原方 10 剂而得效，停药半月，近乎分娩期，身痒又发作，且更剧，再予原方加入龙胆草 6g，虎杖 9g，白鲜皮 10g，服 7 剂，基本上控制症状。

7. 加味活络效灵丹

【方名】 活络效灵丹，或可称为宫外孕方，是治疗异位妊娠的有名方剂。此方原为《医学衷中参西录·上册》所载之方。张锡纯所制此方，原为活血通络止痛之方，山西医学院附院用本方加减，治疗异位妊娠，取得效果。我们根据临床需要，进行加减，故称为加味活络效灵丹。

【组成】 炒当归、丹参各 10g，生乳香、生没药各 6～9g，蜈蚣 6～9g，川牛膝 10g，赤白芍各 12g。

【服法】 水煎分服，每日 1 剂，亦可日服 2 剂，每 4 小时服 1 次。

【功效】 活血祛瘀，通络止痛。

【适应证】 异位妊娠之属于气血瘀滞者。原书指出：治气血凝滞，痃癖癥瘕，心腹疼痛，腿痛臂痛，内外疮疡，一切脏腑积聚及经络湮瘀。

【方解】 活络效灵丹所治疗的病证，是气血凝滞所致的痃癖癥瘕，伴有疼痛的病证，现在可专治异位妊娠。异位妊娠者，亦属于癥瘕腹痛的范围，所以本方药的当归、丹参为主药，调经化瘀，一般当归与他药相配者，或与赤白芍相配，谓当归芍药散，或与川芎配伍，谓之佛手散，或称芍归饮，或与附子相配，谓之小温经汤，今与丹参相配，意在化瘀调经，生乳、没两药，既有化瘀止痛之功，又有止血和络之用，因异位妊娠不仅腹痛，而且易于出血，甚则大出血，故化瘀之中，必寓止血，止血之中，又当化瘀，化瘀还须消癥，止血必当和络，而且还要控制疼痛，才是本方药的目的，也是治疗异位妊娠的目的。但生的乳、没药物对胃脘部有一定刺激，所以胃弱者不宜用之，今加蜈蚣、川牛膝以化瘀杀胚。

【临床应用】

（1）异位妊娠未破损期：患者可有早孕反应，或下腹一侧隐痛，妇科检查时，可触及一侧附件有软性包块，有压痛。尿妊娠试验为阳性，脉象弦滑，临床应用本方时，需从本方去生乳、没，加赤芍、桃仁、三棱、莪术为宫外孕Ⅱ号方。

（2）盆腔炎性包块：输卵管积水、积脓，症见腰酸、少腹胀痛、刺痛，或有低热，脉象弦滑，舌质暗紫，苔黄白腻。妇科检查，示附件压痛，有囊性包块，需在本方药中加入山甲片、皂角刺、延胡、大黄、败酱草等。

（3）外伤肿痛，外科疮疡：可见疼痛较剧，按之肿痛，脉象弦细，舌质瘀紫等。本方药治疗，可加入红藤、苏木等药。

【加减】 本方药在具体应用中，在异位妊娠破损后，腹腔、盆腔内瘀血凝滞，形成包块者，本方药应加入三棱、莪术两药；若腹胀便坚，大便不行者，可加炒枳实、大黄等药；若脘腹痞胀，恶心泛吐者，可加入广木香、广陈皮、制半夏；若形寒肢冷，大便溏泄者，可去当归，加入制附片、炮姜等药。

【临床体会】 张锡纯所制的活络效灵丹，原为活血通络止痛的方药，用于血瘀所引起的各种疼痛病证。山西医学院附属一院用本方加减，治疗异位妊娠，取得较好的效果。因此将本方加减，制成宫外孕Ⅰ、Ⅱ号方。异位妊娠一般分为未破损型与已破损型。我们认为对未破损型，首先要杀死胚胎，故在本方药中加入蜈蚣、川牛膝等品。但据报道天花粉针剂，在皮试后进行注射，其杀胚作用较为明显，可考虑应用之。对已破损型者，则宜用宫外孕Ⅰ、Ⅱ号方治疗。已破损型又分为休克型，不稳定型，包块型三种，对休克型宜中西医结合，主要是手术抢救。对不稳定型者，可以本药方治疗，重在杀胚。对包块型者，当以本方药加入三棱，莪术以治之，或称之为宫外孕Ⅱ号方。由异位妊娠腹痛是一个非常危急的病证，其临床观察和护理十分重要，稍不注意，或麻痹大意，即有导致患者死亡的危险。在应用三棱、莪术以消血肿包块时，更注意到两种情况，其一是异位妊娠处于不稳定型时所出现的包块，因胚胎存活，腹腔内出血，谨防大出血；其二是包块型虽处于稳定状态，也即是胚胎已死亡，但伴有出血明显者，应用三棱、莪术时先从小剂量开始，逐渐根据病情加量，血肿消失后，即停药，或者在用药中发现服用棱、莪后出血增多，反应较大，亦停药。本方药中的乳、没是为要药，但如服药后胃脘很不舒服，以致恶心呕吐，胃痛明显者，亦当停药，以免引起不良反应。

本方药中除乳、没外，还有蜈蚣，需要加以分析。

没药，味苦微辛，性微温。归心、肝、脾经。功能活血止痛，消肿生肌，为外伤科要药，可用于跌打损伤，瘀肿疼痛；心腹疼痛；胸痹刺痛；寒凝血瘀而致痛经；痈疽疔疮等病证。本药醋炒可以加强药效。《本草衍义》认为："没药，大概通滞血，跌打仆损疼痛，皆以酒化服。血滞则气壅滞，气壅凝则经络满急，经络满急，故痛且肿。凡跌仆着肌肉肿胀者，经络伤，气血不行，壅滞，故如是。"《本草纲目》："散血消肿，定痛生肌"，"乳香活血，没药散血，皆能止痛消肿，生肌，故二药每每相兼而用。"

乳香，又名薰陆香，《梦溪笔谈》曰："薰陆，即乳香也，本名薰陆，以其滴下如乳头者，谓之乳头香；熔塌在地上者，谓之塌香。"味辛苦，性温。归心、肝、脾经。功能活血行气，止痛消肿，生肌，用于血瘀气滞诸痛证，常与没药相须而用；痈肿疮毒。乳没两药孕妇忌服，胃弱易呕者慎服。《本草纲目》："乳香香窜，入心经，活血定痛，故为痈疽疮疡，心腹痛要药。《素问》云：诸痛痒疮，皆属心火是矣。产科诸方多用之，亦取其活血之功尔。"《医学衷中参西录》："乳香、没药，二药并用，为宣通脏腑，流通经络之要药，故凡心胃、胁腹、肢体、关节诸疼痛皆能治之。又善治女子行经腹疼，产后瘀血作痛，月事不以时下。"

蜈蚣，味辛，性温，有小毒，归肝经。功能息风止痉，通络止痛，解毒散结。可用于热病动风；风湿痹痛；顽固性头痛；破伤风；疮疡肿毒等证。孕妇忌服。《名医别录》"有毒，疗心腹寒热积聚，堕胎，去恶血。"我们之加入活络效灵丹者，意在杀胚胎也，即堕胎去恶血之意也。

【实践验证】 山西医学院附一院以此方加减，制成宫外孕Ⅰ、Ⅱ号方，取得治疗异位妊娠的较好效果。《黑龙江中医药》1986.3.24 报道："赵女，24 岁。患者停经 2 个月，一周来阴道不规则出血，伴下腹疼痛，诊为异位妊娠而收住院。查阴道出血量多，夹有血块，下腹痛甚拒按，脉弦滑，治以活血化瘀。用活络效灵丹加味，即活络效灵丹加入蒲黄、五灵脂等，水煎服，3 剂后血止，腹痛大减，9 剂后腹痛消失，能下床活动。出院后随访情况良好。而且以此治冠心病、心绞痛、癥瘕，中风（脑血栓形成）均取得一定的效果。

8. 加减羚角钩藤汤

【方名】 羚角钩藤汤，来源于《重订通俗伤寒论》，是治疗子痫发作期的主要方剂。我们今天根据临床病证的需要，进行加减，主要用于先兆子痫时血压高，只有控制高血压，控制肝阳肝火的发展，才能有效地控制子痫的发作，故名为加减羚角钩藤汤。

【组成】 羚羊角 0.3 ~ 0.6g（吞），钩藤 15 ~ 30g，桑叶、川贝母各6g，鲜生地、白芍、竹茹、白蒺藜、丹参各10g，甘菊花5g，珍珠母（先煎）15 ~ 30g，青龙齿（先煎）15 ~ 20g，牡蛎15g。

【服法】 水煎分服，每日 2 次，或日服 2 剂到 3 剂。

【功效】 息风潜阳，清热平肝。

【适应证】 妊娠后期，或称晚期，头晕目眩，夜寐甚差，腰俞酸楚，面色潮红，血压高，尿蛋白，或下肢浮肿等证。或突发眩晕倒仆，四肢抽搐，牙关紧闭，脉弦舌红者。

【方解】 风火型子痫，由于现在注重防治，而且及时治疗，临床上颇为少见，但抑或有之，凡妊娠后期，发现头晕目眩，血压高，蛋白尿，或下肢浮肿，就须服用本方药。故方中用羚羊角、钩藤为君药，羚羊角是泻肝息风的要药，钩藤亦是息风静阳的要药，两药相合，平肝息风的功效较佳。孕后阴血亏虚较著，胎火夹肝火肝阳上逆，热盛化风，风阳上旋，故发子痫，因而清肝火平肝阳，防其化风上旋，必须重用此两药以镇之平之清之，又加桑叶以疏风，珍珠母亦是镇肝息风的重剂，佐羚羊以平息肝阳，控制血压，白夕利、甘菊花息风静阳，佐钩藤以治之，川贝母以化痰，丹参、龙齿以安神，茯神亦是安神之品，竹茹清肝和胃，凡肝阳肝火上逆者，必借道于胃，常使胃腑失降，故当和之降之，是以常用之耳。

【临床应用】 本方药除应用于先兆子痫及子痫病证外，尚可应用于眩晕、经行头痛失眠证、高血压等病证。

(1) 头目眩晕证：伴有头痛烦热，面色如醉，脉弦，舌红，苔黄腻者，本方药可加茯苓、泽泻各10g。

(2) 经行头痛失眠证：经行大多先期，经量偏多，色红，有小血块，头昏头晕，胸闷心烦，失眠等证。本方药可加入炙龟甲（先煎）10g，黄连3g，炒枣仁10g。

(3) 高血压病：头昏头晕，胸闷烦躁，夜寐较差，腰酸腿软，脉象细弦，舌质偏红，苔黄腻，本方药应加入广郁金10g，川断10g。

【加减】 如心肝火旺者，应加入龙胆草6g，黄连3g，苦丁茶、夏枯草各10g；若痰涎多者，加入天竺黄、陈胆星各10g，炙远志6g；若胸脘痞闷，恶心泛吐者，加入广郁金9g，佛手片6g，制半夏6g。

【临床体会】 子眩、子晕，是先兆子痫的主要表现，但必须具有高血压、蛋白尿、浮肿三者，其中尤以高血压最为主要，一般控制子痫发作，就必须在先兆子痫期控制高血压，血压稳定，才能防止子痫的发作。且妊娠晚期，肝肾阴虚，胎火更旺，则肝火肝阳亦旺，是以容易化风炼痰，导致风火型子痫，羚角钩藤汤是最适合的方剂，本方药来之于《重订通俗伤寒论》，药用羚羊角片、双钩藤、霜桑叶、京川贝、鲜生地、滁菊花、生白芍、茯神木、生甘草、淡竹茹，我们去掉生甘草，加入青龙齿、白蒺藜、珍珠母、丹参等品，似乎较为合适。羚角钩藤汤，我们认为：是从《妇人大全良方》的羚羊角散变化而来。考羚羊角散出于《妇人大全良方》："妊娠疾病门·妊娠风痉论"。药用羚羊角、独活、酸枣仁、五加皮、薏米仁、防风、当归、川芎、杏仁、茯神、木香、甘草。《妇人大全良方》认为子痫的发作，在于妊娠体虚受风，而伤足太阳经，遇风寒相搏，则口噤背强，甚则腰反张，名之风痉，须臾自醒，良久复作，又名子痫、子冒。当审察其因而治之。是以着眼于外风，用药偏于温散，不符合子痫的发作在于内在的，特别是胎火因素，即子痫因素，重在清降，因而除掉独活、防风、川芎、杏仁等温散之品，加入钩藤、菊花、川贝母等较为合适，我们更加入青龙齿、珍珠母等药，似为更合适。

本方药中的羚羊角、双钩藤、左牡蛎是要药，当予析之。

羚羊角，味咸性寒，归肝、心经。功能平肝息风，清肝明目，凉血解毒，用于温热病热邪内盛，引动肝风，神昏痉厥；肝阳上亢，头痛眩晕；血热出血，发斑。《本草纲目》认为："平肝舒筋，定风安魂，散血下气，辟恶解毒，治子痫痉疾"。羚羊角，入厥阴肝经甚捷，同气相求也。肝主目，开窍于目，其发病也，目暗障翳，而羚羊角能平之；肝主风，在合为筋，其发病也，小儿惊痫，妇人子痫，大人中风搐搦，及筋脉挛急，历节掣痛，而羚羊角能舒之；魂者，肝之神也，发病则惊骇不宁，狂越僻谬，魇寐卒死，而羚角能安之；血者，肝之藏也，发病则瘀滞下注，疝痛毒痢，疮肿瘰疬，产后血气，而羚角能散之；相火寄于肝，在气为怒，病则烦瞆气逆，噎塞不通，寒热……而羚角能降之。"故羚羊角，是清肝息风的最重要的药物。

钩藤，甘寒，入肝，心包经，功用清热平肝，息风镇痉，可用于小儿寒热惊痫，大人头晕目眩等证。李时珍《本草纲目》认为："大人头旋目眩，平肝风，除心热等"。左牡蛎也是镇痉息风的要药，故我们集合了诸多镇痉息风，控制血压的药物，用于先兆子痫的高血压时期，来防止肝阳肝火化风而发子痫，效果要比子痫控制为好。

【实践验证】 加减羚角钩藤汤，治疗先兆早产血压高属风火型者，确有一定效果。由于现代重视妊高征的防治，所以子痫发病率已大大减少，因为当发作子痫时，抢救稍不及时，死亡率还是比较高的。我们根据《妇人大全良方·妊娠疾病门》附治验：一妊妇因怒，忽仆地，良久而醒，吐痰发搐，口噤项强，用羚羊角散渐愈。更用钩藤散始痊。又用归脾汤而安。按羚羊角散，即《妇人大全良方》之方，原方下注明：治妊娠冒闷，角弓反张，名曰子痫风痉。

第十三讲 产后病 方药心得

　　产后病者，是指产褥期间的疾病。这一时期的病变与分娩有关。产后的病理特点十分显著，多虚多瘀，易寒易热，因而所产生的病证如产后血晕、产后腹痛、恶露不绝、产后汗证、产后发热、产后身痛、产后小便失常、产后忧郁等病证，均具有虚实两方面的病变。

　　在处方用药的特点方面，也应根据这一时期的特点，进行辨证论治，所谓"勿拘于产后，勿忘于产后"。既注意这一时期的特点，予以处方用药，又根据辨证辨病的特点予以调治。就补虚而言，一般产后一周之内，亡血伤津，阴虚火旺者多，用药着重清补，待到两周之后，又常常出现虚寒现象，予以温补，但又必须注意调理脾胃。正如《傅青主女科·产后编》所说："大补气血，调理脾胃为主。"就实而言，主要排除瘀浊，祛瘀生新，所以产后崇尚服用益母草、赤砂糖、生化汤者，就在于此。就祛寒偏温而言，"产后一块冰"，生产之后气血大耗，肾虚偏阳，故容易出现一种寒象，用药偏温，也是这一时期的特点。特别强调避风寒，保温暖，当然阴虚火旺者例外。一般产后病证常用的方药有生化汤加味、加减清魂散、进退身痛逐瘀汤、加味肾气丸、清热利湿止汗汤、补肾活络汤、解郁和营汤，将予一一分析其药物运用。

1. 加减生化汤

【方名】 生化汤者，含有深意，如以方药论之，当为化生汤，即化瘀生新之意，但所以称之为生化汤者，缘由后天生化之源的意义。从命名的含义来看，将一张化瘀收缩子宫、促进子宫复旧的方剂，作为从血分促进生化的方药，变而为扶正的方剂。我们根据临床需要进行加减，故称为加减生化汤。

【组成】 炒当归12g，川芎5g，桃仁9g，炮姜、炙甘草各3g，山楂10g，炒荆芥6g，益母草15g。

【功用】 活血化瘀，温经止痛。

【适应证】 治疗产后恶露不行，或行而不畅，淋漓不尽，夹有血块，腹中疼痛，舌质淡紫，脉细而涩。

【方解】 本方药所治之产后恶露不行，或恶露淋漓不绝，小腹冷痛，是因为血瘀内阻夹寒所致。故治当以活血祛瘀，活血化瘀者，含有两种意义，其一是通过活血化瘀，使膨大的子宫收缩而恢复原来的状态，谓之复旧；其二是通过化瘀祛旧，促进新生，即瘀去新生，在动态状态中使身体恢复。所以方中重用当归补血活血，祛瘀生新为主药；川芎活血行气，血中之气药，且佐当归以缩宫复旧，故亦为主药；桃仁活血祛瘀，祛瘀生新，为辅药；炮姜温经止痛，而且有助于生新；炙甘草调和诸药，且甘草炙之，有助于温中之用，虽为佐使之药，但亦寓有深意。而我们今天又加入荆芥以疏肝解郁，协助归芎以缩宫；山楂者，化瘀生新；益母草是产后调理的要药，不仅有化瘀缩宫的作用，而且还有化瘀生新的意义，故诸药相合，共同组成活血化瘀，缩宫生新，温经止痛的方剂。

【临床应用】

（1）产后腹痛病证：产后恶露较少，小腹冷痛，或疼痛较剧，腰酸，脉象细弦，舌质边紫，苔色白腻。本方药可加入延胡12g。

（2）胎盘残留证：恶露不绝，量少或多，色紫红有血块，腰酸腹胀，舌质紫黯，苔黄白根腻厚。本方药加入川牛膝10g，红花6g。

（3）血瘀型痛经：经行后期，经量少或多，色紫红有血块，腹痛剧烈，小腹有冷感，脉象细弦，舌质边紫或有紫瘀点，脉细。本方药加肉桂（后下）5g，延胡10g。

【加减】 本方药为妇女产后常用方药，但药性偏温，应以产后瘀阻而兼寒者为宜。如恶露已行，腹微痛者，可减去破泻的桃仁；若瘀块留阻，腹痛甚者，可加蒲黄、五灵脂、延胡等，以祛瘀止痛；如属血寒较甚，小腹冷痛者，可加肉桂以温经散寒；若产后1~2~3天间，血块未消，或晕或厥，甚则汗出如洗，肢冷，呈气血虚脱者，加入红参或白人参等服之。《傅青主女科·产后编》推崇生化汤，其产后应用之广，非他方所能及，其加减应用，颇多启迪，可参考之。

【临床体会】 生化汤，近代妇科医书认为出自《傅青主女科》，但根据考证，应来源于《景岳全书》，而《景岳全书》又是收集浙江绍兴（古称会稽)《钱氏家传方》。所以方源应为《景岳全书》引钱氏方，《傅青主女科》只是引用而已。其所以命名为生化汤者，清代医家陆九芝在其著作《世补斋医书》中解释说"天曰大生，亦曰大化，生化汤所由名也。生化汤之用，莫神于傅徽君青主，凡胎前产后，总以佛手散、芎归二物为女科要药，生化汤亦佛手散加味耳。方中炮姜只用四分，不过借以为行气之用，助芎归桃仁以通瘀生新，而甘草补之"。殊不知天曰大生，亦曰大化，大生大化命名为生化汤者，不仅仅是从化瘀生新，或瘀去新生，实际上其深层的意义，还在于生化，还在于扶正，将一张活血化瘀，温经止痛的祛实方剂，提升为生化扶正的方剂，若不明其理，是很难令人信服的。而且生化者，主要在于后天脾胃，脾胃为后天生化之源。历来均以四君子汤、六君子汤、香砂六君汤、归脾汤、补中益气汤、参芪汤、当归补血汤作为扶助后天脾胃生化之源的方剂，均为扶正的方剂。我们通过临床上的长期观察，脾胃的生化作用就在于脾胃之间的升降协调作用。饮食入于胃，胃主受纳，经过胃的蠕动磨化，其津液精微，所谓清的部分，依赖脾之上升，输于心肺，转化为营卫气血，注入血脉，营养全身。其浊液糟粕，依赖胃之下降，输之于大小肠，转化为大小便排出体外。脾胃之升清降浊，虽在气分，故四君子汤类方药均从气分助之，但气与血密切有关，血有所滞，必及乎气，气之不畅，势必影响脾胃升降。而且从血分促动升降，亦有助于脾胃之升降。加味生化汤中以川芎、荆芥之升，以助脾之升清，当归、桃仁、山楂、益母草之降，以助胃之降浊。辅以炮姜、炙甘草之温中，以益脾胃，此乃从血分扶助脾胃之升降，而达到旺盛后天生化之源的作用，而且本方重用当归亦有活血养血的作用。有如《刘奉五妇科经验集》在"运用生化汤的临床体会"一文中说："对血的生成，不但应看到其属于物质的一面，更重要的是其功能的一面，以其生成来源可以看出'受气'与'取汁'两部分，'气'与'汁'化赤才是血。人体之'血'，必须在环流不息的情况下，才能发挥其功能作用。如果血行怠惰停滞，甚则凝聚不化，形成瘀血，或称死血，则失其功能，因此对血虚的概念，以临床上讲，应当分析其属于物质性缺乏，还是功能性障碍，……活血的目的是为了促进血液循环，因为周身与局部的血液环流正常，新血逐渐滋生，才能充盈于脉道之中。因此，血的功能是以物质为基础，而功能旺盛又能促进血（物质）的新生。"所以活血养血，是指通过血液流动，增强功能，达到养血的目的。

生化汤的归芎已在前面析之，这里分析益母草、炮姜两药。

益母草，亦有称为坤草者，味辛、苦，性凉，归肝、肾、心包经。功能活血调经，利水消肿，解毒。用于血瘀所致月经不调、痛经、闭经及产后恶露不绝、水肿、乳痈等病证。阴虚血少，月经过多及瞳仁散大者均忌服，如《本草汇言》所说："益母草，行血养血，行血而不伤新血，养血而不滞瘀，诚为血家之圣药也。妇人临产之时，气有不顺，而迫血妄行，或逆于上，或崩于下，或横生不顺，或子死腹中，或胞衣不落，或恶露攻心，血胀血晕，或沥浆难生，蹇涩不下，或呕逆恶心，烦乱眩晕，是皆临产危急之症，惟益母草统能治之……眼科以之治血贯瞳仁及头风眼痛，以功能行血而祛风也。"《辨药指南》亦指出："入肝清热疏散，专治胎前产后诸证，故名益母。凡胎前气易滞，故恶阻而胎不安。产后血易滞，故血晕而腹痛，以此活血行气而不推荡，使血气流通以除凝滞，大有益于阴分，故云有补阴之功。……用之行瘀血，即所以生新血耳。"现代药理证实，益母草收缩子宫作用明显，但有抗血小板聚集作用，抗血凝作用。凝血功能差，出血过多者慎用之。

炮姜味苦、辛，性温，归肝、脾经，功能温经止血，温脾止泄。用于虚寒性出血证；脾胃虚寒，脘腹冷痛，呕逆，水泄、久痢等证。《珍珠囊》认为"干姜，辛。见火后稍苦，故止而不走也。"《药品化义》"炮姜，味苦辛，性温，入肺、脾、肝三经。炮姜煨黑，味本辛热，变为苦温，发散之性已去，所以守而不移。入肝经血分，盖肝本温，虚则凉，以此温养肝经，退虚热，加二三片助逍遥散疗血虚发热有汗神妙。又能温脾经，治泄泻日久。阴虚便血于下，以此佐补阴药领血上行，使血自止。因肝藏血，产后败血过多，致肝虚发热骤盛，用二三分以温肝脏，表热自解。"《药笼小品》指出："炮姜，味苦大热，能使阳生阴退，故吐衄下血，有阴无阳者宜之。阴虚有火者勿服，孕妇尤忌。"现代药理认为有抗胃溃疡作用，止血作用。生化汤用此，温调脾胃，兼以控制出血，目的在于扶正生化。

【实践验证】 本方药应用之广，疗效之好，是公认的。

据《新中医》1977，（4）：38 报道：用本方药加红花 1.5g 治疗产后子宫复旧不良 59 例，产后子宫收缩痛 41 例，每日 1 剂，共 2~3 剂，并以麦角新碱治疗子宫复旧不良 50 例为对照，结果以本方药治疗者效优。

对胎盘残留治疗的效果。据《广东中医》1962，（9）：17 报道：用本方药去甘草，炮姜改用煨姜，加益母草、红花等，治疗小产后胎盘残留 22 例，服药后均残留之胎盘排出，出血、腹痛等也随之消除。

产后调理，生化扶正之作用。据《江西中医药》1960，（6）：25 报道：无选择地给 60 名产妇连服生化汤 3 剂，另设 60 名不服药者对照，对子宫复旧不良、恶露情况，产后宫缩痛，乳汁不足及产褥感染等发生率进行观察，服生化汤组上述情况发生率为 35%，对照组为 51.5%，但两组宫缩痛发生率相似。除此之外，生化汤组上述发生率为 10%，对照组为 28.3%，表明生化汤似确有产后调理效果，其中似对于防产褥感染、促进泌乳功能为佳。

我们曾治疗一例胃弱纳差的病例，患者张姓，35 岁，产后 2 月，纳食欠佳，神疲乏力，大便时干时溏，但以干为主，2~3 日一行，纳欠，苔稍腻，舌质紫暗，脉细弦。曾用归芍六君汤、参苓白术散等治疗无效。我们经再三分析，不得不用加减生化汤加入陈皮、炒谷芽服 7 剂，无大变化，再服 7 剂，自述服药至 10 剂后，突然胃纳转佳，精神亦振，再服 7 剂，基本上恢复正常，此亦扶助生化之源的实例。

2. 加减清魂散

【方名】 清魂者，清醒已昏晕之神魂，此乃产后血晕之证，以往由于接产不当，常致出血较多，而该排泄之瘀浊，不能排除，但气血又大耗，是以出现虚实兼夹的产后昏晕。根据临床上的情况，进行加减，故谓之加减清魂散。

【组成】 白人参 6~10g，泽兰叶 10~15g，川芎 3~5g，

荆芥6~9g，炙甘草3~5g，五灵脂10g，广郁金6~9g。

【服法】 日服1剂，水煎2次分服。

【功效】 益气升阳，行血散瘀。

【适应证】 治产后气血暴损，残瘀留着，症见心神昏乱，口噤失语。

【方解】 本方药的重点，就在于清神魂，祛瘀浊固虚，故方中药首先在于用人参。人参是益气固脱的要药，但神魂之所以昏迷者，缘由瘀浊内闭，故又加入泽兰叶以治血利水，化瘀祛浊以清神，荆芥疏风解郁以安魂，神魂安定，昏迷自已。但泽兰叶、荆芥，常须借助童便、醋酒以引之，才能达病所。加川芎者，既有化瘀之功，又有升阳之用，升阳以开闭，此治瘀浊之用。我们之所以又加入五灵脂、广郁金者，五灵脂化瘀而安神志，广郁金开郁理气而醒脑。之所以又加入炙甘草者，乃助人参以扶正，以益气固脱，虚实兼顾，既开实闭，又固虚脱。血晕者，虚实夹杂者多，故治疗上亦多虚实合治，用药虽轻，组方合理，故在产后血晕病证中较为常用。

【临床应用】 除应用于产后血晕病证外，尚可用于产后恶露不下、经行眩晕等病证。

（1）产后恶露不下：产后恶露甚少，小腹胀痛，腰酸头昏，神疲乏力，胸闷烦躁，脉象细弦，舌质边紫苔黄白腻。本方药尚需加入丹参、赤芍各10g，益母草15g。

（2）经行眩晕：经行量少不畅，色紫红，有小血块，经行期间，头昏头晕，胸闷烦躁，小腹隐隐胀痛，脉象细弦，舌质边紫，苔黄白腻，本方药尚需加入钩藤12g，益母草15g，制香附9g。

【加减】 本方药在实际的临床运用中尚需灵活加减。若恶露甚少，小腹胀痛，偏于实闭者，当加入桃仁、红花各9g，川牛膝10g，益母草15~30g；若以虚脱为主，出汗多，肢冷，脉微者，尚需加入黄芪15g，制附片6~10g；若心慌寐甚差者，应加入合欢皮 10g，青龙齿（先煎）10g；若夹有痰浊者，应加竹沥半夏 6g，陈胆星 9g，石菖蒲 5~9g。

【临床体会】 产后血晕，也是产后的危急重症之一。产后虚脱性血晕，常与产时或产后大出血有关，由于血出过多，血之与气，相互依存，血之特少，不能内守，则气血之间发生分离，血从下走，气从外走，将直接影响心肝两脏的神魂安宁，这是一种虚脱性的危证，必须及时抢救，而且还更注意到在气血分离所发生的虚证血晕中。还有一种阴虚阳越，虚阳上越的虚晕证。在治疗上是不同的。益气固表的独参汤，是治疗气血分离之虚晕证；滋阴潜阳的三甲地黄汤，是治疗阴虚阳越之虚晕证。在实证瘀闭方面，因于寒者，温经祛寒，逐瘀开闭，黑神散治之。单纯性血瘀者，亦即瘀阻气闭者，可用夺命散，即没药、血竭之类。凡属于气闭而致昏厥者，首先要开闭，一般可用开关散，搐鼻取嚏以开之。然后再考虑活血化瘀，通畅气血而醒脑。虚实夹杂者，必须外则固脱，内则开闭，清魂散用之。考清魂散，有云来自于严用和之《济生方》。但《中医方剂大辞典》认为出于《产育宝庆集》，或者称之为清魄散，见于《三因》卷十七，又称为芎穷汤，见《普济方》卷三四八引《仁存方》，方药除无甘草外，其余均相同。至《女科万金方》的清魂散又增加当归。《大生要旨》之清魂散，亦有当归。《医学心悟》的清魂散，仅荆芥、当归两味药。把荆芥作为要药。所以在《成方便读》中说："荆芥芳香辛苦，独走肝经血分，搜散风邪，故以为君，病既因虚而来，故仍以人参、甘草之补正，虽虚而得之产后，不免血气或有留滞，故以泽兰叶祛瘀行水，川芎之活血理气，调以温酒者，助其解散之功耳。"因而我将荆芥、泽兰再析之。

荆芥又名假苏，味辛性温，归肺、肝经。功能祛风解表透疹，止痒止血。用于外感风寒，感冒咳嗽，头风头痛，出血诸证。《滇南本草》认为："荆芥穗，味辛苦，性微温，上清头目诸风，止头痛明目，解肺、肝、咽喉热痛，消肿，除诸毒，发散疮痈，治便血，止女子暴崩，消风热，通肺气鼻窍塞闭。"《本草纲目》亦认为"入足厥阴经气分，其功长于祛风邪，散瘀血，破结气，消疮毒。盖厥阴乃风木也，主血而相火寄之，故风病、血病、疮病为要药。"据现代药理研究认为荆芥有显著的抗凝血酶作用，亦有较弱的抑制癌细胞的作用。但荆芥炭有一定的止血作用。

泽兰，又名虎兰，味苦辛，性微温，归肝、脾经。功能活血祛瘀，利水消肿，主要用于血瘀性闭经、痛经、产后瘀滞及水肿、腹水等证。《本经逢原》认为"泽兰，专治产后血败，流于腰股，拘挛疼痛，破宿血，消癥瘕，除水肿、身面四肢浮肿。《本经》主金疮痈肿疮脓，皆取散血之功。为产科之要药。更以芎、归、童便佐之，功效胜于益母。"现代药理研究抗血栓，所以无瘀滞者慎服。产后血晕用此，正是逐瘀开闭之意也。

【实践验证】 由于现代医学重视产后病的防治，所以产后血晕者，所见甚少。这里引证《沈氏女科辑要笺正》验案一则：庚辰春，吕姓妇分娩，次日患血晕，略醒一刻，又目闭头倾，一日数十发，其恶露产时不少。但亦不断，脉大左关弦硬，用酒化阿胶一两，冲童便服，是夜晕虽少减而头汗出。少腹痛有形，寒战如疟，战已，发热更甚，投没药、血竭、夺命散二钱，酒调服，寒热腹痛头晕顿除，惟嫌通身汗出，此是气血已通，而现虚象，用黄芪五钱，炒归身二钱，甘草一钱，炒枣仁三钱，炒小麦五钱，大枣三个煎服，汗止而安。先治实闭，后调虚弱，乃本方药的分治，亦证实本方药之效也。

3. 进退身痛逐瘀汤

【方名】 身痛者，周身疼痛也；逐瘀者，祛逐血瘀，此为产后所常见。产后多虚多瘀，百脉空虚，邪瘀极易乘虚而入，阻碍气血运行，故出现身痛，由于现在所发生的身痛，与过去的产后身痛有所不同，故应有所加减，故谓之进退身痛逐瘀汤。

【组成】 秦艽 10g，川芎 6g，桃仁、红花各 9g，羌活 6g，怀牛膝 10g，干地龙、当归各 10g，五灵脂 10g，炙没药 5g，荆芥 6g，寄生 10g。

【服法】 日服 1 剂，水煎分 2 次服。

【功效】 活血祛瘀，通痹止痛。

【适应证】 主要用于产后身痛，气血痹阻，恶露不畅，或很少，小腹胀痛，周身疼痛，经久不愈，脉象细弦，舌质紫，苔黄白腻等证。

【方解】 本方药在妇科临床上常用于产后身痛，必须有血瘀痹阻者，在血瘀痹阻的同时，由于产后皮肤疏松，腠理空虚，经络关节等血流不畅，因而不仅有瘀，且大多兼夹风湿者，故方中用秦艽、羌活、荆芥等祛风除湿，理气和络。但前人有"治风先治血，血行风自灭"。所以在《金匮》一书中曾有用红兰花酒治六十二种风的说法，因而本方中运用桃仁、红花、当归、川芎等活血祛瘀，亦即血行风自灭之意。但毕竟有疼痛的主证，故又当加入没药、灵脂行血理气，控制疼痛。牛膝、地龙通经络以利关节，调血脉以除湿浊。临床上之所以又加入寄生者，鉴于产后常与肾虚有关，在祛风湿化血瘀的方药中，加入补肾之品，亦可能是产后身痛治疗的特点，故寄生合牛膝还有补肾的意义，然而寄生还有利湿祛风的一面，在身痛病证中用此药物，虚实兼理，更为合适。

【临床应用】 本方药除用于产后身痛外，还可用于经行身痛、腰腿痛、腰扭伤等。

（1）经行身痛：经行期间或经前 2~3 天，周身疼痛，经行量偏少，色紫暗，有血块，或伴痛经，胸闷烦躁，头昏腰酸，脉象细弦，舌苔黄白腻，边有紫气，本方加入艾叶 9g，益母草 15g。

（2）腰腿痛或痹痛：腰腿疼痛，屡屡发作，甚则影响睡眠，或刺痛，或胀痛，或风湿痹痛，脉象弦细，舌质边紫。本方药可加入乳香6g，鸡血藤15g。

（3）腰扭伤，或急性腰扭伤：腰部疼痛剧烈不能俯仰，影响睡眠。本方药尚需加入乳香6g，延胡索12g。

【加减】 若兼有湿热，出现微热者，可加苍术10g，黄柏10g，苡米仁30g；若血瘀明显、疼痛剧烈者，可加入炙乳香6g，延胡索12g，景天三七15g；若兼有寒湿者，可加入川桂枝9g，炙乌头6~9g；若气血虚弱，神疲乏力，头昏心慌明显者，须加入黄芪15~30g，党参15~20g。

【临床体会】 产后身痛，或有称产后关节痛，或有称产后腰痛等等。应用身痛逐瘀汤治疗，而身痛逐瘀汤来源于《医林改错·卷下》，是一张既祛风湿，而着重在活血和络的方药。方中的秦艽、地龙、牛膝为要药，当予析之。

秦艽，味苦辛，性平，归肝、胃、胆经。功能祛风利湿，舒筋活络，清热除蒸。用于风湿痹痛；湿热黄疸；骨蒸潮热等证。脾虚便溏者忌用。《神农本草经》认为："下部虚寒及小便不禁者勿用"。其作用有如《本草正》所云："味苦，性寒，沉中有浮，手足阳明清火药也。治风寒湿痹，利小水，疗遍身风湿拘挛，手足不遂，清黄疸，解瘟疫热毒，除口噤、口疼、口疮、肠风下血及虚劳骨蒸发热，潮热烦渴及妇人胎热。"《药性论》亦认为："利大小便，差五种黄病，解酒毒，去头风。"现代药理研究亦认为秦艽有"抗炎作用，抗过敏作用"等。

地龙，味咸，性寒，归肝、肺、膀胱经。功能清热平肝，息风止喘，通络利尿。用于温热病高热抽搐、癫痫；肝阳头痛；痰鸣喘息；痹痛；热结膀胱等。脾胃虚寒者，过量易引起呕吐。《本草纲目》认为"其性寒而下行，性寒故能解诸热痛；下行，故能利小便，治足疾而通经络也"，"主伤寒疟疾，大热狂烦，及大人小儿小便不通，急慢惊风，历节风痛，肾脏风注，头风，齿痛，风热赤眼，木舌，喉痹，鼻疔，聤耳，秃疮，瘰疬，卵肿……。"现代药理研究认为地龙有镇静、抗惊厥作用，解热作用，降压平喘等作用，亦可使血小板血栓和纤维蛋白质血栓形成时间延长，血栓长度和干重减少，表现出明显的抑制血栓形成作用，所以具有活血通络作用。

【实践验证】　本方药治疗腰腿痛，效果较好。据《湖南中医杂志》1987；1：12 上报道：刘氏用本方随证加减，治疗腰腿痛 67 例，其中男性 51 例，女性 16 例，单纯性腰痛 14 例，腿痛 18 例，混合型 35 例，结果治愈 5 例，好转 9 例，无效 5 例，总有效率为 92.5%，认为腰腿痛缠绵难治，用他法无效，痛有定处，或痛如锥刺，身体关节屈伸不利，舌质紫暗或有瘀点，脉弦或涩，或有外伤史，病理属风湿入络，瘀血痹阻者，为本方应用要点。又据《广西中医药》1987；2：47 报道：金氏以本方治疗急性腰扭伤 15 例，其中男 9 例，女 6 例，年老体弱者或正气不足者，加党参、黄芪；疼痛较剧者，加延胡、七叶莲水煎服，药渣加入适量醋及水，煮沸待温后熏洗伤处，结果治愈 8 例，显效 3 例，好转 3 例，无效 1 例。

我们曾治一桂姓妇，年龄 34 岁，大产后半月，始发现周身疼痛，始则尚轻，但逐渐加重，汗出尚多，形体畏寒，胸闷不舒，据述此次产时血露偏少，色紫黑，小腹疼痛，曾服生姜红糖汤吞服益母膏，于产后 10 天，因洗澡不慎感受风寒，3天后自愈，5 天后发作周身疼痛，纳食尚可，大便艰行，有时头昏腰酸，或时小腹作痛，脉象细弦，舌质边紫苔白腻，再三考虑还是血瘀夹风寒所致，不得不予进退身痛逐瘀汤合桂枝汤加减，药用秦艽 10g，桃仁、红花各 9g，羌活 6g，怀牛膝10g，炒当归 10g，五灵脂 10g，炙没药 6g，寄生 12g，川桂枝9g，赤白芍各 10g，炙甘草 6g，生姜 3 片，红枣 5 枚，服药 5剂，身痛渐愈，形寒亦去，恶露亦净，仍感头昏腰酸，或有心慌，再予原方去羌活、桃仁、红花，加黄芪 15g，太子参 15g，再服 7 剂，病告痊。

4. 加减《金匮》肾气丸（汤）

【方名】 《金匮》肾气丸，即是根据《金匮》所载的八味肾气丸而来。我们用此方药来治疗产后小便失常的病证，故必须进退加减。所以称之为加减《金匮》肾气丸（汤）。

【组成】 干地黄 12g，怀山药 10g，山萸肉 9g，茯苓、泽泻各 10g，炒丹皮 10g，桂枝 6～10g，制附片 6～9g，台乌药 5g，炒川断 10g。

【服法】 日服 1 剂，水煎分 2 次服。

【功效】 温阳补肾，化气利水。

【适应证】 肾虚气化不利的小便不畅，或癃闭，或者由于肾虚小便过多或失禁，常多见于产后者，或者因产时过长，以致产后小便不通者。

【方解】 肾气丸，又名八味丸。《素问·阴阳应象大论》云："少火生气"。本方药纳桂附于滋阴药中，其意不在补火，而在微微生火，即生肾气也，其主要作用是温化肾气，以消阴翳。膀胱者，州都之官，津液藏矣，气化出焉。膀胱不约为遗溺，不利为癃闭，因补肾温阳，行其气化，才有可能使膀胱通利和约制。附桂是大辛大热之品，温阳有余而补阳不足，温阳正是使其气化也。故附桂两药是肾气丸中的主药。又考虑到肾者内寓阴阳，为先天之本，肾阴肾阳必须保持互根平衡状态，水中补火，阴中求阳，乃是补阳、温阳的要求，所以本方药，必须加入干地黄，如能换用熟地黄，则为更好，因熟地偏温，干地黄偏凉，是滋养肾阴中的要药，辅以怀山药，滋阴而顾脾，山萸肉滋阴而顾肝，佐以丹皮以泄浮火，茯苓、泽泻而利湿浊。本方药温阳补肾，与补阴药并用，即《景岳全书》所谓的"善补阳者，必于阴中求阳，则阳得阴助而生化无穷"耳。

【临床应用】 本方药是治疗肾阳不足的常用方药，以腰腿酸软，小便不通或小便失禁，小腹作胀，形体畏寒，舌淡而胖，尺脉沉微为使用的标准，尤其适用于产后或胎前的小便失常的病证。

亦可应用肾阳不足，不能蒸化津液，引起的消渴，即糖尿病证，肾阳不足不能运化水湿所致痰喘病证；肾阳不足，脚气冲心的病证；以及醛固酮增多症、甲状腺功能低下症、神经衰弱、慢性肾炎、尿毒症、药源性眩晕证、多汗证、肥胖证、心脑血管疾病、男性阳痿证、围绝经期综合征、子宫肌瘤手术后尿失禁、激素诱发精神异常之病证等等。

【加减】　在临床上常以本方药加减，较为多用，一般温补肾阳者，常须用熟地易干地黄，肉桂易桂枝，则温补肾阳的效力较好。若以本方药加入鹿茸、五味子，名十补丸，见《济生方》，可治疗肾脏虚弱，面色黧黑，足冷足肿，耳鸣耳聋，肢体羸瘦，足膝软弱，小便不利，腰膝酸痛。若在本方药中加入川牛膝、车前子，名济生肾气丸，出于《济生方》，治疗肾虚腰重，脚肿，小便不利。就肾气丸治疗产后小便失常来看，若小便不畅，甚则癃闭者，需要加入通利之品，如车前子、台乌药、猪苓、滑石等品；若小便失禁，甚则遗溺者，需要加入固涩之品，如煨益智仁、菟丝子、锻牡蛎，以及覆盆子、金樱子等品。

【临床体会】　金匮肾气丸，是一张古老的方剂，在临床上广泛使用，至今仍然沿用不衰。《名医方论》柯韵伯释其方义说"命门之火，乃水中之阳，夫水体本静，而川流不息者，气之动，火之用也，非指有形者言也。然少火则生气，火壮则食气，故火不可亢，亦不可衰。所云火生土者，即肾家之火，游行其间，以息相吹耳。若命门火衰，少火几于息矣，欲暖脾胃之阳，必先温命门之火，此肾气丸纳桂、附于滋阴剂中是藏心于渊，美厥灵根也。命门有火则肾有生气矣，故不曰温肾，而名肾气，斯知肾以气为主，肾得气而土自生也，且形不足者温之以气，则脾胃因虚寒而致病者固瘥；即虚火不归其部，而失血亡阳者，亦纳气而归封蛰之本矣。"柯氏阐明了肾气丸补养肾气的理论。

现代药理研究，神经体液调节，是指在中枢神经系统参与下，通过各内分泌腺的活跃，以调节机体的功能状态，因此，神经体液调节是机体保持自身稳定，纠正病态的最为重要的调节体系之一，它的主要生理基础是指下丘脑-垂体-肾上腺皮质轴、性腺轴及甲状腺轴功能。肾气丸作为温补肾阳的代表方，对神经体液调节有明显影响。如经血 17-羟昼夜节律测定，Su-4885 试验及 ACTH 试验，发现肾阳虚患者有下丘脑-垂体-肾上腺皮质系统的不同部位、不同程度的功能紊乱，临床上应用本方药，可以改善肾阳虚患者的垂体肾上腺皮质系统功能，使 17-羟排泄量增加，并可减少激素依赖患者可的松用量，甚至达到激素完全撤除。日本川合满的临床研究也发现八味丸可提高肾上腺皮质功能，这些或许即是运用八味丸治疗强的松引起的精神异常、眩晕、多汗证、肥胖等机制。肾气丸对免疫功能的影响：日本《汉方医学》1986；（11）：15 报道，临床及实验表明本方药对免疫系统有广泛的调节和增强作用。13 例 52～82 岁非免疫性疾病患者服药 2 月后结核菌素反应（PPD）皮试呈增强，其中 3 例红斑达 20ml 以上。以 H3-TOR 掺入试验测定本方药及其组成药物对淋巴细胞转化之影响，发现适量药物可使刺激指数 SI 上升 2.2～2.7，对青年与老年均无大差别。凡符合本方证型的老年患者，服用后 PPD 反应及淋巴细胞数的改善更佳。

本方药尚适用于多种情况的排尿异常，小便不通，用之能通；小便频多，用之能减；小便短少之水肿，用之能消。可见本方药对于水湿的"调整"效果，实际上是通过对不同疾病、不同病变、不同病变部位和性质的不同环节的作用产生，但又同属肾气虚的前提下。本方加入牛膝、车前子，其"调整"

水湿的功能尤好，方名济生肾气丸。总之，肾气丸为温补肾阳的要剂，其适应证"肾气虚"包含了多系统、器官的功能紊乱和低下，所以临床上只要辨证准确，灵活施以八味丸加减，一定会获得意想不到的效果。

本方药中的附桂是温阳补肾的要药。

附子，味辛、甘，大热，有毒，归心、脾、肾经。功能回阳补火，散寒除湿，止痛。常用于阳气衰微，阴寒内盛；或阴盛格阳；或脾肾阳虚，水气内停；或肾阳不足，命火衰微，阳痿滑精、宫冷不孕；阴寒内盛，脾阳不振等等病证。但如阴虚火旺，真热假寒及孕妇忌服。《本草纲目》引虞抟："附子禀雄性之质，有斩关夺将之气，能引补气药行十二经，以追复散失之元阳；引补血药入血分，以滋养不足之真阴；引发散药开腠理，以驱逐在表之风寒；引温暖药达下焦，以祛除在里之冷湿。"《本草经读》："附子，味辛气温，火性迅发，无所不到，故为回阳救逆第一品药。……仲景用附子之温有二法：杂于苓、芍、甘草中，杂于地黄、泽泻中，如冬日可爱，补虚泻浊也；佐以姜、桂之热，佐以麻、辛之雄，如夏日可畏，救阳之法也。用附之辛，亦有三法：桂枝附子汤、桂枝附子去桂加白术汤、甘草附子汤，辛燥以祛除风湿也；附子汤、芍药甘草附子汤，辛润以温补水脏也；若白通汤，通脉四逆汤加人尿、猪胆汁，则取西方秋收之气，保复元阳，则有大封大固之妙矣。"可见附子是将军类药物，性能刚烈，佐阴药用之，仍能助阳。

肉桂，又名牡桂，味辛、甘，性大热，归肾、脾、心经。功能补火助阳，散寒止痛，温通经脉。用于肾阳不足，命门火衰；寒凝气滞，或寒凝血瘀所致病证。本药品含挥发油，入煎剂须后下，不宜久煎。官桂作用较弱，用量可适当增加。《汤液本草》："补命门不足，益火消阴。"《本草汇言》认为"肉桂，治沉寒痼冷之药也。凡元虚不足而亡阳厥逆，或心腹腰痛而吐呕泄泻，或心肾久虚而痼冷怯寒，或气血冷凝而经脉阻遏，假此味厚甘辛大热，下行走里之物，壮命之阳，植心肾之气，宣导百药，无所畏避，使阳长则阴自消，而前诸证自退矣。"肉桂亦是将军类药，故助附子在诸阴药中，达到补火之妙，正由于此，对肾阳气化有效也。

【实践验证】 本方药使用范围极广，且用之得当，效果还是比较明显的。《中医杂志》1956：12 中报道：用肾气丸治疗肾性水肿 12 例，症见水肿对称、营养较差、贫血、面色苍白或萎黄，小便不利或尿闭，舌苔白厚或干燥，脉沉微细弱等。应用金匮肾气丸，每次服三钱（即 9g），每日服 2 次，如出现下腹水肿者，宜配五皮饮内服。结果痊愈者 10 例，疗程最长 90 天，最短 21 天。一般服药 2 个星期后症状减轻，排尿增加，水肿渐次消退。

我们曾治愈一例产后癃闭。因产程过长，产时感受风寒，于产后 48 小时后，小便淋漓不畅，随即小便不通，小腹作胀，形体畏寒，周身关节酸楚，胸闷烦躁，口干口苦，大便稍坚，恶露不下，脉象细弦，舌苔黄白根腻，先予导尿治疗，3 日后，发现外阴尿道口有红肿象，不得不请中医诊治。我们予以肾气丸合滋肾丸，并加瞿麦、泽兰、车前子等品，服药 3 后，即能解小便，再服 7 剂即愈。

其他，如治疗男性不育症及阳痿病证，亦有明显疗效。如内藤善文等在《日本不妊学会杂志》1985，2：156 报道：内藤氏用八味丸提取物颗粒剂每日 5g，分 2 次服用，连续治疗 12 周以上，治疗精子减少症 52 例，结果：精子浓度增加，运动率上升，总精子数增加，异常精子率下降，但对精液量无明显增加。妊娠成功者 11 例，占 21.2%。又据西泽芳男在《泌尿器科纪要》1983，5：547 报道：西泽氏报告用本方治疗阳痿症 37 例，属精神因素者 22 例，性感缺乏者 15 例，结果经用八味丸提取物 1 日 5g，2 次服，治疗 4 周后，可见显著疗效。尤以对精神因素性阳痿疗效为佳。

5. 清利止汗汤

【方名】　方以药物的作用而命名者，临床上颇为多见，此则亦是根据临床病证的需要，组成清利止汗汤，清热、利湿、止汗，清热者，在滋阴前提下的清热，利湿者由于盗汗较久，补养不当，以致湿浊内蕴，久而蕴蒸生热，益发使盗汗不止，故本药在杞菊地黄汤的基础加入利湿之品，才能有效地控制盗汗，是我们临床验方之一。

【组成】　大生地 10g，怀山药 9g，山萸肉 6～9g，炒丹皮、茯苓、泽泻各 10g，碧玉散（包）10g，通草 5g，苡米仁 15～30g，浮小麦（包）30g，糯稻根 9g，钩藤 12g。

【服法】　每日 1 剂，水煎分 2 次服，最好是入晚与夜半服。

【功效】　滋阴清热，利湿止汗。

【适应证】　产后阴虚盗汗，久而盗汗不止，纳欠苔腻，神疲乏力，烦热口渴，夜寐甚差，小便偏少，色黄者。

【方解】　本方药是专门治疗产后盗汗病证，盗汗者，绝大多数是属于阴虚火旺，所以滋阴降火，是治疗盗汗的要法。因而本方药是从杞菊地黄汤加减而来，方中用生地凉血滋阴为主药。因为产后亡血伤津，用此药尚有一定的生津作用，复加怀山药、山萸肉以滋阴，滋阴者，乃降火的前提，且山萸肉酸敛以止汗，怀山药滋养脾阴，丹皮、茯苓、泽泻清利湿热，丹皮以清血热，茯苓健脾利湿，泽泻清利湿热。通草、苡米仁均为利湿之品，可以增强茯苓、泽泻等利湿的功效。浮小麦、糯稻根均为止汗的要药。浮小麦尚有宁心安神的作用，糯稻根是止盗汗的要药，亦有一定的利湿作用。碧玉散是由六一散合青黛而成，是清利湿热，且有清心止汗的作用，钩藤是清肝息风的要药，在一定程度上还有着清心安神的作用，镇静的作用。是以诸药组合，共同达到滋阴清热止盗汗的目的。

【临床应用】　本方药不仅适用产后盗汗证，而也适合于更年期盗汗证、经行盗汗等等。

（1）围绝经期盗汗证：以往称为更年期盗汗，可见烘热出汗，头昏头疼，烦躁口渴，入夜盗汗偏多，尿少色黄，大便偏干，神疲乏力，嗜睡，纳欠苔黄白腻，脉象细濡带数，舌质偏红苔腻，治疗用本方药加入莲子心 5g，陈皮 6g。

（2）经行盗汗：行经期或经行前后，盗汗偏多，经行之前，胸闷烦躁，夜寐甚差，口渴苔腻，尿少色黄，经行量多，色红质黏腻，脉细弦，舌质偏红，治疗以本方药加入炒蒲黄（包煎）6～9g，大小蓟各 12g。

【加减】　本方药在临床上具体运用时常有所加减，若夜寐差，心肝火旺者，又当加入黄连 5g，莲子心 3g，黑山栀 9g；盗汗甚多，表气不足，腠理空疏者，当加入碧桃干 10g，煅牡蛎（先煎）15g；若脾胃失和，脘腹作胀，舌苔腻厚者，应加入煨木香 9g，广陈皮 6g，省头草 10g；若盗汗较久，不仅阴虚，且有气虚，以致汗出有冷感，甚则有冷汗现象者，当加入黄芪 12g，太子参 15g，必要时可加入炙桂枝 5g，白芍 10g。

【临床体会】　清利止汗汤，确切地说，应该为滋阴清热利湿止汗汤。兹则择其要者而命名。按方书而论，产后盗汗乃为阴虚火旺所致。火旺者，亦是在阴虚的前提下产生，且阴虚日久，必及乎阳，且盗汗有时常与自汗相兼，故单用苦寒，不仅伤阳，且亦伤阴，故并不合适。而且阴虚而兼湿热者，根据我们临床上的体会，有两种情况常致湿热滋生，其一是本体湿浊较甚，产后阴虚火旺，与湿浊交合，故出现湿热；其二是产后营养失当，多进膏粱厚味，或红枣、桂圆、红糖等甘甜之味较多，兼以脾运欠佳，因而产生湿浊，蕴而生热，湿热蒸腾，使盗汗加重，这种阴虚湿热用当归六黄汤亦不合适，虽然连、芩、柏，苦寒燥湿清热，但毕竟偏于苦寒，而当归、黄芪又不利于清利，因此不得不从临床上使用的药物中选择组合之。由于病的根源在于肾，阴虚火旺者，即肾阴亏虚，相火偏旺的病变，故滋阴者，重在滋养肾阴，所以方中用六味地黄丸（汤）为主，其中熟地改用生地，又考虑到"汗为心液"，出汗与心有关，故当清降心火，而敛心液，但又有湿热内阻，所以必须清利之法以祛之。不宜用燥湿之法，为防燥湿药偏于温散，不利于汗证病变。

本方为临床验方，方中生地、浮小麦、糯稻根为主药，当分析如下。

生地黄，又名鲜地黄，味甘苦，性寒。归心、肝、肾经。功能清热凉血，养阴生津。常用于温热病邪入营血；血热妄行之出血证；阴虚发热，津液亏耗；咽喉肿痛等。其作用分析，有如《医学启源》："生地黄气寒味苦，凉血补血，补肾水真阴不足。《主治秘要》云：……其用有三，凉血一也，除皮肤燥二也，去湿热三也"。《汤液本草》亦认为："生地黄，钱仲阳泻小肠火与木通同用，以导赤也，诸经之血热，与他药相随，亦参治之，溺血，便血亦治之"。则能达到清心热而止盗汗之作用也。

浮小麦，味甘、咸，性凉。归心经。功能养心敛汗。用于治疗各种虚汗，与生地、白芍、地骨皮等养阴清热敛汗。善治阴虚劳热、骨蒸盗汗。如《本草纲目》所云："甘咸，寒，无毒。益气除热，止自汗盗汗，骨蒸虚热，妇人劳热"。《本经逢原》亦说："浮麦，能敛盗汗，取其散皮肤之热也"。《现代实用中药》将其作用归结为：补心、止烦、除热、敛汗、利小便五个方面。浮小麦合糯稻根、五味子、地骨皮则控制盗汗之功尤佳。

糯稻根，又名糯稻根须，味甘，性凉。归肺、肝、胃经。功能止汗益肺，养胃生津，清肝利湿。用于病后体虚，自汗盗汗者；热病后期，肺胃阴伤，传染性肝炎、慢性肾炎蛋白尿等病证。《本草从新》谓："味甘辛，性平，无毒。入肝、肺、肾三经。补气化痰，滋阴壮胃，除风湿。治阴寒安胎，和血等。"亦是控制盗汗的要药。

【实践验证】 本方药治疗阴虚兼湿热盗汗病证者有着较好的疗效。一妇从太仓农村来，年龄27岁，为因产后盗汗，屡治不愈。宁地某戚招来诊治。询诊：产时流血较多，产后盗汗不已，已历二月余，犹盗汗淋漓，屡经补涩，药不应手，而且盗汗每以半夜为著。前人有云："杂病盗汗属阴虚"，阴虚则火旺，寐则火逼阴液外泄而盗汗，其所以夜半为甚者，正如晚清名医邓养初先生说得好"其道深，其气远，伏热在阴分，故半夜发作甚。"原当以青蒿鳖甲知母汤治之，无如脾运呆滞，湿浊内生，自服黄芪、红枣过多，不仅滞脾生痰，抑且助湿化热，无怪乎盗汗更多也。刻下治疗，青蒿鳖甲知母汤加减之，药用青蒿、炙知母、丹皮、赤芍、碧玉散、茯苓、泽泻、猪苓、浮小麦、碧桃干、焦山楂等品，服药7剂，盗汗减少，再服5剂，盗汗基本控制，但头昏纳欠，根苔之腻厚者已化，转予杞菊地黄汤加入健脾利湿之品。前后服药25剂，盗汗已愈，返乡调理。

6. 补肾活络汤

【方名】 补肾者，温补肾阳也，活络者，宣风和络也。本方不仅是从方药的作用而命名，而且亦是从临床上治疗产后腰背疼痛有效的方面而来。

【组成】 杜仲12g，骨碎补、威灵仙、川断、当归、赤芍、寄生、补骨脂各10g，大生地9g，红花5g。

【服法】 每日1剂，水煎2次分服，如能喝酒者，水酒各半煎分2次服。

【功效】 补肾助阳，宣风活络止痛。

【适应证】 大产或小产之后，腰背疼痛或酸痛，并伴腰腿酸冷，小便较频，有时腰酸，背痛较为剧烈，影响俯仰，甚则影响睡眠。

【方解】　本方药所治在于产后腰背疼痛，按产后腰背疼痛，大多属于肾虚夹有风寒，或者余瘀阻络，脉络痹阻，不通则痛。但前提在于肾虚，故本方用杜仲为主药，杜仲是温补肾阳的要药，治疗腰痛尤为显著，佐以骨碎补、川断、寄生、补骨脂等温阳补肾之品，其中川断、寄生平补肾阴阳，是临床上常用的补肾强腰的药物。骨碎补不仅补肾助阳，还有控制腰脊痛的作用，补骨脂为补肾固涩之品，也可治腰脊酸痛，威灵仙者，乃祛风燥湿，大凡产后疼痛，一般与风湿有关，且现代分娩，不注意避免风寒，故易感风湿，所谓最虚之处，便是容邪之所，分娩肾虚，腰为肾之外府，故当掺入祛风燥湿之品。根据我们的观察，产后易留瘀，故又当加入红花、当归、赤芍等养血活血，和络止痛，生地黄一味，不仅在于养血扶阴，而且生地偏凉，用此以调和温阳药的刚燥之性。因产后亡血伤津，不能不顾及阴津。如无阴虚津伤者，亦可去生地黄而加入熟地黄，虚实兼顾，和络止痛，故本方药是产后腰背痛之验方。

【临床运用】　本方药在临床上具体应用，除产后腰背痛之外，还可应用于经后腰痛、闪挫损腰等病证。

（1）经行腰痛：经行腰痛，或背痛颇剧，月经后期，经量偏少，色紫红，有血块，或有烂肉样血块，小腹疼痛，经行淋漓不易净，经净后诸症缓解，或者常有头昏耳鸣，小便或有频数，形体或腰腿有冷感，脉象细濡，舌质淡黯。用本方药治疗时，加入川牛膝10g，延胡12g，泽兰叶9g。

（2）闪挫损腰：女子稍不注意，闪挫损腰，致腰背疼痛，影响俯卧，影响生活，脉象细弦，舌质淡紫。用本方药治疗时，加入炙乳没各6g，桃仁10g，田三七9g。

【加减】　若患者形体肢冷，腰冷尤著者，加入炙桂枝6～9g，肉桂6g；若头昏头痛，周身骨节疼痛者，加入炙蜈蚣2条，全蝎5g；若伴有上热头痛，烦热口渴者，加入钩藤15g，炒丹皮10g；若脾胃失和，脘腹作胀，大便溏泻者，可去熟地黄、当归，加入广木香 9g，炒白术 10g，砂仁（后下）5g，广陈皮 6g。

【临床体会】 本方药原为产后腰背疼痛的临床验方，原方尚有皂角刺、甘草，我们根据临床病证的不同，加入桑寄生，而去掉了皂角刺、甘草。我们从理论认识上及临床实践中发现凡腰背疼痛见于产后者，与肾虚的关系较大，其次是血瘀，再次是风寒湿形成腰背疼痛的顽症，在治疗上颇为棘手，但应用此方者有较好的疗效。根据我科已故老中医季梦熊介绍，他应用本方药治疗 10 余例大小产后腰背疼痛较剧者，均获效果。我们进行加减后，改名为补肾活络汤。本方药与《傅青主产后编》的养荣壮肾汤相似。养荣壮肾汤用当归、防风、独活、桂心、杜仲、续断、寄生或加熟地黄，此方治疗产后感风寒腰痛不可转侧。由于感受风寒，故较之我们的补肾活络汤多二味祛风散寒的药物。另外《伤科大成》的补肾活血汤，药用熟地黄、枸杞子、菟丝子、淡苁蓉、杜仲、补骨脂、当归尾、没药、红花、独活，治疗肾虚瘀阻，因伤所致者，所以补肾活血止痛，其中活血止痛较强，因伤瘀所致，故总体相同，个别药用有所不同而已。

本方药中的杜仲、骨碎补为要药，当分析之。

杜仲，味甘，微辛，性温，入肝、肾二经，具有补肝肾，强筋骨，安胎壮腰的作用，可治疗腰脊疼痛，足膝酸楚，胎漏胎堕，阴下湿痒，小便余沥等证。《神农本草经》："主腰膝痛，补中益精气，坚筋骨强志，除阴下湿痒，小便余沥。"甄权认为："肾冷肾虚腰痛，人虚而身强直风也，腰不利，加而用之。"治疗腰痛的名方青娥丸，药用杜仲、胡桃、补骨脂，而杜仲是其中最为重要的药物。《证治准绳》所用的杜仲丸，是治疗妊娠二三月，胎动腰痛欲堕者，仅杜仲、川断二药。可见杜仲是治疗肾虚腰痛的主药。

骨碎补，又名毛姜、猴姜，味苦，性温，入肝、肾二经，具有补肾接骨，行血止血的作用。可以治疗骨折伤损，肾虚久泻，耳鸣齿痛等病证，甄权认为，本药"主骨中毒气，血风疼痛。五劳六极，手足不收，上热下冷"。可见骨碎补亦是治疗肾腰痛的要药。所不同者，骨碎补还有行血止血的一面，此与杜仲不同，故有治疗骨折伤损的作用，类似于川续断的功用。根据《现代中药学大辞典》记载，其现代药理分析，骨碎补不仅对心血管系统有作用，而且还有明显的镇静镇痛作用。骨碎补制剂口服或肌注，对解除链霉素急性毒性反应有明显效用。

【实践验证】 本方药确为临床验方，用之得当，效果明显。我们曾治一许姓患者，产后半年腰背疼痛自产后月余开始，始不介意，继则增剧，据述因剖宫产用腰麻所致，血露一月余始净，形体肥胖，神疲乏力，其疼痛以入夜为剧或则酸冷痛，或则抽掣性痛，曾用独活寄生汤乏效，用趁痛散亦未建功，抑或服用活血化瘀的少腹逐瘀汤加入川断、杜仲，亦不理想。求治于余，余再三询之，自述劳累则胀痛为著，推拿针刺则稍轻。脉细舌质淡边有紫点，我们予以补肾活络汤，其中杜仲用至 30g，骨碎补 15g，同时嘱服大活络丹。服药 20 日，基本上控制了腰背痛的病证。

7. 解郁和营汤

【方名】 产后忧郁，必须解郁，因忧郁而致的营卫不和，必须调和营卫，我们根据这些病变组成的方药，经临床使用后，有一定效果，起始名为温阳解郁和营汤，后再经加减，改名为解郁和营汤，也是我们的临床验方之一。

【组成】 炙桂枝 6 ~ 10g，赤白芍各 10g，陈皮 6g，煅牡蛎（先煎）15g，青龙齿（先煎）10g，醋炒柴胡 5g，甘草 6g，广郁金 9g，仙灵脾 9g，寄生 12g，生姜 3 片，大枣 3 ~ 5 枚。

【服法】 每日 1 剂，水煎分次 2 服。

【功效】 温阳和营，疏肝解郁。

【适应证】 产后忧郁，并伴营卫失和，以致胸闷烦躁，夜寐失眠，汗出颇多，形体畏寒，甚则周身关节酸痛明显，辗转反侧，形体羸弱等证。

【方解】 本方药为适应产后形体虚，肝郁气滞所致的营卫失和病证。故由桂枝汤合逍遥散加减而成。就一般病情而言，产后营卫失和，汗多形寒，周身关节不舒，解肌和营，桂枝汤最为合适。在前人的论述中，不乏详论。桂枝原为辛温解表的药物，但得芍药酸敛的配合，形成一散一敛，一温一凉，散敛以解肌，温凉以解表，无汗能发汗，有汗能敛汗，故有着发汗解表，温运表阳，又能敛汗护中的双相性调节功能。病由产后而起，性情忧郁，常多烦躁失眠，可见心肝气郁，营卫失和，故又用逍遥散加广郁金以解郁，且逍遥散方中的柴胡，不仅有疏肝解郁的作用，而且还有和解作用。众所周知，小柴胡汤有和解少阳的作用，少阳者，胆经也，与肝的厥阴经相表里，故柴胡疏肝解郁，和解少阳，此病内有心肝之郁，外见营卫失和，在治疗的角度上，以调解肝郁为前提。之所以又加入龙牡者，原由龙牡镇降安神，桂枝合龙牡，本为二加龙牡汤，原为治疗虚劳病证而设。产后本就虚弱，故在解郁方药中加此镇降安神，调治虚劳，确为得当。所以加入仙灵脾、寄生者，均为肾虚关节酸痛而用，又加陈皮和中，姜枣调协之。始为得当。

【临床应用】 本方药除使用于产后忧郁症，亦可使用于围绝期忧郁症及虚劳病证。

（1）围绝经期忧郁症：绝经前后，抑郁不舒，消极淡漠，时欲寻死，烦躁焦虑，胸闷气窒，形寒出汗，汗出较多，夜失安眠，神疲乏力，脉象细弦，舌质淡红，苔白腻，用本方药治疗时，尚需加广木香6g，党参12g，广陈皮6g。

（2）虚劳病证：虚劳羸弱，不耐劳动，神疲乏力，动则汗出，汗出则冷，形体消瘦，胸闷不舒，精神抑郁，时时叹气，呵欠连连，夜寐甚差，舌质淡红苔白腻，脉细弱带弦，用本方药加入太子参 15g，合欢皮 9g，苏撸子 10g。

【加减】 若汗出过多，形寒汗冷明显者，应加入炙黄芪 15～30g，党参 15g，制附片 6g；若出现腹胀便溏，纳欠神疲者，加入煨木香 9g，陈皮 6g，炒白术 10g，砂仁后下 5g；若出现头昏头痛，烦热口渴者，加入钩藤 15g，炒丹皮 10g，白蒺藜 10g；若出现心烦失眠，心慌不安者，加入莲子心 5g，合欢皮 10g，炒枣仁 6～9g。

【临床体会】 本方药实际上是由桂枝汤、二加龙牡汤、逍遥散三方所组成。桂枝汤是常用的调和营卫的方剂，在《伤寒论》的表证中用之甚多，而且在表证的变证中，加减运用尤为多见。因为桂枝汤加入饴糖等甘甜等品，就转变为小建中汤。小建中汤曾有人对其分析为"外得之而调营卫，内得之而和阴阳，建立中气"，一变而为扶正之方药。二加龙牡汤，有方书称之为桂枝甘草龙骨牡蛎汤。《伤寒贯珠集》认为桂枝、甘草以复心阳之气，牡蛎、龙骨以安烦乱之神。故有着较好治疗失眠的效果，对此，我们临床常用龙齿以易龙骨，似乎治疗失眠的效果尤好。但《古方选注》认为：桂枝、甘草、龙骨、牡蛎，其义取重于龙牡之固涩。仍标之曰桂甘草者，盖阴钝之药，不佐阳药不灵。故龙骨、牡蛎之纯阴，必须藉桂枝、甘草之清阳，然后能飞引入经，收敛浮越之火，镇固亡阳之机。逍遥散为解郁名方，忧郁者必须解郁，故逍遥散者为解郁而用，但尚需心理疏导。

产后忧郁证，常与产后风湿证相兼，我们在临床上时有所见。患者一方面出现形寒汗多，周身关节酸痛；一方面又见胸闷烦躁，忧郁叹气，失眠神疲等症状，从风湿论治，用祛风胜湿或活血通络诸法，疗效未必能好。如从疏肝解郁，宁心安神等法论治，但又不能解除外在风湿病证，是外和营卫而祛风湿，内调阴阳而安神魂，故用桂枝汤合逍遥散所组成的解郁和营汤，应该是所对的方药，如能根据内外在的不同症状而进行加减，一般来说，疗效应有所提高。

本方药中的柴胡、龙齿应为要药，详分析之。

柴胡，味苦性平，入肝、胆经，亦入心包、三焦经。功能解表清热，疏肝解郁，升举清阳。用于外感热病，内伤劳热，疟疾，肝气郁结，胸胁胀满，脘腹疼痛，中气不足，清阳下陷的脏器脱垂，风热上扰的目赤肿痛等病证。《医学启源》曰："柴胡，少阳、厥阴引经药也，妇人产前产后必用之药也，善除本经头痛，非此药不能止。治心下痞，胸腹中痛……。引胃气上升，以发散表热。"《本草汇言》对柴胡进行分类论述，如说："银柴胡、北柴胡、软柴胡，气味虽皆苦寒，而俱入少阳、厥阴，然又有别也。银柴胡清热，治阴虚内热也；北柴胡清热，治伤寒邪热也；软柴胡清热，治肝热骨蒸也。其出处生成不同，其形色长短黑白不同，其功用内外两伤主治不同，故前人混称一物漫无分理"。可见我们这里所用柴胡乃软柴胡耳。

青龙齿，味涩、性凉，归心、肝经，功能镇静安神，除烦热，主要用于镇痛癫狂，失眠多梦等证。《日华子本草》认为："龙齿涩凉，治烦闷，癫痫热狂"。《本草纲目》亦认为："龙齿主肝病。许叔微云，肝藏魂，故魂游不定者，治之以龙齿即此义也"。《神农本草经疏》比较了龙齿、龙骨，云"按龙骨入心、肾、肠胃，龙齿单入心肝，故骨兼有止泄涩精之用，齿惟镇静安魂魄而已"。我们临床上常用青龙齿较优，除烦宁神，首选青龙齿而已。

【实践验证】 解郁和营汤，方中的桂枝汤为和营卫去风湿的主要方药。据《伤寒论通俗讲话》报道：病者某某，女，成人，近一年来，每天都出现2～3次发热汗出，查其饮食，大小二便，睡眠皆佳。曾按阴虚治疗，服药20余剂无效。诊其脉缓软，舌淡苔白，辨为营卫不和，用桂枝汤原方服二剂即热止汗不出，效果明显。

我们用此全方药治愈产后忧郁与风湿痛一例。单某，女，32岁，流产2次，第三胎保胎成功，足月分娩一女婴后，因不慎感袭风寒，以致恶露月余始净，因与公婆不和，心情不畅。产后2月后汗出较多，周身关节酸痛，形寒肢冷，胸闷烦躁，夜寐甚差，有时抑郁寡欢，情怀不畅，神志恍惚，形体消瘦，舌质淡红苔白腻，脉象细缓带弦，已服用越鞠丸、温胆汤、独活寄生汤、趁痛散等方药乏效。我们进以解郁和营汤，去仙灵脾，加入荆芥、防己、合欢皮等品，前后服药月余，诸证均减，再服半月，同时进行心理疏导，缓解婆媳矛盾，故得痊愈。

第十四讲　妇科杂病
方药心得

　　杂病者，妇科之杂病也。杂病范围很广。我们这里所指的杂，更为广泛。包括癥瘕，即肿瘤性疾病；前阴疾病，即各种外阴或阴道类疾病，如阴痒、阴吹、阴挺、阴冷、阴蚀等类病证；乳房类疾病，即乳癖、乳衄、乳泣等；还有一些与妇科有关但又不能列入经、带、胎、产等病证之内，故归入杂病内，如肥胖、面部色素斑、风疹、多毛病证以及性功能亢进、性冷淡等等。病证甚多，处方用药亦各不相同。这里，我们只能以常用的几首方药介绍之，并不是以各类病证的分型论治。

　　在这里还必须说明一点。我们所用的方药，均是经过临床上反复使用，证实有一定效果的，才给予介绍，即使古方亦必须经加减后，而且在临床上使用有效者。具体的方剂有：盆腔消癥汤、新加补中益气汤、疏肝通络汤（即以往所称的乳癖消甲方）、化瘀消癖汤、（即以往所称的乳癖消乙方）、风疹饮子、滋阴消斑汤、加减防风通圣散、外阴白斑熏洗方等，将予逐一分析如下。

1. 盆腔消癥汤

　　【方名】　消癥，消散盆腔之包块也，所谓盆腔包块者，主要指子宫肌瘤，但亦包括炎症性包块。我们集合消癥化瘀的药物，达到控制或消散癥瘕。本方药以前称为消癥汤，现改名为盆腔消癥汤。

【组成】 石打穿、五灵脂、丹参各 10～12g，炙地鳖虫 6～9g，生山楂、炒当归、赤白芍各 12g，生鸡内金 6g。

【服法】 水煎分服，每日 1 剂。

【功效】 活血化瘀，消癥散积。

【适应证】 血瘀性癥瘕，小腹或有胀痛，舌质边紫，脉象细涩。妇科检查为子宫肌瘤、卵巢囊肿、炎症性包块等病证。

【方解】 盆腔消癥汤，是由活血化瘀、消积行滞的药物所组成。是治疗癥瘕类疾病的主要方药。癥瘕者主要属于血瘀范围，但血瘀成癥，说明瘀结较深，程度较重，故方中用石打穿、地鳖虫为主药。因石打穿化瘀消癥，地鳖虫属于虫类药，为化瘀消癥之峻品，但由于用量较少，所以尚不算峻猛，较之水蛭、虻虫、三棱、莪术等攻削逐瘀者为缓和，丹参、当归、赤芍类似于四物汤，活血调经，并有一定的养血作用，用此不仅将石打穿、地鳖虫引入血分，而且还有着加强化瘀调经的意义。因为癥瘕特别是子宫肌瘤性的血癥，一般均伴有月经失调，所以不可忽视调经的重要性，但子宫肌瘤大多伴有月经过多，故行经期一般需慎用，或者不服，免致经血过多。生山楂、鸡内金有消积化滞的作用，原用于消化不良所致食积者，但可借用此加入活血化瘀药中以消癥瘕。癥瘕由来已渐，非朝夕所形成，故本方药亦应常服缓缓消之，亦是我们不用过分峻猛的消癥药物的原因之一。

【临床应用】 本方药除用于肿瘤性癥瘕外，亦可用于盆腔炎包块、输卵管阻塞性不育症。

（1）盆腔炎包块病症：可见腹中包块，或胀或痛，月经失调，行经量少，或偏多，色紫红，有较大血块，腰酸胸闷烦躁，纳食较差，脉象细弦，舌质黄白腻边紫。妇科检查、B超探查：均可证实炎性包块。本方药尚需加入红藤 15g，败酱草 15g，广木香 9g。

（2）输卵管阻塞性不育病症：可见婚久不育，月经或正常，经量或少，或多，色紫红，有小血块，腰酸，少腹作胀，或黄白带下，输卵管碘油造影：不通。本方药具体应用时需加入山甲片 6~9g，天仙藤 15g。

【加减】 若小腹胀痛明显者，应加五灵脂 10g、延胡索 12g；若伴有腰俞酸楚，小便频数者，加入川断、寄生、杜仲各 10g；若腹胀矢气，大便偏溏者，去当归，加入煨木香 9g，炒白术 12g，广陈皮 6g；若夹有湿热，带下黄白量多，质黏腻，苔色黄白腻厚者，加制苍白术各 10g，败酱草 15g，苡仁 30g。

【临床体会】 癥瘕一般是指肿瘤性疾病。其中尤以子宫肌瘤为多见。根据我们临床上的长期观察，本病多发于中年妇女，常伴有子宫内膜增生过长，经药物实验及临床证明，它的发生与卵巢功能失调，雌激素分泌过多，及其长期刺激有关。故绝经后一般趋向萎缩。当然还要注意到的不良变化，定期检查是非常重要的。盆腔消癥汤，或简称消癥汤，是通过活血化瘀达到消癥散积的，所以方中一般均集合了较多的活血化瘀药物。如临床上常用的桂枝茯苓丸、大黄䗪虫丸，均属于消癥化瘀之方。特别是大黄䗪虫丸，方中有较多的虫类药物。但经我们临床观察，虽有一定的控制肌瘤发展，或个别的消散肌瘤的作用。但是绝大数的肌瘤病症，或者稍大的肌瘤，其效果并不令人满意。我们认为，调节内分泌功能，特别是提高黄体功能，也即是提高"阳长"的功能与水平，才能有效的控制肌瘤，即中医所谓的"瘀结"病证的发展。治疗肿瘤疾患，首先要控制其发展，然后才能消散癥瘕，否则肌瘤未见控制，而正气与癸水损伤，反而促进肿瘤的发展。因此我们在使用消癥汤时，其一取药不宜过于峻猛，其二缓缓消之，其三也是最为重要的必须要扶正的前提下，特别是补肾调周的前提下使用，或者结合使用，所以盆腔消癥汤只能作为治标的方法。

本方药中的石打穿、地鳖虫、生内金较为重要，应予分析之。

石打穿，或名石见穿，味苦、辛，性平。归肝经。功能清热解毒，活血消肿。用于传染性肝炎、细菌性痢疾；赤白带下、乳痈、乳肿、瘰疬等病证，均作外用。近年来试用于食管癌、胃癌、直肠癌等。《本草纲目》认为："主骨风，大风，痈肿"等。我们认为本品活血消肿，故对子宫肌瘤作为配药用，对卵巢囊肿应作为主药较为合适。

地鳖虫，或土鳖，又有名之为䗪虫者，味咸，有小毒。归肝、心、脾经。功能破血逐瘀，续筋接骨。可用于血瘀闭经、癥瘕积聚，或者跌打损伤、筋断骨折。《神农本草经》认为："味咸寒，主心腹寒热洗洗，血积癥瘕，破积，下血闭，生子大良。"《长沙药解》："䗪虫善化瘀血，最补损伤，《金匮》鳖甲煎丸用之治病疟日久，结为癥瘕；大黄䗪虫丸用之治虚劳腹满，内有干血；下瘀血汤用之治产后腹痛，内有瘀血；土瓜根散用之治经水不利，少腹满痛，以其消癥而破瘀也。"现代药理认为，本药有抗凝血作用，调脂肪作用。我们认为地鳖虫是虫类消癥药中较为多用之品。鸡内金，味甘，性平。归脾、胃、肾、膀胱经。功能消食化积，涩精止遗。用于消化不良，饮食积滞；小儿疳积；遗精、遗尿；尿路结石、胆结石等。《医学衷中参西录》对此论述较详"鸡内金鸡之脾胃也。瓷石、铜、铁皆能消化，其善化瘀积可知……（脾胃）居中焦以升降气化，若有瘀积，气化不能升降，是以易致胀满，用鸡内金为脏器疗法。若再与白术等分并用，为消化瘀积之要药，更为健补脾胃之妙品，脾胃健壮，益能运化药力以消积也。不但能消脾胃之积，无论脏腑何处有积，鸡内金皆能消之，是以男子疝癖，女子癥瘕，久久服之，皆能治愈。又凡虚劳之证，其经络多瘀滞，加鸡内金于滋补药中，以化其经络之瘀滞，而病始可愈。是以治室女月信一次未见者，尤为要药。盖以能助归芍以通经，又能助健补脾胃之药，多进饮食以生血也。"所以鸡内金，我们亦作为消散癥积的要药。

【实践验证】 消癥汤一般均在补肾调周法的前提下，结合使用之，大都用之于治标，有一定的效果。或者亦与桂枝茯苓丸等交替使用取效。我们曾治一例卵巢囊肿病例取效。詹某某，女，35 岁，某某厂干部。患者有右侧卵巢囊肿病史，前年冬季因卵巢囊肿蒂扭转后，不得不进行手术切除，但俟后不久，又发现左侧有囊肿，初尚不介意，未进行治疗。隔半年后，囊肿有所增大，大小如鸽蛋大，婚后至今未育，并伴有月经量多，痛经剧烈，色红有大血块，5 天净。平时白带不多，经间排卵期锦丝状带下亦偏少，常有头晕腰酸，神疲乏力等证。通过妇科检查，B 超探查，西医诊断为卵巢巧克力囊肿、子宫腺肌病，BBT 示低温相偏高，高温相呈缓慢上升，且高温相偏短。脉象细弦，舌质暗红，苔白腻有齿痕。肾虚血瘀，瘀结成癥。治疗一面应补肾调周法，并合盆腔消癥汤，兼服桂枝茯苓丸，服药半年，肿块缩小，痛经亦愈，继则受孕，足月产下一男婴。产后复查，肿块消失，病遂告痊。

2. 新加补中益气汤

【方名】 补中益气汤是李东垣补土派的代表方剂，也是李东垣多年从事脾胃研究的结晶。补中益气，升清举阳，以其作用而命名方药。我们根据气虚下陷所致阴挺病证，进行了加减，故名之曰：新加补中益气汤。

【组成】 黄芪 15～30g，党参 15～30g，炙甘草 6g，白术 10～15g，炒当归 10g，橘皮 6g，升麻 5～9g，柴胡 5g，炒川断、菟丝子各 10g。

【服法】 水煎分服，每日 1 剂或 2 剂，行经期经量偏少者停服。

【功效】 补中益气，升阳举陷。

【适应证】 脾胃气虚发热。伴自汗出，有时汗出欠暖，渴喜温饮，少气懒言，体倦肢软，面色㿠白，大便稀溏，脉洪而虚，舌质淡苔白；气虚下陷，子宫脱垂、阴挺、肛脱、久泻、久痢、久疟以及清阳下陷诸证。

【方解】 本方药首先使用劳倦发热的病证，《内经》指出："劳者温之，损者益之。"故凡饮食劳倦，必伤脾胃，脾胃虚弱，气血不足，中气下陷，阴火上升，是以出现发热而喜热。如若冲任督带不固，子宫不能提系，故出现经、带、阴挺等疾。故以甘温之品温养脾胃，补中益气，升阳举陷，方中用黄芪补气助阳，升阳提陷为主，伍以人参大补元气，两药相合，是为君药。若用于崩漏出血，需补气养血者可以人参为主，用量重于黄芪。参芪合用为参芪汤，两药互为协同，补气之力较强。张景岳说："阳虚而火不盛者，自用参为君，阳虚而火稍盛者，但可用参为佐。"两药补气升阳，使脾气充而清阳复位。炙甘草补中益气，善调脾胃之不足，补三焦之元气。上药均占重要地位，白术燥湿健脾，为脾脏补气第一要药。与参芪配伍，大补后天之本，培气血生化。当归身补血调肝，与参芪配伍，取补气生血之意，补血而能守气，还能养脾之阴，劳倦内伤，虽以伤气为主，但也必伤及阴血。故以当归兼顾血分。陈皮理气和胃，李时珍云其："同补气药则补，同泻药则泻，同升药则升，同降药则降。"于本方中，使补气而无气滞之弊。升麻升提清阳，又可清热、凉血解毒；柴胡和解退热，疏达肝气，但二药与益气健脾药相配，能鼓舞胃气使清阳上升，又能助参芪升举。使下陷者得能上升，特别是恢复脾运功能，故可治气虚下陷，脾运失健的病证。

【临床应用】 本方药在临床上随着实践的深入，临床上应用越来越为广泛，如出血性疾病、产后发热、妊娠小便不通、胎位不正等等。

（1）气虚性出血病证：如崩漏、月经过多、产后出血等病证，可见出血量多，或量少，色淡红，质稀，无血块，小腹坠胀，纳欠神疲，四肢困顿，气虚易汗，食不知味，口淡，不耐劳累，脉象细弱，舌质淡红。在运用本方药时，尚需加入血余炭10g，阿胶珠12g，仙鹤草12g。

（2）气虚性产后发热：产时劳累，或出血过多，以致产后发热，自汗出，渴喜热饮，少气懒言，身困肢软，大便偏溏，腹胀矢气，脉象细弱，舌质淡苔白腻，本方药需加炮姜5g。

（3）气虚性妊娠小便不通，胎位不正：可见神疲乏力，腹胀矢气，小腹胀坠，纳欠口淡，脉象细弱，舌质淡苔白腻，本方药在具体应用时，如妊娠小便不通者，尚需加入台乌药6g，泽泻10g；胎位不正者，尚需加入桔梗9g，炒枳壳6g。

（4）气虚所引起其他诸多病证：如重症肌无力、麻痹性斜视、动眼神经麻痹、鼻衄、梅核气、失音、哮喘、低血压、不全性肠梗阻、前列腺肥大、尿潴留、石淋、病毒性睾丸炎、直肠阴道瘘、血吸虫、乳糜尿、癃闭、尿失禁、滑胎、难产等。应用本方药均有较好疗效。

【加减】　本方药在具体的临床运用时，如见大便溏泄者，应去当归，加入砂仁（后下）5g；如应用于出血病证时，亦应去当归，加入血余炭10g，茜草炭10g；若用于上部出血，如鼻衄、咯血等，应加入荆芥炭6～9g，仙鹤草12g；若用于小便类疾病，小便不通者应加台乌药6g，通草5g，小便失禁者，应加菟丝子10g，覆盆子12g。

【临床体会】　补中益气汤载于《脾胃论》。是李东垣多年研究脾胃学说的结晶，是补土派的代表方药。长期以来，随着该方治疗作用的逐步引申，其临床应用范围不断拓宽，且越来越受到重视。尽管目前对该方的药理基础尚缺乏一个比较全面深入的了解，但是已有较多的研究资料基本上提示本方药的药理作用，涉及到神经内分泌免疫系统、消化、代谢等广泛的领域。

近年来对补中益气汤研究较多的，是其对多系统生理功能紊乱或低下的治疗作用。实验报告表明，补中益气汤可使长期灌服大黄造成的实验性脾虚大鼠的血钾显著上升，提示本方药能改善实验性脾虚电解质紊乱。又据报道，本方药对小肠的作用，当肠蠕动亢进时则有抑制作用，张力下降时则有兴奋作用。对蛙横纹肌和心脏的作用，能加强横纹肌的收缩，小量使心力增强，过量起抑制作用；耐受量和毒性实验表明，服用本方药后无耐受现象，不显任何毒性。在实验中看到，有升、柴之制剂，对动物作用明显，去掉升、柴时，其作用减少，且不持久，升、柴对其他药物似有协同作用。另外据《中医杂志》1983(5):62 报道：经研究证实，补中益气汤对大剂量氢化可的松所致的阳虚小鼠的胸腺、脾脏及淋巴细胞有一定的保护作用，使肝细胞之 RNA 含量和已下降的 GDH、SDH、MAO、LDH、G-6-PH、G-6-P、ACP、N-Ease 等上升，而肝细胞糖原含量有所下降，从而提示本方药具有一定的保护肝细胞，促进糖代谢，调整 DNA、RNA 及蛋白质合成，使线粒体恢复再生，机体的代谢和免疫功能都得到了保护和加强。这些最基础的变化，反映在治疗方面，一是对肌迟缓性疾病、营养缺乏性疾病和虚损性疾病的疗效显著，一是对脑源性疾病、神经源性疾病的系统调整得以实现。对此，日本山本氏总结其适应证为四点：一是疲劳（急性、慢性和易疲劳）；二是体力低下（病后、手术前后、妊娠中产后）；三是迟缓性体质（胃肠道、括约肌等张力弛缓和视功能低下）；四是抗生素、抗癌药和放疗的毒副作用。这些虽未明确提出对神经功能的调整，但在基本意义上已有所涉及。

补中益气汤对肌迟缓（包括其他支持组织迟缓性疾病）的治疗，除重症肌无力、麻痹性斜视、转胞、阴挺、癃闭、不全性肠梗阻、尿失禁、失音、滑胎、难产外，尚有关胃黏膜脱垂、疝气、便秘属于肠蠕动迟缓、腹压力及肠腔分泌减弱，鼓膜内陷等，均有验案报道。关于其作用机制，邓文彪氏在《中医方剂药理与应用》1990年691页上总结为如下几个方面：一是本方药可提高肌肉兴奋性，增强肌肉张力，特别是内脏肌肉及其支持组织，使下垂内脏复位；二是本方药可改善神经系统功能，纠正其对平滑肌及横纹肌调控的紊乱；三是本方药可改善能量代谢，此外，也可能与其免疫药理活性或受体调控有关。总之本方药除众多补益药物之外，黄芪、升麻、柴胡等具有升提作用的药物似能增强肌肉及其支持组织的张力，凡因骨骼肌、平滑肌或其他支持组织的紧张度下降导致的疾病而呈现能量不足，器官组织功能低下表现者，均可视为本方药的适应证。《天津医药杂志》1960年1月号报道说：本方药对在体或离体子宫及周围组织呈兴奋作用，在方中加入益母草、枳壳等药物时，其作用更为突出。

补中益气汤作用的另一个重要方面，是它的免疫药理活性。除方中所含黄芪、人参、当归、甘草等之各药成分分别具有一定的免疫作用外，其复方也具有比较明显的免疫增强效果。《汉方医学》1984，（4）：13及1985，（5）：12报道：经研究，本方药可使网状内皮系统的活性增强，使 C_3 和巨噬细胞活化，并能通过提高杀伤细胞的活性而发挥其对病毒感染的疗效，还可使外周血淋巴细胞转化率显著提高，增强细胞免疫功能。因此本方药不仅用于抵抗力低下疾病，而且在抗癌、抗放射线损伤以及防治放、化疗毒副作用方面的疗效也被人们所重视。

补中益气汤之所以被广泛地应用于临床，有它的独到之处。我们认为：这是李东垣多年来从事脾胃研究的结晶，特别是对脾的特点性质及其生理、病理演变的深入认识后所制。该方所具有的六大特点，亦正是作为中焦生化之源"脾"的六大特点。即甘，脾喜甘，甘能入脾补脾；温，脾喜温，我们知道温运中州，实际上就是温运脾土也；燥，脾喜燥恶湿，湿与脾土有着对立统一的意义，而湿浊必藉中土脾之运化也；补，脾为后天之脏，亦必须补之，故补益脾气，以旺生化之源也；升，脾者主升，胃者主降，脾以升为健，胃以降则和，升者升清也；通，即运动，通畅之意，脾必须运化，保持通畅，才能达到健，所以后人有"脾阳宜动，动则运，运则健"，是以脾运极为重要。补中益气汤所以具有的"甘、温、燥、升、补、通"六大特点，也就是脾的六大特性。明乎此，则对脾亦有着深入的认识也。

【实践验证】　本方药使用的范围极广，而且用之对证，其效果亦较明显。在前人的病案中不乏显效案。如《薛立斋医案》："归大化之内，患崩漏，昏愦，发热不寐，或谓血热妄行，投以寒剂益甚，或谓胎成受伤，投以止血亦不效。立斋诊之曰：此脾虚气弱，无以统摄血，法当补脾而血自止。用补中益气汤加炮姜，不数剂而效。"据《陕西中医》1989，(8)：340 报道，本方药加减（党参、黄芪各60g，炒升麻、益母草各30g，柴胡9g，独活6g，桔梗、血余炭各10g）治疗崩漏50例，其中功能性子宫出血13例，子宫肌瘤3例，月经紊乱20例，人工流产术后出血9例，产后恶露不绝5例。兼阳虚者加肉桂、巴戟天、仙鹤草；兼阴虚者，加阿胶、玄参、龟甲；兼肝郁者，加夏枯草、香附、侧柏炭；伴腹痛者，加白头翁炭、当归。治疗结果：痊愈23例，显效13例，有效9例，无效5例，总有效率为90%。

气虚下陷所致阴挺。据《天津医药杂志》1960年1月号报道，用补中益气汤治疗子宫脱垂23例。患者均有气短，易于疲劳，腰酸或腹下坠感，脉细弱或濡弱，用本方药治疗，每日1剂，2周为一个疗程。于服药期间，每日早晚作胸膝卧式及提肛收缩运动，每次10~20分钟。治疗期间忌重体力劳动及暴怒。结果除 2 例未完成疗程外，其余 21 例中治愈者占 76.12%，进步者占 6.5%，无效者占 14.3%。

我们曾治愈一例梅核气病例。患者龚姓，54 岁。自述绝经 4 年，近 2 年来常感咽部不适，半年后咽中似物梗阻明显，吐咯不出，吞咽不下，曾作两次食管吞钡检查，片示"慢性胃炎"，喉镜检查：未见异常。服中西药物，久治无效。现症同前，劳累后梗阻尤甚，形体消瘦，并伴头昏神疲，肢倦乏力，少气懒言，口渴喜热饮，大便溏薄，小便清利，舌苔薄白，舌质淡胖，边有齿痕，脉象细弱，证属中气不足，清气下陷，浊气逆于咽喉所致。治当补中益气，升举下陷之清气，疏导上逆之浊气。方用补中益气汤加减，药用黄芪 20g，党参 15g，白术 10g，当归 9g，陈皮 5g，升麻 6g，柴胡 5g，炙甘草 5g，绿梅花 5g，川朴花 5g，代代花 3 克，服 10 剂，后有加沙参 10g、娑罗子 9g，7 剂后症状消失，嘱服补中益气丸、六味地黄丸以巩固效果。随访半年未见复发。

3. 疏肝通络汤

【方名】 疏肝者，疏理肝气也，通络者，通畅脉络也，此是治疗乳房胀痛的疾病，同时亦是预防乳癖、乳岩即乳房肿块的疾病。我们过去将此方药命名为乳癖消甲方，兹根据众多的功能，更名为疏肝通络汤。

【组成】 炒当归、赤白芍各 10g，小青皮 6～9g，大贝母 6g，漏芦 10g，紫苏 5g，瓜蒌皮 9g，通草 6g，广陈皮 6g，制香附 9g，天花粉 10g。

【服法】 每日 1 剂，水煎分服。

【功效】 疏肝解郁，理气化痰。

【适应证】 经前期乳房或乳头胀痛，伴有胸闷烦躁，胁肋作胀，经行后期，经量偏少，色紫黑，有血块，行经期小腹胀痛等病证。

【方解】 本方药来之于临床，为临床验方之一。目的是针对经前期乳房胀痛或乳癖而用，但由于经前期乳房、乳头胀痛与肝有关，肝藏血而司疏泄，藏血者体也，疏泄者用也，故治疗肝郁气滞，必当养肝体为先，然后再予疏解肝用。是以方中用归、芍为主，以养肝体，再入香附、紫苏、通草以理气疏肝，青皮、大贝母、赤芍以抑肝泄肝，肝气不仅在于疏，疏者升也，亦即肝气之条达也，而且又在于泄，泄者降也，肝气不仅要升，而且有时要下降。肝郁常易夹痰，所以疏肝解郁，常需化痰燥湿，故方中加入大贝母、瓜蒌皮等化痰的药物。此方又加入炙远志以安神，同时又有一定的化痰作用，并稳定心气，加入陈皮以和胃，天花粉生津止渴，以肝郁最易克伐脾胃，而且肝气郁阻，又极易化火伤津，故预为防范，虽然未能完全符合组方的原则要求，但临床上能分清主次轻重，给予全面照顾，虽不中亦不远矣。

【临床应用】　除适用于经前期乳房胀痛，乳癖等病证亦可运用于月经量少、痛经，以及产后忧郁肥胖等病证。

（1）月经量少、痛经：可见周期稍后，经行量少，色紫红，有大小不等之血块，小腹胀痛，胀甚于痛，胸闷烦躁，心情抑郁，时时叹气，脉象细弦，舌质紫暗，苔色黄白腻。可予本方药加入泽兰叶10g，广木香9g，延胡索12g，益母草15g。

（2）产后忧郁肥胖：产后心情抑郁，胸闷不舒，常欲叹气，大便偏干，腹胀矢气，形体肥胖，口腻痰多，脉象细弦带滑，舌苔黄白腻，用本方药治疗时，应加入制苍术10g，广郁金9g，炒枳壳10g。

【加减】　若乳胀很明显者，尚可加入沉香片5g，旋覆花（包煎）5g，代赭石（先煎）10g；若伴有烦热口苦，舌红脉数者，加入炒栀子9g，苦丁茶10g，炒丹皮10g；若见脘腹作胀，嗳逆矢气，大便偏溏者，加入广木香9g，佛手片5g，砂仁（后下）5g。

【临床体会】　在治疗乳癖病证中，一般着眼于疏肝理气的方法。逍遥散是一张常用的也是首选的方法，用之于乳癖者，常需加入广郁金、橘叶核，或者路路通等品；有时再加入丝瓜络、五灵脂等化瘀通络之品，但肝郁极易化火，因此再加入炒山栀、炒丹皮、钩藤，为丹栀逍遥散。但如夹有痰湿者，当选用越鞠丸加减，一般亦应加入丝瓜络、通草、五灵脂等品，且五灵脂佐香附，为五香丸，以化瘀通络，但本方药的特点，不仅在于疏，即疏肝解郁，而且还在于泄，即泄肝降气。同时通畅脉络，疏泄并用，既有逍遥散的方意，又有越鞠丸的成分，同时还注意到化痰通络，对经前乳房胀痛、乳癖等病证，似为更合适，亦为我们临床上常用验方之一。但我们认为本方药仍然是治标的方药，对于经前期乳房胀痛，或者乳癖来说，是作为缓解症状，稍带调理整体的功效，并非治本之方。

至于经前期之所以出现乳房胀痛，以及结聚为乳癖者，原由肾虚所致，肾虚阴阳失衡是本，肝郁气滞，痰湿内阻发于乳房，结于乳络者是标。我们所提出的经前期是阳长至重的后半期，肝郁气滞的产生，一方面固然与外界情志因素的刺激有关，而更为重要的还在于内在肾虚所致。肾阴不足则不能涵木，肝木体阴不足，以致肝用疏泄不及，但之所以导致肝郁气滞甚则夹痰湿结块者，又必与肾阳虚有关。阳虚则不能推动肝气疏泄，故肝气郁结，阳虚则津液水湿凝聚成痰湿，在经前期重阳之时，激动肝郁之气上犯乳房，同时痰湿随肝郁之气结于乳房，以致乳胀乳痛，癖聚产生。故而疏解肝郁，化痰通络，缓解乳房胀痛，消散瘕聚，是治疗标证。但尽管是治标的方药，仍有其相当的重要性，而且解除标证，亦有一定的治本的作用，因为肝肾之间，属乙癸同源，亦有着相互扶持、互生互养的关系。

本方药中的青皮、香附等为要药，将予逐一分析之。

青皮：又名青橘皮，味苦、辛，性微温，入肝、胆经。或云入肝、脾二经，有疏肝破气，散结消炎的功效，可治胸胁胃脘疼痛，疝气、食积、乳肿、乳核、久疟、癖块等病证，正如《本草纲目》所说："青橘皮，其色青气烈，味苦而辛，治之以醋，所谓肝欲散，急食辛以散之，以酸泄之，以苦降之也。陈皮浮而升，入脾、肺气分，青皮沉而降，入肝胆气分，一体二用物理自然也，小儿消积，多用青皮，最能发汗，有汗者不可用。此说出自杨仁斋《直指方》，人罕知之。"《本草经疏》进而指出："青皮，性最酷烈，削坚破滞，是其所长，然误服之，立损人真气，为害不浅。凡欲施用，必与人参、白术、白芍等补脾药同用，庶免遗患，必不可单行也。"可见青皮理气泄肝，破气散结，宜于实证，不利于虚证。

香附，又名莎草，味辛、微苦、甘，性平，入肝、三焦二经，具有理气解郁，调经止痛的作用，可治疗月经不调，气郁不舒，胸腹胀痛及痈疽等证。李时珍的《本草纲目》说得好"散时气寒疫，利三焦，解六郁，消饮食积聚，痰饮痞满，胕肿腹胀，脚气，止心腹肢体，头目齿耳痛，痈疽，疮疡，吐血下血，尿血，妇人崩漏带下，月经不调，胎前产后百病。"香附一药，在前人论述中认为是理气调经的圣药。诸凡肝郁气滞所致月经不调者，必用此药，生用则通血，炒用为理气的佳品，在经前期、行经期尤为多用。

【实践验证】 居某某，女，31 岁，护士。患者自述近 3 年来，经前乳房胀痛，一般 5～7 天，甚则自经间排卵期后，即形乳房胀痛，乳房有核块，乳房外科检查认为"乳腺增生已趋瘤化"。建议手术切除。于乳腺科服逍遥散、乳癖消等药未见效。求我诊治，知其半年来月经后期，行经经量偏少，色紫红有血块，经前乳头触痛，乳房肿硬有核块，行经期间小腹作痛，腰酸形寒，大便溏，胸胁胃脘痞块，脉象弦，舌质暗红，舌苔白腻。我们于经前期，选用疏肝通经汤服用 12 剂，经净后，服用滋肾生肝饮，经间排卵期后服用助孕汤，前后治疗半年，即 6 个月经周期，并间服五香丸、橘核丸、越鞠丸，经前乳房胀痛消失，月经亦基本正常，乳房外科检查：轻度乳腺囊性增生，病已基本痊愈。

4. 化瘀消癖方

【方名】 化瘀者，排除血瘀也，消癖者，消散乳房之癖块也，此是治疗乳房肿块的方药，亦即是治疗乳癖、乳岩等方药。原来命名为乳癖消乙方，兹则根据临床情况，又进行适当加减，命名为化瘀消癖方。

【组成】 当归尾 10g，夏枯草 9g，炒柴胡 5g，海藻 12g，山甲片 6~9g，赤白芍各 10g，天花粉 9g，浙贝母 9g，桃仁 10g，王不留行、刘寄奴各 10g，左牡蛎（先煎）15g。

【服法】 每日 1 剂，水煎 2 次服。

【功效】 清肝化瘀，软坚散结。

【适应证】 经前期乳房或乳头胀痛结块，伴有胸闷烦躁，胁肋作胀，头昏头痛，经行先期，经量较多，色红质黏稠，有血块等等。

【方解】 肝郁化火者，当予清肝解郁，丹栀逍遥散为主，但如肝经郁火，夹有瘀滞结于乳房者，就非单纯的丹栀逍遥散所能治，必须在清肝的前提下加入软坚散结之品治之，故本方药以丹栀逍遥散为基础，以夏枯草、天花粉代山栀、炒丹皮，考夏枯草不仅清肝降火，而且还有泻火散结的作用，对与肝有关的痰癖瘰疬疾患，均有较好的治疗作用；天花粉不仅有清热的作用，但主要还在于生津止渴的功能。柴胡以疏肝解郁，当归、白芍以养血涵肝。由于乳房结有癥瘕，故需加入海藻以软坚，浙贝母以化痰，左牡蛎咸以软化之。既然乳房结有癥瘕，说明血瘀夹痰浊蕴结较深，所以方中又加入山甲片攻穿入络以消癥瘕。桃仁、王不留行、刘寄奴入血络以化瘀，乳房血络丛集，加强化瘀，才有可能消散癥瘕，病由积渐而来，病情较为顽固，因而方中所用化瘀通络、软坚化痰的药物偏多，得能收效耳。

【临床应用】 本方药不仅可使用于乳癖癥瘕，也可使用盆腔包块及卵巢囊肿病证。

（1）盆腔炎性包块：急慢性盆腔炎并有炎性包块者，可见烦热口渴，或有发热，小腹胀痛明显，腰俞酸楚，脘腹作胀，带下偏多，色黄白，质稠黏，或有臭气，大便偏干，小便黄少，脉象细数，舌质红，苔黄根腻。妇科B超检查确诊为盆腔炎性包块者，应用本方药尚需加入蒲公英15g，红藤、败酱草各15~30g，延胡12g。

（2）卵巢囊肿：一般无症状，常可通过妇科或B超检查而发现。或有小腹作胀，胸闷烦躁，口苦口干，头昏头疼，月经或有失调，量多少不一，色紫红，有小血块，或伴经前胸闷烦躁，乳房胀痛等证，脉象细弦或带数，舌苔黄白腻。应用本方药尚需加地鳖虫6g，石打穿15g。行经期经量过多者，应去归尾、桃仁、王不留行，加入炒五灵脂、炒蒲黄等。

【加减】 本方药在具体临床上应用时，应根据不同的情况，或出现不同的症状进行加减，若胃脘不舒，恶心呕吐者，可加入陈皮、制半夏各6g；若腹胀矢气，大便溏泄者，可加入广木香6~9g，砂仁（后下）5g；若腰俞酸楚，头昏耳鸣者，加入川断、寄生、怀牛膝各10g；若心烦失眠，口苦咽干者，当加入黄连3克、莲子心5g。

【临床体会】 从乳腺增生到乳腺瘤化，再到乳房纤维瘤，这是病变发展的过程，也即是经前期乳房胀痛病变的发展过程。经前期阳长至重，由于肾虚阴阳均有所不足，不能助肝以抒发，肝气郁滞，但经前期重阳虽有所不足，毕竟重阳时期，激动肝气肝火，使肝郁化火有所加剧，从而出现乳头乳房胀痛，阳之不足，又易引起痰浊血瘀的形成，因为阳虚一方面气化不利，痰湿由水湿、津液凝化而成，乳房、子宫均为女性生殖器的重要组成部分，由于天癸中的阴阳不足，故凝聚之痰浊，必然蕴阻于子宫或乳房之中。另一方面，阳虚不能推动气血运行，所谓气滞则血滞，滞久必生瘀，亦由于癸阳不足，故所致血瘀亦将蕴阻于乳房或子宫之中。此外，乳房、乳头是肝胃的经络所在部位，肝郁气滞见于经前期乳房部位，亦将致乳房脉络之瘀痰内阻，但经前期阳长至重，肝郁者又易化火，因而出现乳房内的郁火、痰脂、血瘀三者的蕴聚，久而结为癥瘕，所以在治疗上不仅要疏肝理气，而且还要化痰通络，通络者，亦即通瘀也，通化痰瘀，消散癥瘕，原是正治之法，故我们据此而组成疏肝消癖方。

方中的山甲片、夏枯草、王不留行均为要药，将逐一分析如下。

山甲片，俗称穿山甲，味咸，性凉，归肝、胃经。功能消肿排脓，散瘀活络，通经下乳。可用于痈疽疮脓；寒湿风痹，跌打损伤，癥瘕痞块；瘀血内停，月经闭止；乳脉不通，乳少乳闭，乳房胀痛等病证。《本草纲目》分析其作用时说："咸微寒，有毒，除痰疟寒热，风痹强直疼痛，通经脉，下乳汁，消痈肿，排脓血，通窍杀虫。穿山甲入厥阴、阳明经。古方鲜用。近世风疟、疮科、通经、下乳，用为要药。盖此物穴山而居，寓水而食，出阴入阳，能窜经络，达于病所故也。……李仲南言其性专行散，中病而止，不可过服。"《医学衷中参西录》亦认为本药"味淡，性平。气腥而窜，其走窜之性无微不至，故能宣通脏腑，贯彻经络，透达关窍，凡血凝血聚为病，皆能开之。以治疗痈，放胆用之，立见功效。"是以在通畅输卵管，消散乳房癥积均为要药。但如气血虚弱者慎用。

夏枯草，味苦、辛，性凉，归肝胆经。功能清肝明目，散结消肿，用于肝热或肝阳上亢所致的头痛眩晕；目赤肿痛；瘰疬痰核；瘿瘤瘰气；痈肿疮毒及妇女乳痈等证。《生草药性备要》："去痰消脓。治瘰疬，清上补下，去眼膜，止痛"。《重庆堂随笔》亦云："夏枯草，微辛而甘，故散结之中兼有和阳养阴之功，失血后不寐者，服之即寐。其性可见矣。陈久者，其味尤甘，入药为胜"。现代药理也认为有抗肿瘤作用。可见本药对乳房、肝胃经的癥瘕有一定的抵抗作用。

王不留行，味苦，性平，归肝、胃经。功能行血通经，催产下乳，散瘀消肿，利尿通淋。用于血滞闭经；妇人难产；乳汁不下，乳房胀痛；痈肿疮毒；淋证等病。《本草纲目》认为："王不留行能走血分，乃阳明冲任之药。俗有'穿山甲、王不留行，妇人服了乳长流'之语，可见其性行而不住也。"《名医别录》认为"甘、平、无毒。止心烦鼻衄，痈疽恶疮，瘘乳，妇人难产"。现代药理也认为王不留行具有抗肿瘤作用、抗着床、抗早孕的作用。但气血虚弱者久服。

【实践验证】 据上海中医学院出版社，1987年5月《外科名家顾筱岩学术经验集》在"乳癖"中介绍，王某，左乳结核已久，不痛，证属肝气郁结，法宜疏肝宣络。药用软柴胡、蒲公英、合欢花、归须、橘叶、川郁金、小青皮、制香附、玫瑰花、丝瓜络、路路通。据其学生在按语中说："先生尝谓：乳癖证见乳房部结核，形如丸卵，边缘光滑，不疼痛，不发热，皮色不变，皮核不相黏，推之自可移，其核随喜怒消长。此气郁痰凝，流入胃络，积聚不散所致，总宜疏肝理气，开郁散结，化痰通络为法。今人治法，多宗此局。先生经验，对于本症重在理气，但防疏泄太过，耗散正气。故方中柴胡仅用四分，玫瑰花五朵，橘叶八分，余如香附、青皮亦不超过二钱，旨在以轻清之气味，疏理肝气之郁结。又用归尾伍川郁金并能破瘀行气散结，郁金为血中之气药，偏入血分，利胸胁，止气痛，散结滞，归尾辛香善行，功专破血，与郁金相伍应用，则行气可散瘀，瘀去气自行，功效益彰。

5. 风疹饮

【方名】 风疹者或称为风疹块，又可称为荨麻疹，是一种皮肤方面的过敏性疾患，一般从清热消风入手。我们根据前人所论，结合妇科特点，运用血分的凉血消风、养血活血，兼以止痒的药物，组成风疹饮。也是我们临床上的验方之一。以往称为风疹饮子，又或称验方风疹饮。

【组成】 细生地、炒丹皮、赤白芍、豨莶草、海桐皮、地肤子、白鲜皮各 10g，茅根去心 12g，薏米仁 15g，浮萍 6g，荆芥 6g，红花 5g。

【服法】 每日 1 剂，水煎稍凉，分多次服。

【功效】 凉血活血，清利消风。

【适应证】 凡血热夹风湿的风疹块病证。可见皮肤风疹，或风疹块较多，瘙痒不已，入夜尤甚，伴有烦热口渴，烦躁不舒，胸闷腹胀，大便干，小便黄少，舌质偏红或有瘀点，苔黄腻，脉象细数或弦数。或有某些饮食、药物过敏病史。

【方解】 本方药适用于风疹及风疹块病证，是我们在临床实践中摸索出来的有效方药。整个方药分为三个部分，其一是凉血清热，是本方药最为主要的部分，是治疗主病所在，故用生地、丹皮、赤白芍等药物，生地之所以又选择细生地者，主要用其入血络之中，达到血络中的凉血清热，故丹皮、赤白芍者均有入络之用；其二是疏风止痒，也是本方药中的重要部分，仅次于凉血清热，故方中用浮萍、豨莶草、荆芥等疏风止痒。一般疏风药还有着利湿的作用，所以浮萍、荆芥的燥湿利湿作用还是比较明显的，豨莶草包括海桐皮等还有治风湿病证的作用；其三，清利湿热，湿热也是导致风疹块作痒的因素之一，所以清利湿热，这是指清利血分中的湿热，故方中又用地肤子、白鲜皮、茅根、薏米仁、茯苓等清利湿热之品，通过生地、丹皮、赤白芍入血络之引，把疏风止痒清利湿热引入血分而收效。所以是风疹病患的验方。

【临床应用】 本方药不仅适用于一般的风疹病患，而且也可应用于经行风疹、及血液抗体的免疫性不孕症。

（1）经行风疹：即行经期或行经前后发作风疹。月经先期，经量偏多，色红，质黏稠，有小血块，一般经后风疹即愈，届时再作，有周期性。经前胸闷烦躁，头昏头痛，口干口苦，大便艰，小便黄少，脉象弦细带数，舌质偏红，苔黄腻。应用本方药治疗时，量多则加入地榆炭10g，炒蒲黄包煎6g，大小蓟各12g；若经行量少，色紫红，有血块，小腹作痛者，需加入炒当归、泽兰叶各10g，益母草15g，川牛膝9g。

（2）免疫性不育症血清抗体阳性：结婚多年不育证，月经尚正常，伴有烦热口干，便艰尿黄，带下稍多色黄，质黏腻，血查抗体呈阳性者，亦可运用本方药，加入白蒺藜10g，炒黄柏9g，苎麻根15g，经后期服，行经期停。

【加减】 风疹痒甚者，加入蝉衣，蛇蜕各3克；若风疹色红，烦热口渴明显，入夜热痒者，加入炒黄芩10g，白蒺藜10g，炒栀子9g；若脾胃失和，腹胀腹痛，大便溏泄者，上方去熟地黄，加入广木香9g，炒防风6g，炒白术10g；若大便秘结，口苦，苔色黄腻者，加入枳实10g，大黄6g。

【临床体会】 风疹疾患，一般属于过敏性疾患，以往把它归属于外科皮肤病的范围。一般从皮肤病的过敏性疾病辨治。但近年来，由于妇科学的深入发展，发现本病也与月经以及生殖有关。因为我们从临床上发现一种与月经周期有关的经行风疹，以及免疫性不育症的抗精抗体疾患，存在着明显的关系。女子以阴血为主，此病与血分有关，血分中所出现的风、热、湿三者，是致病的主要因素。首先从血分的风论之，风有实风、虚风两种。实风者，其原因也有两者，一为血热生风，即火热过甚，或过亢，热极必然生风，所以在治疗上要凉血清热，凉血清热实际上就有息风的意义，一般风疹疾患之所以要把凉血清热作为前提或主要者，理缘于此，所以本方药中要用生地、丹皮、赤白芍等品；二为血瘀致风，即血瘀内阻，脉络不畅，血液流注不及，出现血络间的不协调状态，可以产生一种类似风证的疾患；或者由于毒瘀内阻，即邪毒与血液闭阻于脉络之间，亦可出一种类似风证。所以《金匮》用红兰花酒即红花酒，治六十二种风证。后人对此提出了"治风先治血，血行风自灭"的治疗观点。故而本方药中的赤芍、丹皮、红花等属此。虚风者，其原因亦有两者：一为血虚生风，即营血大耗，经络失养，肢体皮肤麻木，出现类似风证者，但亦有"血燥生风"之说，所以王春山曰"治风先治血，血充风自灭"。即养血息风的方法。如风疹疾患，久治不愈，身体虚弱者，更考虑应用此法，必要时尚需加入黄芪、党参、甘草之品，益气养血法；二为阴虚火旺生风。亦即是肝肾阴血大耗，虚火上炎，亦能化风，或者阴虚血亏，肝阳上亢化风，常需滋阴潜阳，平肝息风，故从《温病条辨》中有大小定风珠者，就是治疗此类风证，虽然这一类内风病证，与处在皮肤的风疹有所不同，但风疹患者，久治不愈，体质虚弱，外风引动内风，而且风疹亦来自血分，其过敏性疾患亦与免疫抗体有关，故有时亦需考虑用此。至于湿热因素，因为女性疾患的特点，大多在下焦，故湿热因素居多，所以风疹疾患，亦不能忽略湿热的因素，且湿热亦能致痒，清热利湿亦有助止痒，是以本方药加入清利湿热药物亦较多，就是考虑女性发病的特点。

由于本方药的生地、丹皮、浮萍较为重要，扼要分析如下。

生地黄，又名鲜地黄，味甘苦，性寒，归心、肝、肾经。功能凉血清热，养阴生津。常用于温热病邪入营血，血热旺行之出血病证；阴虚发热，津亏液耗；咽喉肿痛等病。其作用有如《药性论》云："甘、平，无毒。解诸热，破血，通利月水闭绝，亦利水道，捣薄心腹，能消瘀血，病人虚多而热，加而用之"。《医学启源》亦说："生地黄气寒味苦，凉血补血，补肾水真阴不足。"《主治秘要》云"……其用有三，凉血一也，除皮肤燥二也，去诸温热三也"。现代药理研究也认为对内分泌的影响，能防止肾上腺皮质萎缩，能使甲状腺功能恢复到正常。对免疫功能的作用，对人的淋巴细胞转化有促进作用，但脾胃虚寒，湿阻气滞者忌服。

丹皮，又名牡丹皮，味辛、苦，性凉。归心、肝、肾经。功能清热凉血，和血消瘀。常用于温热病热入血分；郁火发热，下午为甚；高血压动脉硬化；热瘀结毒等病证。其作用如《本草正》所云："丹皮，赤者行性多，白者行性缓。总之，性味和缓，原无补性。但其微凉，辛，能和血，凉血，生血，除烦热，善行血滞。滞去而郁热自解，故亦退热，用此者，用其行血滞而不峻"。《本草求真》亦说："世人专以黄柏治相火，而不知丹皮之功更胜。盖黄柏苦寒而燥，初则伤胃，久则伤阳，苦燥之性徒存，而补阴之功绝少；丹皮能泻阴中之火，使火退而阴生。所以入足少阴而佐滋补之用，较之黄柏不啻霄壤矣。"我们认为丹皮入血分清热，黄柏入气分而清热利湿，丹皮以心肝为主，黄柏直入下焦肾，两者不同，无可比性，故过敏性疾患用丹皮者多。

浮萍，味辛，性寒，入肺经。具有发汗祛风，行水消肿等功用，可治疗外感表证，风疹丹毒，水肿等病证。《神农本草经》说："暴热身痒，下水气，胜酒……止消渴。"李时珍的《本草纲目》认为"主风湿麻痹，脚气，打仆伤损，目赤翳膜，口舌生疮，吐血，衄血，癞风丹毒。"为治疗风热感冒，皮肤痒疹的常用药物，在风疹早期，能透发风疹，使风热湿邪从外而解，同时得荆芥、地肤子、白鲜皮之助，其止痒作用更好。

【实践验证】 钱某，女，32岁，患风疹块病史已2年，近年来，随着月经周期的演变有所加剧，且每在经前发作较为明显，月经先期，经量较多，色红有小血块，经前胸闷烦躁，或有乳房作胀，夜寐较差，入晚与下午四肢胸背风疹块发作明显，瘙痒颇甚。皮肤科医师用中药消风合剂，有所减轻，但经行不畅，小腹有疼痛之感，诊脉细弦带数，舌质偏红，苔色黄腻，我们按月经周期的阶段特点进行论治。经前期予以服风疹饮，行经期则在风疹饮中去红花，加制香附 9g，失笑散包煎 10g，大小蓟各 12g。经后期予以杞菊地黄汤加减，如是连服 5 个月经周期，症状基本稳定，停药观察 2 个月经周期，未见大发，或偶有轻微发作，此为显效。

6. 滋阴消斑汤

【方名】　滋阴者，滋养阴血也，这是治疗阴虚病证的主要方面。消斑者，消除面部色素沉着所致的黄褐斑，因而在滋阴的方药中再加入一些活血化瘀的药物，达到减退和消除面部的色素沉着。此亦是我们临床上常用的验方之一。

【组成】　丹参、赤白芍各 10g，怀山药 10g，山萸肉 9g，熟地黄 10g，丹皮、茯苓、泽泻各 9g，怀牛膝 10g，玄参、五灵脂各 10g。

【服法】　每日 1 剂，水煎分服。

【功效】　滋阴补肾，清热化瘀。

【适应证】　阴虚火旺型的面部色素沉着，可见面部黄褐斑，头昏腰酸，烦热口干，便艰尿黄，形体消瘦等证候。

【方解】　滋阴消斑汤是治疗面部黄褐斑的专用验方，面部黄褐斑或称蝴蝶斑，是女性面容常见的病变，与内在的阴虚火旺夹血瘀有着密切的关系。故方中以归芍地黄汤为主方，如火旺明显，大便干结者，方中的丹参应换入当归，熟地黄应换入干地黄，或生地黄亦可。干地黄与生地黄偏凉，有清热降火的作用，熟地性偏温，换入较为合适。同时又加入元参，元参亦为滋养肾阴的要药，而且滋阴降火，润肠通便之功极为明显。怀牛膝不仅可引诸药入肾补阴，而在一定程度引血下行，有调理月经的作用。所以与行血药相合，还有一定的化瘀作用。五灵脂是一味活血化瘀药，与丹参、赤芍、丹皮、川牛膝相合，则化瘀调经之作用较为明显。鉴于月经不调所引起的面部色素沉着病证，除阴虚火旺外，也与血瘀月经失调有着重要的关联。故化瘀调经亦关重要。是以本方药具有滋阴、降火、化瘀三大功用。

【临床应用】 本方药不仅可使用于面部黄褐斑，而且也可以运用于经漏、慢性盆腔炎等病证。

（1）经漏：阴虚夹瘀性的经漏，量少，色紫红，有小血块，淋沥不净，头昏腰酸，胸闷烦躁，口干寐差，便坚尿黄，脉象细数，舌质红绛，边紫，苔黄腻，本方药可加入炒蒲黄包煎 10g，大小蓟各 12g。

（2）慢性盆腔炎：少腹隐痛，头昏腰酸，烦热口渴，形体清瘦，大便艰，小便黄，脉细弦带数，舌质偏红，苔中根部黄腻，或常伴有黄带，不耐劳累，劳则少腹尤剧，本方药常需加入红藤 15g，败酱草 15g，延胡 10g。

【加减】 本方药在临床上使用时，如大便干结者，还当去丹参，加入当归，熟地易干地黄，同时加入柏子仁 10g，炒枳实 10g；若与月经周期有关者，一般经前期加剧，行经期较好者，应加入制大黄 6g，桃仁 10g；若月经量过多者，应加炙龟甲 10g，炒黄柏 10g，大小蓟各 12g；若伴有黄白带下过多者，应加入制苍术 10g，炒黄柏 9g，薏米仁 15～30g；若伴有心烦失眠，心情急躁者，可加入钩藤 12g，莲子心 5g，青龙齿（先煎）10g；若伴脘腹作胀，大便偏稀者，本方药需去元参、熟地黄，加入煨木香 9g，炒白术 10g，广陈皮 6g。

【临床体会】 本病证即黄褐斑，从表面上看，属于皮肤科疾患，但与妇科的关系较大，除与月经有关者外，还与妊娠有关，故亦有妊娠色斑之称，因而要求尽早治疗，及时治疗，否则治疗有相当难度。在临床亦常有所见。根据我们临床观察，此病多见于中老年妇女，在临床所常见者，大多阴虚火旺夹有血瘀，或有时夹有痰湿者，治疗上，故当以滋阴降火为主，再兼用活血化瘀之品，所以我们组成滋阴化斑汤。以往凡见有面部黄褐斑者，均用六味地黄丸服之，或者有时亦可服知柏地黄丸，但是必须注意两点，一点是脾胃虚弱，腹胀便溏者，六味地黄丸尤其是知柏地黄丸均不可服，亦包括我们所用的滋阴化斑汤，在脾胃薄弱，大便溏泄，或胃寒者，不能服；第二点是患者经行期间，一般亦不宜服，特别经行量较少，或伴腹痛者，更应忌服，免得对排卵不利。我们所使用的滋阴化斑汤，虽然有化瘀的药物，但毕竟以滋阴降火为主，故行经期小腹胀痛者，亦不宜。我们对此方药的应用，一般要求在行经后期服用为主，在经前期使用时更尽可能照顾到这一时期的生理特点，加入一些补肾助阳之品，如川断、杜仲，或紫石英、制香附等品，以适应这一时期的生理特点需要。同时注意生活规律，忌食辛辣酒类以及过多含色素的食物，对酸冷之品，亦应有所忌。由于本病是一个慢性的形成过程，因而服药亦必须坚持，要有恒心，才能获取效果。

根据我们临床使用体会，本方药的地黄、玄参、泽泻、五灵脂均为要药，当详为分析之，地黄、五灵脂前已分析，此处分析玄参、泽泻二药。

玄参，又名黑参、元参。味苦、甘、微咸，性凉。归肺、胃、肾经。功能清热凉血，滋阴降火，解毒散结。用于温病，邪入营血，舌绛而干；邪热灼津，咽喉干燥，大便秘结；阴虚火旺，劳热咳呛；咽喉肿痛；目赤、目昏；瘰疬、痰核，由阴虚火旺，痰火凝结所致者。《本草纲目》云："滋阴降火，解斑毒，利咽喉，通小便血滞。""肾水受伤，真阴失守，孤阳无根，发为火病，法宜壮水以制火，故玄参与地黄同功。共消瘰疬，亦是散火，刘守真言结核亦是火病"。《医学衷中参西录》对此作了较细的分析："玄参，色黑，味甘微苦，性凉多液，原为清补肾经之药。……又能入肺以清肺家燥热。解毒清火，最宜于肺结核，肺热咳嗽，《神农本草经》谓其治产乳余疾，因其性凉而不寒，又善滋阴，且兼有补性，故产后血虚生热及产后寒温诸证，热入阳明者，用之最宜。……《神农本草经》又谓，玄参能明目，诚以肝开窍于目，玄参能益水以滋肝木，故能明目，且目之所以能视者，在瞳子中神水充足，神水固肾之精华外观者也。"可见玄参有补养肝肾之水，明目润面，利咽喉，通大便之功用也。

泽泻，又名水泻。味甘，性寒，归肾、膀胱经。功能利尿渗湿泄热。可用于水肿胀满，湿甚泄泻；肝胆湿热；下焦湿热诸证。肾虚滑泻者忌用。《本草纲目》对此分析颇详："渗湿热，行痰饮，止呕吐，泻痢，疝痛，脚气"。"泽泻，气平，味甘而淡，淡能渗泄，气味俱薄，所以利水而泄下。脾胃有湿热，则头重而目昏耳鸣，泽泻渗去其湿，则热亦随去，而土气得令，清气上行，天气明爽，故泽泻有养五脏，益气力，治头旋，聪明耳目之功。若久服，则降令太过，清气不升，真阴潜耗，安得不目昏耶？仲景地黄丸，用茯苓、泽泻者，乃取其泻膀胱之邪气，非引接也，古人用补药必兼泻邪，邪去则补药得力，一辟一阖，此乃玄妙。后世不知此理，专于一补，所以久服必至偏胜之害也。"

【实践验证】 蒋某某，34 岁。患面部色素沉着已 2 年，月经量少，经前辄有胸闷烦躁，乳房胀疼，行经量少不畅，经色紫暗，有小血块。腰酸腹胀，便干尿黄。经行 3 天即净，据云：以往经行 5 天始净，经前面部黄褐斑明显，经后面部黄褐斑有所减退。曾服维生素 C 及六味地黄丸半年余，未见寸功。偶或出差到乡间，照射阳光稍多，则黄褐斑必加重。我们予以滋阴消斑汤，行经期加服血府逐瘀汤合剂服用。前后调治半年，面部黄褐斑基本消失，月经量亦恢复正常。

7. 加减防风通圣汤

【方名】 防风通圣散，以防风为主的表里气血三焦均治的一张方剂。本方药原出于金元四大家的刘完素·《宣明论方》。正如王泰林所说"此为表里、气血、三焦通治之剂"。"汗不伤表，下不伤里，名曰通圣，极言其用之效耳"。今我们根据妇科临床需要，稍为加减，故名之为加减防风通圣散。

【组成】 防风、荆芥、连翘各 6g，薄荷（后下）5g，川芎 6g，当归、赤白芍各 10g，白术 9g，山栀 9g，大黄 6g，黄芩 9g，桔梗 6g，甘草 5g，滑石 9g，泽兰叶 10g。

【服法】 每日 1 剂，水煎分服。

【功效】 疏风解表，泻热通便。

【适应证】 风热壅盛，表里俱实，憎寒壮热，头目昏眩，目赤睛痛，口苦口干，咽喉不利，胸腹痞闷咳呕喘满，涕唾黏稠，大便秘结，小便赤涩，并治疮疡肿毒，肠风痔漏，丹斑瘾疹等。

【方解】 表里气血三焦俱病，邪热、痰、风交蕴，上下表里俱实，所以用药较多，俱偏于实。正如《医方考》引吴昆所说："风热壅盛，表里三焦皆实者，此方主之。防风、麻黄（本方药中去之）解表药也，风热之在皮肤者，得之由汗而泄，荆芥、薄荷清上药也，风热在巅顶者，得之由鼻而泄；大黄、芒硝通利药也，风热在肠胃者，得之由后而泄；滑石、栀子水道药也，风热之在决渎者，得之由尿而泄；风淫于膈，肺胃受邪，石膏、桔梗清肺胃也；而连翘、黄芩，又所以祛诸经之游火，风之为患，肝木主之，川芎、当归、赤芍和肝活血也，而甘草、白术又所以和胃气而健脾。刘守真氏长于治火，是寒凉派的代表，此方之旨，详且悉哉。"今天我们借防风通圣散之疏解通泄，以化痰除湿，减肥消脂之用。

【临床应用】

（1）实型肥胖证：形体肥胖，且越来越肥胖，胸闷烦躁，便艰尿少，脘腹作胀，脉弦滑，舌质暗红，苔色黄白腻厚，本方药先服汤剂，继则可改为丸剂服之。

（2）粉刺酒渣鼻：凡属风热实证，胸腹胀满，大便秘结，舌苔黄白腻厚，脉象弦，均可运用本方，如兼有咽喉肿痛，舌质红，苔黄腻者，尚可兼用牛黄解毒片（丸）为好。

（3）皮肤病中的扁平疣、风疹块，药物性皮疹、带状疱疹等，如伴有烦热口渴，大便秘结者，均可运用此方药。

（4）高血压及中风后遗症，鼻渊、眼疾、痹证、糖尿病等，具有风热实证，烦热口渴，大便秘结者，均可运用本方药。

【加减】　如若火热甚者，出现目赤眼痛者，本方可加入大青叶、板蓝根各10g；眼疾红肿者，本方药需去麻黄，加入龙胆草6~9g，大青叶9g，碧玉散（包）10g；若腹胀矢气，大便略偏软溏者，本方药应去大黄、当归，加入广木香9g，苍术10g；若胃脘不舒，有胃病史者，本方药亦应去大黄、山栀，加入佛手片、陈皮各6g。

【临床体会】　防风通圣散（汤）是金元四大家之一的刘河间的一张方剂，是一张表里双解的名方。根据多家杂志书籍介绍，方中防风、川芎、当归、栀子、黄芩、黄连、甘草等8味药，都具有一定的镇痛抗惊厥作用，在一定程度上说明防风通圣散在治疗惊厥痫证过程中，可能具备此药物活性，这一点对于本方药治疗高血压所致头痛及脑出血等，都有很重要的指导意义。

大量的临床资料表明，本方药在治疗皮肤病和多种眼病方面有独特疗效，提示本方药具有一定的抗炎、抗过敏、抗变态反应等药理活性。从其组成药物来看，麻黄、薄荷都有抗菌作用。据《中医杂志》1980，21（2）：73；《山东医学院学报》1959，8：42及《湖南医药杂志》1974，（5）：49等报道，薄荷煎剂也有类似麻黄的抗菌谱。《新医药杂志》1974，（5）：34及《中草药》（中册）江苏人民出版社，1976，172报道，实验证实：大黄对细菌、真菌、病毒等皆具有抑制作用，因而临床上广用于治疗各种皮肤病。黄芩、黄连最显的药理作用就是抗微生物，二者都有较广的抗菌谱，据《日本药理学杂志》1970，66：194；《代谢》1973，10（5）报道，实验表明，给蛋清致敏豚鼠每天口服黄芩苷50mg/kg，连续1周，对动物再次吸入抗原引起的变态反应有保护作用,可使其惊厥前时间明显延长。黄芩苷与黄芩素能明显抑制致敏豚鼠离体小肠与离体气管对抗原所产生的过敏性收缩反应,以黄芩素的抑制作用较强。《日本药理学杂志》1970,66:237 报道:对豚鼠与小鼠的被动性全身性反应以及豚鼠被动性皮肤变态反应,黄芩苷及黄芩素均有抑制作用,效力亦以黄芩素为强,以上实验显示了黄芩有抗变态反应的抗炎作用。又据《药学通报》1960,8(2):59 及《中华皮肤科杂志》1957,5(4):286 等报道:防风对绿脓杆菌、金黄色葡萄球菌、哥伦比亚 SK 病毒和羊毛样小芽孢癣菌有抑制作用,电刺激鼠尾法和大白鼠蛋清性脚肿试验表明,防风具有一定程度的抗炎镇痛作用。《抗菌中草药动物体内筛选实验》(摘要)1978,10 中说:当归除具有抗菌、抗炎、镇痛作用外,实验尚表示,当归可明显抑制抗体的产生,其水提物每天腹腔注射 100ml/kg 的作用相当于免疫抑制剂巯唑嘌呤 510mg/kg 的作用。《中华医学杂志》1978,17(2):87 说:当归还能显著增强动物腹腔巨噬细胞的吞噬功能,提高网状内皮系统对染料的廓清速度,说明有特异性免疫功能。综上所述,防风通圣散中大多数药物,具有一定的抗病原微生物、抗炎或镇痛,抗过敏及对免疫功能的影响作用。此外,大黄、川芎、白术、当归、连翘、荆芥、桔梗、山栀、黄芩、黄连等对心血管系统有一定的影响,这一药理活性无疑可说明本方药对该系统亦有一定的药理活性。但必须在辨证前提下使用之。

然而在妇科临床上使用本方药,重点还在于调治肥胖症。肥胖症一般分为脂肪蓄积型、水分停滞型和内分泌紊乱型。本方药不仅具有解表通里、疏通清热之功,而且还有抑制代谢之效,故可用于减肥,尤对水分停滞型肥胖症效果十分显著。据《开卷有益》1987,(1):21 报道:在用本方药同时,加服古方防己黄芪汤,则效果更佳。每日服 5g,3 个月为一个疗程,连用两个疗程,有的病人体重即可减轻 10kg 左右,腹围从 100mm 减至 85mm,总胆固醇由 887mmol/L(341)减至 3.85mmol/L(288)降至 0.89mmol/L(78),这些药物都能加速脂肪分解,并不影响食欲,也无副作用,对肝肾均无不良影响,但结核病患者,与腹泻病人,胃寒病人均不宜使用。

【实践验证】 本方药在妇科领域里,除了治疗实证型水湿停滞型肥胖证有效,对内分泌紊乱所引起实证型肥胖也有着较好的效果。在多囊卵巢综合征中出现肥胖,烦热口渴便秘者,用之有效。我们曾经治疗 2 例多囊卵巢综合征所引起的闭经肥胖,同时伴有烦热口渴,大便秘结等症状,在补肾调周法的前提下,加服防风通圣丸常服,保证了大便通畅,治疗半年减肥明显。另外据汪宗俊在《开卷有益》1987,1.21 中报道:"江西学院九江分院介绍,一女青年颜面患粉刺已 8 年,近来病情加重,大便秘结。采用防风通圣丸治疗,每次 12g,1 日 2 次,同时服用牛黄解毒片,每次 4 片,1 日 2 次,半月后咽喉疼痛消失,其他症状也有好转,停服牛黄解毒片,只用防风通圣丸,每次 6g,一日 2 次,连服 25 天后,脓疱消失,褐红色丘疹减少,继服 1 月,丘疹已基本消失,每次再用丹参15g,水煎,送服本丸 6g,经 3 个月治疗而愈。"

又据孙刚在《江苏中医杂志》1987,(7):18 中报道"以防风通圣丸治疗扁平疣 47 例,病程最长者 5 年,最短者 3 个月,结果显效 34 例,有效 8 例,无效 5 例。获效的 42 例中经随访 3 个月,未见复发"。据井上卿在《福建中医药》1965,(2):36 上报道:1 例 14 岁女孩,患病 4 月,鼻塞流浊涕,腥臭难闻。用本方倍荆芥、薄荷、葱白,煮散 9g,每日 2 次,2 日鼻通,6 日脓涕消,病愈。

8. 外阴白色病变熏洗方

【方名】 外阴白色病变,或称为外阴营养不良,以往称为外阴白斑。以阴痒为主证,而且有的奇痒不已,用一些中草药针对阴痒且尚有转变色素的熏洗药物,一般称之为外阴白斑洗方。也是我们的临床验方之一。

【组成】 一枝黄花 30g，艾叶 15g，泽漆 15g，白鲜皮 15g，苦参 15g，花椒 10g，鸡血藤 30g，仙灵脾 30g，土槿皮 30g，野菊花 30g，冰片 1g（后下）。

【用法】 每日 1 剂，煎汤熏洗，一日 2 次。

【功效】 清热燥湿，止痒和络。

【适应证】 外阴白斑，奇痒难忍，或有带下色黄白质黏腻，腰酸头昏，脉象细弦，舌质淡红，苔黄白腻。

【方解】 这是一张外用的熏洗方药。主要是集合了众多清利湿热，同时又有活血化瘀，助阳温经的药物。方中的一枝黄花、土槿皮、泽漆均是清利湿热之品，而且一枝黄花有疏风清热，解毒消肿的作用，用来止痒亦有功效。土槿皮利湿止痒，对湿浊为主的阴痒尤有效果。同时配用鸡血藤、仙灵脾活血温阳，再配以苦参、野菊花、冰片，清热解毒，疏风止痒，花椒、艾叶，虽为辛温但能活血止痒，白鲜皮清利湿热，但善止痒。组合起来，就具有清热利湿，温阳活血，疏风止痒之功。而且经过实践，证实是一张有效的外用熏洗方药。

【临床应用】 本方药除了使用于外阴白色病变，尚可运用于一般性阴道以及霉菌性阴道炎、滴虫性阴道炎而致外阴瘙痒，黄白带下较多，质黏稠，有腥臭，或者外阴湿证，奇痒，有黄白分泌液，伴有尿少色黄，大便较坚等症状。

【加减】 若尿少色黄，热重于湿者，可加入龙胆草 10g，黄柏 10~15g；若湿重于热者，可加入苍术 10g，薏米仁 15~30g，明矾 5~9g；若外阴阴道有时火热灼痛者，本方药需去花椒、艾叶，加入甘草 9g，生地 10g，或以养阴生肌散调敷麻油外敷之。

【临床体会】 外阴白色病变，虽属于皮肤科的范畴，但与妇科有关。因此以外治为主，同时应该结合内服药，在补肾活血的内服药基础上，应用本方药较为合适。

本方药中的一枝黄花、土槿皮、冰片为要药。兹作分析如下。

一枝黄花，又名金锁匙。味辛苦，性凉，有小毒，归肺、肝、肾经。功能疏风清热，解毒消肿，可用于风热感冒；肺热咳嗽，咽喉肿痛，疱疹肿毒，以及霉菌性阴道炎、鹅掌风、灰指甲、脚癣，用此药煎洗或浸泡。在使用本药内服时，注意到本品有溶血作用，不宜长期大量服用，否则会引起胃肠道出血。个别患者服后有咽部麻痹不适，或恶心、呕吐、头昏、口干等症，停药后即可自愈。《植物名实图考》用本药"洗肿毒"。《广东中药》"破血，通关窍。治跌打损伤、皮肤瘙痒、缠身疱"。可见本药以外洗为佳。

土槿皮，又名土荆皮，味辛，性温，有毒。功能杀虫止痒。用于顽癣、疥疮、湿疹、神经性皮炎。如汪连仕《采药书》："其皮治一切血，杀虫疗癣，合芦荟，香油调搽"。现代药理认为本药有抗真菌作用，而且还有抗生育作用，有抗肝癌的活性。在湿疹、真菌类疾病中是外用药的要品。

冰片，又名片脑、龙脑。味辛、苦，性凉，归心、肺、脾经。功能开窍醒神，散热止痛，利咽明目。用于神昏窍闭，惊厥诸证。痈疽肿毒，咽喉壅闭；目赤肿痛，聤耳出水，耳内肿胀疼痛。《外科全生集》："冰片苦寒治舌、口、咽喉火毒。研水调吞，治难产。"《本草衍义》："龙脑，此物大通利关膈热塞，其清香为百药之先，大人小儿风涎闭壅，及暴得惊热，甚济用。然非常服自药，独行则势弱，佐使则有功。"但《本草正》指出"以热酒服之，则能杀人。"现代药理认为：外用于局部，对感觉神经的刺激很轻，而有某些止痛及温和的防腐作用；在体外，较高浓度（0.5%）有抑菌作用。所以也是外用药之一耳。

【实践验证】 本方药为外阴及阴道瘙痒的验方。具体在临床上使用时可进行加减。贺某某，女，32岁。工人。患者外阴瘙痒 2 旬余，带下量多，色黄，质黏稠，气腥臭，午后阴道有灼热感，口干欲饮，舌质偏红，有紫褐斑，苔黄白腻，脉象细滑带数。白带检验：霉菌（＋），脓球（＋＋），外阴似有黄绿色斑点，伴有充血状。证属肝经湿热下注，任带脉失约，治当清肝利湿，以丹栀逍遥散、四妙丸加萆薢、木通内服，外用本方药加蒲公英 12g，炒黄柏 10g 煎后熏洗，每日 1 剂，煎后分 2 次熏洗。用 1 周后阴痒消失，带下量减少，带下检验：霉菌阴性，脓球（－），上皮细胞（＋），再以煎方药外洗，及原方内服 5 剂即愈。其效之佳，患者称以往曾用多种外用洗剂效果无此明显。

第十五讲　妇科中药的现代药理研究

　　妇科中草药的现代药理研究资料非常丰富，国内外的研究报道，对某一味药物的药理分析虽然基本相同，但也有不尽相同的地方。反映出中草药本身所具有的药理复杂性，特别是配伍后的复杂性。我们只能取其主要的、基本相同的，并本着以下几点精神来讲述。其一是作用于妇科的药物，简言之，即妇科用药，也就是现代药理研究限于妇科作用的药物；其二是这类妇科用药，我们又选择其主要作用于生殖、优生，同时又包括抗生育、抗早孕等方面；其三是收录现代药理研究的新资料，新内容。仅就我们所及，可能更多的、更全面的资料未能收集到，并待以后补充之；其四是本着为临床服务，因此以临床上较为常用的为前提，有些药物，临床上较为少用，故未收录；其五是现代药理研究的内容是从西医学的观念出发，符合西医学治病的需要，亦即是为辨病服务，将有推动中医妇科学发展的意义。但是，我们认为，就当前情况来看，辨病必须与辨证相结合，有时尚需以辨证为主，这是用药的原则。但是随着实践的深入，药物成分的肯定，辨病治疗将被日益重视，所以本讲将分别叙述中药的植物雌激素研究，雌激素受体调节剂及其相关的中药，以及各类中药对生殖调节的影响。

一、中药的植物雌激素研究

植物雌激素（Phytoestrogen）是指某些能结合并激活哺乳类动物及人类的雌激素受体，从而具有雌激素样和/或抗雌激素活性的植物成分。现已知道的这些化学分子包括：黄酮（flavones）、异黄酮（isoflavones）、二氢黄酮（flavanones）、黄酮醇（flavonols）、香豆素（coumestans）、木脂素（lignans）等。除了植物中天然地存在着植物雌激素以外，一些植物雌激素还可以由被食入的植物成分在体内经肠道细菌的作用转化而成。

1928年人们首次从植物中分离出具有雌激素活性的化学组分。此相距人们在动物体内发现甾体雌激素仅推迟了几年时间。植物雌激素随后被证实存在于各种植物中，然而不同植物中所含植物雌激素的种类及含量差别很大。植物雌激素的含量在某些植物中明显高于其他植物。植物雌激素的含量高低除与植物种属有关，还与植物的产地、生长时间等因素有关。食物中的植物雌激素容易被人类及动物吸收，并广泛分布于血液和组织中参与体内的代谢活动。

早期人们对植物雌激素生物活性的兴趣主要集中于它对畜牧业的影响，这是因为某些富含植物雌激素的植物能导致牛羊等食草动物的繁殖功能下降。据估计仅在澳大利亚每年至少有一百万只母羊因植物雌激素而丧失繁殖能力。20世纪70年代末至80年代初，当异黄酮和木脂素从人尿中被检测出来，植物雌激素对人体功能和健康的意义迅速受到了重视。

（一）植物雌激素的生物活性及其应用

自然界存在的植物雌激素可视为人类及其他哺乳类动物的外源性激素，因此植物雌激素毫无疑问地直接参与机体的内分泌调节。近年已证实植物雌激素对机体具有类雌激素和或抗雌激素活性的双重作用。一方面，植物雌激素在体内能够与雌激素受体相结合，不同种类的植物雌激素与雌激素受体结合的亲合力不同而显示出不同的作用效能。当植物雌激素使用足够的剂量，它可以产生与体内 17β-estrodiol 相似的效能。植物雌激素还可刺激肝脏合成性激素结合蛋白，以此调节体内激素的活性。有关研究提示，食物中的植物雌激素对于防治更年期综合征、绝经后骨质疏松症等有类似雌激素替代疗法的积极作用。另一方面，植物雌激素也可对靶细胞产生抗雌激素作用。这一作用的主要机制被认为是竞争性抑制的结果。即植物雌激素作为一种弱活性的雌激素分子占据了受体结合部位，阻止了体内其他强活性的雌激素分子与受体相结合，因此有效地减弱了靶细胞对雌激素的应答。此外，一些异黄酮和香豆素可抑制17β-estrodiol 促成酶及其氧化过程，减少体内雌激素的生成。所以，植物雌激素既能作为雌激素又能作为抗雌激素使用。

植物雌激素具有多种重要的生物学活性，而植物雌激素对内分泌功能的调节只是其多种生物活性的一个方面。植物雌激素广泛调节细胞胞浆和胞核的酶系统。如蛋白酪氨酸酶和 KL4 局部异构酶是调节细胞分化和增殖的信号传导系统，一些黄酮和异黄酮如槲皮素、染料木素等对此二酶系统的功能有明显的抑制作用。槲皮素还抑制与细胞分化有关的磷脂酸激酶和磷酸肌醇激酶。此外，香豆素和异黄酮可激活微粒体中的前列腺素合成酶，此酶是前列腺素合成过程所必需的关键合成酶。由于异黄酮对人类线粒体的酒精脱氢酶和醛脱氢酶具有较强的抑制作用，其应用于治疗酒精中毒症有效。

研究发现植物雌激素对多种癌细胞有抑制作用，其中包括乳腺癌、卵巢癌、前列腺癌、胃癌、结肠癌、白血病等等。染料木素可明显抑制癌组织的自发生成。许多异黄酮还具有较强的抗氧化活性，如染料木素可明显增强体内的抗氧化酶的活性；这些生物学活性均与植物雌激素的抗癌作用有直接而重要的关系。离体和在体实验均提示植物雌激素如异黄酮等具有抗炎作用。

植物雌激素对心血管系统具有良好的保护作用。异黄酮能纠正心血管疾病的危险因素，如高胆固醇血症、动脉粥样硬化病变等。同时，植物雌激素可减少低密度脂蛋白分子的氧化和抑制血小板凝聚；并通过调整血管平滑肌的钙离子交换促使血管扩张。

（二）中药药效药理与植物雌激素

据文献记载，中草药多达 5700 余种。中药材除小部分为动物药和矿物药外，绝大部分来自于天然植物。长期以来，许多中草药植物及其复方被广泛应用于妇科病症的治疗和妇女保健。中药所含植物雌激素在其中发挥的药效作用不容忽视。近代药理研究发现，不少临床常用的中药具有雌激素样功效。幼龄雌鼠服用丹参酮后子宫重量明显增加；成年雌鼠服用丹参酮后阴道细胞学检查显现动情期变化；证实丹参具有雌激素样作用。雌鼠服用补骨脂后阴道角化和子宫重量增加；去卵巢小鼠注射红花煎剂可使子宫重量明显增加；均提示中药补骨脂和红花具有雌激素样作用。

药理研究还证实，中药植物中属于黄酮类化合物的染料木素等具有雌激素样作用；刺芒柄花素有促卵泡激素样作用；它们与中药的类激素样作用密切相关。此外，中药中的黄酮类化合物还具有其他广泛的药理作用。如槲皮素等能增强心脏收缩、扩张冠状血管和降低高血压；牡荆素等具有抑制肿瘤细胞的作用；黄芩苷、紫花杜鹃素等有抗菌消炎、止咳祛痰等作用。

中药植物中属于香豆素类化合物的拟雌内酯具有雌激素样作用。补骨脂等中药中含有此类成分。近期的动物实验研究证实，拟雌内酯用于治疗绝经后骨质疏松症有效。中药中香豆素及香豆素苷的药理作用也很广泛。补骨脂、前胡等所含的香豆素类对实验动物有一定的抗癌作用。补骨脂素等羟基香豆素类还有吸收紫外线和抗辐射的作用，临床可用于治疗白斑症。蛇床子香豆素可用于治疗骨质疏松症；白芷素则有较显著的扩张冠状动脉的作用。其他如紫苜蓿酚对实验动物有抗凝血作用，可用于血栓病的治疗。

（三）中药化学成分与植物雌激素

中药植物成分的分析研究业已表明，与植物雌激素相关联的化学成分在植物界的分布十分广泛，而且富含于某些中药之中。黄酮类化合物种类繁多，大部分以苷的形式存在。黄酮类广泛分布于被子植物中：特别以唇形科、玄参科、爵床科、苦苣苔科、菊科等植物中存在较多。异黄酮类可见于豆科、蝶形花亚科、藜科、柏科、桑科、肉豆科、蔷薇科等植物。许多中药如黄芪、黄芩、三七、柴胡、白果、麦冬、仙鹤草、芦荟、木贼、虎杖、罗布麻、金钱草、鱼腥草、陈皮等都含有黄酮和异黄酮类成分。二氢黄酮特别在被子植物中的蔷薇科、芸香科、豆科、杜鹃花科、菊科、姜科中分布较多。如中药桑白皮、陈皮、甘草、满山红、紫花杜鹃中含有二氢黄酮。黄酮醇较广泛分布于双子叶植物，特别是一些木本植物的花和叶中。中药如槐花、紫菀、银杏叶、满山红叶中含有黄酮醇。香豆素在植物体内多以游离状态或与糖结合成苷的形式而存在。香豆素也广泛分布于植物界。它在伞形科、芸香科、豆科、茄科、菊科等植物中多见；而且香豆素大多数存在于植物的花、叶、茎、果中，通常以幼嫩的牙叶中含量较高。中药如补骨脂、蛇床子、白芷、前胡、独活、茵陈、秦皮等都含有这类成分。木脂素在植物体内多数是游离的，也有少量与糖结合成苷而存在。木脂素可见于爵床科、伞形科、夹竹桃科、马兜铃科、菊科、小檗科、桦木科、橄榄科、旋花科、杜鹃花科、大戟科、莲叶桐科、樟科、木兰科、香材树科、肉豆科、桃金娘科、木犀科、胡麻科、胡椒科、蔷薇科、芸香科、杨柳科、山矾科、马鞭草科、蒺藜科等植物。它较广泛分布于植物的木部和树脂中。中药如五味子、连翘、牛蒡子、细辛等含木脂素。

综上所述，植物雌激素因其在医疗保健上的药用价值日益受到重视。这一领域的研究为人类寻觅有效而安全的天然药物提供了新的线索。开展中药植物雌激素的系统研究无疑具有广阔的应用前景。一方面，中药所含有效成分是中药用于防治疾病的物质基础。植物雌激素作为中药中具有生物活性的一类药化成分，对中药发挥某些药效作用有重要的意义。然而目前对已知的中药药效成分（包括中药中的植物雌激素）尚缺乏深入的认识。因此，应用现代科学技术系统研究中药中植物雌激素的分布、种类、化学结构、理化性质、生物活性等，将有助于进一步阐明中药的作用机制，从而加速中药基础研究和开发应用的现代化进程。另一方面，祖国医学经历了长期的临床实践，积累了应用植物药防治疾病的丰富经验。不少中药及方剂对生殖系统的功能障碍有良效。近代药理研究证实这些中药对机体内分泌系统的功能有显著调节作用；特别是一些中药的药效成分在研究中被发现具有类雌激素样作用。这些药效成分可以是已知的植物雌激素，也可能是一类新的具有雌激素活性和/或抗雌激素活性的化合物。如补骨脂含有的异补骨脂素、丹参含有的丹参酮等，实际上可以被视为是新的植物雌激素。对此类中药有效成分及其临床应用亟待进行系统的研究。所以，中药植物雌激素的探索也将有助于从数以千计的中药中发现植物雌激素的新药源。

二、雌激素受体调节剂及其相关的中药

自 1926 年首次报道植物提取物表现出雌激素活性以来，到 1955 年已发现几百种植物含有雌激素活性成分。1979 年和 1982 年，分别在灵长目和人类尿中发现植物雌激素；20 世纪 90 年代，由于得到欧美国家政府等的主动拨款资助，植物雌激素研究文献呈指数级增加。研究表明植物雌激素对人类相关

疾病有一定的防治作用。植物雌激素是植物中可以与雌激素受体（ER）结合的一类化合物，在体内具有双向调节作用。当体内雌激素水平较高时发挥抗雌激素活性；而体内雌激素水平较低时具有拟雌激素作用，因此学者们认为，植物雌激素应为"植物雌激素受体调节剂"。但为方便论述仍简称植物雌激素。

（一）植物雌激素

1. 植物雌激素的化学特征 植物雌激素为杂环多酚类化合物，主要有异黄酮类（isoflavones）、木脂素类（lignans）、和香豆素类（coumestans）三大类，主要存在于植物及其种子里，如大豆及其制品、大米、石榴、苹果、小麦、茴香、甘草等。其中以大豆及其制品中异黄酮类化合物含量较为丰富。目前研究较深入的是植物雌激素。此类化合物包括黄豆苷原（daidzein）、染料木黄酮（genistein）、生原禅宁 A（biochanin）、芒柄花素（formononetin）。黄豆苷原和染料木黄酮的结构与雌二醇相似。因而可通过与 ER 结合发挥微弱的雌激素作用。当体内雌激素较高时异黄酮对雌激素也表现有拮抗作用，这是由于与雌二醇竞争性结合 ER，使得雌二醇不能产生雌激素效应，进而对雌激素相关疾病具有保护作用。异黄酮的两个前体物：生原禅宁 A 和芒柄花素可分别代谢为染料木黄酮苷和黄豆苷原，大豆中两种异黄酮糖苷的含量可达 $10 \sim 30 \mathrm{mg} \cdot \mathrm{kg}^{-1}$。

2. 植物雌激素的代谢植物中的异黄酮类与糖结合形成糖苷 摄入体内的异黄酮在肠道内经过水解，将糖苷转化为苷原，通过小肠及大肠吸收，再经过肝脏酶形成硫酸盐或葡萄糖醛酸结合物经胆汁及尿排泄。摄入大豆及其制品后，血和尿中异黄酮含量增加。血浓度在食用 30min 后增加，5h 后开始下降，但高水平可持续 24h。异黄酮的吸收部位主要在小肠和大肠，吸收程度取决于肠道菌群（如乳酸菌、类菌体和双歧杆菌）及其产生的酶。虽然没有在人体中进行结合型和非结合型异黄酮的吸收对比研究，但一般认为糖苷配基易吸收，而糖苷不易吸收。

3. 植物雌激素的主要生物效应及机制　植物雌激素对雌激素相关疾病有广泛的预防作用，如乳腺癌、心血管疾病、骨质疏松、和围绝经期综合征等。其主要机制为植物雌激素在体内与 ER 结合后，许多因素如种属、靶器官的功能状态、年龄、剂量、方式、时间及活性代谢产物等都可以影响这一效应的发挥。由于它与 ER 结合后的雌激素效应较雌二醇降低 10000 ~ 14000 倍，又竞争占据 ER，低剂量的植物雌激素表现为雌激素拮抗效应，这些甾体雌激素替代效应和竞争性拮抗作用与其降低雌激素相关疾病的发生有关；中剂量时可产生一定的雌激素活性；高剂量时，补充的异黄酮可以活化因雌激素水平限制未能活化的 ER，产生雌激素增强效应。异黄酮在雌激素相对缺少时具有雌激素效应，可以治疗围绝经期综合征。可以促进成骨作用、增加骨密度，因而能预防和治疗骨质疏松。同时异黄酮还可以影响体脂分布，与 ER 结合后可降低血清胆固醇和 LDH 的含量，从而可以减少心血管疾病的发生。因而异黄酮也可与乳腺细胞的 ER 结合，竞争性占据 ER 的位置，从而减弱雌激素的促细胞增殖作用，由于雌激素可以通过刺激细胞增生诱发癌症，因而这类化合物能够通过雌激素拮抗作用减少乳腺癌和子宫癌的发生。经研究分析体内植物雌激素水平高的人群，激素相关疾病的发生率较低。

（二）有雌激素样作用的中药

1. 补益药

人参　研究表明人参促性激素样作用的有效成分是人参皂苷，它可使垂体前叶的促性激素（促卵泡激素和促黄体生成素）释放增加，从而加速幼年雌性小鼠动情期的出现，同时使子宫和卵巢重量增加。

甘草　其主要化学成分是甘草甜素、甘草次酸。大剂量的甘草甜素能增强雌激素样作用。能抑制 17 羟甾类脱氢酶转变雄甾烯二醇为睾酮的作用。由于上述酶的作用被抑制而造成 3,17-羟基黄体酮的积聚，因此，甘草次酸具有抑制小鼠生殖腺产生睾丸酮的作用。

补骨脂 其主要化学成分为香豆素衍生物、黄酮类、挥发油。实验研究表明，补骨脂干粉给予成年正常的切除卵巢的雌鼠，能增加阴道角化。补骨脂粉对去卵巢雌鼠可引起动情周期变化，使子宫重量明显增加，有较强的雌激素样作用。

淫羊藿 主要成分为黄酮苷。实验研究表明，淫羊藿煮提液按 $1mL \cdot 100g^{-1}$ 体重给药雌性大鼠，5d 后测定能提高垂体对 LRH 和 LH 的反应性。明显增加正常大鼠垂体前叶、卵巢、子宫重量，对去卵巢大鼠，给药 90min 时，垂体对注射 LRH 后的 LH 分泌，约为对照组的 5 倍。

菟丝子 主要化学成分为醇类、黄酮类。实验研究表明菟丝子具有增强下丘脑—垂体—卵巢促黄体功能，其作用方式为提高垂体对 LRH 的反应性及卵巢对 LH 的反应性。

肉苁蓉 其主要化学成分为脂溶性成分：6-甲基吲哚等，水溶性成分 N，N-二甲基甘氨酸甲酯、胡萝卜素等。肉苁蓉可增强下丘脑—垂体—卵巢的促黄体功能，能使大鼠垂体前叶、卵巢、子宫重量比对照组明显增重，提高垂体对 LRH 的反应性及卵巢的促黄体功能。

枸杞子 主要成分为甜菜碱、胡萝卜苷、抗坏血酸、醇浆红素等。经研究表明：枸杞对下丘脑—垂体—性腺轴功能有一定影响，用枸杞每天 2 次按 $1ml \cdot 100mg^{-1}$ 体重灌胃，共 5d，第 6 天取材，结果可使正常大鼠垂体前叶、卵巢、子宫重量比对照组明显增重，卵巢 HCG/LH 受体特异结合力也明显提高，对去卵巢大鼠，使其垂体对注射 LRH 后 LH 分泌明显增加。另有实验证明，用枸杞水煮浓缩液给去卵巢大鼠灌胃 5 周，结果显示枸杞有明显的降脂作用，同时可以减轻由于雌激素水平降低引起的子宫萎缩。

女贞子 主要化学成分为齐墩果酸、女贞子苷。经研究女贞子的有机溶剂提取物中,既有雄激素样物质,也有雌激素样物质的存在,含睾丸酮 $428.31\mu g \cdot g^{-1}$,雌二醇 $139.02\mu g \cdot g^{-1}$。即同一药物具有双向调节作用。用女贞子等补肾阴的中药在小白鼠阴道粘膜上产生了雌激素样作用,服药组兔卵巢的大卵泡数明显增多,雌激素升高。

2. 活血化瘀药

丹参 主要成分为菲醌类化合物。实验取体重 $11 \sim 12g$ 雌性幼龄小鼠,用 3% 淀粉糊将药物配成 2% 总丹参酮淀粉悬液灌胃给药每日 1 次,每次 0.2ml,给药 3d,第 4 天将小鼠断颈处死,取出子宫,结果给药组子宫重量明显高于对照组,而对于切除卵巢的小鼠则子宫增重不明显,说明丹参酮有较温和的通过卵巢起作用的雌激素活性。

川牛膝 主要化学成分甾醇类化合物。其所含杯苋甾酮具有雌激素样作用幼年大鼠服后子宫重量增加,但对卵巢无明显影响。

3. 其他类

小茴香 主要成分为挥发油、黄酮类,用小茴香种子的丙酮提取物给雌性大鼠喂养 10d 后,导致阴道上皮角化及动情期循环。中剂量可使乳腺重量增加,大剂量可增加输卵管、子宫内膜、子宫肌层、皮层及卵巢重量。结果证实小茴香种子丙酮提取物具有雌激素样活性。

五味子 主要成分为木脂素类成分、挥发油等。有实验报道,采用 20 只家兔,雌雄各半随机分组进行实验,给药组 $1g \cdot kg^{-1}$ 喂饲北五味子粉,给药 30 天,结果,用 EH 染色显示给药组生殖器官的 RNA 均较对照组增多,胞浆膜 5′核苷酸酶和 ATP 酶活性增加,提示五味子有加强睾丸和卵巢内的 RNA 合成、改善组织细胞的功能,促进增殖细胞的增生及促进卵巢的排卵作用。

蛇床子 主要成分挥发油，香豆糖类，伞型花内酯衍生物。据国外报道，乙醇提取的蛇床子浸膏对正常及去势小鼠有类似性激素作用，对正常鼠每日皮下注射 1 次，每次 10mg，连续 32 天，能延长小鼠交尾期，交尾休期缩短，对去势小鼠同样注射 21 天，出现交尾期，并能使卵巢增重。

蒺藜 主要为甾体皂苷、挥发油。有研究认为，蒺藜茎叶总皂苷具有促进性激素样作用，能使正常幼年雌性小鼠子宫和卵巢的重量明显增加，促进性器官的发育，进一步实验研究提示，药物可能作用于垂体以上水平。

大豆 《本草纲目》记载大豆能治痘疮。现代研究表明大豆中最主要的异黄酮类物质为金雀黄素和大豆异黄酮。当体内雌激素水平较高时，可与雌二醇竞争性结合 ER，对雌激素表现为拮抗作用，因而对雌激素过高引起的乳腺癌有抑制作用。体外实验证明：金雀黄素和大豆异黄酮对人乳腺癌细胞 MCF7（雌激素受体阳性细胞系，ER 阳性）细胞的体外增殖具有明显的抑制作用，并随药物浓度增加其抑制作用更加明显。

葛根 其主要有效成分为异黄酮，乳腺、子宫发育主要受下丘脑、垂体神经内分泌系统的调控。促性腺激素、性激素及生长激素可促进乳腺、子宫发育。但是，外源性激素对人体的副作用较多，如长期应用可能增加乳腺癌和子宫内膜癌的危险性等，因此，限制了其推广应用。有学者研究了葛根提取物（主要成分为天然植物激素）对未成熟大鼠乳腺和子宫发育的影响。其方法是采用正常 Wistar 雌性大鼠 40 只，体重为 65～85g，随机分为正常组、雌二醇组、葛根提取物低剂量组、葛根提取物高剂量组，每组 10 只。各组给药 7 天后，测血清中激素，剥离乳腺与子宫称重。结果：①葛根提取物能显著提高未成熟大鼠乳腺和子宫重量；②葛根提取物能增加大鼠血清促卵泡生成素（FSH）、促黄体生成素（LH）、雌二醇（E2）含量，降低泌乳素（PRL）含量。所以被认为，葛根提取物能促进未成熟大鼠乳腺及子宫发育，可以为进一步开发促进青年女性乳腺及子宫发育的新药提供实验依据，同时为治疗先天性子宫发育不良患者提供基础资料。

还有学者通过研究认为：葛根异黄酮对大鼠去卵巢后，因雌激素缺乏引起的骨质疏松症有明显的防治作用，可使去卵巢大鼠的 BMC（全身骨矿含量）和 BMD（全身骨矿密度）显著降低，并能增加去卵巢大鼠的子宫重量，表现一定的雌激素样活性。

植物雌激素不仅影响性激素的代谢及其生物活性，而且对细胞酶、蛋白质合成、生长因子、恶性细胞增生均有影响。就目前的研究结果来看，增加植物雌激素的摄入对健康有明显的益处。从掌握的文献来看，目前对中药中的植物雌激素的研究较少，只停留在个别零散的实验基础上，没有系统进行筛选和比较；且研究只停留在动物整体实验水平上，研究的并不深入，没有进一步提出其有效成分、说明其作用机制。因此在有效成分的测定、纯化、作用机制等方面有待进一步的研究。

三、各类中药对生殖调节的影响

（一）补益中药对生殖调节的影响

1. 杜仲　杜仲煎剂高浓度能对抗垂体后叶素和乙酰胆碱引起的妊娠小鼠离体子宫的兴奋作用；杜仲皮的水煎剂或醇提取液对正常或妊娠大鼠子宫有抑制作用，并能对抗乙酰胆碱对子宫的兴奋。生杜仲、杜仲炭和砂烫杜仲煎剂对大鼠离体子宫也有抑制作用，并能对抗垂体后叶素的兴奋。杜仲煎剂对兔离体子宫也能抑制垂体后叶素的兴奋，但对猫离体子宫则有较强的兴奋作用。

杜仲叶：水煎剂和醇提取液对离体大鼠子宫均有抑制作用，并能对抗乙酰胆碱对子宫的兴奋作用。杜仲叶的醇提取液对脑垂体后叶素引起的家兔子宫兴奋收缩有明显的拮抗作用，水煎剂对肾上腺素引起的家兔子宫兴奋收缩也有明显的拮抗作用。

2. 淫羊藿 淫羊藿使大鼠垂体前叶、卵巢、子宫增重，促血浆 LH 水平未见改变，卵巢 HCG/LH 受体特异结合力明显提高，表明卵巢对 LH 的反应增强，淫羊藿使去卵巢大鼠垂体对注射黄体生成素释放激素后 LH 分泌反应明显增加，血浆 LH 水平明显提高，说明垂体对 LH-RH 的反应性增强。淫羊藿生品使小鼠睾丸、提肛肌重量明显降低，提示不仅无促性功能作用，且有抑制作用。而炮制品（1985 年版药典法）使小鼠血浆睾酮含量明显增加，睾丸和提肛肌明显增重，提示炮制品有促性功能作用。淫羊藿显著提高雄大鼠血浆皮质酮水平，而对血浆睾酮、T3 浓度无明显影响。

3. 白芍 芍药和芍药苷对子宫平滑肌有一定的抑制作用，并能对抗催产素所致子宫收缩。芍药提取物对小鼠离体子宫低浓度兴奋、高浓度抑制。

4. 补骨脂 异补骨脂素、补骨脂酚对小鼠有明显的抗着床作用。雌鼠分别宫内注射 10mg 异补骨脂和 0.00125 ~ 0.005ml 补骨脂酚，均有较明显的抗早孕作用，但补骨脂酚的毒性反应较强。补骨脂干粉，给予成年正常和切除卵巢的雌鼠，能增加阴道角化。补骨脂酚对去势雌鼠可引起动情期变化，使子宫重量明显增加，有较强的雌激素样作用。以果实干粉饲喂成年雌鼠 37 ~ 77d，能伤害其生育能力。但改为正常饲料 1 周后即可恢复。以补骨脂种子的非皂苷成分进行的研究表明，其避孕能力取决于雌激素活性。

5. 胡芦巴 给雄性大鼠每日灌服胡芦巴种子提取物 100mg，持续 60d，提取物含 0.6% CHOL 皂苷，研究发现，精液量和精子能动力明显下降，导致不育，睾丸、附睾、腹侧前列腺和精囊的重量明显下降，除睾丸的唾液酸外，附睾、精囊和腹侧前列腺的总蛋白质和唾液酸的浓度，以及睾丸的总蛋白质都明显下降。在治疗后，睾丸的糖原浓度降低，但 CHOL 浓度上升，精囊中的果糖浓度下降。血清 CHOL 浓度明显上升，但蛋白质、磷脂和三酰甘油的浓度明显下降。CHOL 是雄激素的前体，睾丸和血清 CHOL 的上升可能是与其未被系统利用有关，导致循环的雄激素下降和由此观察到组织结构的改变，为此胡芦巴提取物体现抗生育和抗雄激素两种活性。

6. 刺蒺藜 刺蒺藜所含主要为呋甾醇二糖苷类，给雄性大鼠灌服，可促进其精子形成，兴奋赛托利细胞活性，增强性反射和性欲；雌性大鼠服用后，可促进发情，提高生殖能力。此种制剂毒性很小，不致畸。男性病人应用上述制剂可增加性欲，改善和延长勃起时间，增加精子的数目和运动。对女性可改善卵巢功能，对性欲缺乏和不孕症有效。还可预防围绝经期综合征。

7. 艾叶 艾叶煎剂对未孕家兔离体子宫呈兴奋作用，使收缩加强，可引起强直性收缩维持 1h 以上。

8. 吴茱萸 对子宫平滑肌的作用，吴茱萸热水提取物对大鼠离体子宫由 5-羟色胺引起的收缩有拮抗作用。从水溶性部分中分离的对羟基福林能使小鼠离体子宫肌松弛，除去对羟基福林后的残存液，对大鼠子宫呈现明显的收缩作用。其兴奋子宫成分为去氢吴茱萸碱、吴茱萸次碱，和芸香胺。去氢吴茱萸碱兴奋子宫作用不被阿托品阻断，但能被二甲基麦角新碱阻断，提示其可能为 5-羟色胺受体激动剂。吴茱萸的甲醇和水提取物都具有 5-羟色胺、催产素、前列腺素 Fa2 和氯化钡的收缩子宫作用，前列腺素拮抗剂、吲哚美辛和阿托品能阻断其收缩子宫作用，因此还可能是通过刺激前列腺素合成产生收缩作用。

9. 丹参 性激素样作用，用子宫重量法及阴道涂片法实验，2% 总丹参淀粉悬液 0.2ml/只给小鼠灌胃，每日 1~2 次，连用 3 日，证明丹参酮有较温和的雌激素洋活性,2% 丹参酮淀粉悬液 1ml/只灌胃,每日 2 次,连续给药 5 日,结果证明丹参酮对去睾丸大鼠再给予丙酸睾酮呈明显的对抗作用。因此,丹参酮除具有雌激素样活性外,还具有抗雄性激素样作用。

10. 党参　党参注射液能增强大鼠离体子宫收缩,作用强度相当于垂体后叶素 $0.08\mu/ml$。

11. 肉苁蓉　调整内分泌、促进代谢及强壮作用：小鼠每日灌服肉苁蓉 $0.5g$/只, 共 10 天, 对氢化可的松造成的阳虚动物的肝脾 DNA 及微量元素锌、锰、铜、铁的含量下降有升高作用。雌性大鼠灌服肉苁蓉煎剂 $10g/kg$, 每日 2 次, 连续 5d, 可使大鼠垂体前叶、卵巢和子宫重量明显增加, 但血浆中黄体生成素（LH）水平未见改变；卵巢人绒毛膜促性腺激素（HCG）/LH 受体特异结合力明显提高；并使去卵巢大鼠的垂体对注射促黄体生成素释放激素（LRH）后 LH 的分泌反应明显增加。提示肉苁蓉可能增强下丘脑-垂体-卵巢促黄体功能, 但并非由于其直接刺激垂体促黄体激素的分泌, 而是提高垂体对 LRH 的反应性及卵巢对 LH 的反应性。肉苁蓉所含洋丁香酚苷（麦角甾苷）、肉苁蓉苷 A 和 C 具有对抗悬吊应激负荷所致雄性小白鼠的性功能及学习行为低下的原因, 所含海胆苷对性行为低下有对抗作用而对学习行为无甚影响。从这些成分的化学结构来看, 麦角甾苷结合一分子葡萄糖成为海胆苷, 海胆苷和麦角苷苷元三位碳上的羟基被甲氧基取代后分别成为肉苁蓉苷 A 和 C。由此, 认为葡萄糖和甲氧基的存在与学习行为有关。

12. 龟甲　100% 龟甲煎剂 10～30mg/ml 对大鼠、豚鼠、家兔和人的离体子宫均有明显的兴奋作用, 将 5g/kg 龟甲煎剂灌胃, 对家兔在体子宫也显示兴奋作用。

13. 蛤蚧　雌性激素样作用。蛤蚧提取物可处长正常雌性小鼠的动情期, 并使正常小鼠子宫及卵巢重量增加, 对去卵巢小鼠可使之出现动情期，蛤蚧乙醇提取物对雌性大鼠性器官，阴道及卵巢，主要为直接作用，而其完整作用需经卵巢、垂体和下丘脑。雄性激素样作用，可显著增加去势雄性大鼠的前列腺与精囊重量。

14. 紫河车　激素样作用。胎盘有分泌激素的生理功能，能分泌 HCG 等激素。

15. 鹿茸　以 4% 鹿茸精令大鼠自由摄取或皮下注射雌二醇 100μ，对去势雌性大鼠二者的子宫重量相近，并显著增加未去势大鼠的子宫重量，马鹿茸有雄激素及雌激素样作用。

16. 牛鞭　用不同剂量的内酸睾丸酮（TP）分别给雄性小鼠皮下注射，每只 1mg、3mg、9mg，连续 7d，能使受孕小鼠产生妊娠阻断作用，并与剂量相关性，推测 TP 使雄鼠分泌一种外激素，通过嗅觉使受孕母鼠黄体退化，受精卵消退，其妊娠阻断率为 25%～86%。TP 在抗早孕剂量时能明显抑制假孕小鼠的蜕膜反应，但 TP 对去卵巢小鼠应用外源性雌、孕激素诱发的蜕膜反应无明显抑制作用。体内与体外研究证明大剂量 TP 能抑制早孕妇女子宫蜕膜的细胞分裂繁殖，使细胞间联结减轻，并发生退化变性。实验表明 TP 的抗早孕作用可能与竞争性抑制蜕膜组织中甾体激素受体相关，也有实验证明与其破坏人和大鼠的胎盘组织有关。体外实验 TP 直接损伤绒毛及蜕膜组织，而对大鼠垂体促性激素细胞无明显影响。此外 TP 使卵内部分黄体出现结缔组织增长，使黄体细胞变小。

17. 羊外肾　性激素样作用。从羊、猪、牛等精液或睾丸制取的抑制素是一种糖蛋白，可能是一种天然的避孕物质。能抑制 HCG 所致 FSH 的分泌增加，减轻动物子宫和卵巢的重量，抑制素尚能直接抑制垂体释放 FSH，使血中 FSH 含量下降，此作用在去势动物更为敏感。

18. 黄羊角　对离体大鼠子宫，其水煎液和水解液均呈兴奋作用，对在体家兔小肠和大鼠子宫，均无明显影响。

19. 地骨皮 地骨皮注射液（100%浓度）对未孕大鼠与小鼠的离体子宫有显著的兴奋作用，其1ml约相当于0.054μ垂体后叶素之效力。

20. 紫石英 有兴奋中枢神经和卵巢分泌功能的作用。

21. 冬虫夏草 虫草有雄激素样作用和抗雌激素作用，有调节性功能紊乱恢复到正常的作用。

22. 木耳 抗生育作用。黑木耳多糖8.25mg/kg给小鼠腹腔注射，抗着床和抗早孕效果最明显，终止中期妊娠作用略差此，但对孕卵运输则无效。

23. 覆盆子 大鼠、兔的阴道涂片及内膜切片等指标表明，覆盆子似有雌激素样作用。

24. 菟丝子 为常用补益中药，具有滋补肝肾、固精缩尿、安胎、明目等功效。菟丝子的药理研究主要集中在补肾壮阳、免疫、心血管等方面，近期又见报道其抗氧化、抗衰老等方面的作用。主要表现的具有：①对生殖系统的作用：中国菟丝子（即Cuscutachinensis）、南方菟丝子和日本菟丝子均可增强果蝇性活力；增强小鼠游泳抗疲劳和常压耐缺氧等非特异性抵抗力；改善氢化可的松所致小鼠"阳虚"症状。前两者的补肾壮阳作用强于日本菟丝子，彭氏等通过精子毛细管穿透试验，测定精子运动速度和活力指数，发现菟丝子水煎液可明显提高人精子体外活动功能，而对精子的膜功能无明显不良影响。②对内分泌系统的影响已有实验证明菟丝子"补肾壮阳"作用是通过提高垂体对LRH的反应性及卵巢对LH的反应性，从而使下丘脑—垂体—卵巢轴的调节功能得以改善。熊氏等研究了菟丝子75%乙醇浸提物对雄性鼠生殖功能的影响，发现菟丝子醇提取物（SCE）能明显促进小鼠睾丸及附睾的发育，提示具有促性腺激素（HCG）样作用。SCE还能使离体培养的大鼠间质细胞睾酮分泌增加，此作用与HCG相协同，从而也证明了菟丝子是作用于下丘脑—垂体—性腺轴来调节机体的生殖内分泌。此外，菟丝子总黄酮还能明显刺激体外培养的人早孕胎盘绒毛滋养层组织分泌 HCG，其分泌量为对照组的188.22%。菟丝子在临床常用于安胎，而 HCG 是维持妊娠的重要激素，可见菟丝子中的黄酮类成分参与了菟丝子的补肾、安胎等作用，是菟丝子的重要有效成分。对菟丝子药理作用的研究主要集中在调节下丘脑—垂体—性腺轴功能、免疫、心血管、抗衰老、保肝等方面，为菟丝子补肾壮阳、安胎、抗衰老等临床应用提供了实验依据。但目前的多数研究是针对总浸物进行，菟丝子中起主要作用的有效成分至今尚不明确。建立与临床疗效相结合的药理指标，寻找菟丝子中具有特征性的有效成分，将为菟丝子药材及含菟丝子制剂的质量评估提供评价依据。黄酮类是菟丝子中研究较多且具特征性的成分，其中的槲皮素、金丝桃苷等具有多种药理活性，菟丝子总黄酮亦经证明具有改善实验性心肌缺血、调节机体免疫、刺激内分泌等多种功能。因此黄酮是菟丝子重要的一类有效成分，应着重对此类成分进行活性研究。

25. 相思子 本品所含甾醇类部分对小鼠、大鼠有避孕作用，所含蛋白成分有催产素样作用，于未孕豚鼠子宫其0.02～3.0mg 的作用强度与后叶催产素0.003 国际单位相当。交配前或交配后给大鼠注射种子的提取物平均每只1mg，可100%引起不孕，如交配后2～5d 再注射则无作用。如在交配前或后1d 给大鼠注射很纯的相思子甾酮也能100%引起不孕，血浆中雌二醇水平比对照组明显降低。

（二）清热类中药对生殖调节的影响

清热类中药的传统功用以清解里热为主，具有清热、解毒、凉血、止血等作用。中药药理学研究证明：金银花等8类清热类单味中药含有的有效成分可不同程度地兴奋动物子宫平滑肌，加强其收缩活动，并具有抗孕激素的作用。此类药可影响动物子宫平滑肌的活动，并有抗生育、抗早孕的效应，或终止实验动物的妊娠。现将清热类中药抗生育作用方面的研究结果进行综述，加强对这类中药植化、药理、分子生物学及临床方面的综合研究，有望开发出新的无毒、有效的植物抗生育剂，或者在临床应用方面对妊娠及其妊娠并发症的治疗。

1. 金银花　冬科植物忍冬的花蕾。其性甘、寒，入肺、胃经。金银花含30多种挥发油成分，有芳樟醇、香荆芥酚、丁香油酚等。另外，花蕾中含木犀草素、绿原酸、异绿原酸等。金银花经醇提后，以水煎浸膏对小鼠、犬、猴进行实验，结果表明，小鼠腹腔注射及对孕期20～22天的犬静脉滴注，均有较好的抗早孕作用，且随剂量增加而增强。静滴副反应与15-甲基$PGF2a$类似。对孕期三个月的猴，羊膜给药也有抗早孕作用。小鼠腹腔注射金银花提取物（660mg/kg），可终止小鼠早、中、晚期妊娠。注射24h后的早孕大鼠外周血孕酮浓度可降至给药前30%，表明有抗黄体激素的作用。金银花抗孕作用可被外源性的孕酮、人绒毛膜促性腺激素（HCG）所完全取消，金银花还能明显抑制假孕小鼠蜕膜瘤的形成，此作用也可被黄体酮所对抗，前列腺素合成抑制剂吲哚美辛（消炎痛）能干扰金银花的抗孕作用，表明金银花抗生育作用既涉及前列腺素机制，又与其对性激素的影响密切相关。

2. 天花粉　葫芦科植物栝楼的干燥根。其性甘、苦、酸、凉，入肺、胃经。《本草纲目》认为其具有"通月水，治胞衣不下"等功效。天花粉中含蛋白质、多糖、植物凝集素、酶类、氨基酸等多种成分。其中分离天花粉蛋白，分子量24000，等电点94，为一不含糖和磷酸基团的简单蛋白质，确定了一级结构，可用于引产，并有抗葡萄胎活性及抗艾滋病的活性。天花粉可使妊娠大鼠子宫内PGE2、$PGF2\alpha$含量增高，如果以大剂量消炎痛处理后，可防止天花粉蛋白激活子宫收缩的作用。天花粉蛋白可提高对垂体后叶素的敏感性，使小鼠离体子宫平滑肌、兔在体子宫及慢性子宫瘘管收缩增强，通过对子宫平滑肌的直接兴奋作用而导致流产。天花粉蛋白直接作用于胎盘滋养层细胞，有一定的细胞专一性，选择性使胎盘绒毛合体滋养层细胞变性坏死。胎盘绒毛损伤使胎盘的形态和功能严重损伤引起 PG 合成增加，发动子宫平滑肌收缩而流产。临床发现天花粉中期引产羊水中 PG 含量在宫缩时明显增高。妊娠后期大鼠注射用天花粉促进胎鼠娩出，增强其在位子宫的自发活动，提高妊娠大鼠的子宫 PGF2α 含量，其增强妊娠子宫自发活动的重要原因是天花粉促进 PGF2α 合成和释放。

3. 大青叶 马鞭草科植物路边青、蓼科植物蓼蓝、十字花科植物菘蓝、草大青或爵床科植物马蓝等的叶或枝叶。其性苦、寒，入肝、心、胃经。菘蓝叶主含靛蓝、靛玉红、色氨酸、β-谷甾醇、挥发性成分等。蓼蓝叶煎剂对离体豚鼠子宫平滑肌有兴奋作用，小剂量（0.1g）产生有力的节律性收缩，增大剂量（0.25g）时引起持久的强直性收缩。

4. 牡丹皮 毛茛科植物牡丹的根皮。其性辛、苦、凉，入心、肝、肾经。牡丹皮含牡丹酚、牡丹酚苷、牡丹酚原苷、牡丹酚新苷酚类化合物，芍药苷、氧化芍药苷等单萜类，另外还有鞣质。给妊娠 6 日小鼠腹腔注射丹皮酚 21mg ~ 23mg 只，给药一次，药后第 3 日剖检，抗早孕率 88.76%，受孕率 11.74%，空白对照组小鼠受孕率 96%。抗早孕机制方面的组织学观察发现：卵巢发育中滤泡Ⅱ级黄体黄素细胞体积变小，胞膜界线不清，胞浆淡染疏松网状，呈退行性改变，是牡丹酚的作用影响到Ⅱ级黄体发生退变，因而使胚胎失去营养保证。

5. 穿心莲 爵床科植物穿心莲的全草或叶。其性苦、寒，无毒，入心、肺二经。叶主要含二萜内酯化合物：穿心莲甲素即去氧穿心莲内酯，穿心莲乙素即穿心莲内酯，穿心莲丙素即新穿心莲内酯或穿心莲苷，高穿心莲内酯，穿心莲酮，穿心莲甾醇等。全草含穿心莲丁素、二萜内酯苷、甾醇皂苷等。根除含穿心莲内酯外，另有 α-谷甾醇等。穿心莲水煎剂腹腔注射，对小鼠各个时期的妊娠，包括着床期和妊娠的早、中、晚期，以及兔的早期妊娠，都有显著的终止作用。肌注、皮下注射、灌服、静脉及宫内注射给药均能获得明显效果，以腹腔注射、静脉及宫内注射效果最好，且宫内注射用药量小。将外源性孕酮或黄体生成素释放激素（LH-RH）与穿心莲同时注射，则可防止早期流产。提示穿心莲可能具有对抗体内孕酮的作用，从而引起流产。穿心莲内酯丁二酸单脂钠盐、穿心莲氯仿提取物、穿心莲甲醇提取物、脱氧穿心莲内酯磺酸钠、新苷穿心莲内酯磺酸钠 A 和 B、穿心莲甲素均有抑制体外培养的早孕人胎盘绒毛滋养层细胞分泌激素的作用，显微镜下观察，以上制剂损伤、破坏滋养层细胞并使它死亡。穿心莲的抗生育机制是由药物对滋养层细胞直接破坏所致。

6. 紫草 紫草科植物紫草、新疆紫草、滇紫草的根。此外有天山紫草、帕米尔假紫草、内蒙紫草、长花滇紫草的根，均作紫草入药。其性苦寒，入心包络、肝经。紫草具有抗生育作用，紫草根乙醇提取液 1g/kg 或 30% 紫草根粉混合喂饲大鼠可抑制其动情期，根中提取的色素则无效。小鼠灌服 50% 云南紫草糖浆 1 个月或 10% 紫草药饵喂饲，也有明显抑制动情周期及生育力的效果，停药后均可恢复正常。正常小鼠连续口服紫草 2.5g/kg 2 个月，子宫、卵巢重量均减轻，卵巢减轻尤为明显，且对组织无损害，其抑制作用是可逆的。有报道认为，紫草的抗生育率为 100%。如在大鼠着床前或早孕期连续给药 12 天均能终止妊娠，有明显抗着床、抗早孕作用；并能明显对抗幼龄小鼠外源性绒毛膜促性腺激素（HCG）所致的子宫增重效应。口服紫草除降低小鼠生育率外，并有明显抗垂体促性腺激素（GTH）及抗 HCG 作用，广西紫草较新疆紫草作用强。紫草水提取物能使胎盘的绒毛细胞大量坏死，对黄体则无影响；对妊娠的子宫具有兴奋作用，给 SD 大鼠灌服紫草混悬液 3ml/d（按生药量计算 35g/kg），能抑制大鼠卵泡发育与成熟，明显降低血清卵泡刺激素（FSH）和黄体生成素（LH）的浓度，干扰垂体通过 FSH 和 LH 对卵巢的调节，从而抑制卵巢的周期性变化，卵泡不能正常发育，造成了无排卵性不孕。停药后能恢复正常生育力。紫草的抗生育作用可能与其兴奋子宫，阻断垂体促性腺激素作用及绒毛膜促性腺激素的作用有关。紫草的抗促性腺激素作用，至少部分是出自紫草酸的作用，这种多酚酸占紫草干重的 2% ~ 3%。研制高效、无毒的流产剂，将为控制生育开辟一条新途径。而早期流产剂由于研究的重要性和艰巨性，一直是人们关注的研究领域。终止妊娠的重要方面是发动宫缩，同时抑制与维持妊娠相关的激素合成及其作用，使胎盘剥脱、胎儿排出。

7. 贯众

（1）对子宫平滑肌作用：本品乙醚提取物对兔和豚鼠的离体子宫有较强的收缩作用，给药 0.8ml 可使子宫收缩频率及紧张率均增加，振幅减小，药量增到 1.3ml 时（相当于原药 65mg），可使子宫呈强直性收缩，其作用与麦角相似。绵马贯众提取物（系绵马酸的混合物）在 25 ~ 35μg/ml 剂量下，都可引起豚鼠子宫的强直性收缩，在 8.9μg/ml 时，仍可引起痉挛性收缩，其作用时间和作用强度都超过麦角新碱，静脉给予该提取物 1mg/只，也可使在体豚鼠子宫明显兴奋。

（2）抗早孕及堕胎作用：本品提取物皮下注射，阴道给药和灌胃对小鼠均有显著的抗早孕作用，皮下给药对大鼠也有明显的抗早孕作用，皮下或阴道给药可使大部分孕兔胚胎盘组织排出体外，对怀孕小鼠，该提取物灌胃给药有堕胎作用，可于 24 ~ 41 小时内将胎仔完整排出，而大多数母鼠仍健康如常。

（3）雌激素样作用：子宫称重法和阴道涂片法均表明本品提取物可使子宫重量增加，阴道细胞角化有雌激素样作用。

8. 马齿苋　对子宫的作用。鲜马齿苋汁或马齿苋提取物对豚鼠、大鼠和家兔离体子宫及兔犬的在体子宫均有明显收缩作用。马齿苋注射液 2ml（相当于 5 ~ 10g 鲜马齿苋）收缩子宫的作用比 0.2mg 的麦角新碱强，4 ~ 6ml 与 10 单位垂体后叶素作用强度相仿。马齿苋的水煎醇沉提取液收缩子宫的作用最强，酸性醇提取液无明显作用，而碱水提取醇沉液对小鼠子宫有抑制作用。马齿苋中兴奋子宫的成分为无机钾盐，主要是氯化钾，主要存在于茎中，抑制子宫的成分为有机化合物，主要存在于叶中。

9. 辛夷 子宫兴奋作用。辛夷煎剂，流浸膏或浸剂对大鼠及家兔未孕离体子宫有明显兴奋作用，使收缩振幅、频率及紧张度加强，浓度过高可引起强直性收缩。静脉注射给药对家兔和犬在位子宫同样有显著兴奋作用，对已孕子宫的兴奋作用更明显。以兔子宫瘘管试验表明口服给药对子宫也有兴奋作用。辛夷兴奋子宫作用的有效成分为溶于水及乙醇的非挥发性物质。

10. 黄柏 黄柏能杀精子。

11. 黄连 毛茛科植物黄连、三角叶黄连、峨嵋野连、云南黄连的根茎。其性苦、寒，入心、肝、胃、大肠经。黄连含小檗碱 7% ~ 9%，黄连碱、甲基黄连碱、掌叶防己碱等生物碱。其次有木兰碱、阿魏酸、多种微量元素等。小檗碱对动物的子宫、膀胱、支气管、及胃肠道平滑肌都有兴奋作用。对离体豚鼠及猫的子宫的显著的兴奋作用。

12. 功劳叶 文献名枸骨、枸骨叶，有避孕及抗生育作用。枸骨的水及醇浸液等制剂给小鼠灌胃，抑孕率达 80% ~ 100%，阴道涂片法证明，枸骨主要使静息期延长，超越或缩短动情期。枸骨叶的醇提取物有避孕作用。组织切片显微镜检未发现子宫及卵巢的病理性变化，故认为属生理性避孕。枸骨叶丙酮提取物皮下注射对小鼠有终止中孕作用；腹腔注射对小鼠有终止早、中、晚孕作用；灌胃给药，对小鼠早孕、中孕则无明显作用。对大鼠腹腔注射也有抗早孕作用。排出和未排出部分胎儿为死胎，并且与剂量有关，故可能有胎毒作用。黄体酮不能对抗枸骨的抗早孕作用，离体子宫实验证明其对子宫有明显的兴奋作用，说明枸骨抗生育作用可能是由于直接作用的结果。

13. 苦丁茶

（1）抗生育作用：大叶冬青煎剂 3.0g/kg 给大鼠皮下或腹腔注射，均有抗早孕、抗着床作用，但灌胃给药剂量为 10g/kg 时，并无抗生育作用。

（2）对子宫平滑肌的作用：大叶冬青煎剂可兴奋大鼠、小鼠、豚鼠、家兔的离体子宫肌条，作用随剂量增加而增加，当浓度为 2mg/ml 时，子宫平滑肌条的收缩强度相当于缩宫素 $0.0025\mu/ml$。

14. 大蓟　大蓟水煎剂或醇浸剂对家兔子宫，无论离体、在位、已孕、未孕或慢性子宫瘘实验，均呈现明显兴奋作用，使子宫张力增加，收缩幅度加大，逐渐发生痉挛性收缩，但大蓟煎剂或酊剂对离体大白鼠子宫（无论已孕未孕）以及在位猫子宫均呈抑制。使子宫松弛，节律性收缩消失。大蓟对豚鼠子宫作用不恒定。

15. 雪莲花　终止妊娠作用。雪莲煎剂对小鼠各期妊娠及兔的早期妊娠都有显著而确定的终止作用，其终止妊娠效果以宫腔内注射最强，腹腔注射次之，口服也有效，但所用剂量远较腹腔注射大的多。对大鼠早期妊娠，雪莲使胚胎变形退化，与子宫内膜脱离，游离于子宫腔内渐被吸收，残余小块可由阴道排出。对于中期和晚期妊娠，一般于腹腔注射后 6~7h 即可见胚胎排出，通常均在第 2 次用药后 24h 内完全流产。雪莲能终止各期妊娠，其作用机制可能是多种因素所致，对早期妊娠主要为抑制蜕膜形成，但不能使以形成的蜕膜溶解，外源性孕酮可以拮抗雪莲的这种作用，所以抑制蜕膜反应可能是雪莲终止早期妊娠的主要机制之一。人胚体外培养，雪莲对滋养层细胞没有明显损害，胎盘绒毛中与孕激素合成有关酶的活性（如葡萄糖-6-磷酸脱氢酶，Δ^5-3β-羟甾脱氢酶等）也未见降低，说明雪莲似乎不抑制孕激素的合成。因此，雪莲很可能是作用于子宫水平，使子宫内膜基层细胞不能与孕激素结合，或对孕激素不产生反应，因而蜕膜不能形成。由于增加孕酮用量，即可拮抗雪莲的终止早孕作用，说明雪莲与孕激素之间似有竞争关系。对子宫的作用，雪莲煎剂对大鼠离体子宫及家兔在体子宫都有兴奋作用。小剂量时大鼠动情期离体子宫产生强而节律规则的收缩，作用持久，大剂量时也不易引起强直性收缩，而是先产生强大的节律性收缩，以后逐渐减弱而停止。动情期家兔在体子宫实验，小剂量雪莲煎剂静脉注射，子宫收缩幅度加大和频率增加，大剂量可引起强直性收缩。但也有报道雪莲煎剂对小鼠子宫未见有明显的兴奋作用。进一步实验发现雪莲的一种提取物——新疆雪莲 B_2-1.0，对小鼠动情期和妊娠各期子宫肌条都有明显的兴奋作用，且以妊娠晚期的子宫肌反应比妊娠早、中期为强。由此可见，雪莲 B_2-1.0 可能是产生强烈宫缩从而终止妊娠的有效成分。

16. 穿心莲 抗生育作用。穿心莲有明显的妊娠中止作用，给小鼠口服穿心莲有避孕作用，也可引起孕兔流产。穿心莲水煎液于腹腔注射后，对小鼠的着床、早孕、中孕、晚孕等时期以及兔的早期妊娠，都有中止妊娠作用。而且肌注、皮下注射、灌服、静注及宫腔内注射均能获得明显的抗早孕效果，以腹腔注射和静注效果最好；宫腔内注射，不仅用量小而且效果也佳。外源性孕酮或黄体生成素释放激素（LH-RH）均可完全或明显对抗穿心莲的致流产效果，提示穿心莲可能具有对抗体内孕酮的作用。此外，穿心莲对体外培养的人胎盘绒毛滋养层细胞的生长具有一定的抑制作用。穿心莲琥珀酸单酯钠盐对胎盘绒毛滋养层细胞有损害作用。去氧去氢穿心莲内酯衍生物对小鼠和大鼠均有良好的抗早孕作用。子宫增重法分析证明本品不具性激素样活性，它对胎盘滋养叶细胞有显著的影响，可使胎盘绒毛萎缩、细胞数目减少，合体细胞和郎罕细胞消失、间质水肿出血。

17. 薄荷 抗早孕及对子宫的作用。薄荷对小鼠有抗早孕作用。于孕第 6 日将 4μl 薄荷油注入右侧宫角，于孕第 11 日剖检，可见胚珠坏死，妊娠终止率达 100%；于孕第 4 ~ 11 日肌注薄荷油 1 次，也有一定的抗早孕作用，作用有剂量相关性，在 0.035ml/只剂量时的抗着床率达 100%。终止妊娠原因可能为子宫收缩加强，或对蜕膜组织的直接损伤。在家兔孕后第 6 日或第 9 日，于右侧宫角游离端及近阴道端分别注射 40% 薄荷油各 0.5ml，于第 12 日处死动物，结果给药前与处死前血浆中孕酮及雌二醇水平与对照组比无明显差异，但给药组的人绒毛膜促性腺激素（HCG）水平显著下降，组织切片见滋养叶明显变性坏死。表明薄荷油对家兔也有终止早孕和抗着床作用，此作用可能与绒毛膜损害有关，也可能由于局部刺激引起子宫收缩有关。进一步研究则认为薄荷油终止早孕及抗着床的作用机制可能与子宫收缩无关，对 α 及 β 受体也皆无影响，但能轻度加强缩宫素的作用，主要与对滋养叶的损害有关。薄荷热水提取物体外实验对人宫颈癌 JTC-26 株有抑制作用。

18. 蚤休 小重楼、大重楼和胶质重楼粉剂对未孕或已孕大鼠离体子宫均可使其收缩加强，剂量增加张力也明显增高，但很难引起强直收缩，乙醇流浸膏的作用与粉剂一致，煎剂则无作用，提示有效成分不耐热。小重楼作用最强，大重楼次之，胶质重楼较弱。从小重楼分离到苦味、皂苷，酸性和油脂4 个部分，只有苦味部分对子宫有明显而持久的收缩作用。对兔在位子宫、十二指肠给予小重楼皮流浸膏 15g（生药）/kg，可使收缩幅度与频率均增加，其苦味部分每只兔静注 0.8mg 也有相似作用。胶质重楼提取物对子宫肌瘤合并妊娠的人离体子宫平滑肌也少使收缩加强，频率加快，临床用于子宫出血症有效。

19. 万年青 对未妊娠犬离体子宫有兴奋作用，可使节律性活动增加及张力稍有增加。

20. 藁本 抗早孕作用，其含阿魏酸对小鼠有抗早孕作用。

（三）活血类中药对生殖调节的影响

1. 麝香 对于家兔、大鼠以及豚鼠的离体子宫，均呈现明显的兴奋作用，妊娠的较非妊娠的更敏感，非妊娠的兴奋作用发生较慢且持久，晚期妊娠以子宫更为敏感。麝香酮在不影响孕鼠正常生活和健康以及未出现任何神经系统异常的情况下，表现有抗着床和抗早孕的作用，且随孕期延长，作用更明显。

2. 怀牛膝

（1）对子宫的作用：怀牛膝煎剂 1.2×10^{-3} g/ml 时，对未孕及初孕小鼠离体子宫有较强的兴奋作用，使张力、收缩力及节律均增加。怀牛膝总皂苷对童贞大鼠离体子宫有显著的剂量依赖性兴奋作用，使子宫平滑肌的张力，收缩振幅及频率均增加，引起收缩的最小有效浓度为 0.125mg/ml，引起最大收缩的浓度为 0.5mg/ml。通常为节律性收缩，很少出现痉挛性收缩；对宫体作用明显，对宫颈无兴奋作用；对晚孕、早孕子宫作用强较，对幼龄大鼠子宫作用较弱。总皂苷局部用药，对未孕及中孕家兔在体子宫也均有明显兴奋作用。此外，对收缩无力的小鼠子宫，家兔已孕及未孕离体子宫和已孕的猫子宫有兴奋作用，对未孕猫子宫及已孕和未孕豚鼠子宫有抑制作用。但也有报道对豚鼠子宫有兴奋作用，其有效万分为皂苷。

（2）抗生育作用：怀牛膝总皂苷 125～1000mg/kg 灌溉、胃，对妊娠 1～10 天的小鼠，有显著的剂量依赖性抗生育作用，其 ED_{50} 为 218mg/kg。总皂苷 250～500mg/kg 灌胃，对大鼠无抗生育作用，在 2g/kg 灌胃时也无堕胎作用。另报道，怀牛膝苯提取物，2.5g（生药）/kg 灌胃，从妊娠第 7 日开始连续 3d，对小鼠抗生育的有效率为 94.5%，可引起胚胎排出、死亡或阴道流血。

3. 土牛膝

（1）抗生育作用：实验表明，柳叶牛膝根茎所含总皂苷对雌性小鼠有中期引产和抗生育作用。柳叶牛膝的根茎丁醇提取物 2500mg/（kg·d）或 70% 乙醇提取物 6668mg/（kg·d），在小鼠妊娠 1~10d，连续灌胃给药，有显著抗早孕和抗着床作用，但未见抗排卵和抗精子活化作用。70% 乙醇提取物 8mg/只、或本品所含脱皮素 0.04mg + 粗皂苷 1.4mg/只，小鼠子宫内给药，也有显著的抗早孕作用。另有报道，柳叶牛膝茎叶的苯提取物，每日 50mg/kg 灌胃，对雌性小鼠也有抗生育作用。

（2）子宫兴奋作用：柳叶牛膝的根茎煎剂对大鼠动情期子宫有显著兴奋作用，作用性质与催产素相似，有量效相关性，最小有效浓度为 3.15mg/ml。

4. 川牛膝

（1）对子宫的作用：本品流浸膏能使豚鼠已孕及未孕子宫和猫的未孕子宫弛缓，使家兔已孕及未孕子宫和猫的已孕子宫收缩。

（2）抗生育作用：川牛膝的苯提取物 2.5g（生药）/kg，从小白鼠妊娠第 7d 开始，连续灌服 3d，抗生育的有效率为 100%（15 只），使胚胎排出、死亡或阴道流血。又报道，本品苯提取物 250mg/kg 抗生育有效率为 100%，500mg/kg 抗着床的有效率也为 100%，而乙酸乙酯提取物效果较差，醇提取物作用最弱。

5. 鸡冠花 引产作用。10% 鸡冠花注射液对已孕小鼠、豚鼠和家兔等宫腔的给药有明显中期引产作用。

6. 益母草 对子宫的作用。益母草煎剂、乙醇浸膏及所含益母草碱等对兔、猫、犬、豚鼠、小鼠等多种动物的子宫均呈兴奋作用。用益母草煎剂给于兔离体子宫，无论未孕、早孕、晚期妊娠或产后子宫，均呈兴奋作用，对在位子宫，经快速静注，0.5分钟后即出现兴奋作用，其强度与作用时间随用量加大而增长。兔子宫瘘试验，用益母草煎剂灌胃，当子宫内加压或未加压时，均于给药15~20min后，使子宫呈显著的兴奋作用。益母草碱对豚鼠离体子宫有兴奋作用，其作用类似麦角新碱，益母草水浸膏及乙醇浸膏对离体及在位子宫均有显著的兴奋作用。但对在位子宫，兴奋前先有一短时间的抑制作用。经乙醚提取后之水溶液，则无此抑制作用。因此益母草中可能含有两种成分，一为抑制性，一为兴奋性。对动情前期或卵巢切除后肌注雌二醇30mg的大鼠离体子宫，益母草碱均可使其振幅增加。益母草碱的作用与剂量有关。浓度为0.2~1μg/ml时剂量-张力呈线性关系，至2μg/ml以上时达最大张力。有时可见益母草碱对自发性收缩的标本呈双向性作用，用最低有效量或突然增加浓度（超过原浓度5倍）时，在引起兴奋之前可有10~20min的短暂抑制。高浓度（>20μg/ml）因对子宫肌膜的局部麻醉作用而呈抑制作用。益母草碱的子宫收缩作用可持续几小时，但冲洗后可恢复。阿托品2μg/ml不影响其收缩作用。益母草碱甲对兔和猫离体子宫也有兴奋作用，而对兔在位子宫无作用，但是，经蒸溜法制得的益母草汁剂却无宫缩作用。益母草兴奋子宫的有效成分主要存在于叶部，根部作用很弱，茎部无效。益母草对子宫兴奋作用的机制与兴奋子宫肌上组胺H₁受体及肾上腺素α受体有关。口服益母草水煎剂4~5次，每次0.1ml（约含水提取干品50mg）（总量200~250mg）对小鼠有一定的抗着床和抗早孕作用。

7. 丹参 性激素样作用：用子宫重量法及阴道涂片法实验，2%总丹参淀粉悬液0.2ml/只给小鼠灌胃，每日1~2次，连用 3 日，证明丹参酮有较温和的雌激素样活性,2%丹参酮淀粉悬液 1ml/只灌胃,每日 2 次,连续给药 5 日,结果证明丹参酮对去睾丸大鼠再给予丙酸睾酮呈明显的对抗作用。因此,丹参酮除具有雌激素样活性外,还具有抗雄性激素样作用。

8. 凌霄花 对子宫平滑肌的作用。在 7.5mg/ml 浓度时,凌霄花和美洲凌霄花能非常显著地抑制离体未孕小鼠子宫收缩。凌霄花能显著降低收缩强度, 恢复收缩频率, 降低收缩活性；美洲凌霄花能降低收缩强度和收缩活性, 对收缩频率无影响。美洲凌霄花对离体孕子宫作用特殊, 能增强离体孕子宫的收缩活性, 并呈节律性的兴奋和抑制作用。凌霄花对已孕子宫能增加收缩频率及收缩强度, 增强收缩活性。

9. 三棱 三棱水煎剂对离体家兔子宫呈兴奋作用, 表现为频率增加, 张力提高。

10. 莪术 莪术根茎的醇浸毒及其有效成分（单萜类和倍半萜类化合物）对大鼠、小鼠有非常显著的抗早孕作用, 对犬也有一定抗着床效果。以莪术油的止孕作用最显著。小鼠腹腔注射和皮下注射 600 ~ 900mg/kg 莪术油, 其抗着床和抗早孕效果为 70% ~ 90%, 家兔腹腔注射 80mg/kg 莪术, 抗着床效果为 80%, 经阴道注药 400mg/kg 的抗着床效果为 100%, 一般于受孕 2 ~ 5d 给药, 即出现胚胎死亡, 吸收或阻止胚胞着床, 而受孕 7 ~ 10d 给药则引起流产或死胎, 挥发油经皮下、腹腔、阴道给药均有一定止孕效果, 只是药物起效快慢有所不同, 腹腔注射起效快, 阴道给药起效慢, 腹腔给药量小于阴道给药量 5 倍。用莪术煎剂灌胃小鼠, 同样有止孕效果, 莪术油对小鼠止孕的过程是阻止胚胎着床, 使之停止发育, 可见萎缩退化的胚胞游离在宫腔内, 有的胚胞着床后死亡, 正处于被吸收过程。

11. 红花 对平滑肌的作用：红花煎剂对小鼠、豚鼠、兔与犬的离体子宫均有兴奋作用。麻醉动物实验表明, 煎剂静注对小鼠、猫与犬的在位子宫都有兴奋作用。无论离体或在位子宫给药后紧张性或节律性明显增加，有时兴奋作用强烈，可引痉挛。对已孕子宫的作用比未孕者更明显。子宫瘘兔静注煎剂后亦出现子宫兴奋反应，收缩频率增加，幅度加大，作用较持久。亦有报道，在摘除卵巢小鼠阴道周围注射红花煎剂，可使子宫重量明显增加，提示有雌激素样作用。红花煎剂对肠管平滑肌的作用不很一致，但主要呈兴奋作用，也有的表现抑制作用。另有报道红花对乙酰胆碱所致离体肠管痉挛有解痉作用。

12. 番红花 煎剂对小鼠、豚鼠、兔、犬及猫的离体、在体子宫均有兴奋作用。可引起子宫节律性收缩，提高子宫的紧张性和兴奋性，大剂量时可出现痉挛性收缩，已孕子宫更为敏感。各种提取物作用强度依次为：煎剂 > 乙醇提取物 > 挥发成分 > 乙醚提取物。在体子宫实验及子宫瘘管实验中，1 次用药，药效持续 4h 之久。乙醇提取物小剂量应用于未孕家兔子宫时，多呈抑制作用，雄蕊与花冠的醇浸出物对豚鼠及初孕家兔的离体子宫亦有兴奋作用，番红花兴奋子宫的作用可被乙磺酸麦角毒碱部分地阻断，阿托品对其无影响，其作用可能部分通过肾上腺系统，部分直接作用于子宫肌细胞。

（四）理气类中药对生殖调节的影响

1. 延胡索（块茎含乙素） 乙素可作用于下视丘，促进大鼠垂体分泌 ACTH，但连续给药 6 天后，可产生耐受性。乙素还可影响甲状腺功能，使甲状腺重量增加，每日皮注射对小鼠动情周期有明显抑制作用。

2. 合欢皮 合欢皮冷水提取具有显著的抗生育作用，羊膜腔内给药可使中孕大鼠胎仔萎缩，色泽苍白而终止妊娠，人妊娠子宫肌条在合欢皮的作用下收缩张力及振幅均显著增加，而收缩频率则明显减少，合欢皮的作用与缩宫素相似，但起效时间较慢，持续时间长，合欢皮抗生育有效成分为皂苷，合欢皮总皂苷 1.78mg/kg 皮下注射有显著抗着床作用，能减少大鼠妊娠动物数和正常胚胎数，妊娠终止率为86%，于妊娠第4～6d给药也有显著抗早孕效果，妊娠终止率为40%，合欢皮总苷宫腔内注射可使妊娠6～7天大鼠胎胞萎缩死亡，死亡率为88%，70μg/kg腹腔注射（小鼠LD_{50}的1/50）每日1次，共3天，不能使幼年雌鼠子宫增重，表明其无雌激素样活性。合欢皮的多种同属植物的树皮均具有显著的兴奋子宫和致流产作用，山合欢树皮所含皂苷对大鼠也有抗着床和抗早孕等作用。

3. 枳实 枳实热水提取的浸膏对大鼠离体子宫可拮抗5-HT引起的收缩作用。据认为系其成分辛弗林所致，枳实煎剂对小鼠离体子宫无论已孕未孕，均呈抑制作用；对家兔离体或在体子宫呈兴奋作用，动物种属不同，其作用有别。

4. 枳壳 枳壳煎剂对家兔离体及在体子宫不论已孕或未孕和子宫瘘，均有明显的兴奋作用，使其收缩有力，张力增加甚至出现强直收缩。但对小鼠离体子宫无论已孕未孕均呈抑制作用。

5. 陈皮 市售橘皮煎剂对小鼠离体子宫有抑制作用，高浓度时可使其完全松弛。煎剂静注时对麻醉兔在位子宫先呈强直性收缩，逾15分钟后恢复，对处于静止状态的子宫，反应亦敏感。甲基橙皮苷5×10^{-4}浓度时，可抑制大鼠离体子宫的收缩，并能对抗乙酰胆碱所致的子宫痉挛性收缩。

6. 吴茱萸 对子宫平滑肌的作用。吴茱萸热水提取物对大鼠离体子宫由5-羟色胺引起的收缩有拮抗作用。从水溶性部分中分离的对羟基福林能使小鼠离体子宫肌松弛，除去对羟基福林后的残存液，对大鼠子宫呈现明显的收缩作用。其兴奋子宫成分为去氢吴茱萸碱、吴茱萸次碱，和芸香胺。去氢吴茱萸碱兴奋子宫作用不被阿托品阻断，但能被二甲基麦角新碱阻断，提示其可能为5-羟色胺受体激动剂。吴茱萸的甲醇和水提取物都具有5-羟色胺、催产素、前列腺素 Fa2 和氯化钡的收缩子宫作用，前列腺素拮抗剂、吲哚美辛和阿托品能阻断其收缩子宫作用，因此还可能是通过刺激前列腺素合成产生收缩作用。

7. 槟榔 槟榔乙酸乙酯提取液对大鼠妊娠子宫能引起痉挛。给怀孕 6～15 天小鼠每日以 1.3mg/只和 5mg/只的剂量服用生槟榔或制槟榔的总水溶性提取物，结果发现槟榔对小鼠胚胎具有一定的变性，可使活胎儿体重减轻，骨骼肌成熟延迟，甚至造成死胎或胎儿被吸收。

8. 香附 香附为莎草科植物莎草 Cyperusrotundus Linn. 的干燥根茎。为常用中药，具有行气解郁，调经解痛的功效。香附流浸膏对豚鼠、家兔、猫、犬等离体子宫（已孕及未孕）均有抑制作用，使子宫平滑肌松弛，收缩力减弱，肌张力降低。但对离体子宫肌作用的有效成分尚未明确。本文从香附石油醚部分分离得到抑制大鼠离体子宫肌收缩的有效成分 α-香附酮。并首次实验证明，α-香附酮能有效地抑制未孕大鼠离体子宫肌的自发性收缩，同时抑制缩宫素引起的离体子宫肌的收缩，并呈剂量依赖关系，是香附调经解痛的主要有效成分。

9. 莪术 莪术根茎的醇浸毒及其有效成分（单萜类和倍半萜类化合物）对大鼠、小鼠有非常显著的抗早孕作用，对犬也有一定抗着床效果。以莪术油的止孕作用最显著。小鼠腹腔注射和皮下注射 600～900mg/kg 莪术油，其抗着床和抗早孕效果为 70%～90%，家兔腹腔注射 80mg/kg 莪术，抗着床效果为 80%，经阴道注药 400mg/kg 的抗着床效果为 100%，一般于受孕 2～5 天给药，即出现胚胎死亡，吸收或阻止胚胞着床，而受孕 7～10 天给药则引起流产或死胎，挥发油经皮下、腹腔、阴道给药均有一定止孕效果，只是药物起效快慢有所不同，腹腔注射起效快，阴道给药起效慢，腹腔给药量小于阴道给药量 5 倍。用莪术煎剂灌胃小鼠，同样有止孕效果，莪术油对小鼠止孕的过程是阻止胚胎着床，使之停止发育，可见萎缩退化的胚胞游离在宫腔内，有的胚胞着床后死亡，正处于被吸收过程。

10. 姜黄 姜黄粉的石油醚、乙醇和水提取物均有抗孕作用，但对静注乙酸铜诱发的兔排卵均无影响。灌吸石油醚或水提取物 100～200mg/kg，可抑制胚胞植入子宫内膜，腹腔或皮下注射姜黄煎剂，对小鼠和兔早、中、晚期妊娠均有明显终止作用，终止妊娠率可达 90%～100%，但口服无效，姜黄终止小鼠妊娠的作用可被黄体酮所对抗，还有明显抑制假孕小鼠创伤性子宫蜕膜瘤的生长，故推测姜黄引起动物早期妊娠的机制，很可能是由于抗孕激素和宫缩作用所致。姜黄 50% 煎剂及盐酸（2%）浸剂对小鼠、豚鼠离体子宫呈兴奋作用，50% 煎剂 5ml 灌肠或 50% 盐酸浸剂 5ml 静注，可引起家兔子宫瘘管阵发性收缩加强，一次给药持续 5～7h。

11. 郁金 温郁金水煎剂和煎剂乙醇沉淀物水溶液，无论腹腔或皮下注射（小鼠 5～20g/kg，家兔 8～10g/kg）对小鼠早、中、晚期妊娠和家兔早期妊娠均有显著的终止作用，口服无效，温郁金无雌激素和抗雌激素活性，黄体酮对温郁金所致的小鼠早期流产有明显的拮抗作用，温郁金对未孕或早孕小鼠及家兔离体子宫有明显兴奋作用，其作用随剂量增加而加强。

（五）利水化痰类中药对生殖调节的影响

1. 甘遂 给妊娠 12 天小鼠，每日肌注甘遂注射液 10～13mg/kg，连续 4d，处死动物发现死胎明显高于对照组；给妊娠 12d 的家兔静注甘遂乙醇提取物 5mg/kg（临用时用生理盐水 500 倍稀释）也同样产生明显死胎，给药组动物胎盘组织的显微镜检查，发现间质有明显水肿，滋养叶细胞有明显坏死。给妊娠豚鼠腹腔内注射 10～13mg/kg，引产效果确实可靠，将 50% 甘遂无水乙醇溶液 0.1ml 注射到孕妇羊膜腔内，于给药后 2～5h 胎心音消失，24～28h 内流产。胎儿尸检发现死胎盘蜕膜组织有不同程度的充血、出血、变性、坏死及炎细胞浸润，绒毛有充血、出血水肿和血小板聚集现象。胎儿各主要脏器亦有充血、出血；心脏还有微血栓形成，并发现甘遂引产时母体血浆中前列腺素水平，于用药后 12～15h 明显升高，胎儿娩出后又明显降低。利用放免分析技术，测定甘遂中期引产妇女血浆和羊水中 13、14-双氢-15 酮-前列腺素 $F_{2\alpha}$ 和 6-酮-前列腺素 $F_{1\alpha}$ 在引产过程中含量的变化，结果发现，随产程的进展血浆及羊水中前列腺素含量不断上升，流产前含量重高，产后下降。因而认为甘遂引产的机制可能是损害胎盘，妨碍胎儿循环系统。当蜕膜组织发生变性、坏死时，蜕膜细胞内溶酶体上升，溶酶体膜受损，使前列腺素的前体物质（花生四烯酸）增多，引起前列腺素的合成和释放上升，从而使子宫平滑肌收缩，导致流产，从甘遂乙醇及苯提取液中分离到 r-大戟醇有兴奋子宫作用，能使小羊流产。

2. 大戟 大戟醇提取物有兴奋离体妊娠子宫作用。

3. 芫花 羊膜腔内注入芫花酯甲 0.2～8.0mg，可使孕猴在 1～3d 内完全流产，娩出的猴仔均已死亡，胎盘绒毛膜板下有大量中性多形核白细胞聚集，蜕膜细胞变性坏死。家兔妊娠和非妊娠子宫对芫花混悬液的反应不同，前者收缩明显加强，后者收缩并无改变。芫花酯甲和芫花酯乙在 9～10mol/L 时，能明显增强动情期及早孕期大鼠离体子宫的收缩张力，且芫花酯甲的作用大于芫花酯乙。

黄芫花：对生殖功能的影响：黄芫花醇液可直接对人妊娠子宫肌发挥作用，加强其收缩活动，芫花萜却不具这种功能，从而推测黄芫花除含有已知引产成份——芫花酯甲外，尚含有可以直接引起子宫收缩的物质，家兔妊娠和非妊娠子宫对黄芫花混悬液的反应不同，前者收缩明显加强，后者收缩无改变，表明妊娠子宫肌由于受较多激素影响，其应激性有明显提高。黄芫花醇注射液经羊膜腔注射或宫腔内注入 0.4～0.8［1g（生药）/ml］临床作中期妊娠引产，都在一次注射药物后成功，胎儿均在娩出前死亡，引产有效率100%，副反应少而轻，根据引产娩出死胎及胎盘病理检查表明，黄芫花醇液对胎儿有一定毒性作用，根据引产娩出胎盘的电子显微镜观察黄芫花醇液的作用是多方面的，胎盘滋养层细胞绒毛膜促性腺激素的输送和排出障碍，合体细胞表面微绒毛变平，饮液泡缺少，细胞滋养层胞浆中出现大量微丝，特别是绒毛间质基底膜肥厚致密，间质细胞的胶原合成增强，间质毛细血管壁增厚，血管内皮细胞增生肥大等，说明胎儿营养物质运输受到较大影响，不利于胎儿生存，死于宫内。黄芫花醇液还作用于蜕膜细胞，可能增强前列腺素排出，促进宫缩，使死胎排出。8 名妊娠12～24 星期健康引产者，羊膜腔内注射0.38～0.6ml（含生药1g/ml）黄芫花醇液，分别在给药前和出现宫缩时测定羊水中人绒毛膜促性腺激素（HCG），前列腺素 E_2、F_2（PGE_2，$PGF_{2\alpha}$）结果在整个引产过程中，各例羊水标本中 HCG 的含量比较恒定，无显著差异，而前列腺素的变动较大，其在羊水中浓度随给药时间的延长而逐渐升高，至临产时达到高峰，宫缩是 PGE_2 增加1.3 倍，$F_{2\alpha}$ 增加1 倍，临产时 PGE_2 增加5.7 倍，$F_{2\alpha}$ 增加11.4 倍。在电镜下看到黄芫花可以扩张绒毛合体细胞粗面内质网，网池中有分泌物，说明绒毛合体细胞分泌 HCG 的功能并没受到破坏，黄芫花可使蜕膜细胞粗面内质网连续保持分泌功能状态，有的分泌物全被排出成为细管状。因为蜕膜细胞可生成并贮存大量前列腺素，黄芫花作用于蜕膜细胞必然导致羊水中前列腺素浓度的显著增高。19 名自愿要求终止妊娠的孕16～20 星期健康妇女，羊膜腔内注射黄芫花醇剂（1g/ml）0.38～0.5ml 进行引产，分别于给药前、分娩时及分娩后12h，记录仰卧位血压和心率，并测定血浆中去甲肾上腺素（NE）和肾上腺素（Adr）含量，结果分娩时妇女收缩压和心率与给药前比较有显著增加，而舒张压则在给药前后无明显改变，血浆中 NE 水平与给药前比较显著下降，分娩后12h 血浆

NE水平又恢复至给药前水平，血浆Adr水平在分娩时给药前比较似有一定轻微降低，但无统计学意义，分娩后12h血浆Adr水平又恢复至给药前水平。黄芫花醇提物灌胃或阴道给药对中期妊娠家兔无效，静脉给药毒副反应明显，引产作用不确实。在一定剂量范围内可加强大鼠离体子宫肌的收缩，家兔妊娠19～20d羊膜腔注射黄芫花醇提取物66ml/kg，于24～36h内排出死胎，子宫排出完全，引出死胎，病理检查胎盘蜕膜细胞、绒毛膜滋养层细胞变性坏死，芫花酯甲为其有效单体之一。通过研究使用黄芫花注射液抗早孕时，观察孕妇外周血中雌二醇（E_2）、孕酮（P），前列腺素E_2、前列腺素$F_{2\alpha}$含量与蜕膜组织中PGE_2及$PGF_{2\alpha}$和孕酮受体（PR）含量的变化。结果表明黄芫花乙醇注射液，可使蜕膜组织变性，坏死，同时使其PGE_2、$PGF_{2\alpha}$含量增加，PR含量降低，而外周血中PGE_2、$PGF_{2\alpha}$含量不变，E_2、P含量减少。提示黄芫花乙醇注射液抗早孕的主要可能是使蜕膜变性，释放前列腺素，从而干扰维持早孕的因素，达到终止妊娠目的。

4. 牵牛子 对平滑肌作用。牵牛子苷能兴奋离体兔肠和离体大鼠子宫。

5. 浙贝母 1:100000的浙贝母碱可使兔离体子宫收缩加强，已孕子宫比未孕子宫敏感，阿托品不能消除其加强子宫收缩的作用，但预先使用双苄胺能减弱或消除其子宫的作用。

6. 川贝母 体外试验表明川贝母碱可引起豚鼠子宫收缩。西贝母碱对大鼠子宫有剂量依赖的松弛作用。

7. 黄药子 对家兔及豚鼠离体未孕子宫有兴奋作用，出现节律性收缩与强直性收缩，苯海拉明能消除其对子宫的兴奋作用。

8. 薏苡仁 薏苡仁提取物可诱发金色仓鼠排卵，其活性物质为阿魏酰豆甾醇和阿魏酰菜油甾醇。薏苡仁油可兴奋兔离体子宫和豚鼠离体子宫，增加其紧张度与收缩幅度。

9. 水菖蒲 大鼠妊娠第 6 日起灌胃 α-细辛脑 20.6mg/(kg·d) 或 61.7mg/(kg·d)，连续 10 天，胎鼠外观、身长、体重、内脏及骨骼均未发现异常，但剂量增至 185.2mg/(kg·d) 给药 7d，体重增长受到明显抑制，大鼠不孕率和胚胎吸收率增加，提示对孕鼠有一定毒性。

10. 石菖蒲 α-细辛脑能对抗垂体后叶素的宫缩作用。

11. 半夏 半夏蛋白 30mg/kg 皮下注射，对小鼠有明显的抗早孕作用，抗早孕率可达 100%。半夏蛋白可抑制卵巢黄体孕酮的分泌，使血浆孕酮水平明显下降，子宫内膜变薄，使蜕膜反应逐渐消失，胚胎失去蜕膜支持而流产。酶标组化研究表明半夏蛋白结合在子宫内膜腺管的上皮细胞膜上。

12. 远志 子宫收缩作用。离体及在位试验均证明，远志流浸膏可使豚鼠、兔、猫、犬的已孕和未孕子宫收缩增强，肌张力增加，此作用为其含皂苷对子宫肌的直接刺激所致。远志水煎剂经乙醇沉淀处理制成的 100% 注射液对大鼠、小鼠离体未孕子宫亦具强烈的收缩作用。

（六）虫类药对生殖调节的影响

1. 地龙 从广地龙提取出的淡黄色结晶，能使已孕和未孕大鼠或豚鼠子宫紧张度明显升高，浓度增加可使之呈痉挛收缩状态。

2. 水蛭 水蛭煎剂 2.5 ~ 3g/kg，于妊娠第 1、第 6 天或第 10 天，皮下注射上述剂量 2 次，对小鼠有极显著的终止妊娠作用，在妊娠第 15 天给药，对晚期妊娠也有明显终止作用。黄体酮可抗水蛭的抗早孕作用。水蛭终止妊娠的有效剂量为 1.25g/kg，相当 LD_{50} 的 1/2，安全范围较大，妊娠第 7 ~ 11 日小鼠每日灌溉吸水蛭煎剂 500mg/kg 或 1000mg/kg，均可使胎鼠体重下降，有明显致畸作用，死胎和吸收胎比例升高，堕胎作用显著。

3. 虻虫 对家兔离体子宫有兴奋作用。

4. 斑蝥 促雌激素样作用：雌兔每日灌吸斑蝥素 1～20mg，20～45 天可见尿中雌激素与黄体酮增加，作用与剂量成正比。也有报道只有不完全纯的斑蝥素有此作用。

5. 蜣螂 对家兔子宫有抑制作用。

6. 蟾酥 蟾酥水得物可引起离体大鼠及豚鼠以子宫收缩，但无快速耐受现象。蟾毒色胺对动情大鼠有催产作用。

（七）其他中药对生殖功能的影响

1. 朱砂 抑制生育作用。雌鼠口服朱砂后受孕率低于空白对照组，说明雌性动物服用朱砂后对受孕有一定影响。从整个仔鼠的汞含量测定，妊娠期母鼠口服朱砂后，其胎儿的汞含量高于空白对照组，并有显著性差异，表明朱砂中的汞能通过胎盘屏障而进入胎儿体内，故妊娠期应禁服朱砂。

2. 伸筋草 有收缩豚鼠离体子宫及兴奋兔离体子宫的作用。

3. 土荆皮 抗生育作用。土荆皮酸 A、B 及土荆皮酸 B-β-D-葡萄糖苷等均有抗早孕作用，主要表现为抗早孕及抑制卵子受精。口服土荆皮酸 A，对大鼠、仓鼠、犬等均可产生明显的抗早孕作用，有效剂量分别为每日 7.5mg/kg、60mg/kg、0.5mg/kg，共 3d。土荆皮酸 A 经皮下和阴道给药，也能产生抗早孕作用。主要表现为死胎，说明其对胚胎的作用是进行性的。此外，还有抗中孕作用，但抗着床作用则不明显。土荆皮酸 B 的抗早孕作用和毒性均明显大于 A，其对大鼠一次灌溉胃的抗早孕 ED_{50} 为 9.3mg/kg，而 A 为 14.5mg/kg。培养液含 B 浓度在 5μg/ml 时，可使去卵丘的卵子受精能力下降，但对保留卵丘的卵子则无影响，这可能是卵丘能拮抗药物对卵子作用所致。整体实验表明，土荆皮酸 B 对大鼠无雌激素样活性；给药后第 5 日血中孕酮值开始下降，但给予外源性孕酮，不能对抗其抗早孕作用；在抗早孕有效剂量时，能使妊娠大鼠蜕膜细胞变性，出血和坏死；不影响仓鼠的性周期及正常排卵，但可抑制部分卵子的受精，说明其抗生育作用的环节是多方面的。土荆皮酸 B-β-D-葡萄糖苷（PAG）皮下注射对小鼠抗早孕作用的 ED_{50} 为 $128.83 \pm 4.27\,mg/kg$。可使蜕膜细胞变性坏死，该作用可被甲地孕酮所拮抗。早孕大鼠皮下注射 PAG24h 后，血浆孕酮值无明显下降，亦无雌激素样活性。此外，低浓度 PAG 对早孕大鼠离体子宫肌的收缩活动无明显影响，高浓度则有抑制作用。

4. 桑白皮 乙醇提取物对离体兔肠和子宫有兴奋作用，对兔肠收缩作用可被阿托品所抑制。

5. 水蓼

（1）水蓼叶有与麦角相似而较弱的止血作用：其所含苷类成分能加速血液凝固；本品能加强子宫收缩，有利于止子宫出血。

（2）本品尚有镇痛作用：其所含挥发油有扩张血管和降低血压作用，并能降低小肠和子宫平滑肌张力。

6. 蚕茧草 抗生育作用。本品乙醇浸膏按一定比例混于饲料中喂饲小鼠，含药量 7.5%、15%、20%、25%、30%组小鼠的怀孕率分别为 93%、80%、46%、20%、20%，表明含药是 20% 以上时能显著降低小鼠怀孕率。进一步研究表明，本品对家兔反射性排卵无抑制作用，但有加强雌激素作用，并能使雌性小鼠垂体前叶促性腺激素活性下降，其抗生育作用，可能与此二作用相关。

7. 瞿麦 瞿麦乙醇提取物对麻醉兔在体子宫及大鼠离体子宫肌条均有明显兴奋作用，表现在振幅、频率和张力改变，与前列腺素 E_2（PGE_2）合用时呈协同作用。瞿麦兴奋子宫作用似与性周期状态有关。

8. 王不留行 王不留行醇提取物给雌性小鼠灌胃给药 5g/kg，连续 15d，以 2:1 与雄鼠合笼，用放射免疫法测血浆和子宫组织中 cAMP 含量，正常妊娠组血浆和子宫中 CAMP 含量明

显增高，给药组大鼠的该指标也明显增高但不妊娠，说明王不留行有抗着床、抗早孕作用。水煎剂对离体大鼠子宫有兴奋作用，醇提取液的作用更强。

9. 五味子 五味子浸剂、混悬液、五味子浆果和种皮水混悬液 3 种制剂，对兔在体和离体未孕子宫和产后子宫均有诱发节律性收缩的作用，但对张力的影响不明显，不引起挛缩，亦不升高血压，作用性质与催产素相似，而与麦角不同。

10. 八角茴香 茴香脑具有雌激素活性，其活性为 50 小鼠单位（M. μ. /ml）或 100 大鼠单位（R. μ. /ml）。

11. 番荔枝 番荔枝的种子具有抗着床和致流产的作用，小鼠怀孕后 1～5d 内每日灌胃给予其乙醇粗提取物 100mg/kg，能显著减少着床点数量，并使仔鼠明显减少，番荔枝种子的抽提取物对家兔亦有很好的抗排卵和致流产作用。

12. 蜡梅花 蜡梅碱对离体兔肠、子宫有兴奋作用。

13. 威灵仙 稀醇提取物 15g（生药）/kg，肌内注射，连续 5d，对小鼠中期妊娠有引产作用，完全产出者占 80% 以上。

14. 防己 粉防己碱对大鼠子宫平滑肌有抑制作用。粉防己碱可减弱催产素和 Ca^{2+} 对大鼠子宫的收缩作用，粉防己碱使 $CaCl_2$ 的累积量效曲线非平行性右移，并使之降低，非竞争性 Ca^{2+} 拮抗作用。粉防己碱对兔输卵管峡部纵行肌的自发性收缩有不同程度的抑制作用。且甲地孕酮处理后较雌二醇处理者抑制更明显。粉防己可降低输卵管腔内压，抑制兔卵通过输卵管的运行。在排卵后 48h 内，卵运行明显延缓，并可拮抗 ECP 加强卵子运行的作用。

15. 马兜铃 马兜铃碱对子宫平滑肌呈强大的收缩作用。

16. 寻骨风 寻骨风醇提取物对大鼠和小鼠具有显著的抗着床作用，从寻骨风中提的马兜铃酸 A 对小鼠具有显著的抗着床和抗早孕活性，对大鼠仅在服大剂量醇提取物时有效，服马兜铃酸 A 则无效，马兜铃酸 A 的抗早孕作用可能并非通过干扰孕激素和雌激素调节的途径，马兜铃酸 A 无雌激素和抗雌激素作用，而外源性的孕酮不能阻止它的抗早孕作用。马兜铃酸 A 注射于羊膜囊可终止犬和大鼠的中期妊娠，同时检测血象临床生化和主要脏器的形态学诸方面均无明显异常。

17. 荠菜 荠菜煎剂与流浸膏对大鼠离体子宫，麻醉兔、猫在位子宫和兔慢性子宫瘘管，均有显著兴奋作用，其兴奋子宫的有效成分溶于水及含水醇中。

18. 西洋菜干 全草据云能干扰卵子着床及妊娠，国外有吃煮熟的西洋菜以通经、流产、避孕者。

19. 刀豆 已发现刀豆具有脂氧酶激活作用，其有效成分是刀豆毒素。刀豆毒素每日腹腔注射 $100\mu g/kg$ 或 $200\mu g/kg$ 给药，可引起雌性大鼠血浆内 LH 和 FSH 水平突然升高，黄体酮水平无变化，PRL 则降低。$200\mu g/kg$ 组动情前期频率和体重增重明显增加，但子宫和卵巢的重量无变化。上述 FSH 和 LH 的增加同脂氧酶激活作用是稳合的，但 PRL 下降的原因尚不明。

20. 菜豆 从菜豆中分得 3 种 PHA 蛋白均具有终止妊娠作用，蛋白 A、B、C 于每 30g 体重 0.125mg、0.25mg 及 0.50mg 剂量腹腔注射均可使小鼠早孕妊娠终止率达 100%，而天花粉蛋白 0.125mg 为 50%，其中以蛋白 A 和 B 作用为强，A0.05mg 剂量有效率仍可达 80%，而 B 为 67%。对于小鼠中孕，0.2mg/30g 体重的有效率蛋白 A 为 66.6%，B 为 53.3%，天花粉为 77.7%。

21. 白鲜皮 白鲜碱对家兔和豚鼠子宫平滑肌有强力的收缩作用。白鲜碱、崖椒碱对大鼠子宫的自发性收缩无影响，但对于催产素所引起的大鼠子宫收缩可减弱之，而茵芋碱则增强之。

22. 九里香 抗生育作用。给妊娠 5～6d 小鼠腹腔注射九里香根茎煎剂 6.7g/kg，皮煎剂 10g/kg，均有明显的抗着床作用。若给妊娠 7~8d 的小鼠分别腹腔注射不同剂量的九里香根茎，皮、枝、叶和木质部煎剂或分离物（V-Ⅸ）均有明显的抗生育作用，以皮分离物的作用效果最佳，而且腹腔注射效果明显，口服则无效。皮煎剂对未孕或已孕小鼠离体子宫有明显兴奋作用。小鼠腹腔注射 2.08mg/kg 九里香蛋白多糖，抗早孕率达 72%~83%。九里香皮分离得到 9 种抗生育物质，其中的 SephadexG$_{100}$ 柱色谱-CTAB 络合物（V）和不络合物（Ⅵ）、磷酸氢钙吸附酸溶-CTA 络合物（Ⅶ）、SephadexG$_{100}$ 柱色谱-磷酸氢钙吸附酸溶-CTAB 不络合物（Ⅷ）及 SephadexG$_{100}$ 柱色谱-磷酸氢钙吸附酸溶-SephadexG$_{200}$ 柱色谱物（Ⅸ），给妊娠小鼠腹腔注射其抗早孕有效剂量分别为 1.0mg/30g、1.0mg/30g、0.5mg/30、0.2mg/30g 和 0.06mg/30g。九里香根：抗生育作用，九里香根茎煎剂 0.2g/30g、根茎皮煎剂 0.3g/30g 给各妊娠阶段的小鼠腹腔注射，结果表明九里香根茎皮、根茎煎剂均有显著的抗着床作用；根茎有明显中期妊娠引产效果；抗早孕效果以皮最好，木质部较差；皮部抗运卵效果不明显。九里香煎剂不同给药途径的抗早孕作用结果表明，腹腔注射效果最佳，皮下注射效果较差，灌胃即使大剂量也无效。九里香根茎皮煎剂 3.6×10^{-4} g/ml 对未孕小鼠离体子宫有明显兴奋作用，而根茎、枝及木质部煎剂相同剂量作用不显著。皮煎剂 1.5×10^{-4} g/ml 对妊娠 5~6 天的小鼠离体子宫有显著兴奋作用。加入药液后，子宫立即呈强烈收缩，并在紧张性收缩基础上进行节律性收缩。根茎的作用次之。12.5% 皮煎剂静脉给予妊娠小鼠，可使小鼠在体子宫 3~4min 后即出现兴奋作用，但持续时间不长；大剂量时，兴奋后即转入抑制状态。皮煎剂 3.6×10^{-5} g/ml 与前列腺素 $E_2 3.0 \times 10^{-4}$ μg/ml 合用，可使妊娠小鼠离体子宫张力明显增强，效果优于各自单用。两者合用对小鼠还有加强抗早孕作用，但此仅为加合作用。九里香根的苯提取物也有抗大鼠着床作用。九里香根茎皮中分离得到的糖蛋白成分 10mg/kg，给 12～16 天孕兔腹腔注射或羊膜腔内注射 3mg/胚胎，3～5 天后有明显的终止妊娠效果；如果同时给予黄体酮 1mg/kg 连续 6 天，不能对抗糖蛋白抗孕作用。组织学检查蜕膜组织有变性、坏死、炎细胞浸润、血窦瘀血等情况，但卵巢内妊娠黄体未见有特殊变化。糖蛋白成分对已孕和未孕小鼠子宫收缩无明显改变。麻醉状态下，给孕兔静脉注射 10mg/kg 时，5～6min 后子宫呈张力增强性节律性收缩。幼兔连续 4d 腹腔注射 20mg/kg 糖蛋白成分，不能对抗雌二醇和黄体酮所致的内膜增生反应。该糖蛋白既无雌激素样作用，又无抗人绒毛膜促性腺激素（HCG）作用。妊娠第 1～3 日小鼠口服或皮下注射月橘烯碱 2mg 或 4mg/（kg·d），至妊娠第 12 日有显著抗着床作用。但是对金黄地鼠无抗着床作用。小鼠阴道角化细胞试验和子宫增重试验表明，月橘烯碱 2mg/（kg·d）皮下注射，连续 3 天，有明显雌激素活性；与雌二醇合用有协同作用。月橘烯碱无雄激素或抗雄激素活性，也无孕激素或抗孕激素活性。放射受体竞争实验得到月橘烯碱对 [^{3}H]-雌二醇与雌激素受体特异性结合的 IC_{50} 为 4.2×10^{-6}mol/L，表观解离常数为 1.24×10^{-6}mol/L，说明其与雌激素受体有一定的亲和力。

23. 急性子

（1）抗生育作用：急性子煎剂 3g/kg 给小鼠灌胃，连续 10 天，第 5 日开始雌雄合笼，停药 35d 后剖检，避孕率达 100%，此作用可能与抑制排卵，使子宫和卵巢萎缩有关。

（2）对子宫平滑肌的作用：急性子糖浆对小鼠离体子宫；煎剂、酊剂、水浸剂对未孕兔离体子宫及已孕或未孕豚鼠离体子宫均有明显的兴奋作用，使收缩频率增加，张力增强乃至强直收缩。麻醉兔静脉注射或肌注急性子水浸剂 0.05～0.3g/kg，亦有兴奋子宫作用。

24. 昆明山海棠　抗生育作用。昆明山海棠提取物灌胃对小鼠着床（1750mg/kg）、抗早孕（3500mg/kg）有非常显著或显著的作用，正交 L4（2^3）实验优选的抗早早孕方案对大鼠效果非常显著，且显效相关重现性好；仅用口服的剂量的 1/9 ~ 1/15 弱，宫内注入效果亦显著。组织细胞形态学观察证实：给药第 1 日即能抑制桑椹胚的发育或致坏死，妊娠第 6 日可见坏死肢体的胚或部分已被吸收，解体胚周围蜕膜化差、黄体都无异样，该提取物无雌激素、抗雌激素、孕激素及抗孕激素活性，流产的始动机制也不依赖前列腺素，不干扰母体的内分泌。昆明山海棠对妇女卵巢功能也有影响，浸膏制剂 12 ~ 24（生药）/d，连续服用时间 18 个月以内，出现月经减少和闭经者占 83.8%，从体温曲线可以看出，用药过程中排卵功能先激惹后抑制，服药引起闭经后阴道细胞涂片说明雌激素水平明显下降；血清性激素测定值 FSH、LH 明显升高，PRL 无变化，E_2 明显下降，P 为零，睾酮也有下降等变化，与自然绝经情况相似，停药数月后可以自然恢复，故昆明山海棠对卵巢的排卵和激素分泌功能有可递性抑制作用。

25. **雷公藤** 抗生育作用。雌性大鼠服总苷 30mg/kg，共 35d 及 80d，性动周期由正常较为不规则，卵巢形态大致正常，子宫减轻，光镜下见部分肌层及肌纤维变薄变细；电镜下见子宫内膜腺体细胞器官显著减少及平滑肌细胞溶酶体增加。血浆 E_2 及 P 水平无改变。在同等实验条件下，对雌性生殖系统的影响远较雄鼠为轻。雌小鼠服总苷 30mg/kg，连续 1 ~ 3 个月，对子宫及卵巢无改变，性动周期出现不规则，第 3 个月时最显著，以间情期时相迁延为多见，但仍出现动情期（排卵期），生育为无显著改变。

26. **棉花子** 抗生育作用。棉酚可延缓孕卵转运速度、阻滞和破坏胚胎早期发育。棉酚可能在功能上阻断人体绒毛膜促性腺激素生成。cAMP 的某环节，从而使黄体细胞的生孕酮作用受到抑制。棉酚对同种或异种动物的血清睾酮，促卵泡激素、促黄体激素影响都不一致。雌大鼠灌服棉酚（100mg/kg）可见明显抗着床作用。给雌大鼠灌服棉酚（80mg/kg）有明显抗早孕作用。大鼠宫内一次性注射棉酚（每侧1.5mg/0.15ml）可达到抗早孕作用。

27. 喜树　喜树碱5mg/kg，每日一次，连续1~3次灌胃或皮下注射，对交配后7~9d的大鼠和交配后7d的家兔均可100%抗早孕。

28. 阿魏

（1）对子宫作用：阿魏混悬液4×10^{-3}g（生药）对未孕小鼠和家兔离体子宫的自发性收缩有明显抑制作用，在一定范围内增加阿魏剂量其抑制作用随之增强。对垂体后叶素、麦角新碱引起的子宫痉挛性收缩有拮抗作用，但对孕兔离体子宫则表现兴奋作用。阿魏对摘除卵巢无性激素的家兔离体子宫自发性收缩亦有抑制作用，但较正常未孕家兔离体子宫弱，而对注射雌二醇的家兔离体子宫则呈明显抑制作用，与正常未孕离体子宫的作用相似。在对注射雌二醇基础上注射黄体酮的离体子宫则表现为兴奋作用，与未摘除卵巢而注射黄体酮的未孕家兔及正常怀孕家兔离体子宫的作用一致。提示阿魏对子宫平滑肌有直接作用，对怀孕和未孕家兔离体子宫出现两种相反的作用，可能与动物体内孕酮水平有关，当体内雌激素水平较高时，阿魏对子宫的抑制作用增强，若体内孕酮水平较高时，则对子宫的兴奋作用增强。

（2）终止妊娠作用：阿魏脂溶性成分经硅胶色谱分析，以石油醚和石油醚-乙酸乙酯（9:1）洗脱后的两种油状物均具有抗生育作用，其中石油醚-乙酸乙酯的洗脱物活性较强。阿魏两种脂溶性成分180mg/kg灌胃，每日2次，连续3d，对小鼠妊娠早期（7d）终止率为100%，对妊娠中期（11d）终止率分别为92%和93%。

29. 柿蒂　抗生育作用。在家兔抗生育筛选中，初步证实柿蒂有一定的抗生育作用，柿蒂"柄"优于柿蒂"蒂"，柿蒂柄的抗生育率为79.6%。

30. 徐长卿 牡丹酚对实验动物子宫收缩有一定抑制作用和具有抗早孕的作用，抗早孕率为88.76%。

31. 烟草 吸烟妇女与不吸烟者比较，更可能不生育或者迟生育并且绝经期提前，吸烟者可能稍增加自发性流产、妊娠期间出血及发生各种胎盘异常的危险。另一方面，吸烟妇女妊娠毒血症发生率较低，但这并不能抵消妊娠期间吸烟的缺点。吸烟妇女的胎盘比不吸烟者更重、直径更大，这可能是对碳氧血红蛋白血症引起缺氧适应所致。吸烟妇女生下婴儿比不吸者轻200g，围生期婴儿死亡危险增加，重度吸烟者此种危险上升2倍以上，这可用胎盘异常与婴儿体重较轻来解释。如在妊娠初20星期停止吸烟，其所生子女的体重即与不吸烟者相似。